The Complete Yoga Tutor

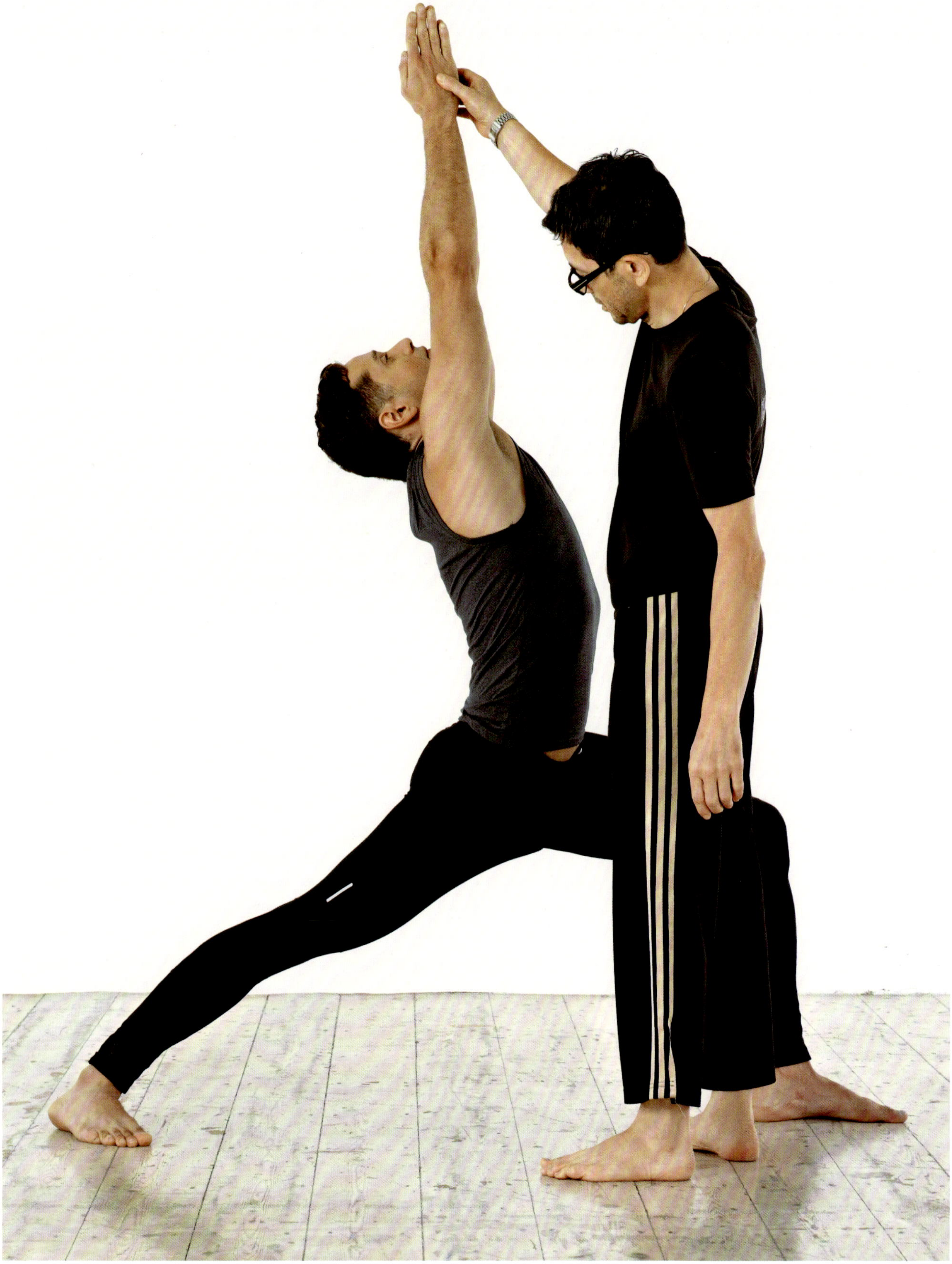

プロフェッショナル
ヨーガ

プロの知識と技術を習得するための体系的指南書であり、
意欲的なヨーガ指導者の実践マニュアルの決定版!!

著者 マーク・カン
翻訳 大田 直子

ガイアブックスは
地球《ガイア》の自然環境を守ると同時に
心と身体の自然を保つべく
“ナチュラルライフ”を提唱していきます。

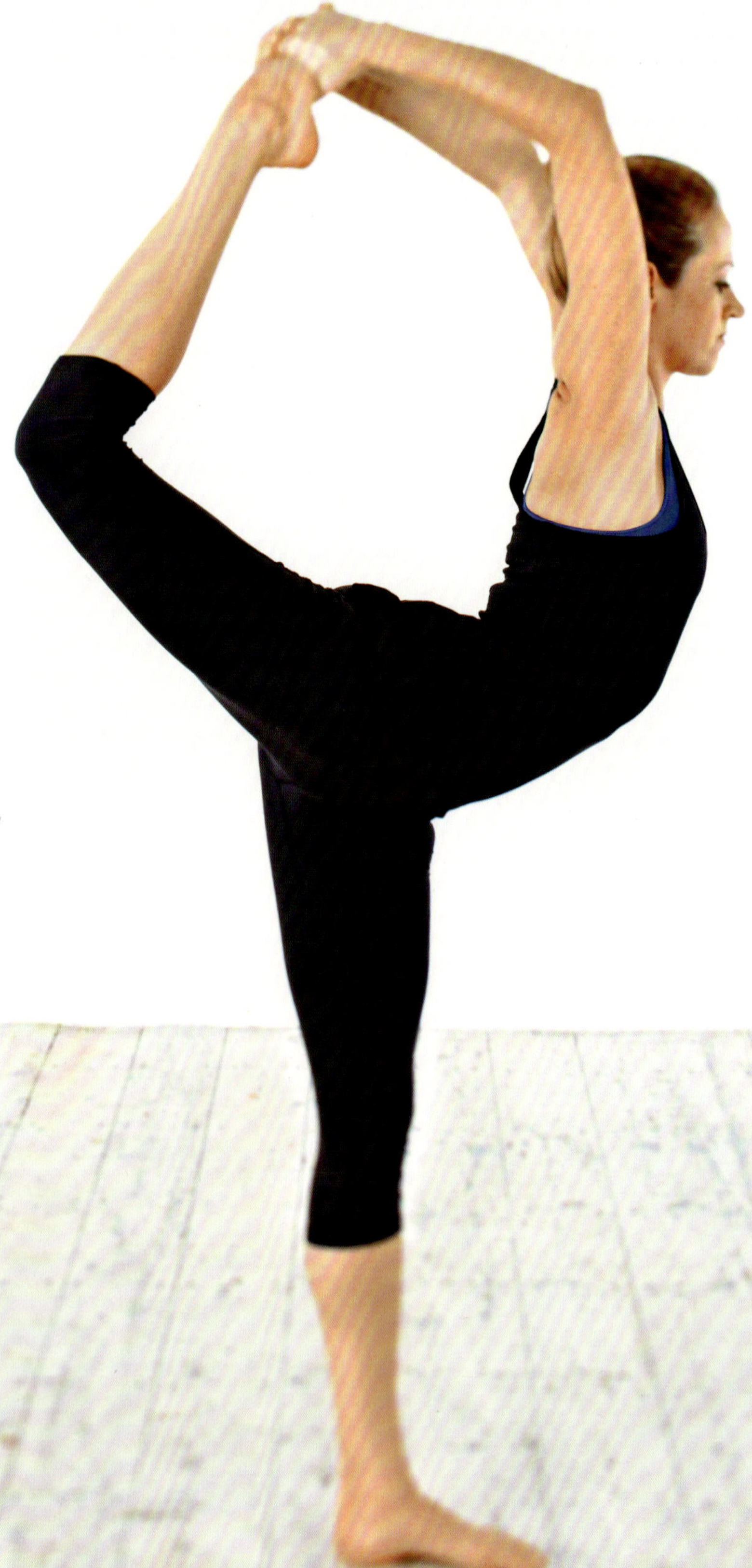

An Hachette UK Company
www.hachette.co.uk

First published in Great Britain in 2013 by Gaia,
a division of Octopus Publishing Group Ltd
Endeavour House, 189 Shaftesbury Avenue
London WC2H 8JY
www.octopusbooks.co.uk

本書の刊行にあたってはしかるべき配慮をあまねく行っていますが、本書に含まれる情報は医師の直接的な指示による医療に代るものではありません。健康状態について少しでも疑問がある場合には、事前に必ず医師に相談してください。本書に詳述されている内容はすべて正しく実践されればまったく問題ありませんが、専門的な助言を求める必要があります。本書に述べられている考えおよび情報の活用は、読者の判断および責任において行っていただくものです。

目 次

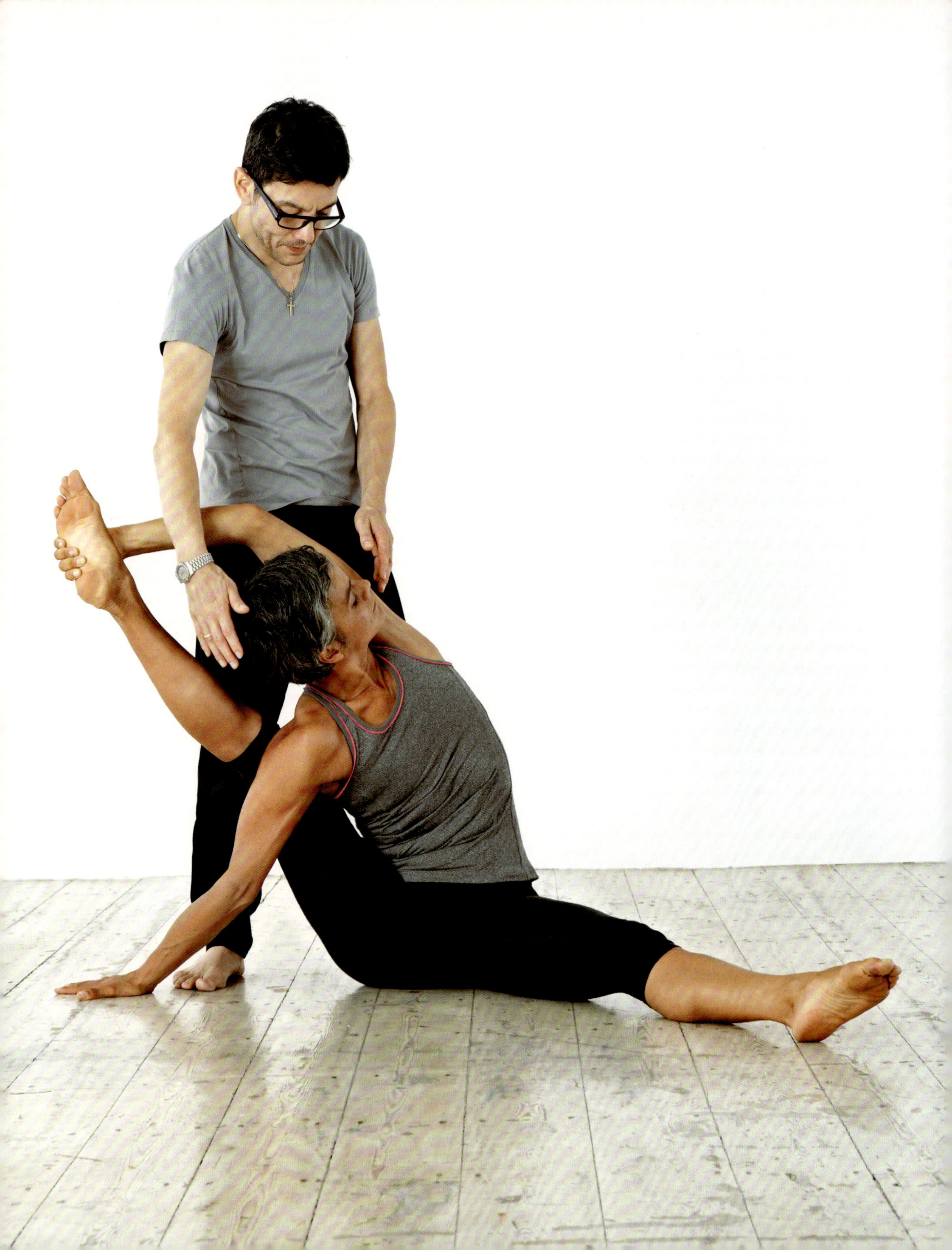

序 文

ヨーガは宗教でもカルトでもなく、神により実現された技法であり、
正しく実践すれば、人は短期間で輝くばかりの健康と精神力を手に入れ、
ヨーガの最初の２段階（ヤマとニヤマ）によって霊的な力を実現できます。

シュリ・ダーマ・ミトラー

太古の昔から、生きとし生けるものは、心地よさを求める傾向が生まれつき強いものです。実際、すべての生きものは生きることを愛し、身体的な心地よさを切望します。長年の間に生きものは進化し、やがて精神的な心地よさも求めるようになりました。霊性の探求の高まり、すなわちスピリチュアルな人間の誕生は、この上昇進化プロセスの結果です。心の平和はあらゆる疑念が消えて初めて得られるものであり、あらゆる痛みと苦しみを解き放ち、暗闇を光に変えられるのは知識だけです。永遠のアカシックレコードに記されている、このきわめて重要な知識は、崇高な存在であればたやすく獲得できるものであり、人々がこの知識を受け取るのにふさわしく、それを渇望しているのなら、ブッダやイエス、マハリシ・パタンジャリ、パラマハンサ・ヨガナンダのような、純粋な悟りを開いた聖なる存在が、この深遠な知識を受け取って伝えるために、自ら地上の人々の間に生まれるのです。彼らのような聖人や賢人は超能力用いて、まさに適切な時期に、適切な方法で、受け取る人々に合ったレベルで、前々からアカシックレコードにあった知識にアクセスします。そしてその知識は、さまざまな方法で巻物や書物という現実的な次元に集められ、さらに宗教や哲学やヨーガなどとして示されます。

およそ2312年前、マハリシ・パタンジャリは、のちにヨーガと呼ばれるようになった聖なる奥義を、『ヨーガ・スートラ』に集めて成文化しました。それ以降、無数のヨーギやヨーガ指導者がこの行法を実践していますが、自分の生きている時代に合うように、新しい手法とアーサナ（ポーズ）をたえず考え出してきました。このプロセスは現在も続いています。

パタンジャリが『ヨーガ・スートラ』に記述した、アシュタンガ、すなわち八支則のヨーガは宗教ではありませんが、すばらしい天与の技法であり、熱心な実践者がそれを知識豊富な師の指導の下に実践すれば、身体の力（輝くばかりの健康）、精神の力（心の能力）、そして霊的な力（ごく微細な精神の力）を達成することができるのです。私は50年近くヨーガの修養に打ち込んでいます。導師であるヨーギ・グプタの導きの下で、いくつか神聖な事柄を悟り、経験しましたが、1975年以降、内なるサットグルだけを信頼しています。1976年からハタ・ヨーガとラージャ・ヨーガを、ごくシンプルに、わかりやすく、直接的に伝えています。それはすなわち、人を短期間で輝くばかりの健康と精神力に導き、己を知るための準備になるような活動を勧め、教えるだけのことです。私はパタンジャリではありませんが、指導者たちに「私」（エゴ）と「私の物」（執着）がまったくなければ、人は全ヨーガ体系の豊かな伝統と知識を自由に取り入れることができます。

私がマーク・カンに初めて会ったのは５年ほど前、彼が私の生徒になったときのことでした。それ以来、数年にわたって彼の進歩を見るのは大きな喜びであり、私はおおいに満足しました。彼の進歩は従順さの賜物であり、彼がこの本を書いたことを私はとてもうれしく思っています。このヨーガの奥深い知識が、大事な答えを探し、痛みや苦しみからの解放を求めている人たちに伝わることを願っています。

皆さんに大いなる恵みがありますように。

ダーマ・ミトラー（ダーマナンダ）

シュリ・ダーマ・ミトラーはニューヨーク市のダーマ・ヨーガ・センターの所長です。多くの人々が師の師と表現する著名なヨーギであり、50年以上にわたってニューヨークで教え、「908のポーズのマスター・ヨーガ・チャート」を作成したことで知られています。ニューヨークの自分の会堂で毎日マスター・クラスと心霊力開発法を教えています。

はじめに

ヨーガは音楽に似ている。
体のリズムと心のメロディーと魂のハーモニーが生命の交響曲を奏でる。

B・K・S・アイアンガー

昨今、ヨーガは西洋文化において主流の活動になっています。一般的にアーサナと呼ばれるポーズを取るヨーガは、もはやアジアの亜大陸から伝わった奥義の実践とはみなされず、多くの都市でヨーガ・スタジオやジムやホリスティック・センターで行われており、体を引き締めて健康な状態に保つための数ある方法の1つになっています。

このかたちのヨーガは、2000年あまり前に誕生した当初のヨーガとは似ても似つかないものであり、精神的基盤は称賛に値するものの、単なるエクササイズの1つになっていると言う人もいるかもしれません。あなたがどんな意見を持っているにせよ、本書を読めば、ヨーガはその行法を受け入れて、実践している文化のニーズに合うように、進化してきたことがわかるでしょう。

変化のニーズ

何か現状と違うもの——より大きな目標やより深い人生の意味——を必要としているから、あるいは、けがや病気から回復するという身体的な理由で、ヨーガを始める人が大勢います。いずれにせよ、変える必要があると感じるものが自分自身にあるのです。私自身のヨーガとの関わりは好奇心から始まりました。精神的な悟りのことなど考えたこともありませんでしたし、自分の内面や外面の世界を分析することになるとは、想像もしていませんでした。社会的・経済的プレッシャーが増している時代に生きることで、多くの人々は幻滅や疎外を感じる可能性があります。ヨーガは一体感と安らぎを経験できる生き方を教えてくれますし、その道を歩き始める前に満たしておかなくてはならない必要条件はありません。

幸福と平穏を求め、人生の意味を探すのは人の摂理です。ヨーガを支える規律、技法、哲学は、そういう人々を、自分の本質に対するより深い理解へと導くことができます。ヨーガは自己管理、自己開発、自己認識の技法であり科学なのです。宗教や国家とは何の関係もありません。起源はインドにあるかもしれませんが、実践するのにインド人やヒンズー教徒である必要はありません。何ものも差別せず、何びとも排除せず、万人にとっての普遍的な道であり、人間を最高レベルの身体的健康、知的明晰さ、そして精神的悟りに導くことを目的として開発された、実用的な方法なのです。

ヨーガは特定の神を掲げていませんが、神の存在を否定もしていません。さらに、ヨーガはあらゆる宗教の科学であり、実際には体と心の応用科学です。サンスクリット語のヨーガという言葉は、英語のyoke、すなわち軛《くびき》と同じ語源から出ているので、結合や同一化という意味があると考えられます。この神性との同一化や合一、つまりyoking、すなわちヨーガは、自己を認識することであり、個の意識を普遍の意識に融合させることです。粗雑な形而下の自己の限界を超越し、微細な真の自己を悟ることで本質を見つけることが、ヨーガの目標です。

ヨーガの実践と研究によって、私たちは生命のあらゆる側面——体と心と魂——について知り、洞察を得ることができます。それによって体と心と感情が調和し、本人は最適な力強い健康を手に入れることができます。

年齢はヨーガの実践を妨げるものではありません。所定のポーズ、呼吸法、および瞑想による心身の鍛錬は、あらゆる年齢の人々に、ほかでは経験できないような平静と自由をもたらすことができます。体が力と柔軟性を失うのは、本人がそれを許す場合に限られています。私自身の導師であるシュリ・ダーマ・ミトラーは、定期的な実践の継続が身体にもたらすメリットの生き証人です。70代になった今も、年齢が半分以下の人たちにできないポーズも思うままです。

私たちの物の見方を変えるだけでなく、あり方をも変えるという意味で、ヨーガは変革の力を持っています。人生観と価値観を疑い一変させ、存在のあらゆる側面を融合することによって、私たちを新たな英知の領域に高めてくれるのです。私たちがヨーガを始めるとき、スタートこそ身体の活動ですが、いずれは、自分の存在のもっと微細な層を発見し、自然と魂の切っても切れない関係を探究し分析する、内面の旅を始めることになるのです。

本書の使い方

本書は、アーサナその他のヨーガ行法に関する詳しい情報を必要とする、意欲的なヨーガ指導者や真剣な実践者のための総合的なマニュアルです。

第1部では、ヨーガの真の目標、起源、そして基礎となる哲学を掘り下げます。本書は、先古典期のタントラの起源から、現代ヨーガ体系の基礎となった古典期の始まりを告げるパタンジャリの八支則にいたるまで、ヨーガの進化史を簡潔に説明します。

本書は、職業としてヨーガを教えることに関心がある人たちのための足場を提供し、さらに、資格を持つ指導者に役立つ参考書にもなります。解剖学と生理学、そしてヨーガが体の組織にどう影響するかについて、基本的な理解も助けます。第3部では、粗雑な体と微細な体を浄化するために開発された、ヨーガの科学と古代の手法を詳細に説明しています。微細な体の解剖学、すなわち5つのプラーナ、5つのコーシャ、そしてチャクラとナーディーのシステム、さらにそれらが粗雑な体とどう関係しているかも解説します。

そして本書の核心は、50以上のヨーガのポーズについて、安全に実践・実演する方法をステップバイステップで示し、各ポーズのメリット、禁忌、およびその生体力学的機能の詳細も含めて、図解入りで詳しく説明している第4部です。第5部ではプラーナーヤーマの技法――呼吸法――と、ムドラーおよびバンダの解説が、やり方を説明する写真付きで述べられています。

本書の最後に、実践の指導に関する情報が記されています。ほとんどの新人指導者にとって、自分のスタジオを立ち上げることは実現可能な選択肢ではなく、少人数グループや個別の指導がありえる案でしょう。健康と安全、倫理指導、そして自分をヨーガ指導者として宣伝する方法について、助言が示されています。妊婦、高齢者、子どものためのヨーガについても述べられています。

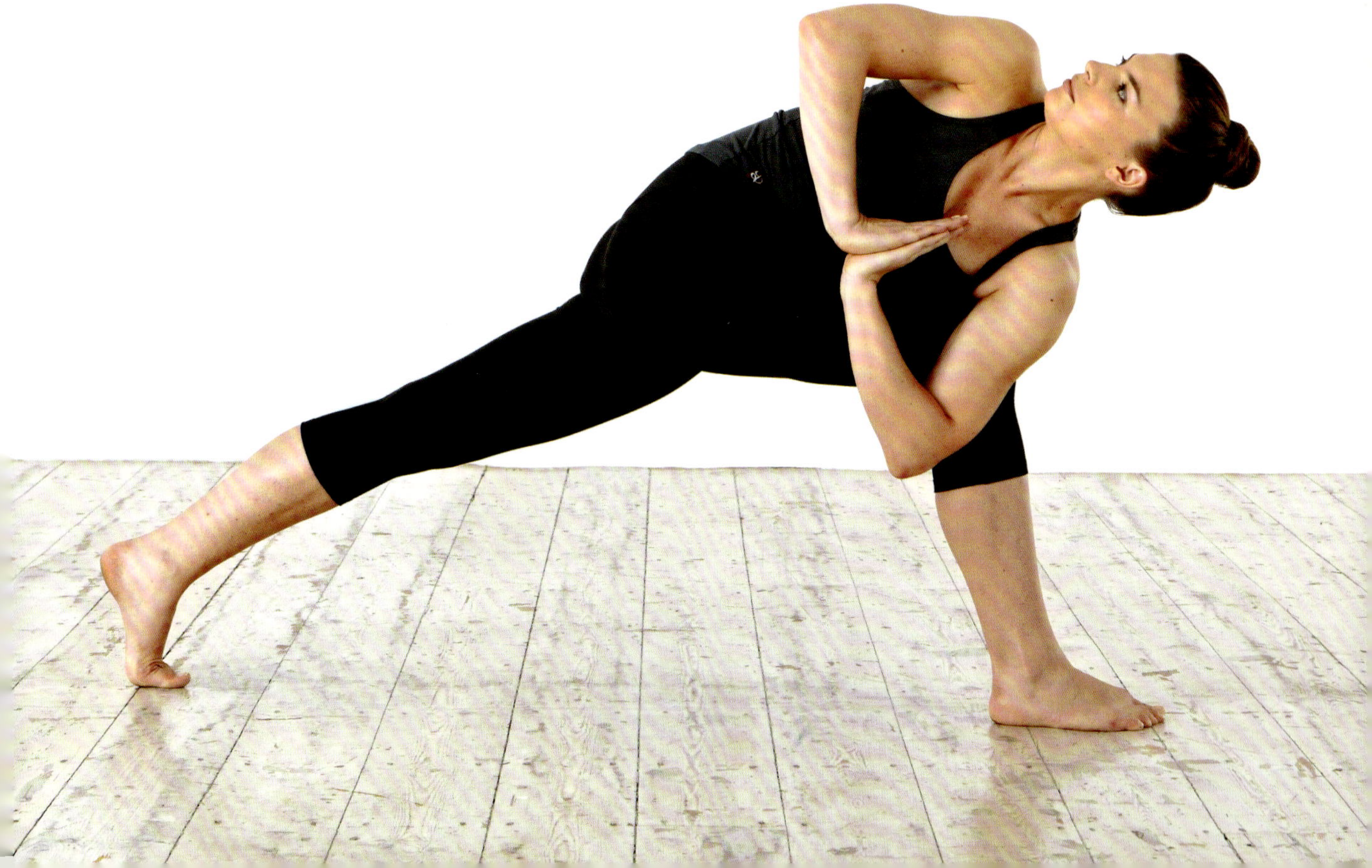

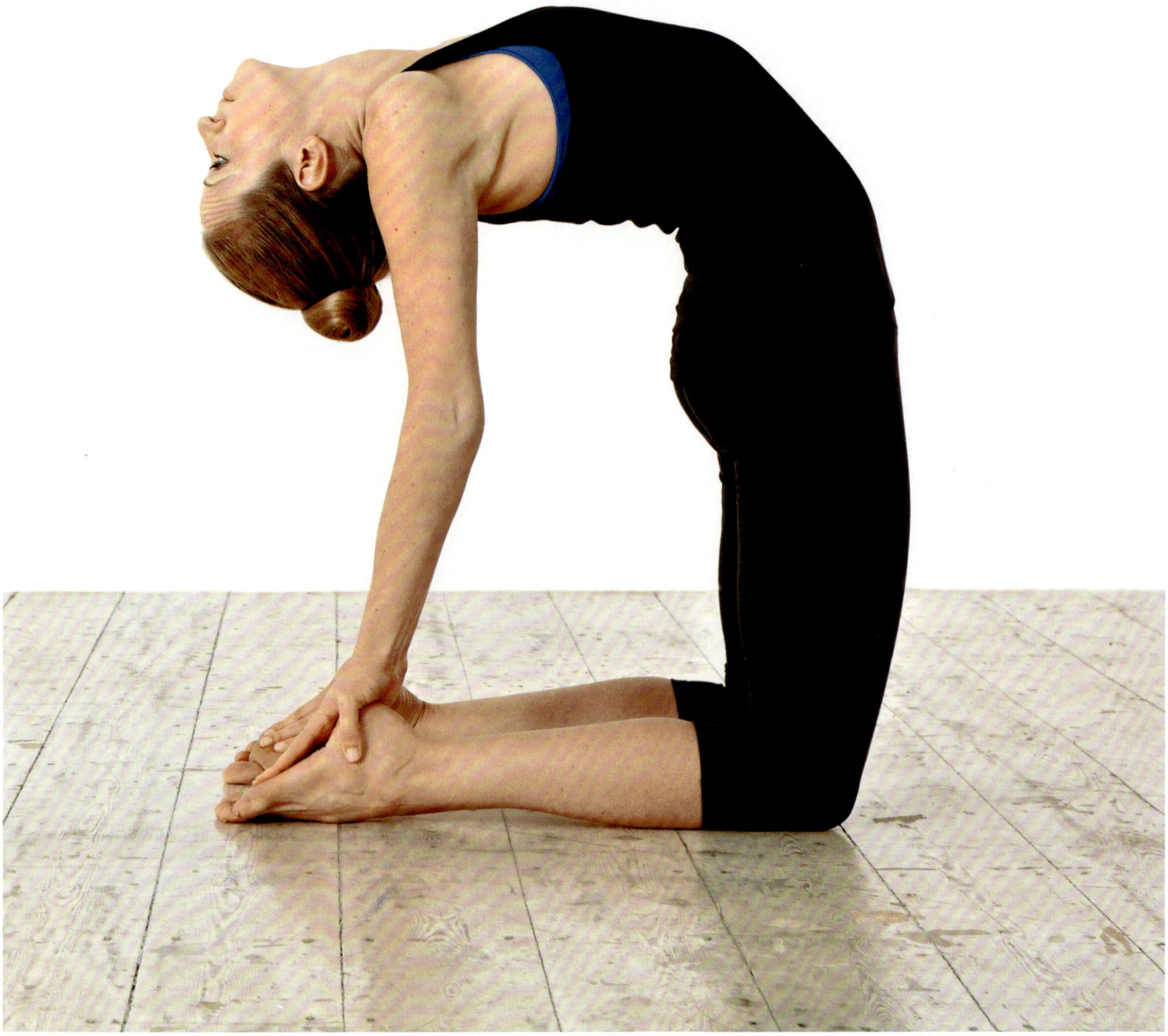

ヨーガの
歴史と起源

現在実践されているハタ・ヨーガは、1万年以上前にインドで栄えたタントラ文明の一部として生まれました。2000年前、アーサナはパドマーサナ(蓮華座)やシッダーサナなど、少数の座位のポーズでした。座を意味するアーサナという用語は、これらのポーズに由来しているのです。アーサナは時とともに進化・拡大し、現在では、体を強くして柔軟性を高める目的で、体を伸ばしたり、曲げたり、ねじったり、反転させたりするポーズが数えきれないほどたくさんあり、形而下の存在の領域からもっと微細な領域への旅へと、私たちをいざなってくれます。

ヴェーダ期または先古典期

ヨーガ行法について書かれた証拠で最も古いものは、ヴェーダ期（紀元前4500～2500年）と呼ばれる時代に出現しています。最も古い考古学的な証拠はおよそ4500年前まで遡り、インダス川流域の２つの遺跡に見ることができます。

インダス川流域の２つの遺跡、ハラッパとモヘンジョダロ（両方とも現在のパキスタンにある）で、1921年に考古学者によって多くの像が発掘されましたが、そのうち最も重要なのは、脚を組んだ蓮華座で座り、野生動物に囲まれた角のある人物像です。のちに「パシュパティの印章」と呼ばれるようになったこの像は、獣主シヴァの原型と考えられています。

ハラッパ文明は、先ヴェーダ時代（紀元前6500～5500年）と呼ばれる時期、アーリア文明がインド亜大陸に出現し始める前に栄えていました。このインダス川流域の文明が絶えると、その言語も消滅してしまったので、発見された像が表しているのが、当時の習慣的な座る姿勢ではなくヨーガのポーズであることは、憶測するしかありません。

ヴェーダ期

ヴェーダ期または先古典期は、インド文明最古の記録『ヴェーダ』が生まれた時代であり、この書はヨーガが初めて言及された文献です。この時代には、後の宗教や霊的表現も発達しています。ヒンドゥー教の最も神聖な教典とされている『ヴェーダ』は、シュルティと言われていますが、これはその知恵が口頭でのみ語られたことを意味します。したがって年代を特定するのは難しく、証拠となる原典が現れる前のどこかの時点としか言えません。しかし大部分の学者は、少なくとも紀元前1500年～1200年まで遡ることに同意しています。ヴェーダとは「知識」という意味で、『ヴェーダ』は既知および未知の宇宙にある万物のつながりを考察している最古の書に数えられます。リ

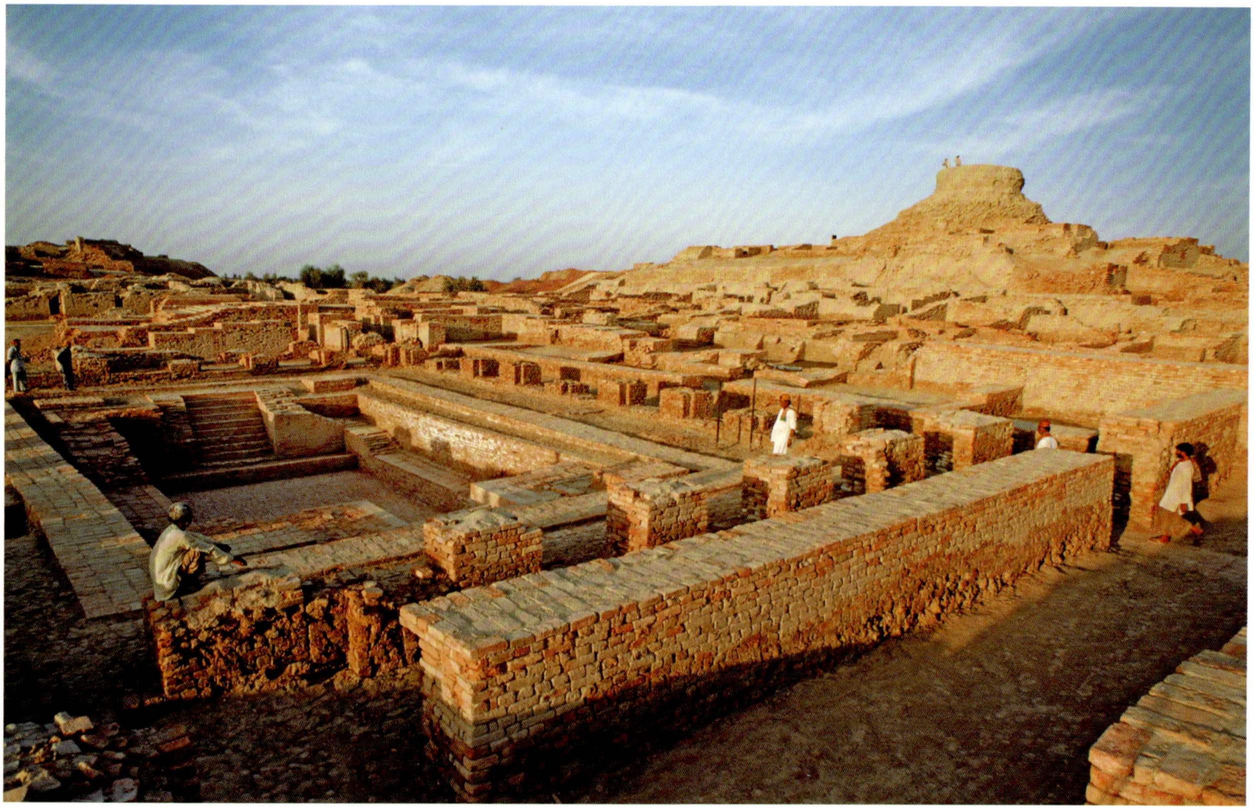

シすなわち「聖仙」と呼ばれた大昔のヴェーダ・ヨーガの導師に、神から啓示されたものと言われています。

当時の主要な宗教だったバラモン教では、物質界と霊界をつなぐ手段として神に捧げものをしていました。その儀式を行うために、いけにえを捧げる人々は長時間にわたって意識を集中させることができなくてはなりません。普段の心の限界を超越するための、この内なる集中こそが、ヨーガの要なのです。

『ヴェーダ』

『ヴェーダ』は、リグ、サーマ、ヤジュル、アタルヴァの4つの主要なパートに分かれており、合わせて1180の節からなっています。

『**リグ・ヴェーダ**』には21の節があり、詩や賛歌が集められていて、ヴェーダ文明の社会、宗教、政治、経済の背景を洞察することができます。インド・ヨーロッパ言語による最古の書物であり、最も古い形のサンスクリット語のマントラが記されていて、その起源は紀元前1500～1000年まで遡ります。そこに記されている賛歌は、至高の力をほめたたえ、健康や加護など現世の恵みを求める祈りだけでなく、勝利と富に対する感謝も捧げています。

『**ヤジュル・ヴェーダ**』は109節に分かれていて、宗教儀式の執り行い方に関する教えが集められています。散文体の祈りと生贄の式文を唱えながら儀式を行う、聖職者のためのガイドブックの役割を果たしました。

『**サーマ・ヴェーダ**』は典礼の旋律（サーマン）を集めたもので、1000節に分かれています。このコレクションはインド音楽の原型と考えられていて、音楽家を訓練するのに役立ち、宗教儀式のための賛美歌集の役割を果たしました。

『**アタルヴァ・ヴェーダ**』は50節に分かれていて、まじないと呪文を含む賛美歌で構成されています。

各『ヴェーダ』は人生の4段階に対応すると考えられている4つのパートに分かれています。『マントラ・サンヒター』（賛美歌）、『ブラーフマナ』（儀式）、『アーラニヤカ』（神学）、そしてヨーガにとって最も重要な『ウパニシャッド』（哲学）です。

『マントラ・サンヒター』は、現世での物質的繁栄と来世での幸福を求めて、ヴェーダのさまざまな神々に捧げる祈りとまじないからなる韻律詩です。『ブラーフマナ』には、生贄の実践に関する説明が散文で書かれています。『アーラニヤカ』は森林の書であり、苦行者にとっての瞑想の対象となり、神秘主義と象徴主義に取り組むことを意図したものです。苦行者たちは弟子とともに崇高な教養を学ぶために森に引きこもったので、

紀元前1900年ころに打ち捨てられたモヘンジョダロ（「死者の山」の意）は、かつてインダス文明の重要な都市でした。遺跡は1920年代初期にようやく再発見されました。

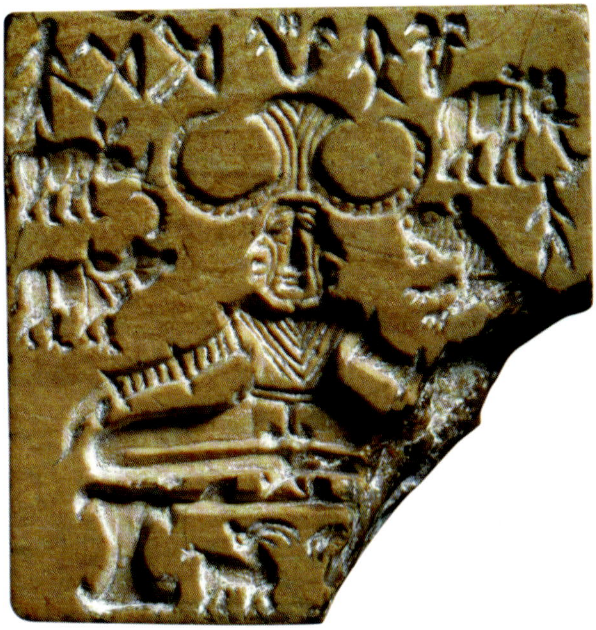

パシュパティの印章はモヘンジョダロ遺跡で発見されました。脚を組んでいる人物像をシヴァの原型と解釈する人もいれば、ヨーギとする人もいます。

町で相変らず行われていた生贄の儀式は、あまり重視されなくなりました。森林の書はまだ儀式について論じているという点で、『ブラーフマナ』と『ウパニシャッド』の間の過渡期でしたが、芽生えたばかりの思索と知的議論についても記されていて、これが『ウパニシャッド』で花開きました。『ウパニシャッド』は、万物の究極の統合に関する秘密の教えを解き明かす、グノーシス主義の書です。

最古のヴェーダ書である『リグ・ヴェーダ』のなかで、ヨーガは初めて言及され、結合や克己心として説明されていますが、実践については触れられていません。ヨーガは『アタルヴァ・ヴェーダ』の第15巻である『ヴラートヤ・カンダ』でようやく再び言及され、力を生かす、あるいは結合するための手段とされています。さらにもっと重要なこととして、プラーナーヤーマ（調息）についての言及もあります。しかしヨーガの真価を認めたのは『ウパニシャッド』です。

『ウパニシャッド』

『ヴェーダ』の最終章とも言える『ウパニシャッド』は、『ヴェーダーンタ』すなわち「ヴェーダの結び」とも呼ばれています。サンスクリット語のウパ（近く）、ニ（下）、シャッド（座る）に由来する『ウパニシャッド』は、文字どおり「近くに座る」という意味で、弟子が導師または先生の足元に座ることによって、秘伝の啓示

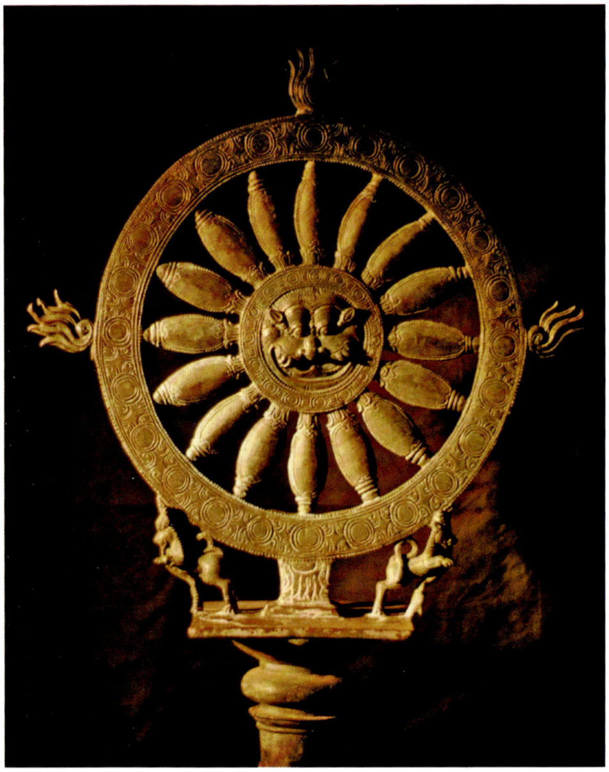

サンスクリット語のサンサーラは「走り回る」を意味します。インド哲学では、サンサーラは誕生と死と転生の無限のサイクルを意味します。

に隠された真実を学ぶ期間を表しています。口伝されたこの哲学書は、ヒンドゥー教の中核をなす基本的教えと、今日のヨーガ哲学の主な基礎となっているヴェーダの教えの本質を語っています。知られている『ウパニシャッド』は200冊以上ありますが、現代の学者は最初の13冊が主要な書であるとしています。

『ウパニシャッド』は明らかに、バラモン教の生贄の儀式から徐々に離れ、自分の存在の崇高な真理に対する理解へと向かっています。導師たちは、平和で実り多い生活への返礼として動物の生贄や穀物の供物を捧げるのではなく、自我を犠牲にして解脱を達成しなくてはならないと説くようになりました。『ウパニシャッド』では、ヨーガは知恵によって苦しみから自由になるための道とされています。とくにこの時期に出現したヨーガの修養法が2つあります——行為のヨーガであるカルマ・ヨーガと、知識または識別のヨーガであるジュニャーナ・ヨーガです。

『ウパニシャッド』はブラフマン、すなわち究極の真理を悟るための手段として、ジュニャーナ（知識）の育成に焦点を合わせていますが、以下の教義によって支持されるものとして、ヨーガと呼ばれる技法があることにも触れています。まず、人の本質——魂またはアートマンと呼ばれるもの——は、しばしば万物の意識、すなわちブラフマンと呼ばれる、宇宙の本質と同じなのです。第2に、私たちはみな誕生と死と転生のサイクル、すなわちサンサーラの支配を受けています。最後に、この世における人の行為がその人の転生の性質を決めます。ヴェーダ期には、この因果の法則、すなわちカルマが、悪事を働くとカースト外の賤民に生まれ変ることになるという考えにつながっていました。しかし、瞑想や放棄などを実践することによって、カルマの影響を逆転させることができます。かなり後期の『ウパニシャッド』では、ヨーガは放棄、すなわちサンニャーサの道と呼ばれるようになりました。

ヨーガが初めて言及されているのは『カタ・ウパニシャッド』で、喜びと悲しみを超越し、死を克服するための手段と表現されています。『シュヴェーターシュヴァタラ・ウパニシャッド』には、呼吸を制御することによって心を静めながら、体を直立させる姿勢を保つことについての言及があります。後期の紀元前2～3世紀に書かれた『マイトリー・ウパニシャッド』には、ヨーガは呼吸と心の統合であるとの言及があり、万物内部の個別のアートマンを普遍のブラフマンに結びつける行法とともに、六支則のヨーガについての記述があります。この支則は、プラーナーヤーマ（調息）、プラティヤーハーラ（制感）、ディヤーナ（瞑想）、ダーラナー（集中）、タルカ（探求）、サマーディ（三昧）で構成されています。このうち5つの支則は紀元後2世紀に生まれたパタンジャリの八支則に対応しています（p.18～19を参照）。要するに、『ウパニシャッド』が私たちに示しているのは、今日知られているヨーガ体系のための体系的哲学ではなく、深遠で不可思議な言葉なのです。

『バガヴァッド・ギーター』

『ウパニシャッド』を起源とするあらゆるヨーガのテキストのなかで最も有名なのは『バガヴァッド・ギーター』（神の詩）です。紀元前4世紀頃のもので、ヨーガの最古の教典とされるこの書は、史上最も長い叙事詩『マハーバーラタ』の一部で、一般にヴェーダの賢人ヴィヤーサによるものとされています。『バガヴァッド・ギーター』は古代インドにおけるクルの息子たち（カウラヴァ）とパーンドゥの息子たち（パーンダヴァ）の間の内戦について語り、クルクシェトラの戦場におけるクリシュナ神とアルジュナ王子の対話の形を取っています。

パーンドゥ王の息子の1人、ユディシュティラ王子はサイコロ賭博に負けて、王国内のパーンダヴァの領地を失いました。彼とアルジュナ王子を含む4人の兄弟は、13年にわたって国外

『バガヴァッド・ギーター』を構成する物語のなかで、パーンダヴァのアルジュナ王子はクルクシェトラ戦争の戦場で戦車の御者兼案内人を務めていたクリシュナの助言を求めます。

追放されました。追放生活の最後に彼らは、盲目の伯父とその100人の息子に支配されている王国の自分たちの領地を返還するよう要求しました。合法の要求が却下されると、パーンダヴァはカウラヴァに対して宣戦布告します。パーンダヴァの側には神の化身であるクリシュナがついていました。クリシュナは戦闘員ではありませんでしたが、パーンドゥの息子たちの勝利を手助けするために、神の戦術を用いたのです。カウラヴァははるかに優位な軍勢だったにもかかわらず、敗北を喫します。

クリシュナとアルジュナは友であり仲間でしたが、より深い意味では、体は2つでも魂は1つであり、相手があって初めて完全になったのです。アルジュナは個別の魂を表し、クリシュナはあらゆる心に宿る至高の魂を表しています。アルジュナの馬車は体を表し、盲目の王は無知に取りつかれた心を、彼の大勢の息子たちは人間の邪悪な傾向を象徴しています。この戦いは繰り返される善と悪の戦いです。最も重要なメタファーは神と人間のそれで、神と人間が対面し、人間が自分の心の一番奥に隠れたものを発見するプロセスにひたすら没頭しているところです。

『バガヴァッド・ギーター』におけるヨーガ

『バガヴァッド・ギーター』には、意欲的に取り組めば解脱を達成できる3つのヨーガの道が示されています。第1は行為の道、すなわちカルマ・ヨーガであり、そこで人は自分の行為の成果を明け渡しますが、世界のなかの主体であり続けます。アルジュナ王子は悪の軍――この場合は自分のいとこであるカウラヴァ――と戦う戦士としての義務に苦悶します。しかしクリシュナに導かれ、より高い道徳的秩序を保つという目的を持って、戦争に引き込まれます。カウラヴァは堕落した強奪者ですが、平和を愛するパーンダヴァの心には民の幸福があります。アルジュナは弓を下ろし、王位継承権を放棄してもかまわないと思っていましたが、クリシュナ神は、彼のヨーガの教えは平和主義と戦争挑発の両方を超越するのだと断言して、彼を違う道に導いたのです。

第2の道は神への献身の道（バクティ・ヨーガ）です。これはクリシュナの教えのなかで最も重要です。クリシュナへの愛と献身によって、献身する者は苦悩からの解放を与えられます。神への献身は『ギーター』およびそこに記述されているヨーガ体系すべての本質的な教えです。

第3の道は知恵の道、すなわちジュニャーナ・ヨーガで、識別知によって自己と宇宙の本質を解放し、現実と非現実を区別します。『ギーター』には、プラティヤーハーラ（制感）やプラーナーヤーマ（調息）のような、当時のヨーギが行っていた一連の修養も記述されています。『ギーター』はヒンドゥー教の主要聖典であり、ヨーガを体験したいと思う人にとって極めて重要と考えられています。その中核をなす教義は、人は結果を気にせずに真摯に自分の義務を果たすべく努力しなくてはならない、ということです。「あらゆる行為を至高の自己あるいは神に対する崇拝の行動にしなさい」。

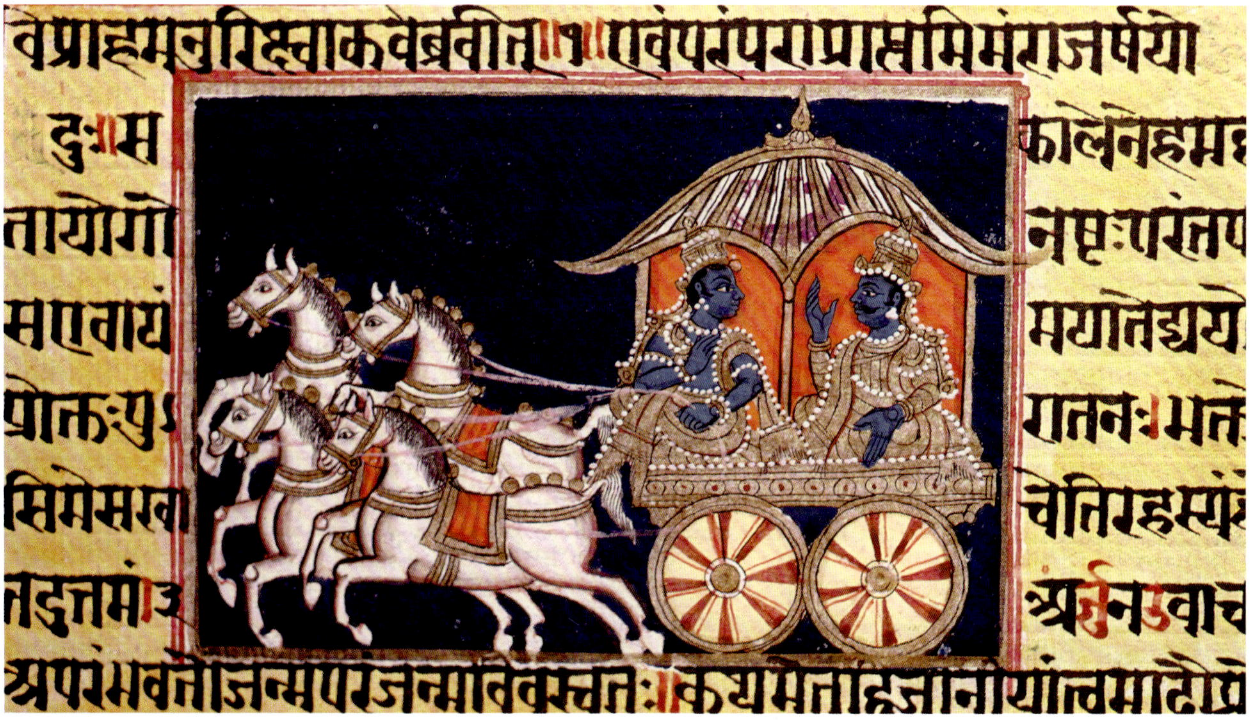

古典的ヨーガと パタンジャリの『ヨーガ・スートラ』

ウパニシャッドの時代に生まれたインド哲学6学派を知ることは、
ヨーガが進化してきた経緯を理解するのに役立ちます。
見解の異なる問題もありますが、宗教と形而上学に関する問題については、
6学派すべてが普遍的法則を信じています。

ミーマーンサー

ミーマーンサー学派はおそらく6学派のなかで最も古く、紀元前4世紀頃にジャイミニによって創始されました。もっとずっと後のヴェーダーンタの基本要素としてヒンドゥー教の発展に甚大な影響を与え、『ヴェーダ』解釈のルールを示し、ヴェーダ儀式の順守を哲学的に正当化しています。死後も魂は生き残るという考えも支持しています。

ヴァイシェーシカ

紀元後2～3世紀にカナーダ・カシュヤパによって創始されたヴァイシェーシカは、多元的実在論であり、世界の本質を7つのカテゴリー、すなわち実体、属性、運動、不変、特殊、内属、非実在によって説明しています。この学派によると、神の意志が創造の原因です。ヴァイシェーシカ学派は11世紀にニヤーヤ（下記参照）と融合しました。それ以降、融合した学派はニヤーヤ＝ヴァイシェーシカと呼ばれています。

ニヤーヤ

この学派はヴァイシェーシカと同じ頃にアクシャパーダ・ガウタマによって創始されました。その主要原典は『ニヤーヤ・スートラ』で、おもに論理と論拠の理論です。ニヤーヤ学派の貢献として大きいのは、推論の論証法と正しく知る手段を編み出したことです。

ヨーガ

インド6派哲学との関連では、ヨーガは『ヨーガ・スートラ』（p.18参照）を編集したパタンジャリの学派とされるようになっています。この学派は一般に古典ヨーガと呼ばれ、形而上学が共通するのでサーンキヤ（右を参照）と密接に結びついています。両学派とも二元論哲学で、超越的自己であるプルシャは現象世界であるプラクリティと切り離された存在であると教えています。プルシャが永遠に不変であるのに対し、プラクリティはつねに流動する状態にあり、それゆえ苦悩につながります。

ヴェーダーンタまたは ウッタラ・ミーマーンサー

シャンカラ（8～9世紀）がこの学派の創始者とされています。ヴェーダーンタはヴェーダの結論（アーンタ）を意味し、この名称は『ウパニシャッド』とその研究から生まれた学派につけられています。ヴェーダーンタの3つの根本原典は『ウパニシャッド』、『ブラフマー・スートラ』（またの名を『ヴェーダーンタ・スートラ』）、そして『バガヴァッド・ギーター』です。

サーンキヤ

サーンキヤ学派の哲学は、聖仙カピラによって生まれたとされています。『ウパニシャッド』が誕生した先古典期の半ば頃には、計数や存在学——存在の本質——に関して、もっと過激なこの形而上学派が生まれつつありました。サーンキヤはヨーガ学派の考えと緊密につながっていますが、厳密には同じではありません。ヨーガの伝統が、解脱は瞑想と放棄によって達成しうるという考えを特徴とするのに対し、サーンキヤはジュニャーナ・ヨーガ行法を応用し、解脱への手段としての放棄だけでなく、実在の本質を理解するための識別知と論理的思考も用いています。

これはまったく新しい概念ではありません。というのも、放棄、すなわちサンニャーサは、初期の『ウパニシャッド』にも取り上げられていました。そしてサーンキヤ哲学が出現し始める頃までに、ヨーガの伝統の主流派はすでに、真の解脱を達成するためには放棄そのものでは十分でないと信じ、カルマ・ヨーガとジュニャーナ・ヨーガを修養に取り入れていました。しかしサーンキヤがその名を知られるようになったのは、二元論的な考え

を取り入れたときです。実在または存在には、純粋な意識であるプルシャと、プルシャが埋め込まれている物質世界であるプラクリティの、2つの形があるという考えです。サーンキヤによると、苦悩が起こるのは、固有の本質であり純粋な意識であるプルシャでなく、体や心など、現象世界であるプラクリティの要素を自己と同一視したり結びつけたりする結果なのです。

3つのグナ

サーンキヤの二元論の概念を後続のヨーガ学派は退けましたが、見るものであるプルシャと見られるものであるプラクリティの違いを説明する学説は認めています。真の自己であるプルシャは名前も形も時間も超えて、純粋な意識として存在します。

しかし、プルシャの媒体であるプラクリティは、この現象世界の存在と機能の拠りどころである活動すべての基本です。この宇宙の現象はすべてプラクリティの産物である一方、プラクリティを支配する作動原理の構成要素であるサットヴァ（純粋さ）、ラジャス（行為）、タマス（惰性）という主要な力の相互作用です。グナとも呼ばれるこの3つの力は、相互に依存していて同時に存在するものですが、優位の程度は変動します。その相対的な強さと濃度によって、存在の性質、行為、態度、住んでいる世界への付着の度合いが決まります。私たちがこの世で経験する錯覚と苦悩の原因なのです。

この3つの属性を説明するのは、私たちがサットヴァになることや、他の力を排除することを促すためではありません――サットヴァの育成はそれ自体が目的ではないのです。サットヴァは、心の純粋さによる自己認識を達成するために、ラジャスとタマスを克服する手段にすぎません。人は不死を手に入れ、生と死と老いと悲しみから自由になるために、グナを超越しなくてはなりません。

3つのグナの特徴は以下のとおりです。

- **サットヴァ**は、本質的に純粋で物事を照らします。心のグナであり、感覚器官――目、耳、鼻、舌、皮膚――によって私たちを外界とつなぐ知覚とされています。
- **ラジャス**は、刺激的で流動的です。粗雑な運動反応と身体的経験のグナであり、渇望感を支配しています。ラジャスは身体的経験を可能にし、体の動き――声、手足、肛門、生殖器――を制御します。
- **タマス**は、不活発で物事を隠します。闇と無知のグナで、本質的にネガティブです。このグナは5つの微細元素、すなわちタンマートラ――色、音、香、味、触――を活性化します。

サーンキヤにおけるプラクリティの概念

古典的サーンキヤは、物質的存在である**プラクリティ**の基質をつくる24の材料を認めています。第1は**マハット**で偉大なものを意味し、**ブッディ**とも呼ばれます。マハットの知性から**アハンカーラ**、すなわち我（エゴ）が現れ、客体と主体を識別します。これが下位の心である**マナス**を生み、視覚、嗅覚、味覚、触覚、聴覚、そして運動――発話、動き、把握、排せつ、生殖――の感覚を生みます。これらの要素の根底には、微細元素である音、触、色、味、香の**タンマートラ**があり、それらが次に粗雑な物質的元素である**マハーブータ**――地、水、火、風、空――を生み出します。

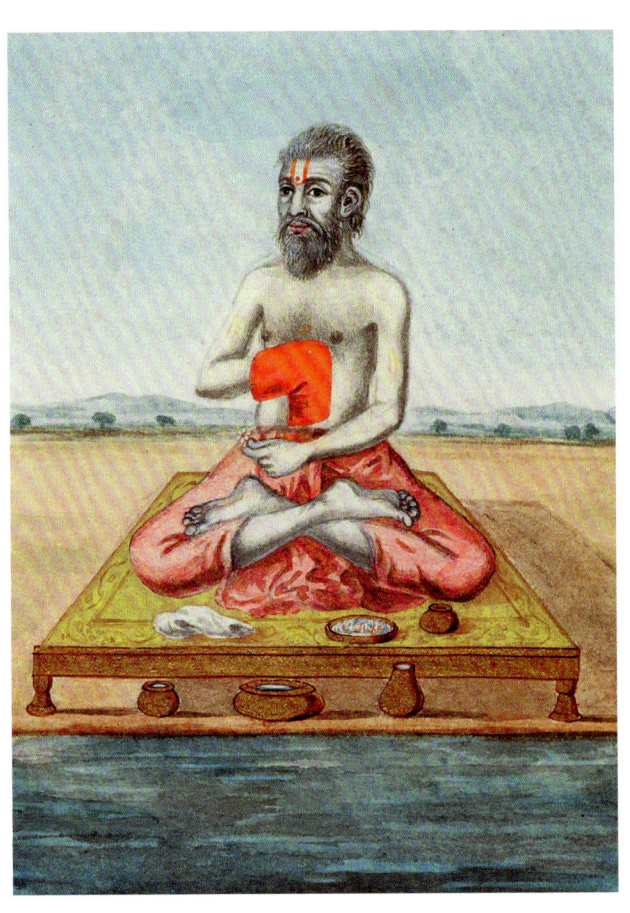

聖仙カピラは紀元前500年ころに活動した人物で、ヴェーダ6派哲学の1つであるサーンキヤ体系の創始者の1人とされています。

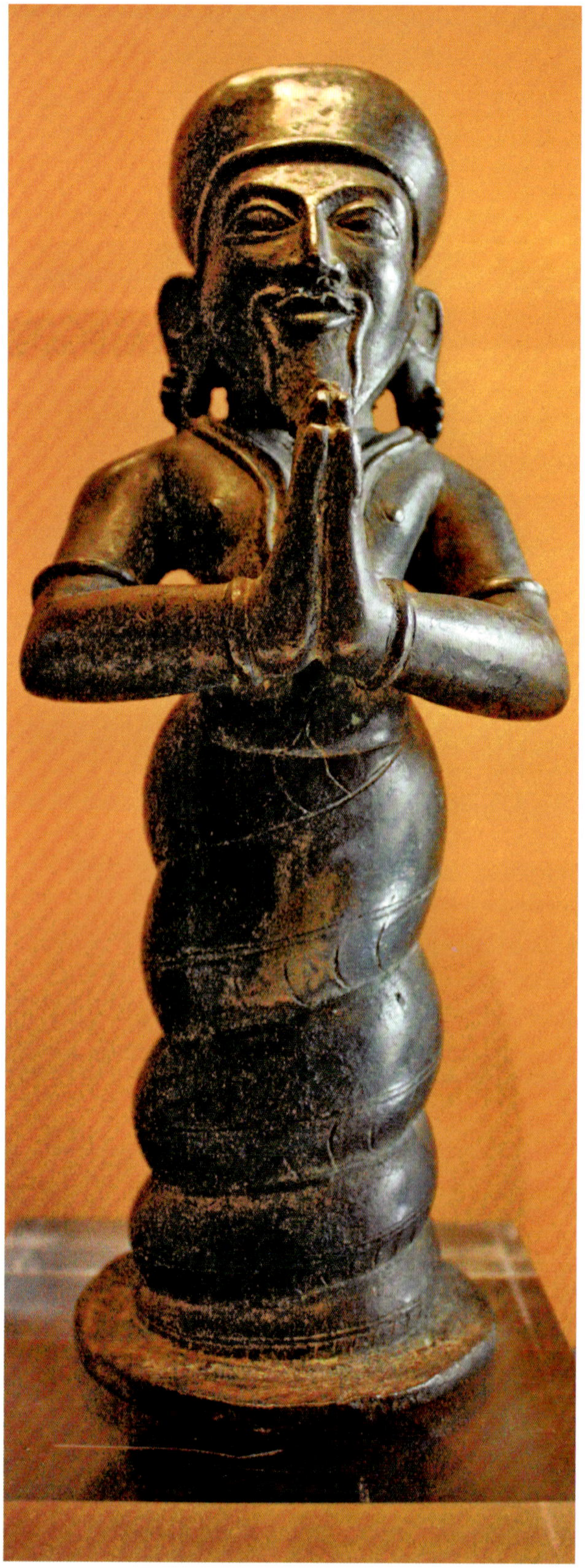

パタンジャリの『ヨーガ・スートラ』

ヨーガの多くが現代まで生き続けているのは、パタンジャリの『ヨーガ・スートラ』のおかげですが、解脱を達成する手段として取り入れられたさまざまなヨーガの伝統が、もっと前からインドにあったことを明確にしておく必要があります。パタンジャリの業績は、それらの行法をまとめ直し、より体系的でわかりやすいものにしたことです。今日、彼は現代ヨーガの創始者として広く認められています。

『ヨーガ・スートラ』は、ヨーガの哲学と目標と技法を概説した現存する最古の書物です。大半の専門家は『スートラ』の起源を、西暦紀元の変り目から間もなく、１世紀から２世紀と特定しています。もっと前だとする人もいますが、５世紀より遅いことはないという点では意見が一致しています。パタンジャリについてはほとんど知られておらず、個人だったのか、それとも『スートラ』を編集した数人のペンネームだったのかさえ、わかっていません。実際のところ、伝統的にはヨーガの始祖は伝説的人物のヒラニヤガルバとされていますが、パタンジャリが既存の行法をまとめたので、『スートラ』が現存するさまざまな様式の瞑想とヨーガの教典になったのです。

パタンジャリは196の警句――簡潔な言葉、つまり「糸」であり、その後、師によって弟子に広められるもの――を集めたこの書のなかで、志ある人がヨーガの実践によって、どのように自分の心と感情を統御し、精神的成長の障害を克服し、ヨーガの目標であるカイヴァリヤ（現世の欲望による束縛からの解放）と、最終的に神との合一を達成できるかを説明しています。

第１章（「サマーディ・パダ」）はヨーガの定義を示し、さまざまな心の状態とその散漫さ、そしてその結果生まれる影響について述べています。第２章（「サダナ・パダ」）はもっと実用的なガイドで、ヨーギが解脱を達成するための八支則を概説しています。第３章（「ヴィブーティ・パダ」）は成就に関する章で、精神修養の最終段階を論じ、真剣な実践者が達成できる可能性のある力と成果について述べています。最終章（「カイヴァリヤ・パダ」）は赦しを取り上げ、ヨーガをもっと形而上学的な視点から論じています。

『ヨーガ・スートラ』の中核は第２章に概説されている八支則であり、これが現代ヨーガの基礎をなしています。八支則とはヤマ（禁戒）、ニヤマ（勧戒）、アーサナ（座法）、プラーナーヤーマ（調息）、プラティヤーハーラ（制感）、ダーラナー（集中）、ディヤーナ（瞑想）、サマーディ（三昧）です。

パタンジャリは『ヨーガ・スートラ』で既存のヨーガ行法を体系化し、現代ヨーガの創始者と考えられています。

ヤマ――5つの禁戒

八支則の第1はヤマ、すなわち禁戒です。具体的にはアヒンサー(非暴力)、サティア(正直)、アステヤ(不盗)、ブラフマチャルヤ(禁欲)、アパリグラハ(不貪)です。

アヒンサー

非暴力。すべての禁戒のなかで最も根本的なのが、害を与えないことです。通常不殺生と訳されますが、これではこの言葉の意味が十分伝わりません。アヒンサーは考えと行動における非暴力であり、ほかのすべての倫理規範を支えるものです。

サティア

正直。サティアを実践するためには、できるかぎり真実を話し、考えと行いと言葉で正直に生きなくてはなりません。しかし、誰かを不必要に傷つけかねない真実もあるので、その真実をどう話すか、考慮しなくてはなりません。他の人にマイナスの影響を与えるのであれば、何も言わないほうがよいのです。サティアはアヒンサーを守ろうとする努力と対立するべきではありません。

アステヤ

不盗。アステヤとは、自発的に与えられるのではないものを取らないという意味です。ヨーギがこの世で生きるかぎり、別の人に属するものを許可なく取ってはいけません。他の人のものを横領すれば、その人が害を与えられたと感じるので、アステヤはアヒンサーと似ているかもしれません。

ブラフマチャリア

禁欲または節制。パタンジャリの『スートラ』では、これは行いと考えと言葉において、性行為を慎むことと定義されています。性的刺激は感覚経験への欲望を増大させることによって、悟りへの道を妨害すると考えられているので、自制から得られるエネルギーのおかげで、心がより澄んだ状態になり、ヨーギが実践に注力するための活力が増す可能性があります。

アパリグラハ

不貪。放棄はヨーガに不可欠の要素です。ヨーギは欲求と要求を減らすことにより、質素を培うことを奨励されます。あまりに多くの財産を持っていたり貯めこんだりすることは、執着と喪失の不安につながり、心を取り乱すことになると考えられるからです。

ニヤマ――5つの勧戒

ヤマにしたがうことで害をおよぼす衝動が抑制されれば、次の段階はニヤマを高めることです。これは、自己を高めることを目指す前向きな行為と態度です。5つのヤマが普遍的に当てはまるのに対し、ニヤマの行為のルールは個人のライフスタイルに当てはまります。

サウチャ

清浄。体を物理的に清めるだけでなく、ヨーギの考え、言葉、そして行いは、清らかで純粋でなくてはなりません。アーサナやプラーナーヤーマを実践し、サットヴァの食べものを食べ、純粋に考え、利己ではなく思いやりから行動することが、内面のサウチャを保つために不可欠です。

サントーシャ

知足。ヨーギはどんな経験に直面しても自分に満足し、痛みも喜びも落ち着いて経験する能力を養わなくてはなりません。サントーシャによって、ヨーギは満足の喜びや悲哀の痛みを感じても、どちらにも取りつかれなくなることができます。

タパス

苦行。このニヤマは、強い心身と確固たる人格を築くための自己鍛錬です。このサンスクリット語は「熱」を意味し、人はタパスの実践により、心身の不純物を取り除くための渇き、暑さ、寒さ、飢えなどの強制的苦行を通して、解脱と悟りを経験することができます。

スワディアーヤ

自己の研究。スワディアーヤは、聖典の研究に加えて自分自身の精神修養に関するあらゆる研究です。実践者は聖典の研究によって集中し、人生の問題が起きたときには、無知を知識に置き換えることで、どんな問題も解決できると信じられています。

イシュヴァラ・プランダーナ

至高の存在への祈念。至高の存在への献身や降伏は最後のニヤマであり、当初からヨーガの不可欠な要素でした。人の行為は言葉よりも本人の人格をよく表すと言われます。ヨーギがすべての行為を至高の存在に明け渡すとき、神性が彼の内面に反映されます。

アーサナ

パタンジャリのヨーガの第３支則は、アーサナの実践です。この支則に到達する頃までに、ヨーギは心の乱れの原因を十分に知り、ヤマとニヤマに熟達することで不健全な行為を抑え、減らす方法をわかっています。したがって、実践者はアーサナで次のレベルに進むのであり、体を支配し制御することによって、心身を統合し、最終的に心と魂を統合します。この意識の覚醒を経験するためには、微細なレベルだけでなく物質的レベルでも、ふさわしい状態をつくり出す必要があります。アーサナの実践により、体は健康で汚れのない純粋な状態が保たれます。

パタンジャリは、ポーズは安定して心地よいものでなくてはならないと述べているほかは、具体的なポーズについての指示はしていません。現在よく実践されているポーズの大部分は、ずっと後に発展したものです。パタンジャリにとっての関心事は、ヨーギが心地よく座って瞑想できることだけでした。すぐに気分を高める効果があり、集中して瞑想するのに必要な心の静けさを促すポーズもあります。初心者の場合、筋肉の張りやバランスなど、ポーズの身体的側面に意識が向かっているため、この効果に気づかないかもしれませんが、継続的に実践すると、アーサナに必要なエネルギーが少なくなるので、ヨーギの注意は体から離れて、心や感覚に集中できるようになります。

プラーナーヤーマ

パタンジャリによると、アーサナからプラーナーヤーマ（調息）へと進歩しなくてはなりません。プラーナーヤーマという言葉は、あらゆる命を満たし支えている生命力や活力を意味するプラーナと、上昇や伸長や拡張を意味するアヤーマが結びついています。プラーナーヤーマとは、呼吸を調えることによって生命力を拡大することなのです。

ヤマとニヤマの禁戒および勧戒を守ることで、ヨーギは自分の内面の働きに敏感になり、アーサナをマスターして体を強化し浄化することにより、筋肉や身体の不快感に心を乱されることがなくなります。そうしてヨーギは次第に、体のなかを移動する微細なプラーナの力を意識するようになります。

プラーナーヤーマの技法によって、ヨーギは呼吸を調節することができるので、生命力をとらえて体の特定の部位に向けることができるようになります。プラーナーヤーマの最終目標は、プラーナを頭のてっぺんにあるサハスラーラ・チャクラに向かわせ、サマーディ、すなわち三昧の状態を生み出すことです。

プラティヤーハーラ

ヤマ、ニヤマ、アーサナ、そしてプラーナーヤーマの実践によって、心身を乱すものがおとなしくなり、第５段階のプラティヤーハーラ（制感）につながっていきます。自分の思考や行動が外部刺激に支配されないように、ヨーギは感覚を引っ込めるので、欲望の対象に心を動かされないでいることができます。パタンジャリの考えによると、ヨーギはこのように自分の意識を抑制することによって、自分自身を周囲の環境から解放できます。そうすれば、この世にいながら世事に執着せず、もっと深いレベルの意識を刺激するような、もっと微細な行法に進むことができるのです。

ダーラナー

プラティヤーハーラによって感覚を昇華したあと、パタンジャリの八支則の第６段階はダーラナー、すなわち強力な集中です。これは決して容易なことではありません。ヨーギはエカグラータ（一点集中）の実践によって、内面の一定の対象に注意を集中します。神またはチャクラなどの一点に注意を集中することで、心がさまようのを防ぎ、認識と意志の感覚を制御します。

ディヤーナ

瞑想を意味するディヤーナは、集中が途切れずに持続しているとき、または集中の対象が意識に染みわたったときに、達成されます。するとヨーギは、体、呼吸、心、感覚、そして自我が、普遍の意識と統合されることによって、至福を経験します。

サマーディ

パタンジャリの八支則の最後はサマーディ、すなわち真の解脱であり、そのとき没入する瞑想状態が超越されます。そこには客体と主体の融合または統合があり、ヨーギの場合、意識は本人が熟考している対象の性質をまといます。

サマーディの状態において、体と感覚は眠っているかのように休息しますが、心と理性は冴えていて、没入のレベルによっては、純粋な存在と覚醒の感覚とともに至福が経験されます。

この偶像は、アドヴァイタ・ヴェーダーンタの教義を確立したカラディの哲学者アディ・シャンカラを表しています。彼の教えはアートマンとブラフマンの融合を提唱しています。

ヨーガと後古典期

ヨーガ思想の各学派を分ける境界はあいまいで、
その年代を正確に特定することはできませんが、後古典的ヨーガは、
パタンジャリの『ヨーガ・スートラ』とその八支則で解説されている
二元論に対する反動と考えることができます。

パタンジャリの『ヨーガ・スートラ』は、超越的自己であるプルシャと現象世界であるプラクリティとは別々であるという、サーンキヤの考えに根ざしています。この流派の思想は、非二元論のヴェーダの伝統と共存していましたが、続いて起こった後古典派は、プルシャはプラクリティと切り離せないと考えました。このような非二元的世界観への移行は、古典期終焉の前兆でした。

二元論と非二元論の学派の間には多くの類似点がありました。どちらも、感覚では理解できない遍在する不滅で普遍の意識を信じています。パタンジャリにとってそれはプルシャであり、非二元論のアドヴァイタ・ヴェーダーンタはそれをアートマンと呼んでいます。どちらも、この高次の自己とのつながりがないことから苦悩が生まれ、人が自分の本質に気づいたときに解脱が起こると信じています。

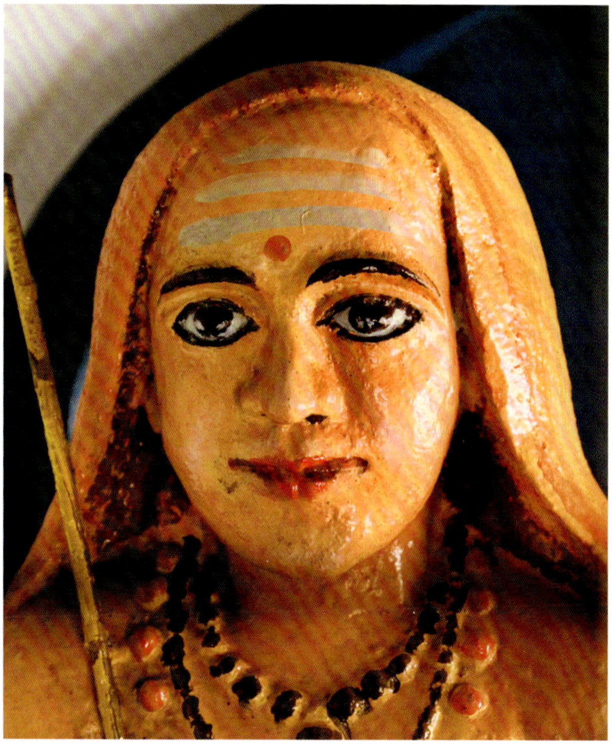

先古典および古典的ヨーガの二元論者にとって、この苦悩が起こるのは、自己以外のあらゆるものにしがみつき、飲みこまれてしまったとき、自分が行うことすべてが真の自己をつくっていると信じるようになったときです。そのようなものに対する執着を断ち切って、超越的自己は究極の真実のなかにあり、究極の真実そのものなのだと、頭ではなく心で気づいたときにはじめて、人は自分を苦悩から解放するのです。

非二元論者にとって、苦悩が始まるのは、個人が自己と非自己を区別しようとするとき、自分ははるかに大きいもののほんの一部にすぎないのだと理解できないとき、自分が行うことや感じることはすべて超越的なアートマンまたはプルシャの現れなのだということを忘れたときです。自分の自己はアートマンと分かれているのではなく、その不可分の一部であることを理解するようになったとき、人は自分を苦悩から解き放つのです。

実在について非二元論的な見方をしたほうが、神性は遍在するので、現世で神性を見ることが容易です。アートマンまたはプルシャが分かれているとき、人はどうしてその光り輝く性質を垣間見ることができるでしょう？　パタンジャリはその疑問に答えていませんが、後の解説者たちは、ヨーギは八支則を実践することによって至高の存在に達するのだと説明しています。この時点で、プラクリティは透き通るので、プルシャが輝きを放つのです。真の解脱への道は、宇宙が1つだとただ信じるのではなく、それを経験することにあります。このようなジュニャーナ・ヨーガとカルマ・ヨーガの結合は、『バガヴァッド・ギーター』で解説されている考えに似ています。

ヴェーダーンタとヨーガへの影響

ヴェーダーンタは後古典期の主要学派の1つです。なかでもとくに影響力があった分派は、アドヴァイタ・ヴェーダーンタです。非二元論を意味するアドヴァイタを生んだ哲学者のシャンカラ（700～750年頃）は、ブラフマンが実在であり、見えている世界はマーヤー、すなわち幻だという理論を立てました。唯

一の実在であるブラフマンは、何らかの属性を有しているとは言えず、時間、空間、そして因果関係の外にあります。ヴェーダーンタ学者は、二元論的なプラクリティの概念は、究極の実在について意義ある真実を何も示していないと考えました。そして、この実在に対する無知がこの世のあらゆる苦悩の原因であり、ブラフマンを真に知ってはじめて解脱を達成できると論じています。マーヤーの紛らわしい影響のせいで、人が自分の心を通してブラフマンを知ろうとするとき、ブラフマンは神、またはイシュヴァラとして現れ、世界とも個人とも切り離されていて、二元論のプルシャの考え方と同じように、プラクリティと分かれているように見えます。しかしヴェーダーンタでは、個人の魂であるアートマンとブラフマンに違いはありません。

タントラ・ヨーガ

後古典期初期の４世紀に出現したタントラは、ヨーガ哲学の他のどんな学派よりも、古典的伝統からの根本的な逸脱を示しています。タントラは『ヴェーダ』を退け、解脱は瞑想や放棄のような禁欲的修養によってのみ達成されるという考えも拒んだのです。その代り、献身の道とバクティ・ヨーガ――この場合は女神崇拝――へと転じました。

ヴェーダーンタのような非二元論派が、現象世界は幻だと考えるのに対し、タントラはそれが神の顕現であり、あらゆる経験が志のある人を自分自身の実在に近づけるのだと考えています。二元性はすべて普遍の意識のなかにあると信じているので、タントラ信奉者が自分を苦悩から解き放つ唯一の方法は、すべての二元性を自分自身の体のなかで統合することです。

タントラという名称は、拡張を意味するタノティと解放を意味するトラヤティに由来します。解放は意識の拡張によって起こります。タントラでは、古典用語でプルシャと呼ばれる普遍の意識はシヴァと再定義され、身体内に宿っています。プラクリティはシャクティとなり、背骨の基部に宿っています。シヴァの男性エネルギーとシャクティの女性エネルギーの相互作用が内面で起こり、究極の解脱であるサマーディにつながるのです。

たいていの西洋人はタントラを性行為や乱痴気騒ぎと結びつけます。男性原理と女性原理を文字どおり結合するという発想の、にせタントラはそうだったかもしれませんが、正しい道はもっと象徴的な手段を選び、アーサナ、プラーナーヤーマ、ムドラー（印を結ぶ仕草）、そしてバンダ（体の締めつけ）を実践することにより、背骨の基部にある女性的なシャクティを目覚めさせ、体内を上へと引っ張り、頭頂にあるシヴァと結合させます。

しかし、タントラが『ヨーガ・スートラ』に概説されている行法のうちのいくつかを、忠実に実践していることも確かです。タントラの道を始めるために、志を抱く人はヤマとニヤマの道徳的規範にしたがい、プラティヤーハーラ（制感）をマスターする必要がありました。タントラはマントラも実践しました。これは聖なる音や音節で、マントラの各文字が体の特定の場所に対応していて、各場所は宇宙のなかの力を表しています。マントラによって、志を抱く人は体とそれに対応する宇宙の力を目覚めさせることができるのです。

タントラは二元論への反論として、私たちの経験的性質は精神的進化と対立するとは限らず、外の現象世界は内面世界と本質的に異なるものではないと認識しています。ヴェーダーンタと同じように、実在はただ１つしかないのですが、タントラでは、この現象世界はヴェーダーンタ信奉者が述べた単なる幻のマーヤーではありません。

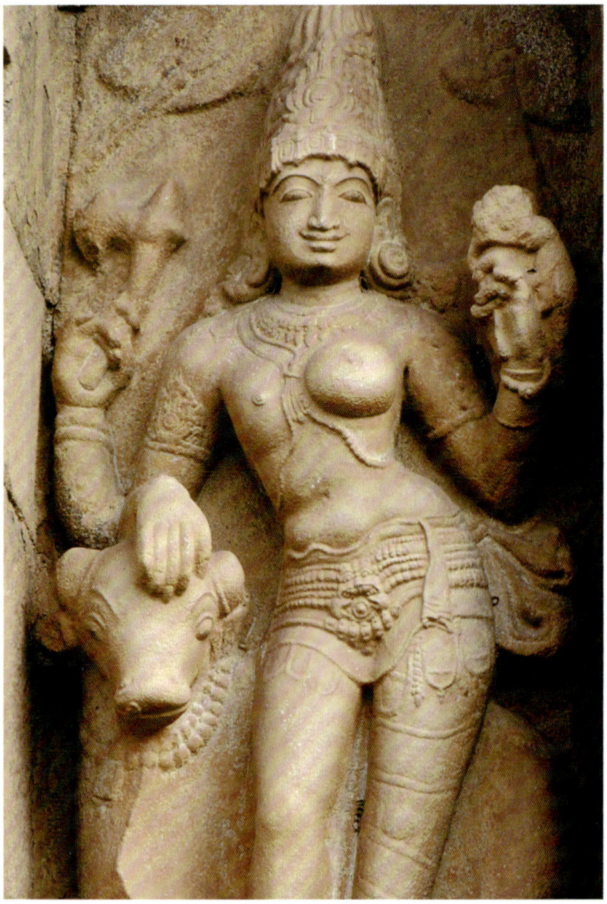

タントラ・ヨーガでは、女性的な聖なる創造力の権化であるシャクティなどの瞑想の神々が、私たち自身の最も奥深い意識の原型を表しています。

体と呼吸による身体的経験と超越的自己による霊的経験の区別は、タントラ学派がこの2つのつながりを認めるようになって、融合し始めました。そして身体的な修養が以前より目立つようになり、とくにプラーナとプラーナーヤーマは意識を変化させる効果的な手段と見なされるようになったのです。この融合で生まれた体系の1つがハタ・ヨーガです。

ハタ・ヨーガ

現代の西洋文明で実践されているポーズは、ハタ・ヨーガから生まれました。ハタという言葉は2つのビージャ(種子)・マントラの組合せです。ハは太陽または活力であるプラーナを象徴し、タは月または心や精神のエネルギーを表します。このヨーガ体系は、高次の意識を目覚めさせるためのプラーナの力と精神の力の融合を意味します。起源であるタントラとは異なり、ハタ・ヨーガは浄化の科学として、身体的経験の重要性を強調しています。さらにハタ・ヨーガは、体を抑圧しようとするのではなく、自分自身の内なる二元性を克服するために人間性を神性に変えようと努めるもので、体は本質的にこの変化を起こすための手段であると考えました。

クンダリニーは背骨の基部にとぐろを巻くヘビとして表現されています。目標はヨーガの実践によってクンダリニーを引き上げ、チャクラを貫いて体のてっぺんまで導くことによって、解脱を達成することです。

ハタ・ヨーガの初めての主要テキストは、9～10世紀頃に、ゴーラクシャとその師であるマッツェーンドラによって著されたとされています。しばしばハタ・ヨーガの父と呼ばれるゴーラクシャは、タントラの流れをくむヨーギのナータ派を創始しました。彼はハタ・ヨーガの最古のテキスト『シッダ・シッダーンタ・パダッティ』のなかで、体は具現体の1つのレベルにすぎず、ほかにも粗雑から微細まで5つのレベルがあると説明し、さらに9つのチャクラ(エネルギー・センター)、3つのラクシャ(標識)、16のアーダーラ(支え)――つま先や手など集中する場所――についても説いています。

15世紀にスヴァートマーラーマが著した『ハタ・ヨーガ・プラディーピカー』は、ハタ・ヨーガの解説をテーマとしたテキストとして現存する最古のものです。プラディーピカーは「光明を投じる」という意味のサンスクリット語で、この書は、身体をきわめることによる神との合一の道について、明確な指示を与えています。そしてハタ・ヨーガの第1支則をアーサナとし、そのメリットに安定(スティラ)、病からの解放、体の軽さを挙げています。

スヴァートマーラーマは六支則で非二元論の道を提唱し、瞑想と背骨の柔軟性や深いリラクゼーションのための体位として、蓮華座のバリエーションを中心とする15のアーサナ、浄化の儀式、8つのプラーナーヤーマ(呼吸法)、10のムドラーおよびプラーナ(活力)の流れを抑えるためのバンダ(締めつけ)について、説明しています。

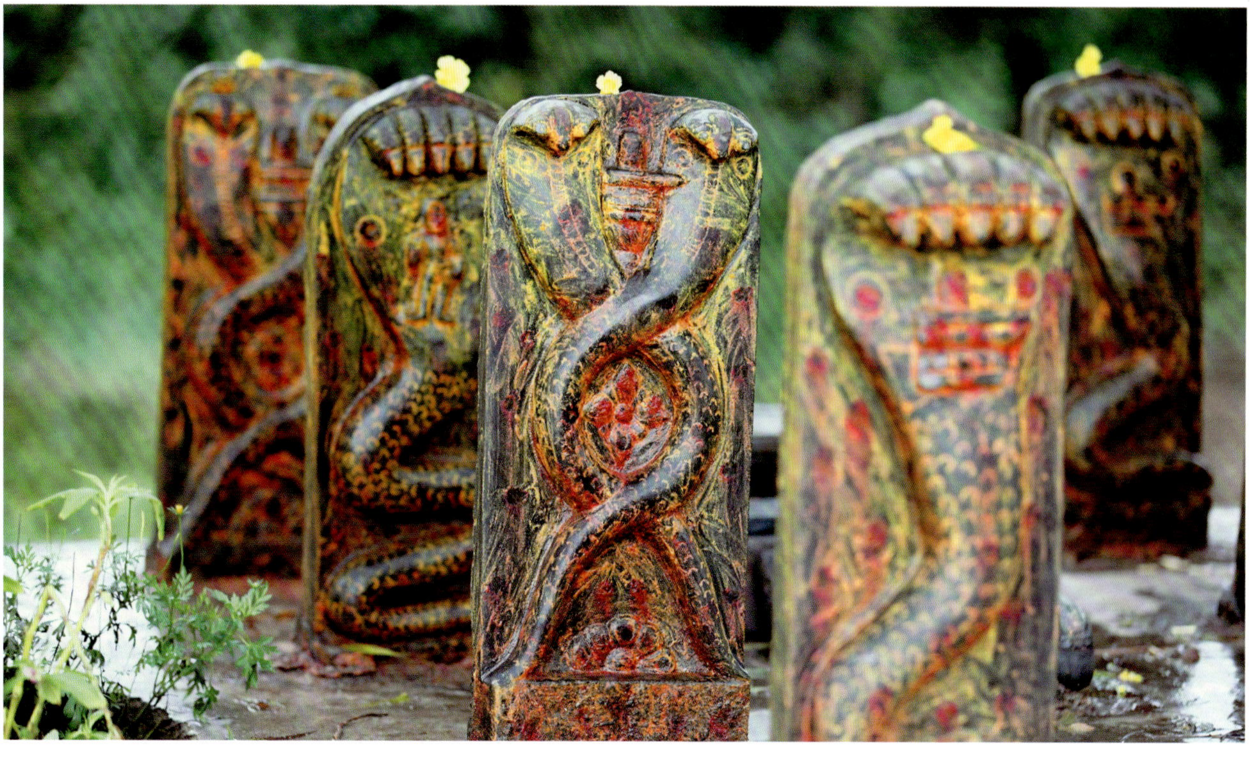

もう1冊の重要なテキスト『ゲーランダ・サンヒター』は17世紀後半に書かれたもので、ヨーガの実践に必要な7つのニヤマ――清浄、安定、不動、忠実、軽快、直観、非冒涜――を挙げています。この書には32のアーサナと25のムドラーが示されています。悟りは導師によって授けられました。ハタ・ヨーガに関する最も包括的な論文は、後古典期の末、18世紀初めに現れました。『シヴァ・サンヒター』と呼ばれるその書は、ヨーガは苦行者のためだけでなく、すべての人のためのものだと主張しています。84のアーサナ名が挙げられていますが、4つの座位しか説明されていないので、アーサナの発展と重要性がわかります。

ハタ・ヨーガの浄化技法

ハタ・ヨーガは、心を浄化して自分の真の精神的潜在力に気づくためには、病気や衰えにつながりかねない不具合や不純を取り除く過程を、体が経験しなくてはならないと考えました。この浄化過程の第1段階は、心身の能力だけでなく限界をも認めることであり、第2段階は最終的に意識の拡張につながる手法を用いることです。

これを達成する6種の浄化法はシャットカルマと呼ばれています。具体的には、細長い布きれをのみ込むことで胃をきれいにするダウティ、腹部を真空にする技法によって直腸に水を吸い込むヨーガ式浣腸のヴァスティ、塩水またはカテーテルを使って鼻孔をきれいにするネーティ、目から涙が出るまでロウソクを見つめるトラータカ、腹直筋を波のように円運動させることで腹部をマッサージするナウリ、腹筋をすばやく収縮させることで鼻から息を強く吐き、自然に息を吸うカパーラバーティです。これらの技法は、身体の活動と作用を均一にすることによって、病気と老化を防ぐと言われていました。ひとたびその均衡が実現すると、人間の意識の進化をつかさどる中心的力を目覚めさせる勢いが生まれます。

プラーナーヤーマ

ハタ・ヨーガ行法の本質はプラーナーヤーマであり、生命力を制御する最も効果的な方法です。プラーナーヤーマは体内のナーディー、すなわち微細な経路を浄化して調和させます。ハタ・ヨーガのテキストによると、人間の体はそのナーディーのネットワークでできています。30万もあるという人もいますが、一般には7万2000と見られています。主要なナーディーは3種類あります。中央経路はスシュムナー、体の左側には月と同一視されて月の力を運ぶイダー、体の右側には太陽と同一視されて太陽の力を運ぶピンガラーがあります。シャットカルマ、アーサナ、そしてプラーナーヤーマのプロセスは、これらのナーディーを浄化して調和させるように考えられたのです。さらにここで重要なのはチャクラです。これは中心輪またはエネルギー・センターで、背骨に沿ったイダーおよびピンガラー・ナーディーとの交差点にあります。

3種類の主要ナーディーはすべて、背骨の基部に集まっています。そこには女神シャクティとも呼ばれるクンダリニーが、ヘビのようにとぐろを巻いて潜んでいます。目標は、イダーとピンガラーの左右の流れを集めて、中央経路であるスシュムナーに引き込むことです。たゆまぬ努力によって、クンダリニーは目覚め、スシュムナー・ナーディーに沿って引き上げられ、上昇する途中でチャクラを貫きます。その結果、生命力が自己の超越に利用され、実践者はサマーディを達成し、それが次にモクシャ、すなわち解脱につながります。

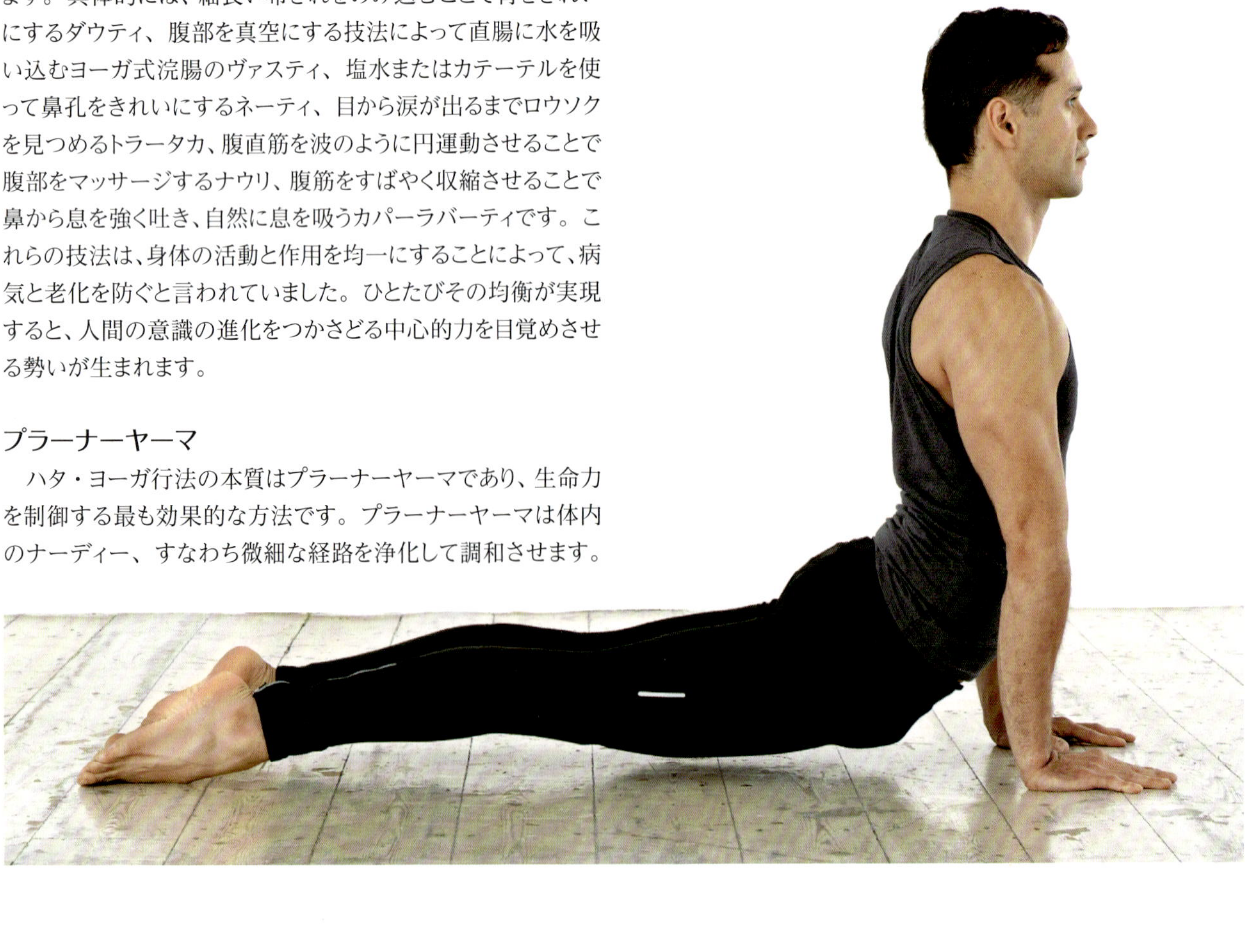

現代のヨーガ

実践できるヨーガの選択肢は広がり続けています。
ヨーガの微細な精神的・霊的要素に関心が向いている人も、
活動的な身体修養に興味がある人も、
おそらく自分に合うものが見つかるでしょう。

今日、ヨーガ体系は数多くあり、その大半は、本来のハタの経典に概説されている行法を反映してはいません。このようにシャットカルマやムドラー、場合によってはプラーナーヤーマを、逸脱して軽視するようになったことは、一部の流派で、これらの要素がアーサナより重要度が低くなったことを如実に示しています。

より広い形而上学的な理論や、それに関連する行法は、たいてい最低限に抑えられ、ヨーガの指導や修養でたまに語られるだけです。大半の指導者教育機関は生徒に対して、ヨーガの科学やクンダリニーの上昇におけるその重要性について、（わずかではないにしても）一般的な理解しか求めません。実際、現在の平均的なヨーガ教室は、アーサナの練習だけに重点を置き、もっと微細なハタ・ヨーガ行法やその伝統を支えるタントラのイデオロギーを無視する場合もあります。ヨーガ指導者は通常、研修中にナーディーとチャクラについてある程度学びますし、『ハタ・ヨーガ・プラディーピカー』の現代語訳や現代の注釈書を読む人も大勢いますが、この理論的知識がハタ・ヨーガ行法の一環として、伝統的なテキストに概説されているとおりに用いられることはほとんどありません。

現在、私たちが知っていて実践しているポーズにもとづくヨーガは、ほんの120年ほど前に生まれたものです。本書に示されているアーサナの多くは、インドで実践された伝統的ヨーガ行法のいずれにとっても、一番の関心事だったとは思えません。これらのアーサナがあるのは、インドのハタ・ヨーガ体系より、とは言わないまでもそれと同じくらい、ジムや武術のような欧米の身体鍛錬のおかげなのです。実際、本書で取り上げているポーズの大半は、古代のテキストでは触れられていませんし、自己認識という目標のために必要とされてもいません。

このようなポーズの多くが最初からあったかどうかは、現代の実践者にとって重要ではありません。ヨーガは変容のプロセスであり、本当に問題なのは、実践の裏にある目的です。解脱を求めるなかで、私たちの目的は身体的側面を超えて、自分の行為の成果を放棄することでなくてはなりません。各ポーズに熟練して完全なものにする目的は、さまざまなレベルの意識を目覚めさせることでなくてはなりません。多くのポーズを保つには、力とバランスだけでなく穏やかな心も必要であり、専心するためには落ち着いて1点に集中する必要があります。古代と現代の行法を組み合わせても、目的は同じです——心と体と呼吸の統合であり、最終的な解脱の状態と自分自身の神性との合一に、実践者を導くことです。

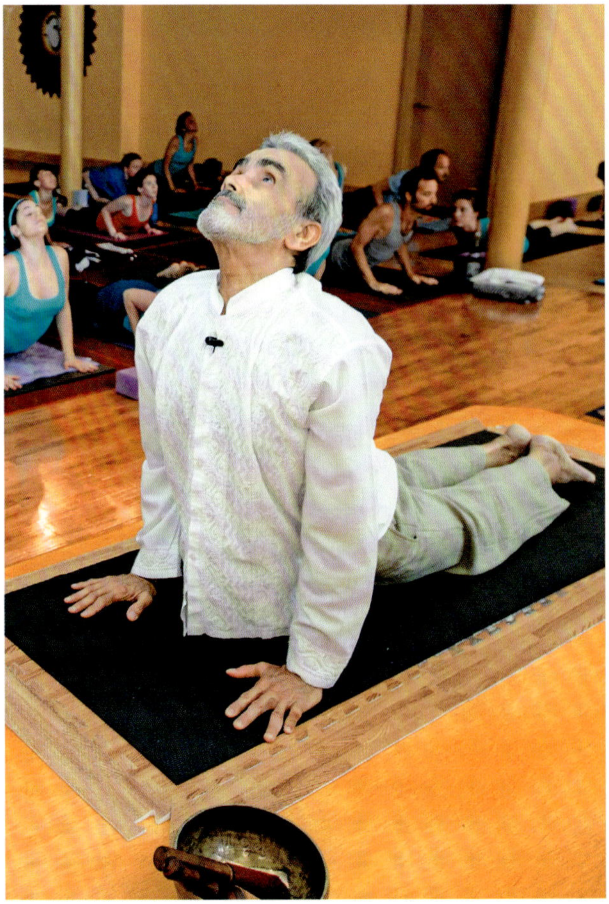

ニューヨークのダーマ・ヨーガ・センターで、マスター・クラスの生徒に上向きの犬のポーズ（p.178参照）を実演する、著名なヨーガ指導者のシュリ・ダーマ・ミトラー。

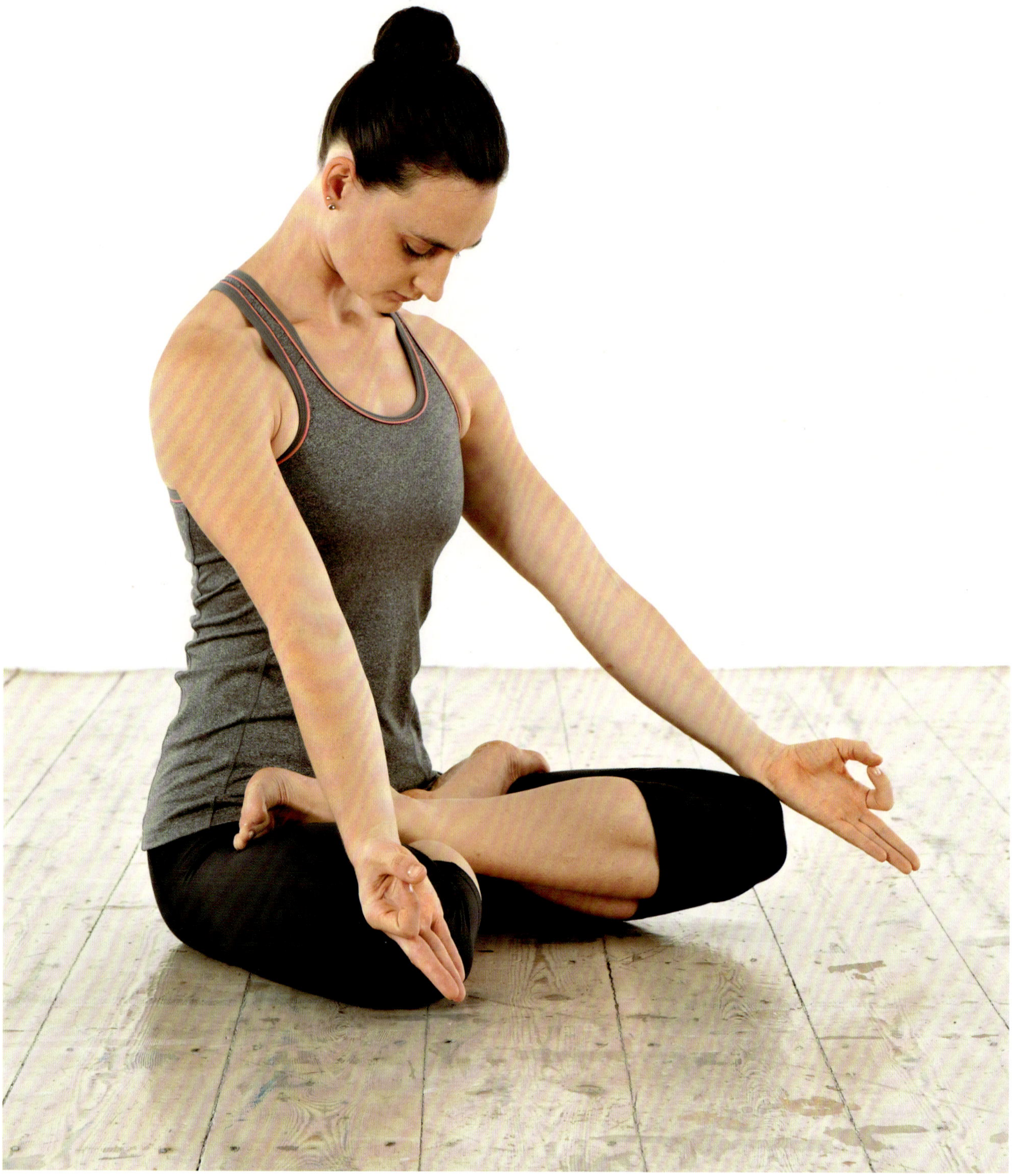

ヨーガの解剖学

体と心と呼吸は1つの統合システムです。ハタ・ヨーガの伝統は、体は人間の魂が入る場所であり、自分の本質を理解するための入り口であると考えているので、身体機能を最適にすることに取り組みます。あらゆる要素の総和が全体に影響するように、私たちの思考、感情、食べるもの、職業、その他ライフスタイルの習慣が、直接または間接的に、体の仕組みを決めています。

ヨーガと解剖学

体を健康な状態に保つのは義務である……
そうでなければ心を強く明晰に保つことはできない。

ブッダ

体と心と呼吸は1つの統合システムです。あらゆる動きとあらゆる呼吸が体内のすべての系の協調を必要とし、体のあらゆる部位が2つ以上の系とつながっています。

呼吸、内分泌、消化の各系は、酸素とホルモンと栄養素を体の細胞に分配する循環系に依存しています。神経系がなければ、私たちは筋肉と手足を協調させることも、重要な臓器が機能するのに十分な血液を供給する血管の拡張を調節することもできません。骨格系の一部とされる骨も、他の系で役割を担っています。たとえば、赤血球と白血球は骨髄でつくられるので、循環系と免疫系の一部でもあるのです。

ヨーガ指導者にとって、筋骨格系と重要臓器の位置、体のさまざまな組織の機能と連携など、解剖学の知識をある程度持つことは重要です。私たちには病気の診断や治療をする資格はありませんが、体の構造を理解することで、生徒が経験する一般的な問題の原因を特定し、回復のための活動についてアドバイスすることで、さらなる問題を解消または予防できるかもしれません。

第2部は人体の解剖学についての正式な手引書ではなく、ハタ・ヨーガとの関連で体を理解するための情報を提供するものです。古典的ハタ・ヨーガのアーサナは、体にできる動きと姿勢にすぎません。しかし解剖学と生理学の基本を理解していたほうが、自分自身の体に敏感になり、結果として、他人の意識を高めるのを助けるために、万人の体に共通する要素の1つ1つを共感することができます。

アーサナを実践するメリットには、力が強くなること、柔軟性が高まること、副交感神経系を意識的に関与させてリラックスできること、情報とエネルギーと物質の全身循環を改善できることが挙げられます。アーサナは、エネルギー(熱)、物質(血液と細胞内液)、情報(神経系経由で)が圧力の高い領域から低い領域へと移動する生理学的傾向があることを利用して、圧力の異なる領域を体のあちらこちらにつくることで、循環を刺激します。体の1カ所で圧力が高まると、水がスポンジから絞り出されるように、エネルギーと物質がその領域から押し出されます。体の他の部位では、水に浸された乾いたスポンジが膨らみ、伸びて、水分を引き込むように、低い圧力がエネルギーと物質をその領域に引き込みます。

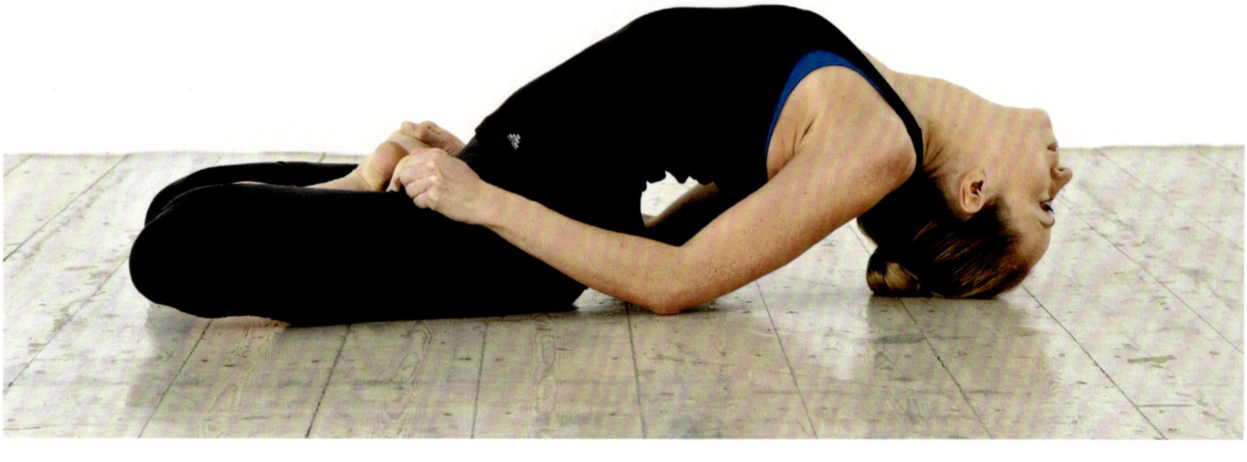

ヨーガの活動が体内の圧力にどう影響するか

アーサナで縮む部位もあれば伸びる部位もあります。筋肉の収縮が局部の圧力を増し、筋肉の弛緩が圧力を減じる、静的ポーズもあります。これはとくに逆転、半逆転、および筋骨格のポンプを始動させるヴィンヤサで顕著です。プラーナーヤーマの技法は胸部と腹部の圧力を変え、呼吸器ポンプの活動を正常化しますが、腹部と胸部の圧力が下がると吸息が起き、上がると呼息が起きます。バンダは、関節で向かい合う筋肉の活性化を刺激し、それが加圧または減圧につながります。

体とその部位の動きは、全身で求心力、遠心力、そして慣性力を起こすので、循環に影響する可能性があります。これはとくに、動きが速い場合に顕著です。血管および細胞内空間を通じての体物質の循環は、部位間の圧力の差に比例して増大します。

最小限の努力で循環を最大限に刺激するためには、体の1つの部位の圧力をごく低く抑えることが重要です。それもあって、アーサナを行うときには通常、顔と首を完全にリラックスさせるのです。そうでないと、血圧とストレスレベルが大幅に上がる可能性があります。

体の統合システム

人体は次の12の系が統合したものであり、系が相互作用して活動します。

- 生殖系
- 呼吸系
- 心臓血管系
- 循環系
- リンパ系
- 消化系
- 外皮または保護系
- 内分泌またはホルモン系
- 神経系
- 筋系
- 骨格系
- 泌尿系

たとえば、腕の動きには5つの異なる系が関与します。呼吸系と消化系が酸素と栄養素というかたちで体にエネルギーを供給します。酸素と栄養素は心臓血管系の血管を通じて運ばれます。神経系が効率的に収縮するよう心臓を刺激します。その結果、エネルギー豊富な血液が腕の筋肉に移動します。最後に、神経系が筋肉を刺激して収縮させ、骨を引っ張り、その結果として腕——筋骨格系——が動きます。

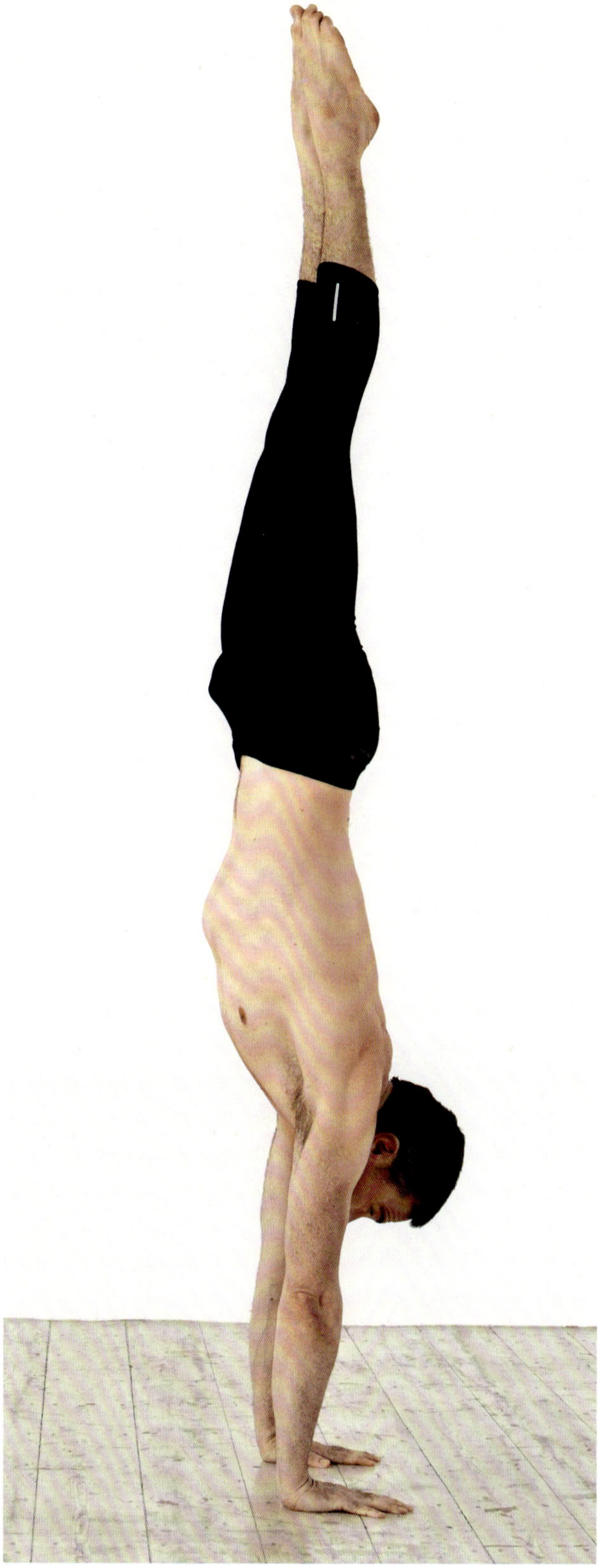

呼吸と呼吸系

ヨーガの観点から見ると、呼吸は心と体と知性を浄化するための入り口です。
呼吸をコントロールできれば、存在のあらゆる面をコントロールし、
より良い健康な生活を送ることができます。

他の体組織と異なり、呼吸は自発的にコントロール可能で、無意識の心を管理するための鍵になります。呼吸は訓練によって速度、深さ、質を変え、より効率的にすることができます。ヨーガは私たちに、意識的に呼吸を制御し、特定の目的のために息を押し出したり、意のままに止めたりする技術を教えてくれますが、その技術には、指導者のもとで注意してアプローチしなくてはなりません。そのような制限された手法を理解するには、まず呼吸系の全体的な構造を研究する必要があります。

空気を肺に取り入れ、そこから排出するプロセスは、通常、自律神経系(p.38参照)によって管理されており、自律神経系は心臓血管系（p.32参照）と緊密に協力して、酸素を組織に運び、二酸化炭素を組織から除去します。空気は鼻から吸い込まれますが、鼻は不純物を取り除くフィルターの役割を果たします。空気はそのあと気管を下がっていき、気管は2本の主要な気道、すなわち左右の気管支に分かれ、それぞれが片側の肺につながっています。細気管支と呼ばれるたくさんの細い管が空気を肺の奥深くに運びますが、肺は湿っていて弾力性があります。各細気管支の末端には肺胞があり、そこで血液と空気の間の気体の交換が行われます。

胸腔と腹腔

呼吸には胸腔と腹腔の動きが関与します。胸腔には心臓と肺が、腹腔には胃、肝臓、脾臓、腎臓、膀胱などの器官が収まっています。どちらにも開口部が――胸腔は上に、腹腔は下に――あります。横隔膜と呼ばれる大きいドーム形の筋肉が、両者を隔てています。横隔膜は肋骨下部と胸椎下部の内側表面に付着していて、腹腔の屋根と胸腔の床を形成しています。

横隔膜と肋間筋および腹筋は、呼吸に必要な3大筋肉です。腹腔と胸腔は形を変えることができます。この動きがなければ、私たちは呼吸ができません。しかし、その形の変え方は異なります。腹腔は水を満たした風船のようなものです。水は圧縮できないので、風船の片端に圧力をかけると、水は反対端に押しやられます。同じ原理が、呼吸活動によって腹腔が圧迫されるときにも当てはまります。1カ所に圧力がかかると別の場所が膨張するので、全体の容積は変わりません。このプロセスは呼吸にのみ当てはまるもので、腹腔内のほかのプロセスには当てはまりません。たとえば、物を食べると腹腔の容積は胃と腸と膀胱が拡張するにつれて大きくなり、それに応じて胸腔の容積が減ります。だから、たらふく食べた後によく呼吸が苦しくなるのです。

腹腔と違って、胸腔は形だけでなく容積も変わる可能性があり、ふいごのような動きをします。ふいごに圧力をかけると、容積を減らして空気を押し出すことになります。ふいごを手前に引くと、容積が増えて、空気がまた吸い込まれます。胸腔と腹腔を、水風船の上にふいごが乗っているものと考えると、呼吸をするときに2つがどう作用するかの感覚がつかめます。一方が動くと必然的に他方が動くのです。

ヨーガと呼吸系

アーサナとプラーナーヤーマは、横隔膜を鍛えるカパーラバーティのような呼吸の練習を通じて、空気の吸入量と呼吸調節を高めることによって、呼吸系の効率を向上させます。強い筋肉と柔軟な組織を育てるだけでなく、サラバーサナとマユラーサナは吸息を深め、呼息の保持力を高めますし、ナウリとウッディヤーナ・バンダは呼息を深めます。

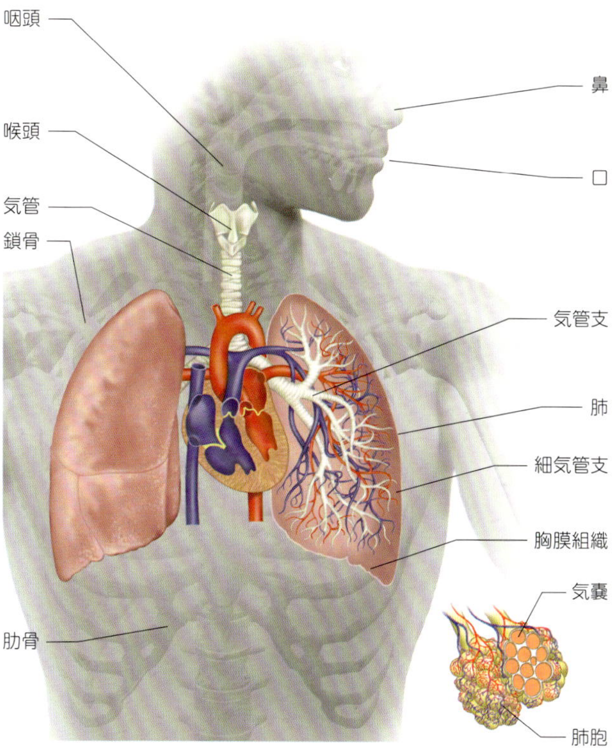

酸素は空気として吸い込まれ、肺に運ばれ、肺胞壁を通じて血液細胞に拡散されます。二酸化炭素は血液から肺胞内へと吸収され、呼気によって排出されます。

吸息と呼息

そういうわけで、容積と圧力が本質的にどう関係しているかがわかります。容積が増えると圧力が減り、逆も真になります。息を吸っている間、空気は体内に引き込まれるように感じられるかもしれませんが、そうではありません。空気はつねに圧力の低いほうへと流れるので、実は周囲の気圧によって体内に押し込まれるのです。したがって、胸腔内の容積が増えると圧力が減って、空気がそちらに流れ込みます。

胸腔が広がると、腹腔は押し下げられるので、結果として形が変わります。受動的な呼息はこのプロセスの逆です。息を吸う間は広がる胸腔と肺組織が最初の容積に戻って、空気を押し出し、胸腔を前の形に戻します。このプロセスは受動的反動と呼ばれます。呼息は通常、横隔膜の弛緩です。肺は生来弾性があるので、筋肉収縮の助けがなくても、反動して空気を排出することができます。

運動中のように、より多くの酸素が必要なとき、強制呼息が起こります。より多くの空気をより速く吐き出すために、腹筋と骨盤底筋が収縮する場合もあります。肋間筋も胸郭を押し下げるのに役立つ可能性があります。

話したり歌ったり風船を膨らませたりなど、能動的または意識的な呼息を必要とする呼吸パターンは、腹腔が胸腔のほうに押し上げられる、あるいは胸腔が腹腔のほうに押し下げられる、またはその2つの組み合わせになるように、腔周囲の筋肉の収縮を引き起こします。

これらの組織の弾性が少しでも低下すると、受動的に息を吐く体の能力が低下し、さまざまな呼吸器の問題につながります。気管の表面は、繊毛と呼ばれる細い髪のような突起で覆われていて、それがほこりや微生物を咽頭まで掃き出し、咽頭が咳によって吐き出します。これらの構造が繰り返し損なわれると、傷がついて感染するおそれがあります。

呼吸系の機能

呼吸系の主要な機能は、外気と血流の間で酸素と二酸化炭素を交換することです。このプロセスは換気と呼ばれます。

酸素はすべての細胞にとって重要なエネルギー源です。鼻から吸い込まれ、呼吸系を通り、循環系に吸収されて、細胞まで運ばれます。細胞がエネルギーのために酸素を使うと、その結果老廃物として二酸化炭素が生まれ、それが細胞から移動し、呼吸系を通じて体から吐き出されます。横隔膜が弛緩するときに肺から押し出され、鼻か口から体外に出るのです。

呼吸と呼吸系の主な機能

- 栄養素を消化管から体のあらゆる部位に運ぶ。
- 酸素を肺から体のあらゆる部位に運ぶ。
- 二酸化炭素などの老廃物を、細胞から肺や皮膚の汗腺や泌尿器などの排出器官に運ぶ。
- ホルモンを内分泌腺から体のさまざまな部位に運ぶ。
- 体温維持を助ける。
- 体液バランスの維持を助ける。
- 体を病気から守る。

心臓血管系

人体のおよそ80パーセントは液体でできています。
その液体を運んだり維持したりするのに必要なのが、
心臓血管系とリンパ系からなる循環系です。

心臓血管系は、栄養素、気体、老廃物、そしてホルモンの移動を担当しています。その機能はポンプのように血液を全身に送り出すことで、その結果、栄養素は細胞まで運ばれ、老廃物を細胞から取り除きます。この系は内分泌系と神経系に制御されている一方、この系の主要機能に依存している系もたくさんあります。アーサナとプラーナーヤーマを定期的に実践することで、心臓血管系の性能が高まります。

心 臓

心臓血管系の最も重要な要素が心臓です。血液を全身に送り出し、細胞に酸素と栄養素を供給します。ポンプのような機能を実現するために、心臓は収縮と弛緩を繰り返します。4つの部屋があるダブルポンプになっていて、右側のポンプが血液を肺に送り、左側のポンプが全身に送ります。中隔と呼ばれる筋肉の壁が両側を隔てています。

心臓には左右それぞれに上の部屋（心房）と下の部屋（心室）があります。血液は上大静脈から右心房を通って心臓に入り、三尖弁を通って右心室に送り込まれます。右心室が収縮すると、血液は肺動脈に押し込まれて肺に運ばれ、そこで酸素を供給されます。再び酸素を豊富に含んだ血液は左心房に入り、僧房弁を通って左心室に入り、そこから大動脈経由で循環系へ送り込まれます。

血液の流れは心臓の右側から肺を経由して左側へ回るので、右側は酸素濃度が低く、左側は酸素が豊富です。右側の流れは肺循環、左側は体循環と呼ばれます。

心臓の各部屋は、弛緩期（拡張期）には血液でいっぱいになり、収縮期には血液を放出します。拡張期と収縮期という言葉は、動脈壁に対する血液の圧力を測定するときに使われます。正常な安静時血圧は収縮期に120、拡張期に80です。安静時の心臓や穏やかで健康な心臓は、1分間に70回鼓動しますが、ストレスがあるとき、運動中、あるいは興奮しているときは、これが1分間に200回まで上がることもあります。心拍数は、拡張したり収縮したりしている動脈の脈拍で計ることができます。

神経系は心拍に大きな影響を与えるもので、たとえば運動中、あるいは興奮や恐怖を経験しているとき、体の要求に応えるように心臓を変化させるのです。

血 管

心臓は血管の複雑なネットワークを通る血液の流れを制御します。ほとんどの動脈は酸素を豊富に含む血液を体の細胞に運びますが、例外は肺動脈で、これは酸素がなくなった血液を酸素供給のために肺に送ります。動脈の壁は厚くなっていて、心臓が鼓動するたびに起こる血液のうねりを吸収するために

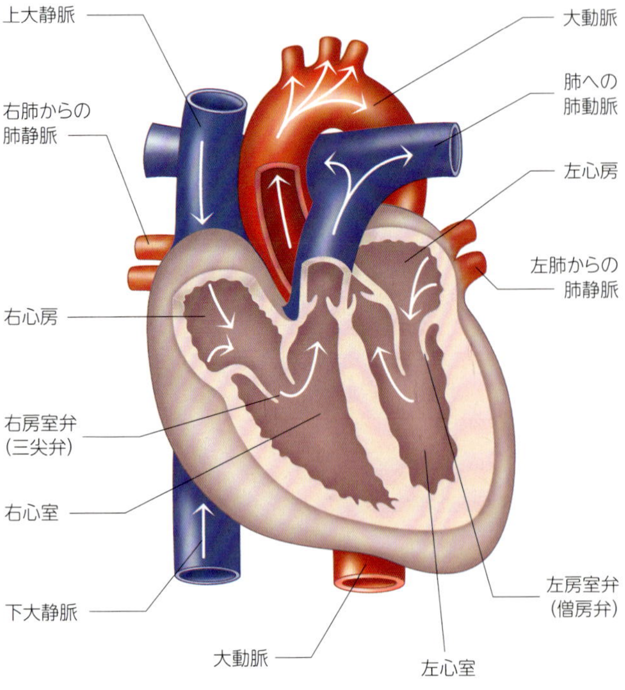

肺から来る酸素を豊富に含んだ血液は、心臓の左心房に到着し、そのあと全身に移動します。酸素を失った血液は右心房に届けられ、肺に送り込まれます。

拡張できます。細動脈と呼ばれるもっと細い動脈は、毛細血管と呼ばれるさらに細い血管に枝分かれします。その壁は単細胞で薄いので、栄養素と酸素が通過して周囲の組織に入ることができるのです。

静脈は酸素濃度の低い血液を運びますが、やはり肺静脈は例外で、酸素の豊富な血液を肺から心臓に戻します。静脈のほうが動脈よりも壁が薄く、血液の逆流を防ぐための弁があります。最も細い静脈は小静脈と呼ばれます。

血液

平均的な体には5～6リットルの血液があり、60秒ごとに循環しています。血液には主な機能が4つあります。

- 酸素、栄養素、ホルモンを細胞に運ぶ。
- 細胞から老廃物を運ぶ。
- 病気を引き起こす微生物から守る。
- 大出血を防ぐために凝血塊をつくる。

血液を構成する血漿は淡黄色の液体で、その9割は水、1割がタンパク質その他の溶質であり、そこには何百万という細胞が浮遊しています。主なものは——

- **赤血球**　最も数の多い血液細胞。その機能として、酸素を細胞に運び、二酸化炭素を細胞から肺に運ぶことが挙げられます。ヘモグロビンと呼ばれる、酸素を運ぶ鉄とタンパク質の複合体を含んでいます。この細胞は9日間しか生きられず、脾臓と肝臓で再生処理されます（そのあと鉄は糞便に排出されます）。
- **白血球**　免疫系の一部として働きます。異質な細胞、ウイルス、癌細胞を特定できるのです。病気に対する抗体をつくり、体を感染から守り、体の治癒過程を助け、傷ついた組織から破片を取り除きます。
- **細胞片**（血小板）　血液凝固や血管修復が必要なとき、必ず活性化します。

ヨーガと心臓血管系

効率的な循環系には、健康な心臓と詰まりのないきれいな動脈と静脈が必要です。すべてのアーサナは循環を改善します——とくにシルシャーサナとサルヴァンガーサナが有効です。これら逆転のポーズは重力の影響を逆さにして心臓の筋肉を強化しますが、ナウリやカパーラバーティは心臓をマッサージします。

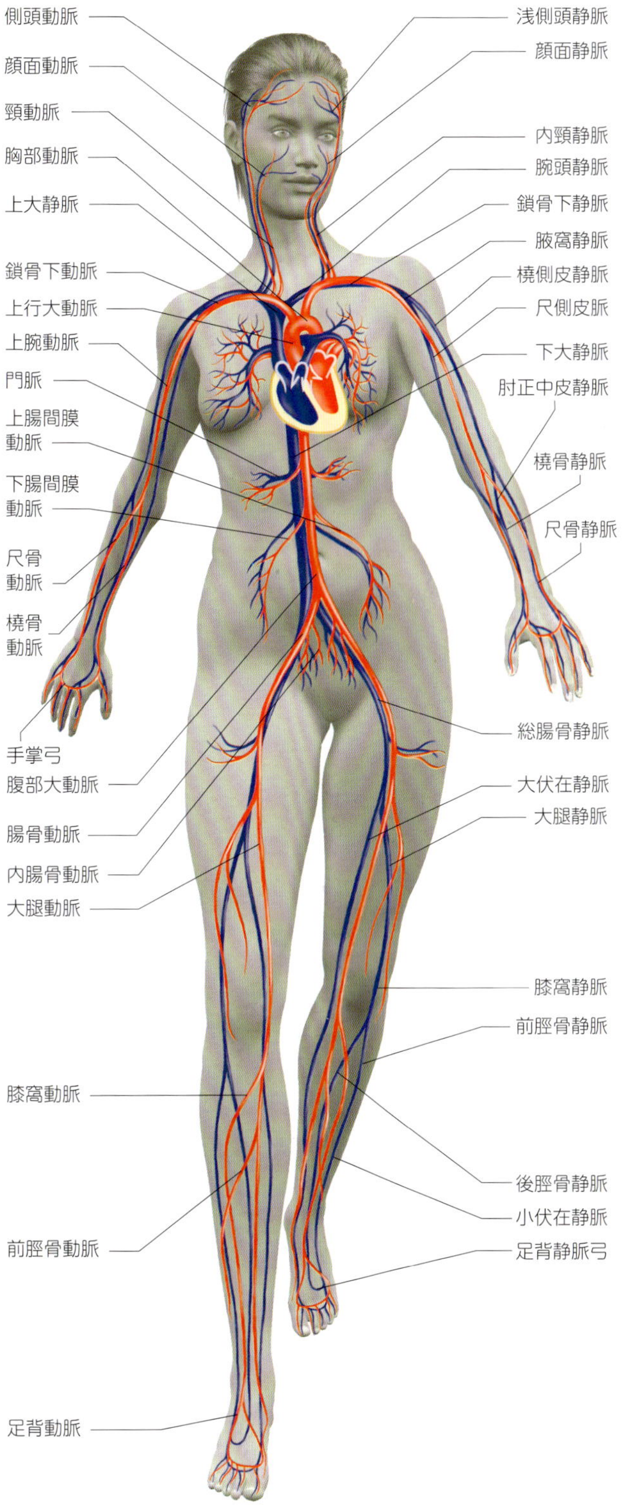

静脈、**動脈**、**心臓**の系は、血液が全身を循環するのを助け、栄養素と酸素の輸送や老廃物の除去を可能にします。

リンパ系

この補助的な循環系は体のごみ処理部門です。
胸腺、脾臓、扁桃腺などのリンパ組織だけでなく、リンパ管、リンパ節、
リンパ本幹からなっています。

リンパ系は心臓血管系と同じように、全身に枝分かれする管を使って機能しています。透明な水状液のリンパは、組織内の細胞間の間質液に含まれる病原菌、余分な液体、老廃物、死んだ血球、そして毒素を取り除きます。

リンパのもとは血液の液体部分である血漿です。心臓から流れ出る動脈血は、器官までの毛細血管網を移動するにつれ、速度が落ちていきます。この遅い動きのおかげで、一部の血漿が組織内へと流れ込むことができるようになり、そこで組織液あるいは細胞外液と呼ばれるようになります。それが次に細胞間に流れ、そこに栄養素と酸素とホルモンを運びます。そして細胞を離れるとき、老廃物とタンパク質細胞を運びます。この組織液のおよそ9割が、今度は血漿として静脈循環に入ります。残りの1割がリンパと呼ばれます。

リンパの動き

一連の一方向弁によって、リンパの大部分が最大のリンパ管である胸部の管、すなわち左リンパ本幹へと進みます。これが脊椎の前を走り、左鎖骨下静脈に流れ込み、血液循環系に再び入ります。しかし胴体の右上部からのリンパは、もっと細い右のリンパ本幹を通って右鎖骨下静脈経由で血流に入ります。このプロセスは、骨格系の活動、近隣の動脈の脈動、そして呼吸系からの「吸引」に助けられています。

リンパはあちこちでリンパ節と呼ばれる豆の形をした小さい組織を通り、そこで白血球によってかすが取り除かれて浄化されます。きれいになったリンパは、そのあと血液に戻ります。脇の下、脚の付け根、胸、腹にはたくさんのリンパ節が見られます。感染症にかかると免疫系が活性化し、感染症が治まるまで、これらのリンパ節がビー玉以上の大きさに膨らむこともあります。

リンパ系の2大器官は胸腺と脾臓です。胸腺は胸郭上部の胸骨の後ろにあって、サイモシンというホルモンを分泌することにより、体の免疫に重要な役割を果たします。これによって生成が促されるリンパ球は白血球の一種で、体の免疫系に不可欠の役割を果たします（p.40参照）。脾臓は左上腹部にあって、血球の貯蔵庫となり、古い赤血球と血小板を壊すだけでなく、体の免疫系にも一役買います。

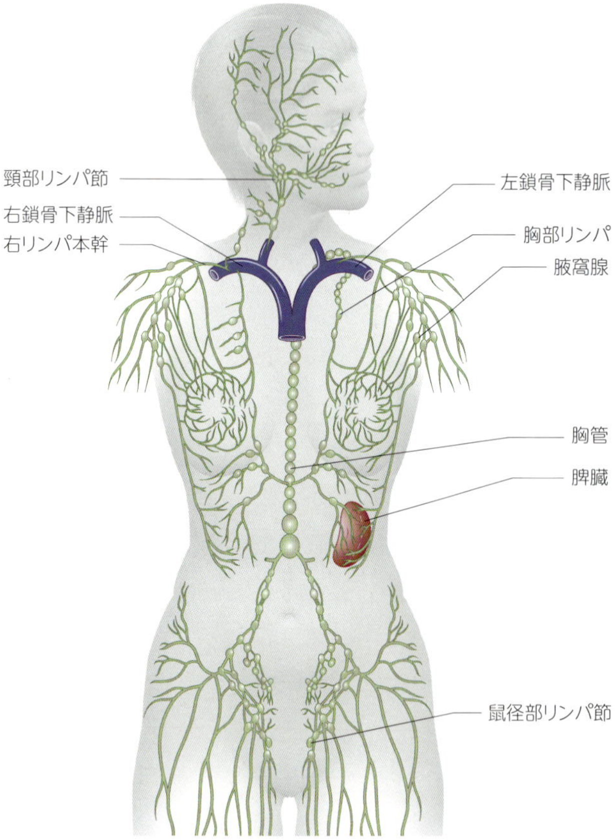

リンパ系にポンプはなく、骨格筋の動きに頼ってリンパを全身に巡らせています。アーサナを実践することで確実に正しくリンパを循環させることができます。

内分泌系

内分泌系は、気分、代謝、睡眠、成長、その他の重要な機能を調節するホルモンと呼ばれる化学伝達物質を生成する腺の集まりです。

神経系と比べて、内分泌系は働きがゆっくりです。というのも、ホルモンは標的に到達するために循環システムで移動しなくてはならないからです。この系は平衡の原理にもとづいて作用します。つまり、1つのホルモンが反応を刺激し、別のホルモンが抑えるのです。内分泌系は交感神経とともに、複雑になりがちな体と心の関係の調停人役をします。不安や愛のような感情はホルモンの活動を反映し、内分泌系の機能に影響します。主な内分泌腺は以下のとおりです。

視床下部

ホルモンは、脳下垂体と連携して働く視床下部という脳の部位からの信号に反応して生成されます。この腺は神経系と内分泌系を結びつけ、体温、空腹感、口渇、そして特定の感情の状態を調節します。ここで合成され放出される神経ホルモンは脳下垂体に作用し、さらなるホルモンの分泌を引き起こします。

脳下垂体

この豆粒大の主要な腺は、体内のほとんどの内分泌腺の活動を統制しています。脳によって制御されていて、3種類の重要な栄養ホルモン――甲状腺刺激ホルモン（TSH）、副腎皮質刺激ホルモン（ATCH）、性腺刺激ホルモン――を産生します。これらのホルモンが他のホルモンの生成量を増やす働きをします。脳下垂体は成長ホルモンと黄体刺激ホルモンも生成します。

松果腺

松果腺が分泌するメラトニンは、目覚めと睡眠のサイクルを統制しています。

甲状腺と副甲状腺

この2つは首にあります。甲状腺は代謝と成長、そして正常な神経活動を統制し、骨にカルシウムを保持させます。副甲状腺は血流中のカルシウム濃度を調節します。

定期的にヨーガを実践することが、内分泌系にプラスに働く可能性があります。シルシャーサナのような逆転のポーズは甲状腺への血液の流れを増やし、ヨーガ・ムドラーは松果腺を刺激します。

膵腺と副腎

胃の背後に位置する膵腺は、血糖を調節するインシュリンを生成します。消化系（p.36参照）の一部でもあります。副腎は腎臓の上にあり、ストレス反応を調節します。

卵巣と精巣

性ホルモンを生成して生殖を統制します。

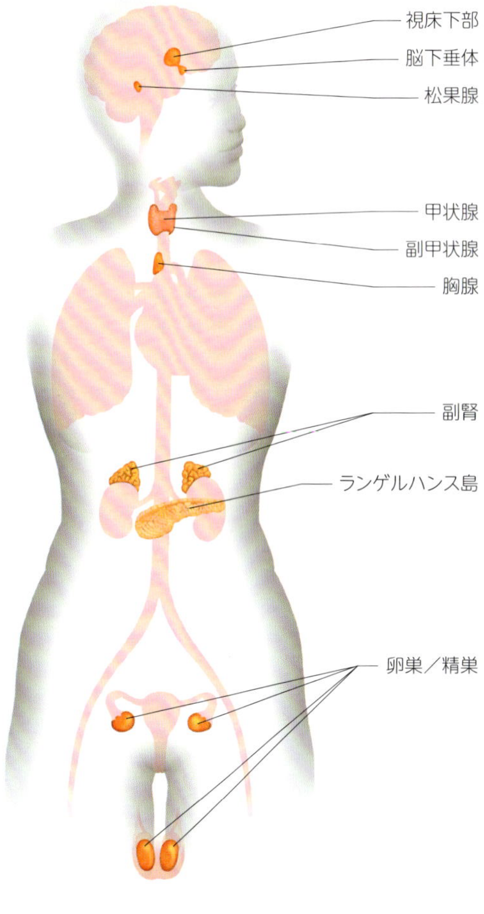

消化系

飲食物が大きい塊の状態では、体はそれを利用できません。
血液中に吸収され、体内のあちこちに運ばれ、細胞に栄養を与えたり
エネルギーを供給したりするのに使えるよう、小さい分子に分解されなくてはなりません。

胃腸管とも呼ばれる消化管は、口、食道、胃、小腸、大腸、直腸、肛門で構成されています。これらの「空洞」器官の内面は粘膜と呼ばれています。口、胃、小腸の粘膜には小さな腺があって、食物の消化を助ける分泌液を産生します。肝臓と膵臓も消化系の一部で、消化液を産生しています。胆嚢は肝臓の消化液を腸が必要とするまで貯蔵します。神経系と循環系の一部も、消化系で重要な役割を果たします。

食物の消化

消化とは、食物を消化液と混ぜ合わせ、消化管を通して運び、食物の大きい分子を小さく分解することです。この過程は口のなかで噛んで飲みこむところから始まり、小腸で完結します。消化系の主な器官はすべて、飲食物が消化管を通過するときにそこから成分を取り込んで抽出するという、明確な役割を担っています。消化過程には５つの段階があります。

- **摂取**　つまり食物を体内に取り込むこと。口のなかで唾液腺が分泌する唾液には、消化過程を始める酵素が含まれています。
- 消化管内の**食物の移動**　空洞器官には筋肉の層があるので、壁が食物と液体を先へと進ませることができます。この過程は蠕動と呼ばれ、筋肉が波打っているように見えます。最初の大きな筋肉の動きは、飲食物の飲みこみ（嚥下）で起こります。嚥下は人が自分の判断で始められるものですが、いったん始まると不随意の動きになり、神経による制御のもとに進行します。
- **消化**　食物を機械的・化学的に分解して、体内のあらゆる細胞で吸収・利用できる単純な分子にすることです。機械的消化は、食物を噛んで攪拌する過程です。化学的消化は、食物が酵素の助けで吸収されやすい溶液と単純化合物に変わるときに起こります。
- **吸収**　食物の成分を分解し、抽出された栄養素を活用する化学的過程で、消化系の副器官である唾液腺、膵臓、胆嚢、肝臓が関与します。胃腸管内の溶液と単純化合物は、心臓血管系とリンパ系に入って、細胞に分配されます。
- **排便**　体が吸収できない物質の排出です。食物繊維と呼ばれる消化されない部分を含めた、消化過程からの老廃物と、粘膜からはがれ落ちた古い細胞が結腸に押し込まれ、便が便通によって排出されるまでそこにとどまります。

消化過程の器官

- **口**のなかで、歯が機械的に食物を小さい粒子に砕きます（咀嚼）。
- **唾液腺**は唾液を分泌することで、でんぷんの化学的分解を開始します。唾液は食物を湿らせて、噛みやすく飲みこみやすくします。
- **舌**は咀嚼と嚥下を助けます。
- **咽頭**は口と食道の間の通路で、呼吸管としての役割も果たします。喉頭蓋と呼ばれる軟骨でできた蓋が喉頭と気管につながる穴を覆い、飲食物が肺に入るのを防ぎます。この機能が正常に働かないときのことを、一般に「間違って気管に入る」と言います。
- **食道**は長さがおよそ25センチの筋肉の管で、咽頭と胃をつないでいます。蠕動と呼ばれる筋肉の収縮によって、食物はこの管を通過します。逆蠕動は嘔吐です。
- **胃**は食道の端につながっていて、左下腹腔の横隔膜の下にあります。腹腔の内側は腹膜と呼ばれる膜で覆われています。胃は飲みこまれたものを貯めて、化学的消化を助ける塩酸と酵素を分泌します。ここで食物は胃液と混ぜ合わされ、糜粥《びじゅく》と呼ばれる混合物になります。胃で吸収はほとんど起こりません。

- **小腸**は長さが約6.4メートルあり、吸収の大部分が起こる場所です。胃との接続部にある幽門括約筋は、部分的に消化された食物の逆流を防ぐ一方向の通路です。小腸の内側は繊毛と呼ばれる線維状の突起で覆われていて、それが吸収を助けます。食事のあと、食物の最初の1口が小腸を通過するまでに、20分から2時間かかります。
- **大腸**は小腸より太いがはるかに短く（長さはわずか1.5メートル）、盲腸、結腸、直腸、肛門の4つに大きく分けられます。水っぽい残留物を小腸から受け取り、腸内ガスと便を貯めます。

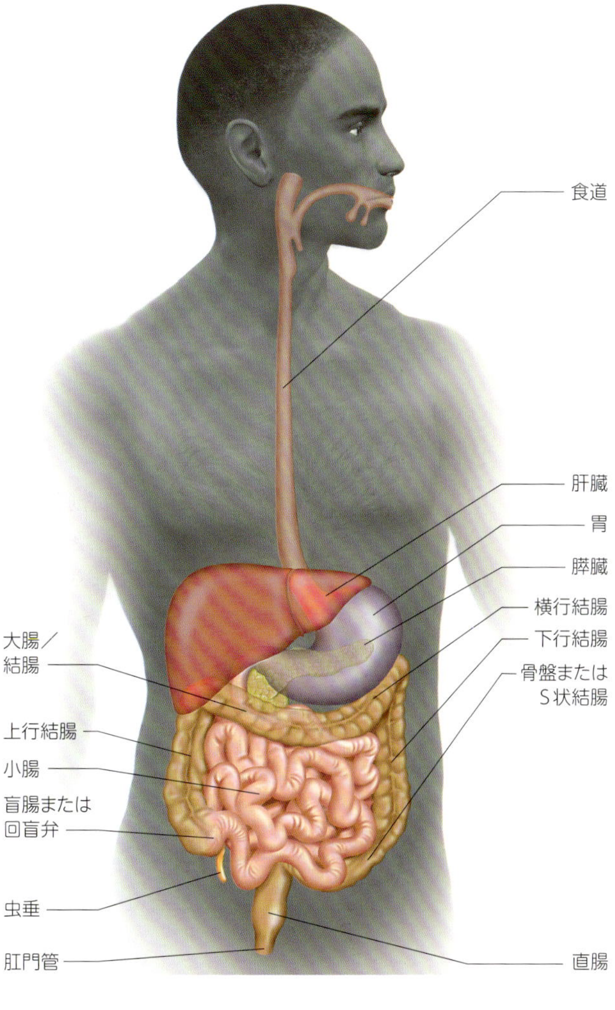

人が摂取する食物は消化管のなかで分解され、体に吸収されるかたちになります。

- **結腸**は上行、横行、下行、S状の4つの部分に分かれています。直腸は曲線を描いて短い肛門管につながります。肛門は外に通じる直腸の穴で、肛門括約筋と呼ばれる強い輪状筋の働きによって閉じられていて、排便のときに開きます。

消化の副器官

体内最大の腺である**肝臓**は、腹腔内の右上にあります。ここで分泌される胆汁は脂肪を分解し、吸収できるものにします。肝臓には消化のほかにも多くの機能があります。血液から余分な糖を取り除き、将来使うために蓄えますし、血液内の毒素を除去したり中和したりします。さらに、肝臓に貯蔵されるビタミンもあります。

胆囊は肝臓の背後にある梨形の嚢です。肝臓から胆汁を受け取り――そのために濃い緑色をしています――小腸が脂肪に刺激されるまで蓄えておきます。そして脂肪を乳化するために胆汁を放出します。

胃の後ろにある大きな腺の**膵臓**が分泌する膵液は、タンパク質その他の食物分子の消化に重要な多くの酵素を含んでいます。膵臓にはランゲルハンス島と呼ばれる内分泌細胞もあって、糖を利用するのに必要なホルモンのインシュリンを分泌します。

ヨーガと消化系

定期的なヨーガの実践は健康な消化系の維持を助け、消化不良から便秘まで、よくあるさまざまな消化の不調を軽減するのに役立つ可能性があります。アーサナは消化管内の血行をよくするので、胃の消化能力が高まります。パシュチマターナーサナのような前屈のポーズと、シャットカルマの1つで浄化法のナウリには、腹部の器官をマッサージする効果があり、不活発な消化のスピードを速め、ガスの排出を助けます。腹部器官周囲の筋肉を強化して調子を整えることも、消化過程を改善することにつながります。

神経系

この系は体の情報ハイウェイです。ほぼすべての器官系を監視・制御していて、構成要素である何十億という神経細胞が、体中で情報を伝達し、処理し、保管します。

感覚受容体と呼ばれる特殊な細胞は、温度と痛みと接触に敏感です。ほとんどが感覚器官のなかにあって、環境や刺激の変化を検出し、それを電気インパルスに変えて、ニューロン（神経細胞）伝いに信号を脳まで送ります。そして脳は反応を統合します。神経に損傷があるとき、最後に失われる感覚は痛みです。

中枢神経系には脳と脊髄が含まれていて、情報の処理と保管を行います。**末梢神経系**が感覚情報を中枢神経系に送信し、中枢神経系がそれを処理して、指示を末梢神経系に運動反応というかたちで送り返し、筋肉、腺、器官に届けます。末梢神経系は、脳と感覚受容体や筋肉をつなぐ12対の脳神経と、脊髄とさまざまな構造をつなぐ31対の脊髄神経でできています。

神経線維には2種類あります。神経メッセージを受け取る樹状突起と、神経メッセージを細胞体から他のニューロンに伝える軸索です。神経は結合組織に包まれた軸索の束で、神経細胞それぞれには軸索が1つしかありません。

末梢神経系

末梢神経系には自律神経系と体性神経系があります。体性神経系は、筋骨格系経由で体の動きを自発的あるいは意識的に制御するのに用いられます。筋肉の収縮を刺激する神経で構成されています。

自律神経系は無意識の感覚と反応を担当し、血圧、心拍、呼吸、消化機能の変化を起こします。自律神経系のなかでは、視床下部（p.39参照）がコントロールセンターの役割を果たし、におい、味、温度のような感覚情報や感情に反応します。

自律神経系は副交感神経系と交感神経系の2つに分化しています。体内ではつねに2つのどちらか一方が優勢です。

副交感神経系は通常、日常的な活動中に優勢です。副交感神経は体と心をリラックスさせ、エネルギーを保存します。一方、交感神経系の交感神経は通常、たとえば「闘争・逃走症候群」のように、加速装置の役割を果たします。交感神経系はたいてい、事故や困惑や興奮や運動のような、身体的または感情的なストレスによって作動します。交感神経系の影響はいったん始まると長く続く可能性があります。

脳

脳は体のなかでも最大級の器官で、神経系の基本構成要素であるニューロン（神経細胞）が数十億もあります。ニューロンは化学的・電気的両方のかたちで情報を全身に伝えます。エネルギー源としてグルコースを使い、グルコースは蓄えられないので、それを分解するために継続的な酸素供給が必要です。そのため、酸素が欠乏すると数分以内に脳細胞は死にます。感覚ニューロンが全身の感覚受容体細胞から脳に情報を運び、運動ニューロンが脳から筋肉に情報を伝えます。

大脳は脳の最も大きく最も高度に発達した部位です。右脳半球と左脳半球に分かれていて、それぞれが4つの葉に分かれています。前頭葉は判断、意思決定、人格、自発的な骨格筋の動き、発話など、より高度な知的プロセスを担当します。頭頂葉は痛み、暑さ寒さ、会話の理解、そして味などの知覚をつかさどっています。側頭葉は聴覚、嗅覚、味覚に関与します。後頭葉は視覚を担っています。

神経系の機能

神経系は神経インパルスを送って以下のことを行います。

- 内外の変化を検知する。
- 筋肉の収縮や腺からの分泌などの活動を刺激する。
- 体の活動を統合する。
- 解釈、推理、記憶などの脳の活動を刺激する。

小脳は脳で２番目に大きい部位です。バランスを統制し、骨格筋に送られる運動インパルスを微調整します。**延髄**は心拍、呼吸、血圧を統制します。**視床**は脳全体の神経インパルスを中継します。**視床下部**は自律神経系、脳下垂体、体温、食欲を調整します。**髄膜**は脳と脊髄を覆う３層の保護組織です。

脳脊髄液は水、無機塩、グルコース、タンパク質からなっています。中枢神経系を守り、衝撃吸収材の役割を果たして、脳損傷を防ぎます。脳と脊髄の**室**（空洞）と空間を循環し、栄養素を運んだり老廃物を神経から除去したりしています。

脊髄は神経インパルスが脳に出入りすることを可能にする幹線道路です。脊椎の脊柱管のなかを通っていて、脳から腰部まで伸びています。その機能は反射作用を制御し、上行路と下行路を通じて末梢神経と脳の間の情報のやり取りを行うことです。

ヨーガと神経系

ヨーガは、ストレスの多い状況に対する神経系の反応に影響をおよぼすことができます。アーサナとプラーナーヤーマと瞑想は、副交感神経系の活動を高め、毒素を一掃します。これが中枢神経系からの警報によって生じる筋肉の緊張を抑制し、交感神経系によって生じる不安などの症状をコントロールします。クンダリニー・エネルギーの上昇は交感神経系をサポートすると考えられます。

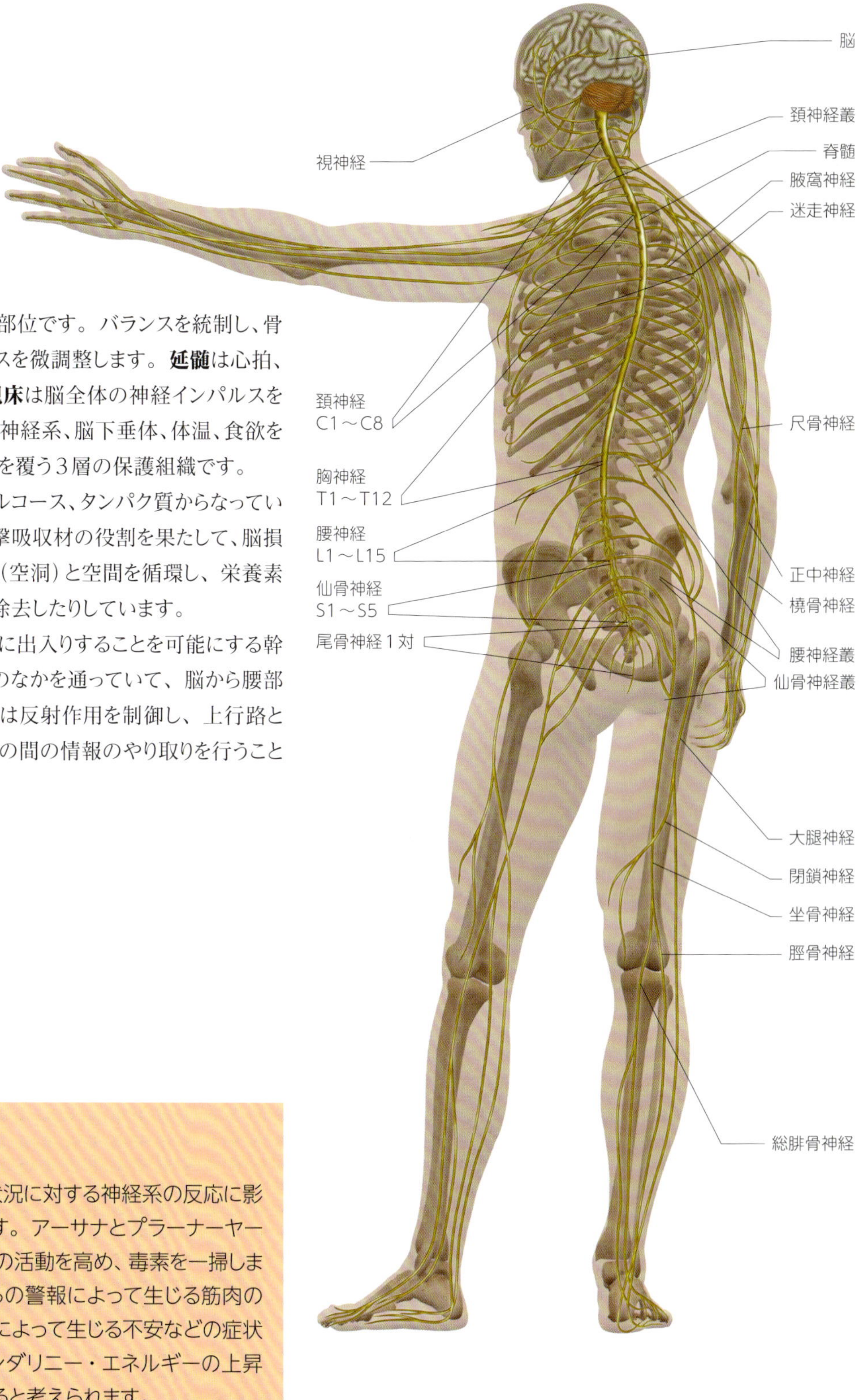

中枢神経系は脳と脊髄を含み、すべての神経活動を統合する一方、感覚および運動の神経は中枢神経系への情報と中枢神経系からの情報を伝えます。

細胞と組織

細胞は生命の最小単位です。
人体はおよそ100兆個の細胞でできていて、その細胞が個々の機能によって、
あらゆる生物の基本特性をつくり出しています。

細胞はそれぞれ細胞膜と細胞核と細胞質の3つの要素からできています。各細胞の大きさと形は個々の機能で決まります。

細胞膜は、栄養の供給源である細胞の外部環境と、細胞核および細胞質が入っている内部環境とを隔てる薄い層です。栄養素が通り抜けられるだけの透過性があります。細胞はこの栄養素を、命の燃料となるエネルギーに変えます。この代謝活動で出る老廃物は、細胞膜を通って外に出られなくてはなりません。この過程に障害が生じて、栄養素が入れず老廃物が出られないと、細胞は飢えや毒で死んでしまいます。細胞膜は、細胞が体温、血糖値、代謝、水分、無機物濃度を調節できるように、重要な役割を果たしています。

細胞核は、遺伝物質を含んでいて、細胞の活動を調整しています。細胞の基本構造だけでなく、細胞がどう働くかも決定しているのです。

細胞質には、細胞核の外だが細胞膜の内側に入っているものすべてが含まれます。細胞の拡大、成長、そして複製のための機能はすべて、細胞質内で実行されます。細胞小器官と呼ばれる小さい器官が細胞質中に散在していて、固有の機能を果たしています。具体的には、食物の貯蔵や輸送と細胞内の物質産生です。細胞は生き残るために細胞小器官に依存していますが、細胞小器官は細胞の外では生きられません。

人体内には200種類以上の細胞があって、それぞれが固有の機能を持っています。分泌や貯蔵のための細胞もあれば、運動を誘発する細胞、免疫系を担当する細胞、全身にメッセージを伝える細胞もあります。細胞の大きさと形は機能によって違います。気道の内側のように、細胞の表面に線毛と呼ばれる毛髪のような小さい突起がある部位もあります。線毛は細胞外にある物質の動きを助けます。

ニューロン（神経細胞）（p.38参照）のほかにも、重要度の高い種類の細胞があります。

上皮細胞は、全身に見られます。連結して、体の表面を覆ったり体腔の内側を覆ったりする組織をつくります。上皮細胞は積み木に似ていて、位置によって平らなもの、立方体のもの、円柱状のものがあります。

リンパ球は、免疫反応を担っている小さい白血球で、体を病気から守るのに欠かせない役割を果たします。主要なタイプとしてB細胞とT細胞の2つがあります。B細胞は細菌や毒素を攻撃する抗体をつくり、T細胞はウイルスに乗っ取られた体細胞そのものを攻撃します。

筋細胞は、骨格筋、心筋、平滑筋に分類されますが、3種類すべて、力を生み出して動きを起こす機能を持っています。骨格筋の自発的収縮は体を動かすのに用いられ、細かく調整することができます。たとえば、目の動きや、歩くときに使われる大腿四頭筋のような大きな動きです。心筋と平滑筋の場合、収縮は無意識に起こり、生きていくのに必要です。心筋は心臓の収縮に関与していて、平滑筋の活動としては、たとえば食物を消化系に押し通す蠕動が挙げられます。

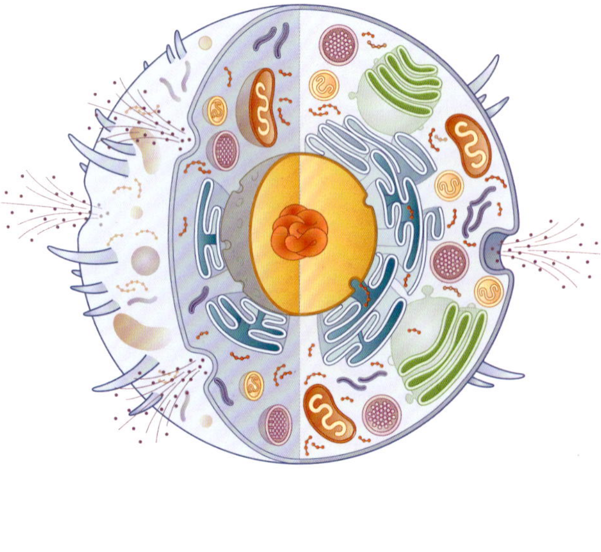

細胞はあらゆる生物の基本単位であり、脂質とタンパク質の膜が境界となっていて、細胞への物質の出入りを制御します。

体内組織

同じような細胞は集まって組織をつくります。体内には4種類の主要な組織があります。

上皮組織は、全身の表面を覆い、体腔と空洞器官の内側を覆い、腺の主要組織です。上皮組織の例としては、皮膚の外層や口と胃の内側が挙げられます。

結合組織は、構造を結びつけ、臓器と体全体の枠組みをつくります。脂肪を貯蔵し、物質を輸送し、組織損傷の修復を助けます。ほとんどのタイプに含まれているゴラーゲンタンパク質の線維性糸状体が、この組織を強くしています。例として、皮膚の内側の層、腱、靭帯、軟骨、骨、および脂肪組織が挙げられます。血液も一種の結合組織と考えられます。

筋組織は、体の各部位を動かすために収縮できる細胞で構成されています。たとえば、消化管の平滑筋、心臓の心筋、骨格筋です。

神経組織は、脳、脊髄、神経のなかに見られます。ニューロン（p.38参照）と、神経インパルスを通じてメッセージを送受信できるグリア細胞で構成されています。神経組織は、さまざまな身体活動の調整と制御を担当します。

体 膜

薄い層状の組織で、主なカテゴリーは上皮膜と結合組織膜です。皮膚も体膜の一種です。

上皮膜は、上皮組織とそこに付着する結合組織からなっています。粘膜は、気道や消化管など、直接外に開いている体腔の内側を覆っています。漿膜は、外に開いていない体腔の内側を覆い、そのなかにある臓器の表面を覆っています。漿液が膜の潤滑剤となって、臓器が他の臓器や腔の壁に接触しながら動くときの摩擦を抑えます。

結合組織膜の主な種類は、滑膜と髄膜です。滑膜は、肩や肘や膝のような可動関節の腔の内側を覆っています。滑膜が関節腔内に分泌する滑液が、骨端の軟骨の潤滑剤となるので、骨は自由に動くことができます。背側腔内の脳と脊髄を覆う結合組織は髄膜と呼ばれます。脳や脊髄というきわめて重要な構造を保護しているのです。

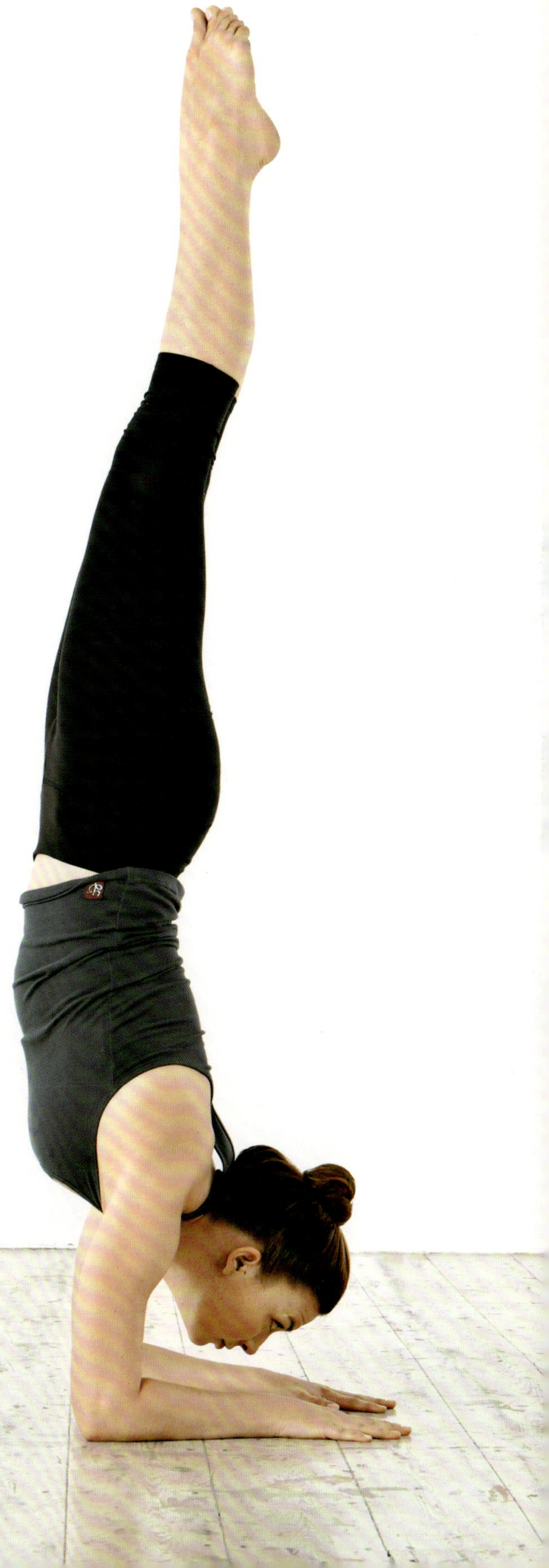

体が年をとるにつれ、組織は柔軟性を失います。アーサナの実践、とくに持続的なストレッチは、組織の潤滑を保ち、結合組織の弾性を高めます。

筋骨格系

筋肉と骨が連携して働いてくれるおかげで、私たちは重力や空間との関係をうまく保ち、動くことができるのです。どうして動きが生み出されるかを考えると、骨格系と筋系を一体化した系として扱うのが理にかなっているように思えます。

体重を支えて力を伝えるのは骨の機能ですが、靭帯がその力を特定の経路に向かわせます。この体重や力は、重力によって、あるいは脚を前へ押し出して一歩進ませる筋肉によって、生み出されるものと言えます。筋系の役割は、骨をできるだけ効率的に機能する場所に動かすことです。筋系は、骨に付着している筋肉と腱、さらには筋肉の活動のタイミングを整える神経終末から成り立っています。これらの組織はすべて、結合組織(p.41参照)の層からなっているか、結合組織に包まれています。

人の骨格

骨格系は、骨だけでなく、骨を安定させたり結合したりする軟骨、靭帯、その他の結合組織で構成されています。骨は体重を支えるだけでなく、筋肉と連携して、姿形、支え、安定、そして動きを実現します。筋肉は骨格の構造と支えを必要としていて、それがなければ、何を動かすでもない収縮組織の山にすぎません。一方、動かしてくれる筋肉がなければ、骨は空間を動くことができません。さらに靭帯や腱のような結合組織がなければ、骨と筋肉は互いに関わりようがありません。

人体にはおよそ206個の骨があり、人の体重の約13パーセントを占めています。その骨が組み合わさってできている骨格は、筋肉を固定し、重要な臓器を保護して支える足場の役割を果たすほか、血糖と骨密度を調節するホルモンのオステオカルシンを産生する内分泌系としても機能します。

骨は時とともに変化し、体重を支える活動のおかげで強くなります。理想的に連携できている場合、骨格は体を支える構造となり、そのおかげで筋肉と関節が自由に動けます。しかしほとんどの人はそうなっていません。偏った食事、姿勢が悪い癖、運動不足、その他の要因によって、筋肉のほうが頑張って、骨がやるべき仕事の大半をこなしているため、緊張と疲れと不快感が生まれます。

軸骨格は、人体の中心軸に沿った80個の骨、すなわち頭蓋骨、胸郭、胸骨、そして脊髄を保護する脊柱からなっています。**付属骨格**は残りの120個の骨、すなわち腰帯、胸帯、そして移動を担う四肢——腕と脚——で構成されています。

骨の機能

体の骨には5つの主要機能があります。

- **支持**　骨格系は体全体を構造的に支持します。個々の骨や骨群が、軟組織や臓器が付着するための枠組みになります。
- **無機物と脂質の貯蔵**　カルシウムは体内で最も豊富な無機物であり、その99パーセントが骨格にあります。骨は黄色骨髄が詰まった領域に脂質としてエネルギーも蓄えます。
- **血球の産生**　赤血球と白血球その他の血液成分は、多くの骨の内部腔に詰まっている赤色骨髄でつくられます。
- **体器官の保護**　多くの軟組織と臓器は骨格の要素に囲まれています。たとえば、胸郭は心臓と肺を守り、頭蓋骨は脳を守り、脊柱は脊髄を守っています。
- **てこの作用と動き**　多くの骨は、筋肉がつくった力の規模と方向を変えられるレバーの役割を果たします。

ヨーガと筋骨格系

ヨーガの身体修養は関節を伸ばして強化するので、関節を保護する軟骨にかかる圧力が弱まり、骨の正しい位置を回復することができます。アーサナの実践で筋肉と靭帯を健康に保つと、姿勢が良くなって関節のダメージが抑えられます。体重を支えるアーサナは、骨粗しょう症の予防にも役立ちます。

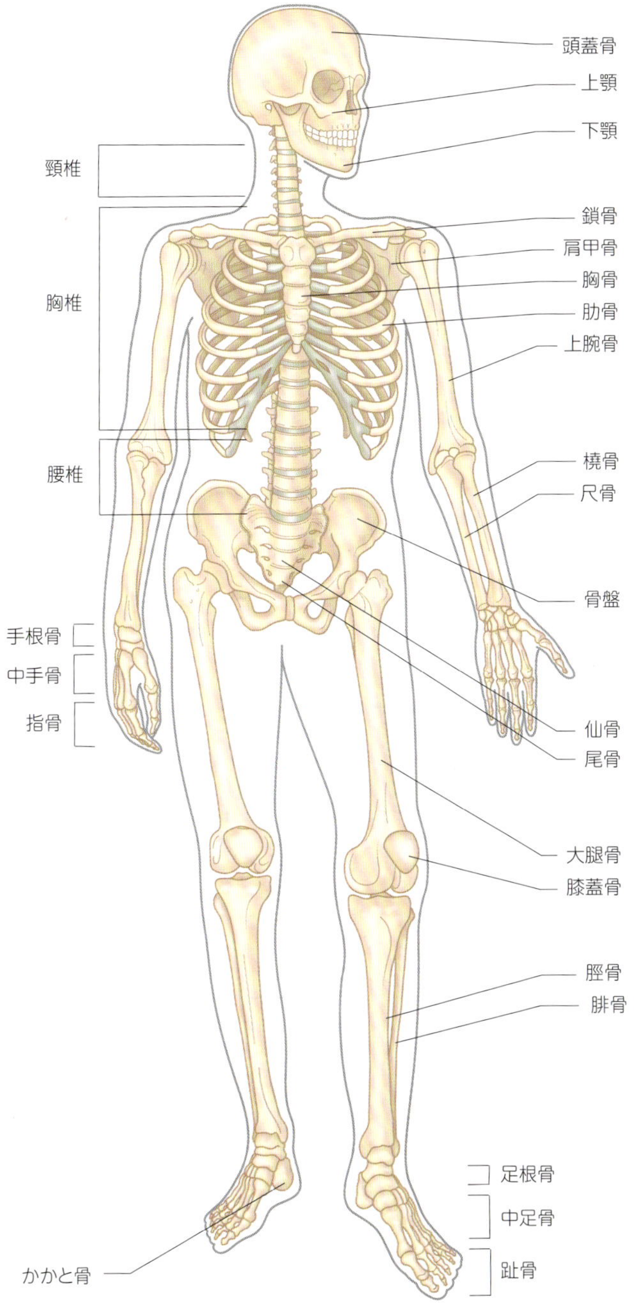

軸骨格は頭蓋骨、脊柱、胸郭、胸骨の基本構造で構成されており、付属骨格は四肢の骨からなっています。

骨の種類

骨は形によって5つに大別されます。

- **長骨**——長さのほうが幅よりも長い(たとえば上腕骨)
- **短骨**——長さと幅と奥行きが同じくらい（たとえば足根骨)
- **扁平骨**——付着や保護のために平らで広い（たとえば肩甲骨)
- **種子骨**——小さくて丸く、腱のなかにある(たとえば膝蓋骨)
- **不規則形骨**——他の分類に当てはまらない骨（たとえば脊椎骨)

軸骨格の骨

頭骨

構成する骨は29個。8個の頭蓋骨(前頭骨、鼻骨、眼窩骨、上顎、下顎、頬骨、頭頂骨、後頭骨）(F)、14個の顔面骨(I)、6個の耳骨(I)、1個の舌骨(Se)

脊柱

構成する骨は26個。24個の連結している椎骨(I)、1個の仙骨(I)、1個の尾骨(I)

胸郭

構成する骨は25個。24個の肋骨(F)、1個の胸骨(F)

付属骨格の骨

肩帯

構成する骨は4個。2個の鎖骨(L)、2個の肩甲骨(F)

上肢

構成する骨は60個。2個の上腕骨(L)、2個の橈骨(L)、2個の尺骨(L)、16個の手根骨(S)、10個の中手骨(L)、28個の指骨(L)

腰帯

構成する骨は2個。2個の寛骨(坐骨、腸骨、恥骨が結合)(F)

下肢

構成する骨は60個。2個の大腿骨（L)、2個の膝蓋骨(Se)、2個の脛骨（L)、2個の腓骨（L)、14個の足根骨(S)、10個の中足骨(L)、28個の趾骨(L)

L は長骨、**S** は短骨、**F** は扁平骨、**I** は不規則形骨、**Se** は種子骨

脊椎

人間の脊椎の形成には、他のどんな脊椎動物の構造よりも、自然の創造力が如実に表れています。付着している筋肉をすべて取り除いても、脊椎はつぶれません。なぜなら、機械的張力の下に結合する自立構造になっているからです。

人間の脊椎は、1次湾曲と2次湾曲で自然なS字形を描いているのが特徴的で、それが支えになり、バランスを取り、それより何より衝撃を吸収します。下部脊椎の正常な湾曲は前湾、胸椎のそれは後湾と呼ばれます。1次湾曲は胸椎と仙骨の後湾、2次湾曲は頸椎と腰椎の前湾です。

脊椎はとくに、重力と運動の力による伸張と圧縮の影響を中和するようにつくられています。連結している24個の椎骨は、軟骨性円板、カプセル形の関節、そして脊椎靭帯によってつながっています。これらの軟骨のパッドは、中心が柔らかいゼラチン質になっていて、衝撃を吸収して動きを可能にするバッファーの役割を果たします。横になっているとき、各円板は丸い形になっていて、普通に立っているときは、円板の中心が体重のせいで圧縮されます。

脊椎は横から見ると、2本の円柱（右図）に分けられます。片側には椎体と円板からなる前柱があって、体重を支えて圧縮力に対処し、反対側には椎弓と突起からなる後柱があって、動きによって生まれる引張力に対処します。前柱では、椎体が圧縮力を円板に伝え、円板は押し返すことで圧縮に抵抗します。後柱では、椎弓が付着しているすべての靭帯に引張力を伝え、靭帯は引き戻すことで伸張に抵抗します。この作用すべてが、緊張と圧縮の力を中和することによって中枢神経系を守るのです。前柱の円板圧縮を生み出す動きは、必然的に、後柱の対応する靭帯を引き伸ばすことになります。

頸椎の最上部から腰椎の基部まで、各椎骨の形は、その領域に要求される機能によって異なりますが、共通の要素もあります。

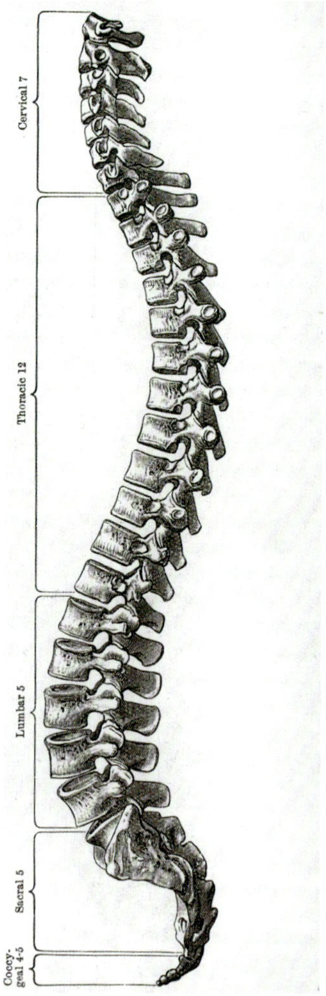

脊椎の構造

脊椎の33個の椎骨は次のように分類されます。

頸椎7個　脊椎の最上部にあって、運動に関与します。7番目の頸椎が一番突き出ています。

胸椎12個　脊椎中部にあり、各椎骨は肋骨につながっています。

腰椎5個　腰部内の脊椎基部にあって、やはり運動に関与します。

癒合した仙椎5個　仙骨内の癒合した椎骨の数は人によって違います。

癒合した尾椎4個　仙骨の下にある尾骨内の椎骨の数はいろいろです。

脊椎運動の種類

人間の体は、手足と背骨を驚くほどさまざまに動かせるよう進化していますが、たいていの人は、そのことを十分に探究していません。その理由の1つは体の潜在能力に気づいていないこと、もう1つは関節の靭帯、脊椎、そして筋肉が使われていないために硬直していることにあります。脊椎の動きには、屈曲（前屈）、伸展（後屈）、軸回旋（ねじり）、そして外旋（側屈）の4種類があります。動きの限界を決める要素は3つ――椎骨のこぶのある構造、脊椎靭帯の長さ、そして拮抗筋の状態です。脊椎の柔軟性は個人差があり、使うことでも変わってきます。脊椎の最も基本的な動きは、1次湾曲の強調、つまり屈曲です。

腰の不具合は、座っていることが多い現代人のライフスタイルの副作用として一般的です。アーサナを実践することの長期的メリットには、姿勢の改善と腰痛の緩和が挙げられます。

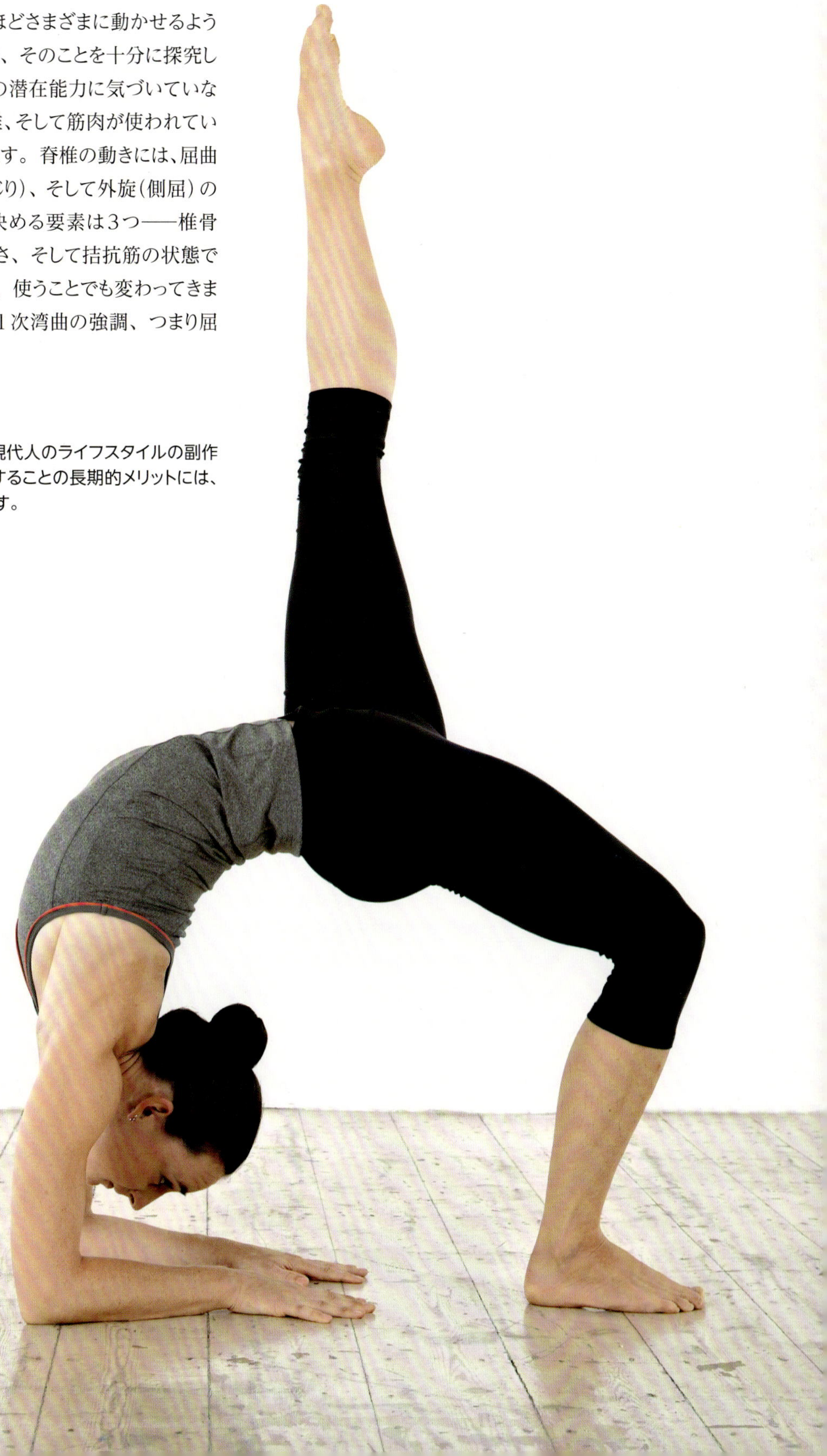

筋系

筋肉は骨や内臓を動かします。立つことから呼吸すること、
血液を送り出すことまで、動きが必要な体の機能はどれも、筋肉の力を必要とします。

筋系は2種類の筋肉で構成されます。心臓(p.32参照)のような不随意筋は、意識的な努力なしに働き、意思で制御することはできません——脳からのメッセージに反応して自動的に動くのです。随意筋は思いどおりに制御できて、いつでも動かしたいときに収縮させることができます。体の両側に左右対称に層状に配置されていて、グループで働く傾向があります。

筋肉は収縮しかできません。たとえば、引くことはできても押すことはできないのです。筋肉の働き方には等張と等尺の2通りあります。等張性の働きは動きを生みます。等尺性の働きは動きを生みません。この違いは、アーサナの実践との関連で示しておくべき重要な区別です。ポーズに入るために、私たちは等張性の筋肉収縮を使います。アーサナの実践が体内のあらゆる筋肉群を伸ばして強くし、安らかさと均整美を生み出すとき、その裏付けとなっている科学が明らかになります。

筋肉は血液を多く含んでいて、刺激されたり傷つけられたりすると、過緊張(拘縮または短縮の状態)になり、エネルギーを奪い、体の協調が乱れます。損傷が腱の付着部に近い場合のほうが、筋肉の内部にある場合よりも、治るのに時間がかかりますが、一般的に、筋肉は温かいときのほうが弾性、収縮性、しなやかさ、柔軟性が高いので、治りが速く、はるかにうまく機能します。

筋肉の働き方

筋肉は腱によって骨の両端に付着しています。起始点は筋肉の固定されている端、付着点は筋肉の動いている端です。筋活動とは、筋肉が収縮するとき関節に起こる変化です。この活動や動きとその方向は、筋肉の起始点と付着点によって特定できます。

骨格筋は、左右と前後に対称に広がっています。各筋肉には、引っ張る点に付着点、固定されている点に起始点があります。筋肉は、特定の動作に果たす役割次第で、さまざまに機能します。たいていの場合、筋肉はペアになっていて関節の両側にあるので、ペアの一方と他方は拮抗的に働きます。したがって、一方の筋肉が収縮して動きを生み出すと、他方はそれを許すように弛緩して伸びるのです。たとえば、あなたが膝を曲げるとき、屈筋が引っ張るために収縮し(これが主動筋)、その屈曲を可能にするために伸筋が弛緩して伸展します。膝を伸ばすときには、逆のことが起こります。主動筋を助ける筋肉は協力筋と呼ばれ、主動筋が関節を安定させるのを助ける筋肉は固定筋と呼ばれます。同様に、体の部位を上げたり下げたりする挙筋と下制筋もあり、部位を中心線に近づけたり遠ざけたりするように動かす内転筋と外転筋もあります。関節を旋回させる回旋筋、関節を固定させる張筋もあります。

筋肉は線維と呼ばれる細長い細胞でできています。その細胞には血管、リンパ管、そして神経がたくさん通っていて、結合組織の筋膜に覆われています。筋線維には2種類あります。収縮は遅いが長時間やり続ける遅筋線維と、すばやく収縮するがすぐに疲れてしまう速筋線維です。脳から信号を受け取ると、筋細胞内の線維が完全に重なり合うまでスライドするので、筋細胞はより短く太くなります。これが筋肉全体の収縮を引き起こすのです。

ヨーガと筋系

体内の筋肉は左右と前後に対称に配置されていて、たいていペアで働きます。膝を曲げるには、収縮して膝を引っ張る屈筋と、膝が曲がるようにする伸筋の両方が必要です。アーサナの実践によって筋肉を伸ばすと、拮抗する筋肉対が対称的に働き、腱と結合組織がめいっぱい伸びます。これで筋肉が時間とともに短くなるのを防ぎ、弾性を維持できます。

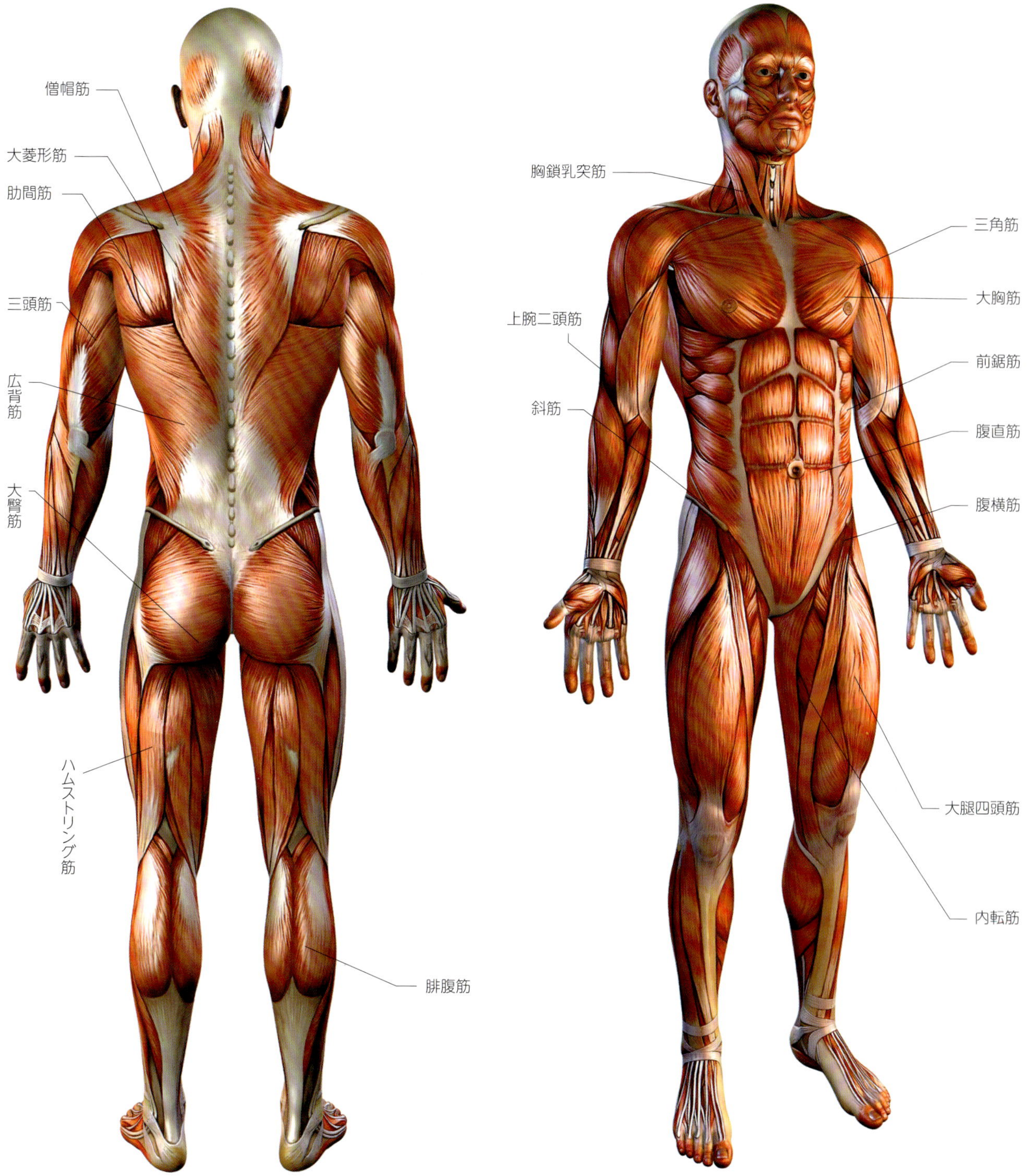

動きは、関節を囲む筋肉群が協力することで起こります。
一方の筋肉群が動きを生むために収縮すると、反対の筋肉群が弛緩して伸びます。

関節

関節は２つの骨が付着し合うところに必ずあります。
骨は筋肉が付着する確かな枠組みになりますが、関節は動きを可能にするもので、
動きの範囲で分類されます。

- **線維性関節**は動かず、軟骨や線維組織によって結合しています。たとえば、頭蓋縫合線や腕の橈骨と尺骨の関節。
- **軟骨性関節**は少し動きます。2つに分類されますが、第1は、2個の骨が軟骨によって結合している関節（たとえば膝下の脛骨と腓骨の関節）、第2は、骨端が軟骨で覆われていて、端と端の間に線維軟骨の円板がある関節です。
- **滑膜関節**は自由に動きます。関節腔と呼ばれる骨と骨の間の空間が滑液と呼ばれる潤滑剤で満たされている点が、他のタイプと違います。そのおかげで骨がスムーズにすれ違うことができるので、エンジン内のオイルに似ています。硝子軟骨の層が関節で骨それぞれを覆っていて、衝撃吸収材の役割を果たします。この構造全体が、滑膜で内側を覆われた結合組織の線維性被膜によってまとめられています。体の関節は大半が、膝、腰、肩、手首のような滑膜関節です。

関節の問題

関節の柔軟性とは、関節の動きの範囲のことです。ヨーガのアーサナは主に、軟骨性関節と滑膜関節（脊椎、肩、肘、手首、指、股、膝、足首、爪先）に取り組みます。靭帯と関節被膜を伸ばしすぎると、関節複合体が不安定になりかねません。年齢や酸が多すぎる食事のせいで、軟骨内の不溶性の無機塩類が関節の硬直やもろさにつながるおそれもあります。

関節の問題は、本来の目的とは違う使われ方をしたときに起こります。たとえば、手首の関節は重さに耐えるようにつくられていないので、曲げられた手首に重さがかかりすぎると、傷めてしまう可能性があります。関節の安定性とその結合方法には関係があります。関節はしっかりと安定していればいるほど、動きにくくなります。柔軟性が最も高いのは肩関節です。そのためにこの関節は窩が浅くなっているので、もっと窩が深くて動きの種類や範囲が限られている股関節よりも、けがに弱くなっています。

結合組織

関節をつくる結合組織にはさまざまな形があります。

- **軟骨**は、主に骨どうしが接合している場所を覆って摩擦を減らす、テフロンのようなコーティングです。他の結合組織とは違って、血管は通っていません。そのため、損傷するとなかなか治りません。
- **靭帯**は、骨の端と端をつなげる強い線維組織の帯です。大部分の靭帯は脱臼を抑えたり、骨折を引き起こしかねない動きを防いだりします。弾性があるということは、圧力を受けるとだんだんに長くなる可能性があるということです。靭帯は、過伸展や過屈曲などの動きも制限することがあります。
- **腱**は、靭帯に構成が似ていますが、骨と骨ではなく筋肉と骨をつなぐところが違います。筋肉が収縮すると、腱は力を骨に伝え、骨が腱を引っ張るので、動きが起こります。腱はかなり伸びるので、運動中にバネのような機能を果たすことができます。
- **筋膜**は、靭帯組織に似ていて、同じ重量で比較すると鋼鉄よりも強いです。たいていクモの巣状の網をつくって、体内のあらゆる組織を覆っています。筋肉をグループに分けたり、別の組織に結びつけたりつないだりしています。瘢痕組織は塊状の筋膜です。

ヨーガと関節

バランスのとれたアーサナを実践すると、すべての関節が全可動域を動き、柔軟性が増します。健康な筋肉と靭帯、そして正しい姿勢を維持することで、関節の損傷を防ぐことができます。

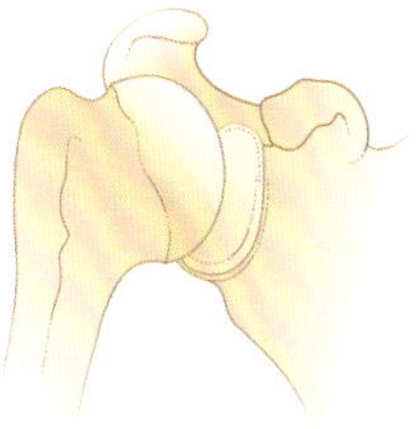

球 関 節

丸い球が茶碗形にくぼんでいる窩にはまっているので、多くの軸を中心に動きます。

例

股関節、肩関節

動きの種類

屈曲、伸展、外転、内転、回旋、分回し

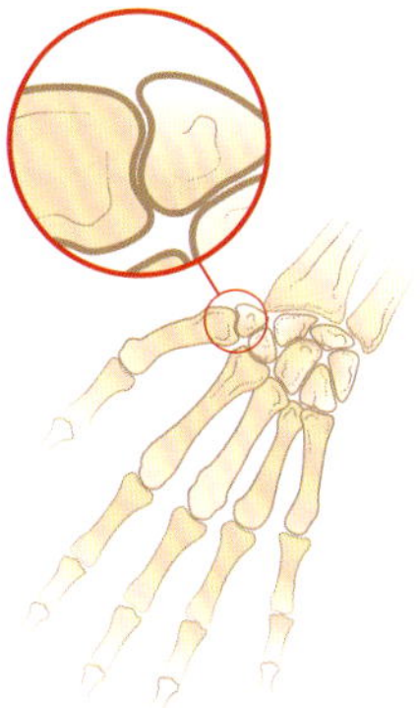

鞍関節

関節面両方に凸面と凹面があって、それが互いにはまり合っているので、２本の軸を中心に動きます。

例

母指手根中手関節

動きの種類

屈曲、伸展、外転、内転、回旋、分回し

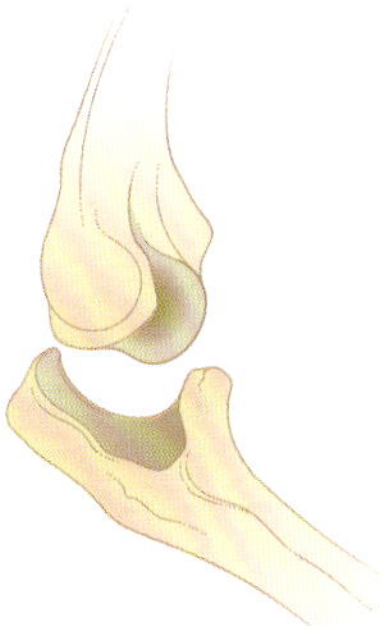

蝶番関節

片方の骨の凸面がもう一方の骨の凹面にはまっているので、１本の軸を中心に蝶番のように動きます。

例

肘、足首

動きの種類

屈曲、伸展

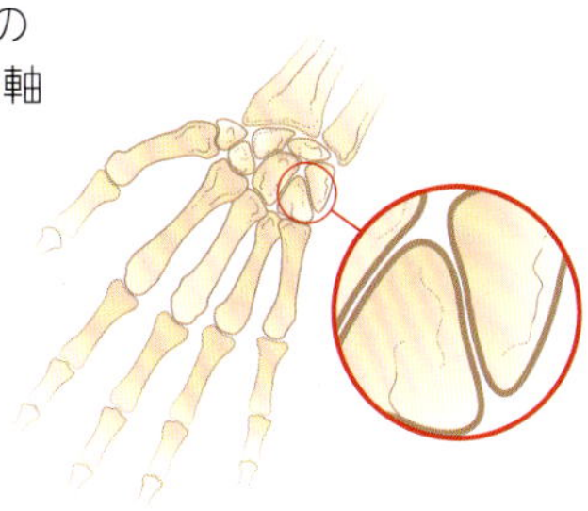

滑走関節

関節面が互いの上を滑り合うので、多くの軸を中心に動きます。

例

手根関節、足根関節

動きの種類

平面滑走

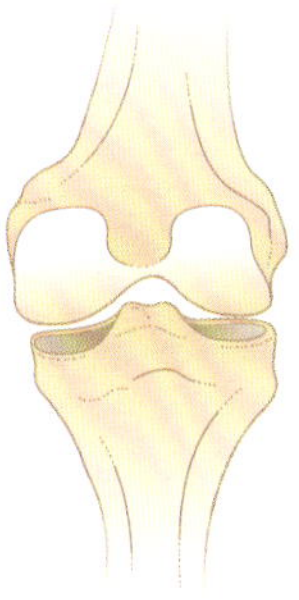

楕円関節または顆状関節

２つの凸面が２つの凹面にはまっているので、２本の軸を中心に動きます。

例

手首

動きの種類

屈曲、伸展、外転、内転

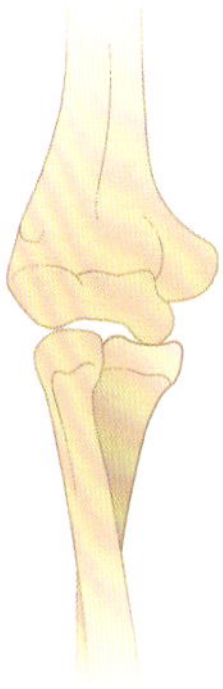

車軸関節

一方の骨の小さな突起が、もう一方の骨の車輪上の窩のなかで旋回するので、１本の軸を中心に動きます。

例

第１頸椎（環椎）と第２頸椎（軸椎）の関節

動きの種類

旋回

付属骨格の滑膜関節の種類

６種類の滑膜関節があり、形状や動きによって名前がつけられています。

肩 帯

肩鎖関節	滑走
胸鎖関節	球

上 肢

肩関節	球
肘関節	蝶番
橈尺関節（近位、遠位）	車軸
手首関節	楕円または顆状
手根間関節	滑走
手根中手関節	滑走
中手指節関節	楕円または顆状
指骨間関節	蝶番

下 肢

股関節	球
膝関節	楕円または顆状
脛腓関節（近位、遠位）	車軸
足首関節	蝶番
足根中足関節	滑走
中足指節関節	楕円または顆状
指骨間関節	蝶番

関節の動き

互いに直角に交わる３つの平面で起こる、体の基本的な動きが５種類あります。
この構造はアーサナのフォームと機能を理解するのに役立ちます。

冠状面

この面は体を**前**と**後ろ**に分けます。この平面に平行の動きは**外転**と**内転**と呼ばれます。

外転は、体の部位が正中線から離れる運動です。

- **肩の外転（腕を正中線から外に向ける運動）**は、三角筋と棘上筋の収縮によって起こります。その結果、腕が正中線から離れます。ヴィーラバドラーサナ（戦士のポーズⅡ、p.88参照）は肩関節外転の一例です。

- **股関節の外転（腿を正中線から外に向ける運動）**は、中臀筋の収縮によって起こります。その結果、脚が正中線から離れます。ナティアーサナ（バレエのポーズ）は股関節外転の一例です。

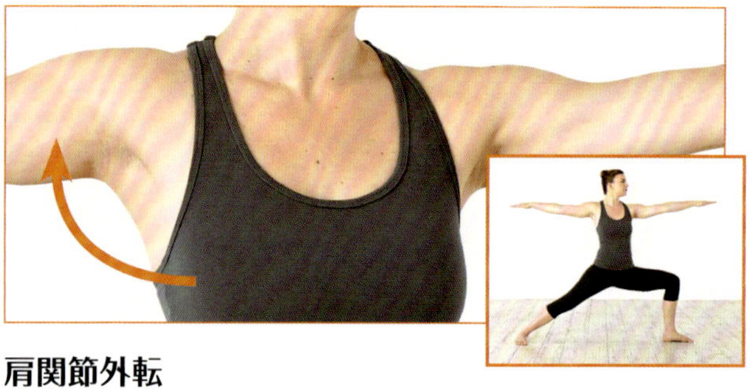

肩関節外転

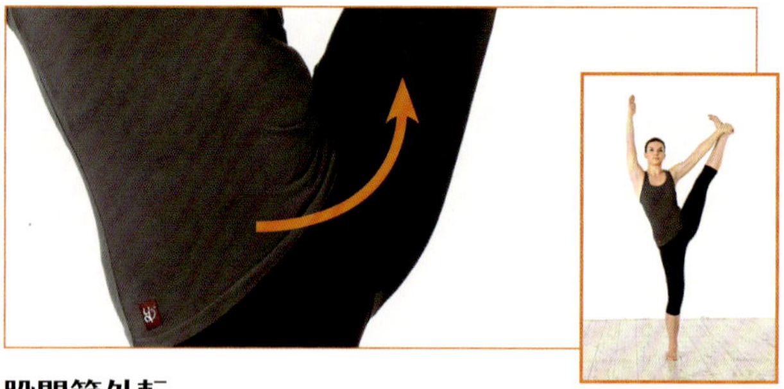

股関節外転

内転は、体の部位が正中線のほうに向かう運動です。

- **肩の内転（腕を正中線のほうに向ける運動**は、大胸筋と棘下筋の収縮で起こります。その結果、腕が正中線に向かって動きます。ガルダーサナ（鷲のポーズ、p.98参照）は肩関節内転の一例です。

- **股関節内転（腿を正中線のほうに向ける運動）**は、短内転筋、長内転筋、大内転筋の収縮によって起こります。その結果、脚が正中線のほうに動きます。ガルダーサナ（鷲のポーズ、p.98参照）は股関節内転の一例です。

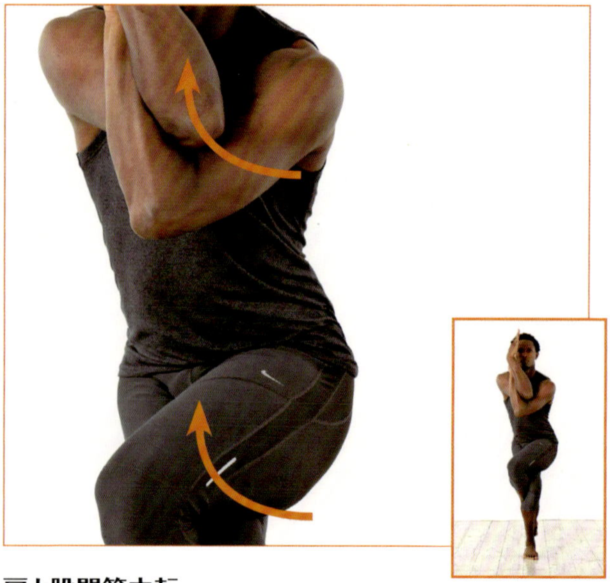

肩と股関節内転

横断面または水平面

この面は体を**上**半身と**下**半身に分けます。**回旋**は、回したりねじったりする運動です。さらに、内旋（正中線に向かう）と外旋（正中線から離れる）に分けられます。

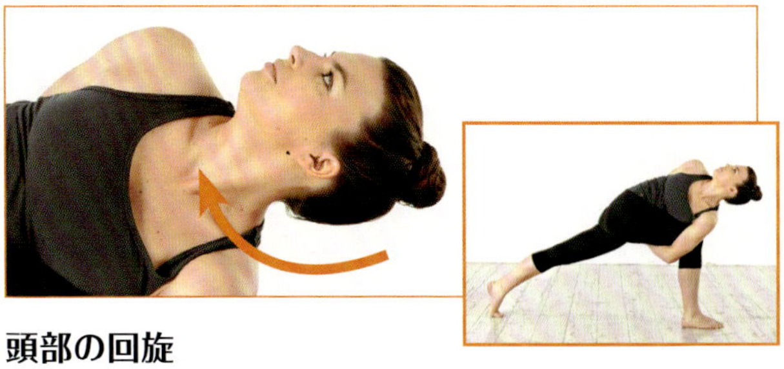

頭部の回旋

- **頭部の回旋**は、胸鎖乳突筋の収縮によって起こります。パリヴリッタ・パールシュヴァコーナーサナ（ねじった体側を伸ばすポーズ、p.92参照）は頭部回旋の一例です。

- **脊椎の回旋**は、脊柱起立筋と斜筋の収縮によって起こります。アルダ・マッツェーンドラーサナ（半らせんのねじり、p.122参照）が脊椎回旋の一例です。

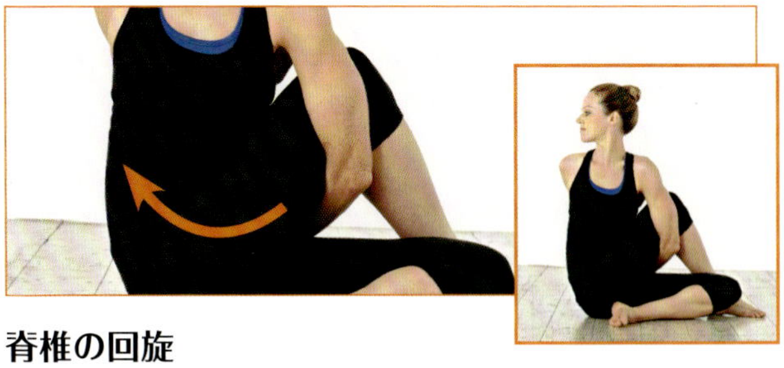

脊椎の回旋

- **肩甲骨の回旋**は、菱形筋の収縮によって起こります。エーカ・パーダ・ラージャ・カポターサナ（鳩の王のポーズ、p.198参照）は肩甲骨回旋の一例です。

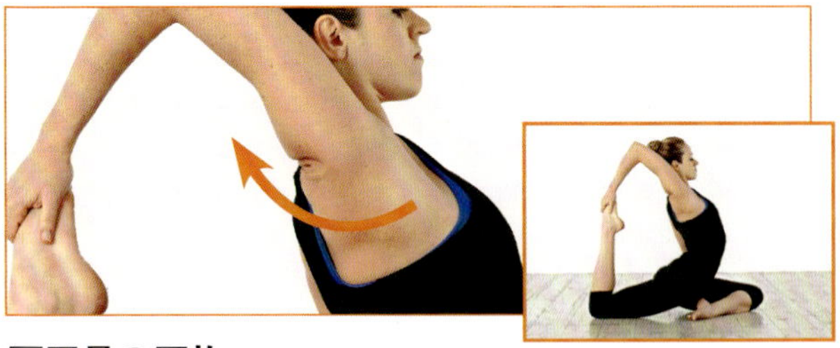

肩甲骨の回旋

- **脚の回旋**は、縫工筋とハムストリング筋の収縮によって起こります。パリヴリッタ・トリコーナーサナ（ねじった三角のポーズ、p.91参照）は脚回旋の一例です。

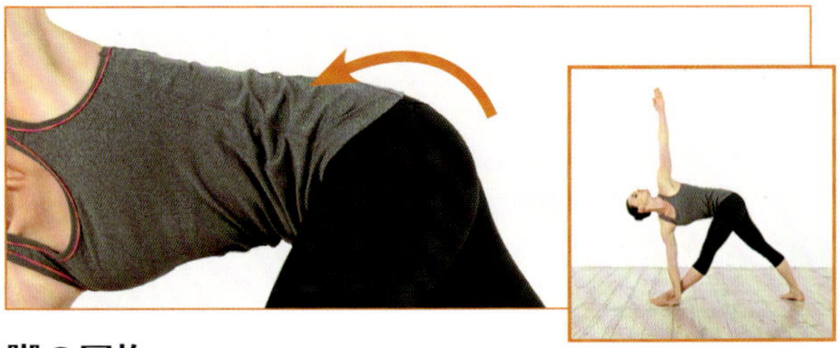

脚の回旋

- **腕の回旋**は、回旋腱板筋の収縮によって起こります。ウッティタ・トリコーナーサナ（三角のポーズ、p.90参照）は腕回旋の一例です。

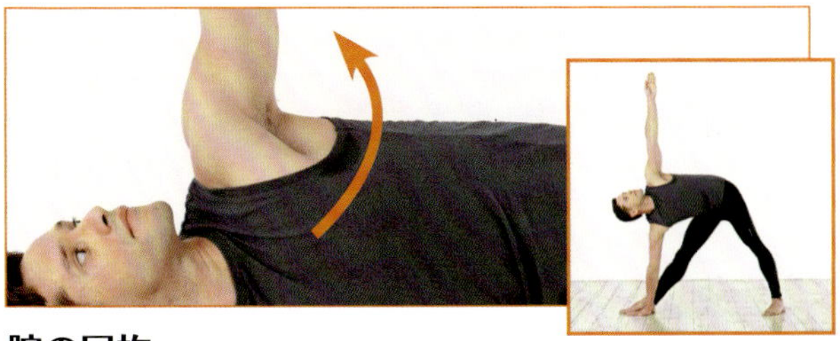

腕の回旋

矢状面

この面は体を**右**と**左**に分けます。この面に平行の動きは、**屈曲**と**伸展**と呼ばれます。

屈曲とは**曲げる**動きで、ふつうは先端を**前に**移動させますが、膝の場合は例外で、膝を曲げるときは後ろに移動させます。

- **肘の屈曲**は、上腕二頭筋の収縮によって起こります。その結果、腕が肘関節で曲がります。ゴームカーサナ(牛の顔のポーズ、p.139参照)は肘屈曲の一例です。

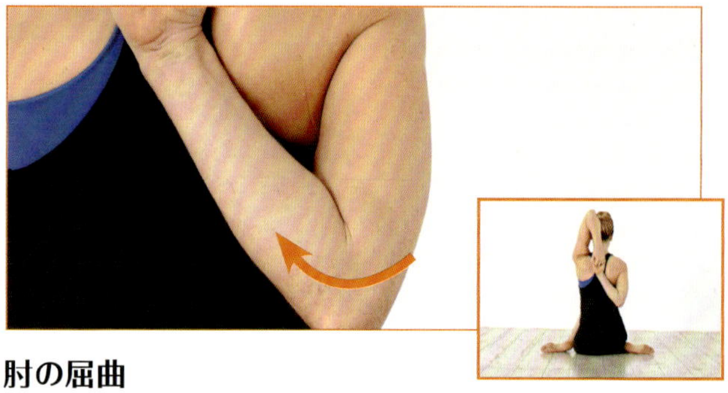

肘の屈曲

- **膝の屈曲**は、ハムストリング筋の収縮によって起こります。その結果、脚が膝関節で曲がります。エーカ・パーダ・ラージャ・カポターサナ（鳩の王のポーズ、p.198参照）は膝屈曲の一例です。

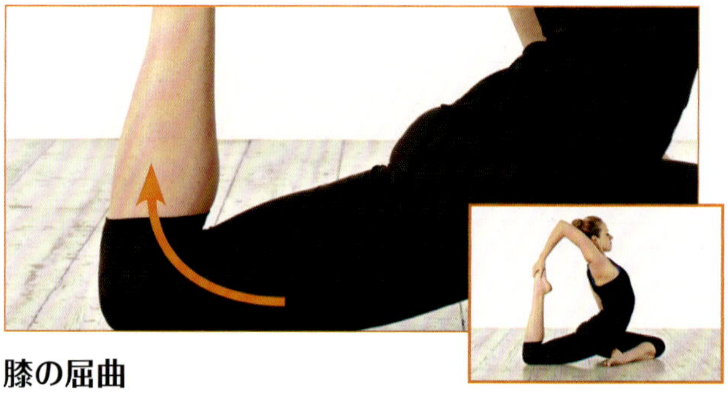

膝の屈曲

- **脊椎の屈曲**は、腹直筋、斜筋、大腰筋の収縮によって起こります。その結果、脊椎が曲がります。バラーサナ（子どものポーズ、p.115参照）は脊椎屈曲の一例です。

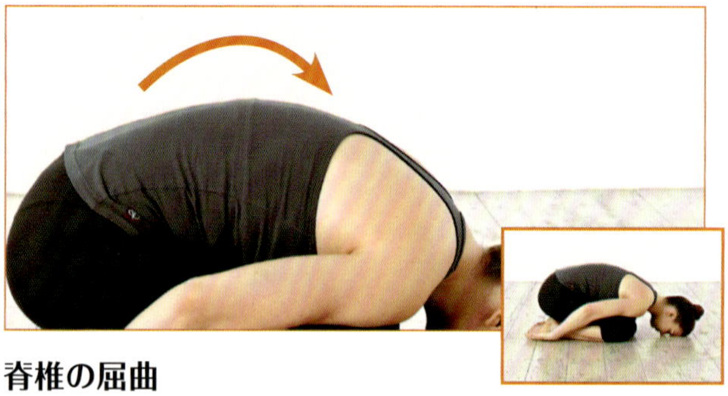

脊椎の屈曲

- **股関節の屈曲**は、腸腰筋、大腿直筋、縫工筋、大腿筋膜張筋、恥骨金の収縮によって起こります。その結果、股関節が曲がります。ウッターナーサナ（前屈、p.94参照）は股関節屈曲の一例です。

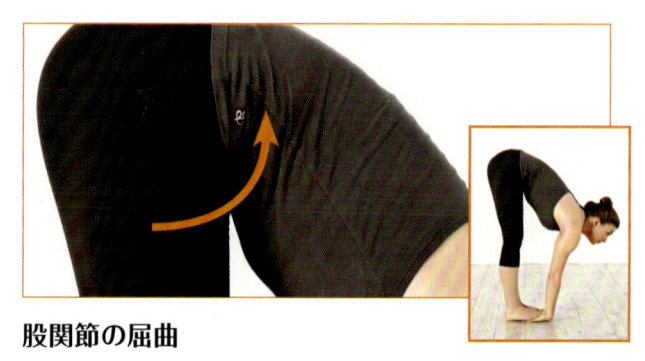

股関節の屈曲

伸展は**まっすぐにする**運動で、先端を**後ろ**に移動させます。

- **肘の伸展**は、上腕三頭筋の収縮によって起こります。その結果、腕が肘関節でまっすぐになります。ウッティタ・パールシュヴァコーナーサナ（体側を伸ばすポーズ）は肘伸展の一例です。

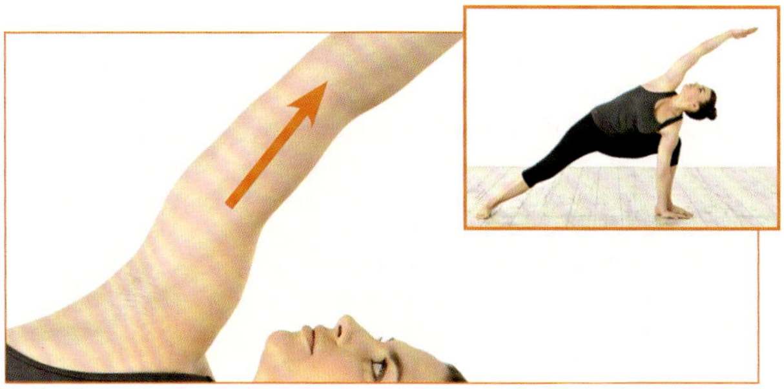

肘の伸展

- **膝の伸展**は、大腿四頭筋の収縮によって起こります。その結果、脚が膝関節でまっすぐになります。パリプールナ・ナヴァーサナ（舟のポーズ、p.140参照）は膝伸展の一例です。

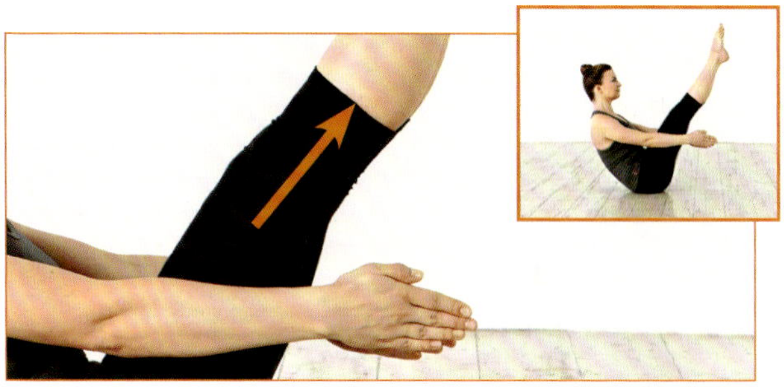

膝の伸展

- **脊椎の伸展**は、脊柱起立筋の収縮によって起こります。この動きで胴体が脚前面から離れます。ブジャンガーサナ（コブラのポーズ、p.208参照）は脊椎伸展の一例です。

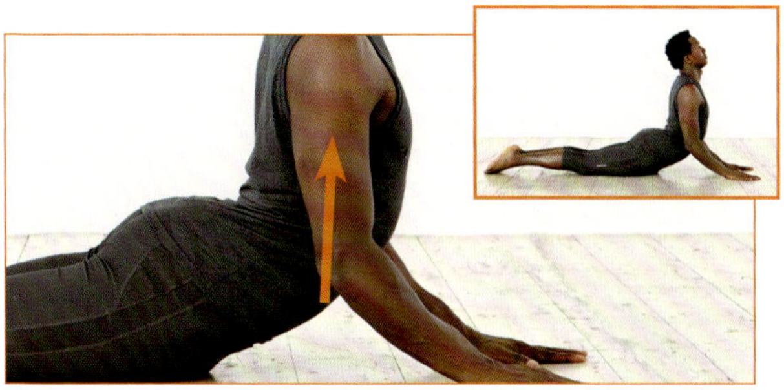

脊椎の伸展

- **股関節の伸展**は、大臀筋とハムストリング筋の収縮によって起こります。その結果、股関節がまっすぐになります。シャラバーサナ（バッタのポーズ、p.206参照）は股関節伸展の一例です。

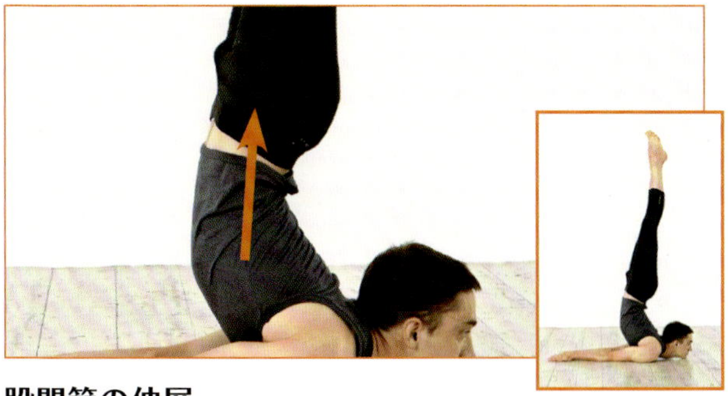

股関節の伸展

四肢の動きと動作

関節の動作には、体の特定の部位に使われる用語があります。

手

回旋――手の長軸を軸とする回旋は、手の外縁を持ち上げるときは**回外（1）**、手の内縁を持ち上げるときは**内反**と呼ばれます。

手 首

背屈（2）――手の甲と前腕の角度が狭まる動き。
掌屈（3）――手のひらと前腕の角度が狭まる動き。

前 腕

回旋――橈骨と尺骨が交差するような回旋は**回内（4）**、または「**手のひらを下**」と表現されます。交差を解くような橈骨と尺骨の回旋は**回外（5）**、または「**手のひらを上**」と呼ばれます。

足

回旋――足を内側に傾けることを**内反（6）**、外側に傾けることを**回外（7）**と言います。

足 首

背屈（8）――足とすねの角度が狭まる動き。
足底屈（9）――足の裏が圧縮されて、足とすねの距離が長くなるときの動き。

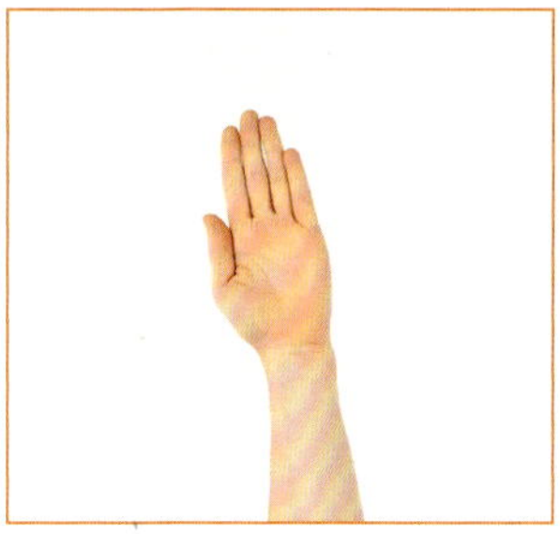
1

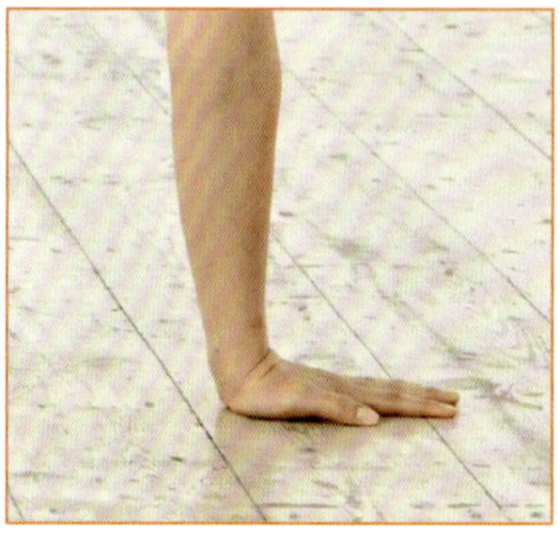
2

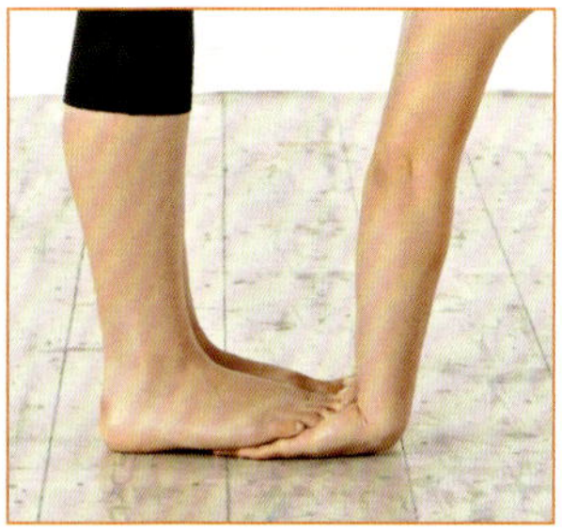
3

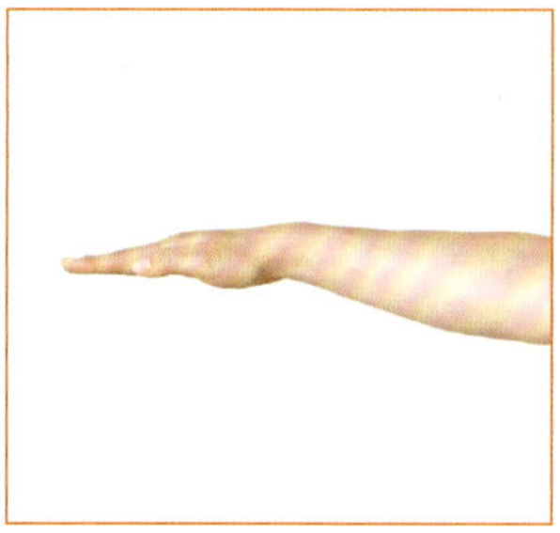
4

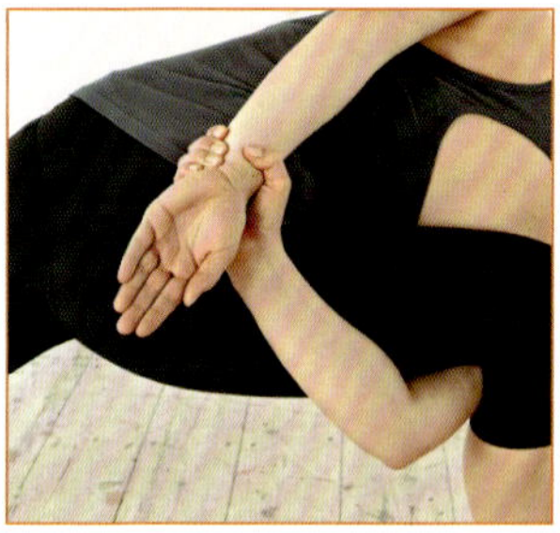
5

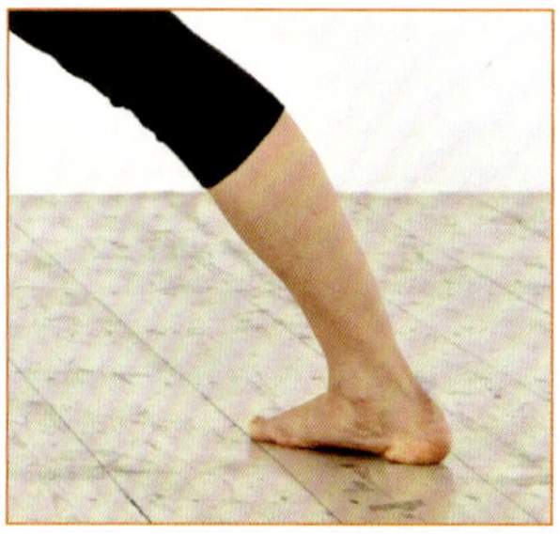
6

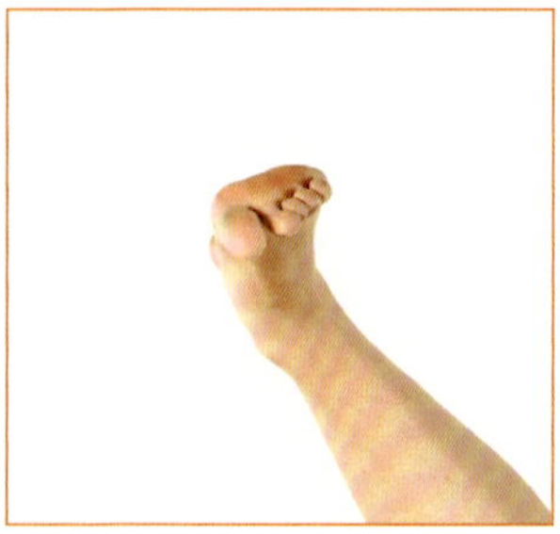
7

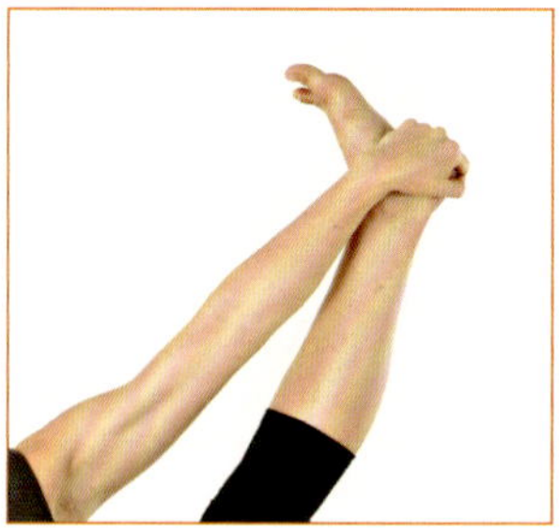
8

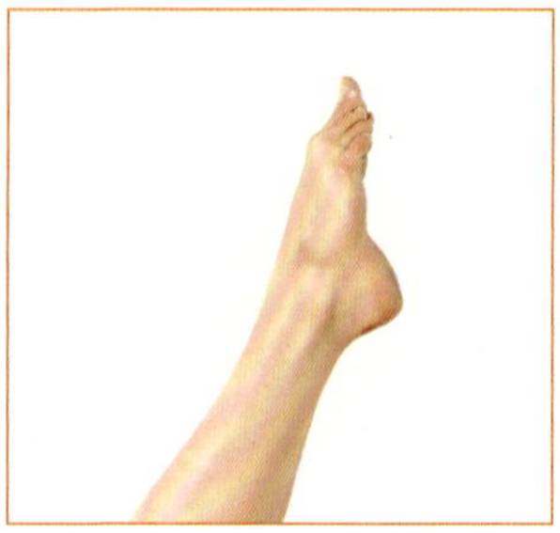
9

アルダ・チャンドラーサナ

1. 立っている股関節は屈曲
2. 膝は伸展
3. 腕は外転
4. 肘は伸展
5. 上側の股関節は外転
6. 頭は上向きに回旋

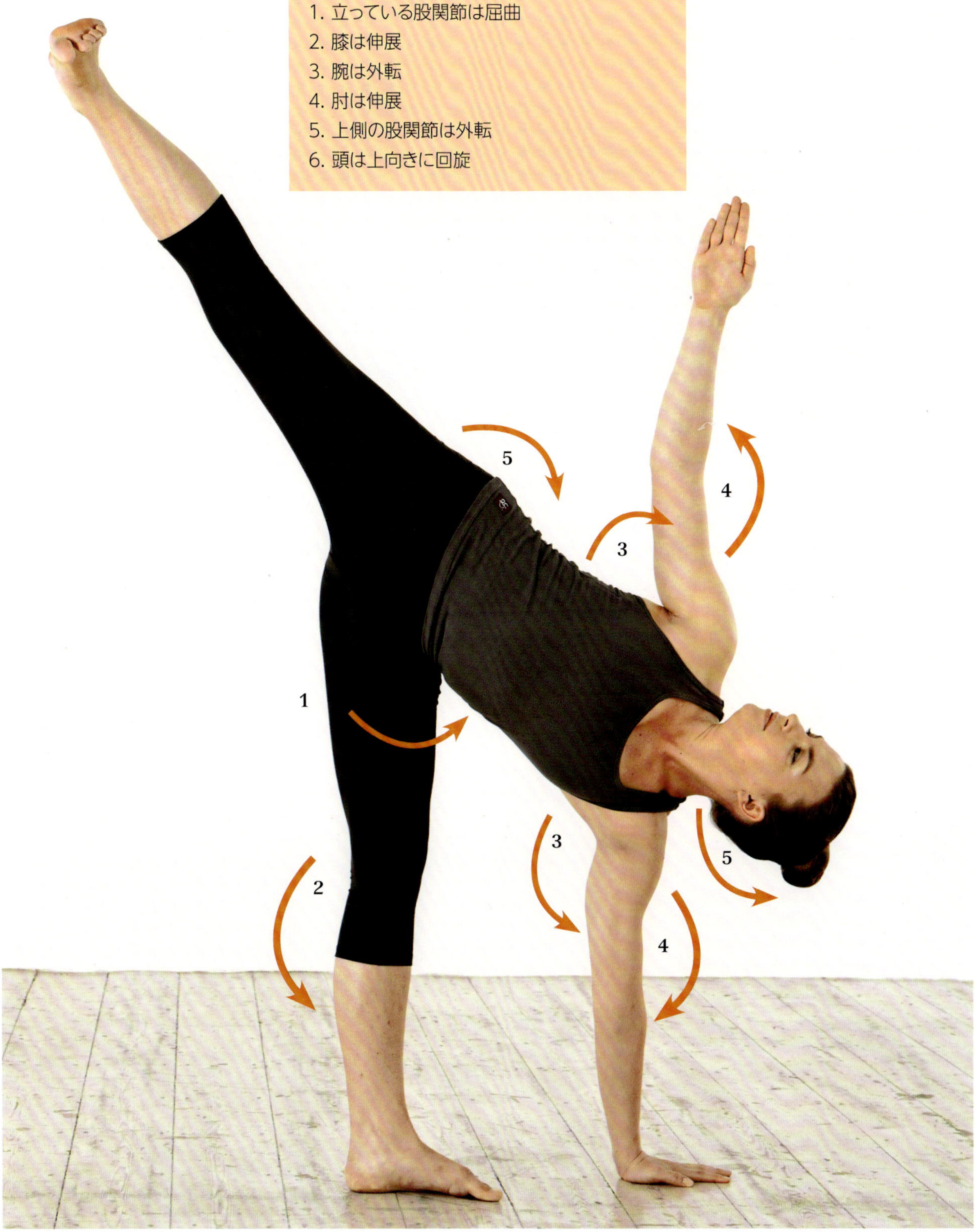

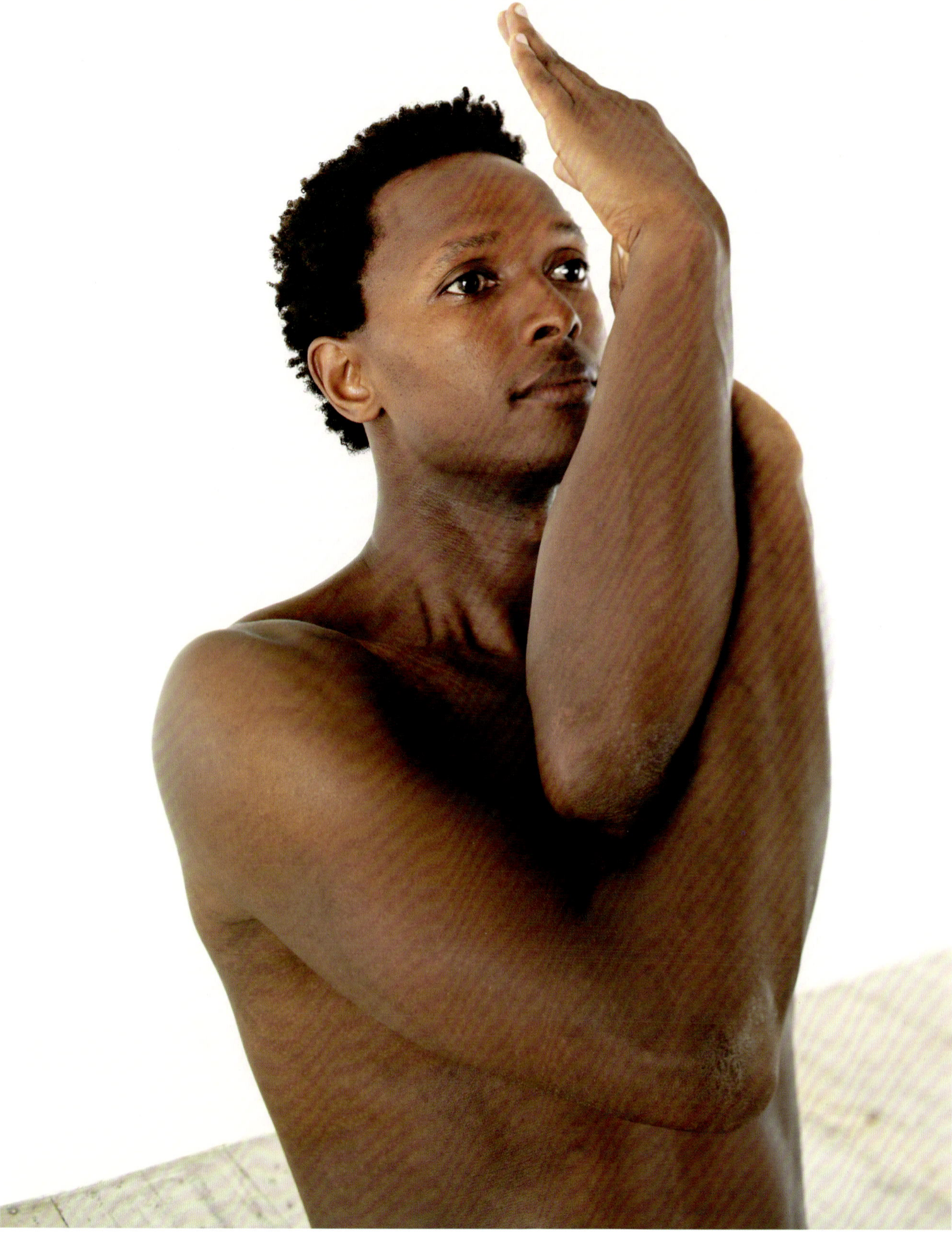

ヨーガの科学

ヨーガの目標は、万物の本質の直接的理解につながる意識の探究とは何か、真の理解へと私たちを導くこと——これが自己認識です。ヨーガは科学、すなわち真実を知るための探究です。科学者と同じように、ヨーギも真実の探究に論理的アプローチを用います。この章は、ヨーガ行法を支える科学、エーテル体または微細体、必須の生命力であるプラーナ、ナーディーとチャクラの体系、自分の存在の核に到達するために突破しなくてはならない５つの鞘、そして私たちをそこに導いてくれる浄化法について取り上げます。

アストラル体

私たちが普通の感覚で知覚している世界は、もっとはるかに大きな現実のほんの一部にすぎず、実在にはもっと微細な次元がたくさんあるという考えは、あらゆる秘伝派の思想の根本的前提です。

ゲオルグ・フォイヤーシュタイン『ヨーガの伝統（The Yoga Tradition）』

9世紀にゴーラクシャが解説したハタ・ヨーガ最古のテキストは、人が持っているとヨーギが考える、身体よりも細かい物質やエネルギーからなる微細な生理機能について考察しています。この微細な生理機能は一般に、アストラル体、または原因身、あるいはスークシュマ・シャリーラと呼ばれます。経験的証拠がないという理由で、現代科学はこの主張を退けていますが、ヨーギはこのアストラル体が物質的な身体と同じように実在し、透視能力のある視覚には見えるとさえ考えています。

この微細な体の解剖学と生理学を、古代のヨーギたちは真剣に研究し始め、ヨーガが身体をどう変容させられるか理解しようと、ゴーラクシャによる初期の解剖学モデルを改善し、拡張しました。この微細な生理機能の知識を通じて、ヨーギは自分の物質的存在を超越できると信じていたのです。彼らはこつこつとその基本構造を描き、生命力であるプラーナが循環する流れと経路、チャクラと呼ばれる精神エネルギーのセンター、体そのものに本来備わっている5つの元素を詳述しました。

アストラル体とその微細な器官の活動は、個人の心身の健康状態によって変わる可能性があるので、チャクラとナーディー（微細な経路）は、本人の精神的・霊的傾向によって、活動や明確さの程度が異なります。だからこそ、さまざまなテキストに記されているチャクラの記述は食い違っているのです。

食い違いのもう1つの理由は、その記述の役割が、ヨーギの視覚化と黙想を導く理想的なモデルにすぎないことです。したがって、花びらにサンスクリット語の文字が刻まれている蓮の花としてチャクラを描くのは、確かに理想化であり、経験的に観察されたものではありません。しかし、実際の知覚にもとづいた理想化です。活性化されたチャクラは、サンスクリット語の文字どおりの意味が示すように、スポークが光り輝くエネルギーの車輪なので、蓮の花びらの表現がぴったりなのです。

西洋科学が、鍼療法の経路、クンダリニーの覚醒、キルリアン写真術（フィルムにコロナ放電をとらえるのに使われる手法）のような現象を解明しようと苦労している一方で、ヨーギは何百世代にわたってやってきたように、微細な体の華やかさを探究し、享受し続けています。

クンダリニー・シャクティ

微細な体の最も大切な要素は、クンダリニー・シャクティと呼ばれる精神的・霊的エネルギーです。

形而上学的に言うと、クンダリニーは、根本エネルギーであるシャクティが小宇宙に顕現したものです。普遍的な力が有限の体と心につながっているときの状態なのです。これは単なる強さを意味するものと誤解されることがありますが、大部分の典拠は神聖な知性と呼んでいます。

クンダリニーとは「とぐろを巻く彼女」という意味で、エネルギーが、人体の最も低い生体エネルギー・センターにある男根（リンガ）の周囲に3回半とぐろを巻いて眠っているヘビとして、思い描かれることを指しています。そのヘビは自分の口で、中央経路を最初の節のところでふさいでいます。この象徴表現は、クンダリニーが眠っている状態であることを示しています。制御された呼吸によって、生命エネルギーのプラーナが左右のナーディーから引き寄せられ、中央経路に引き入れられることで、眠っているクンダリニーが目覚め、シャクティが頭頂部のセンターまで上昇し、そこでシャクティとシヴァの至福の合一が起こるのです。

脊椎の基部にとぐろを巻いて眠っているヘビとして描写されるクンダリニーは、潜在している女性エネルギーであり、プラーナーヤーマの実践によってそれを目覚めさせ、解放することができます。

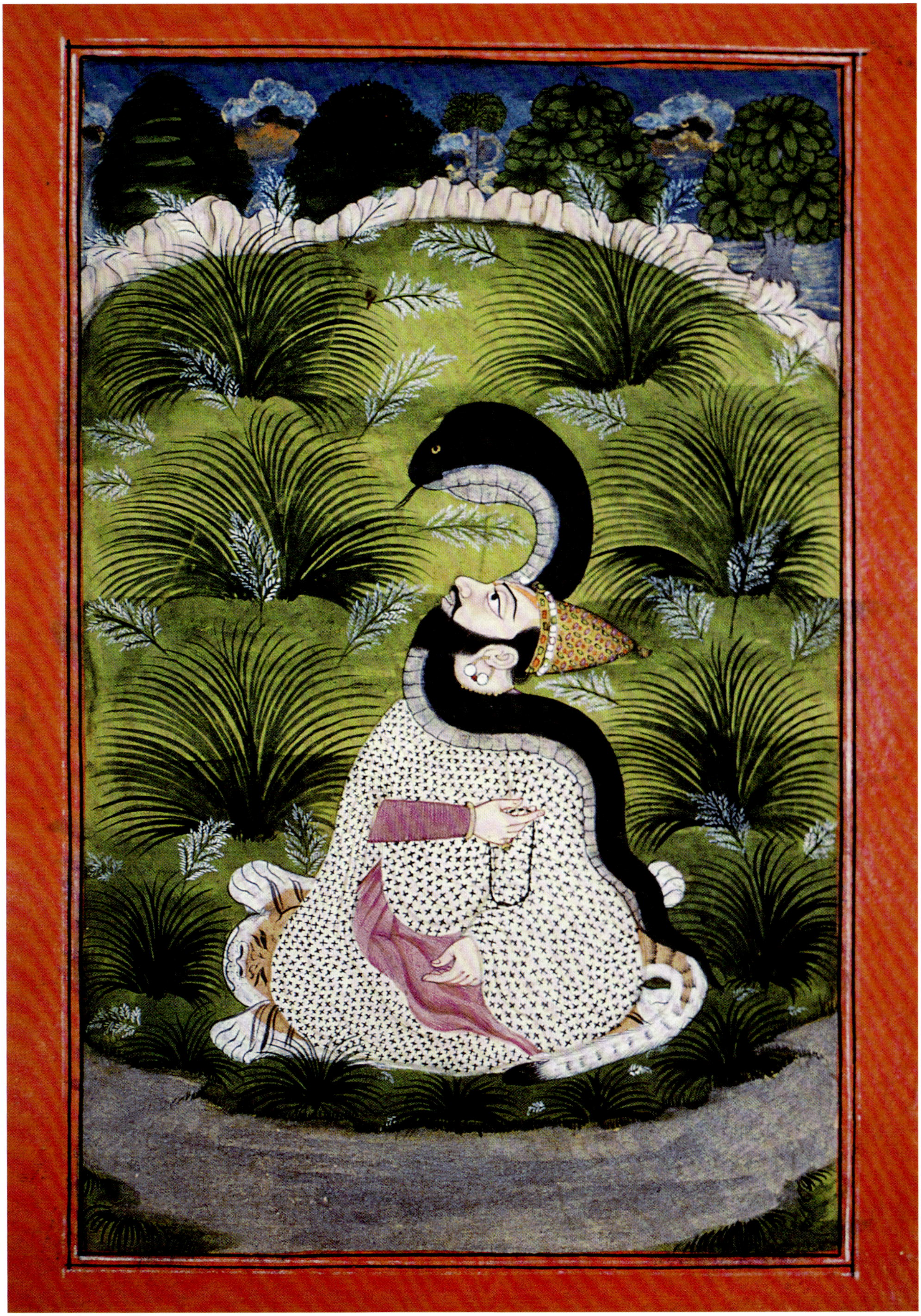

プラーニックな体と5つのプラーナ

プラーナはあらゆるヨーガ行法の中心です。
私たちが呼吸する単なる空気ではなく、私たちを生かし続けるエネルギーであり、
あらゆる——体、心、知性、性、魂、宇宙の——レベルで森羅万象にしみわたっていて
このエネルギーのおかげで万物は存在し、動くことができるのです。

ハタ・ヨーガはプラーナ（必須の生命力）を、意識を拡張して自己認識を達成するための手段として用います。個々の微細体のなかで、プラーナは5つの主要な流れと5つの副次的な流れに分かれますが、それぞれが固有の機能を持っています。

5つの主要な流れは、プラーナ、アパーナ、サマーナ、ウダーナ、ヴィヤーナと呼ばれています。なかでもとくに重要なのはプラーナとアパーナの2つで、呼吸作用の基礎になっています。これらの流れが絶え間なく活動することは、心が落ち着かない主な原因と考えられ、それを停止させることが調息の主な目的です。この個別のプラーナは上に述べた生命力とは違います。

プラーナ

この文脈でのプラーナは、咽頭と横隔膜の間の胸部に位置する上向きの生命エネルギーです。イダー・ナーディーと関係していて、吸う息とも言われます。生命力を体内に引き込み、吸息と呼吸器官だけでなく、関連する筋肉と神経も支配しています。心臓血管の健康も刺激します。

アパーナ

アパーナは、へそより下の下半身に位置する下向きの生命エネルギーです。ピンガラー・ナーディーと関係していて、吐く息とも言われます。腸、腎臓、肛門、生殖器にエネルギーを供給し、呼息、排泄、生殖器官を支配しています。

サマーナ

サマーナは、心臓とへその間に位置する中間の生命エネルギーです。消化系を制御し、心臓と循環を刺激し、栄養素の吸収と分配を担っています。『ハタ・ヨーガ・プラディーピカー』によると、これが最も重要なプラーナです。なぜなら、中央のスシュムナー・ナーディーと関係しているからで、息の中間、つまり吸息と呼息の合間とも言われます。サマーナの領域では、プラーナとアパーナの一時停止によって、クンダリニーの力（p.58参照）を覚醒させる融合が起こります。

ウダーナ

ウダーナは、喉の領域に位置する上向きのエネルギーで、首から上のすべてを制御します。発話や嚥下のような喉の動きと、感覚受容体——目、鼻、耳、顔の表情——はウダーナによって刺激されるので、このエネルギーなしには外界についての思考や認識は不可能です。

ヴィヤーナ

ヴィヤーナは全身に広がっていて、すべての動きを調節し、制御しています。循環系と全身へのプラーナの分配を支配しています。

5つの主要なプラーナのほかに、ウパプラーナ（副プラーナ）とも呼ばれる副次的なプラーナが5つあります。具体的にはナーガ、クールマ、クリカラ、デーヴァダッタ、ダナンジャヤです。これらの補助的エネルギーの正確な機能は明らかになっていませんが、体内のさまざまな反応を制御することだと言われています。

- **ナーガ**はヘビを意味し、ゲップ、嘔吐、しゃっくりを制御します。
- **クールマ**はカメを意味し、目の開閉とまばたきを制御します。
- **クリカラ**は飢えと渇き、くしゃみと咳を支配します。
- **デーヴァダッタ**はあくびと眠気を支配します。
- **ダナンジャヤ**は体の腐敗を支配します。

プラーナのエネルギー

必須の生命力を下方のセンターから上方のセンターへ導く方法はたくさんあり、ハタ・ヨーガはこれを達成するために、実用的な方法――物質的な体――を用います。プラーナはすべての生命を支えていて、呼吸を介して利用することができます。その勢いは上向き（つまり生来は求心性）ですが、遠心性で下向きのアパーナによって、マイナスのエネルギーとしても現れます。体に入るエネルギーはプラーナ、体を出て行くエネルギーはアパーナと呼ばれます。

プラーナと意識は呼吸を介して基本的につながっていますが、呼吸を止めるヨーガ技法から始まる科学的手法によって、切り離すことができます。プラーナは私たちを生かすエネルギーであり、高次の自己の具体的な顕現と考えられます。

プラーナのエネルギーはライフスタイルに影響されます。睡眠、仕事、運動、食事、性行為などの活動はすべて、体内のプラーナの流れに影響します。感情と思考もプラーナが流れる体に影響をおよぼします。偏った食事やストレスのようなライフスタイルの習慣は、プラーナの流れを枯渇させたり妨げたりするので、エネルギー不足が感じられる可能性もあります。結果として最終的に、プラーナの流れがとくに詰まっている身体部位の病気や機能不全が起こります。プラーナーヤーマ（調息）のようなプラーナの向きを変える技法は、プラーナを活性化してバランスを取ることによって、このプロセスを反転させるのに役立ちます。

プラーナが流れる体

微細な体のなかを流れる５つの主要なエネルギーには、異なる機能があります。２つの主な**プラーナ**である**プラーナ**と**アパーナ**は、呼吸と排泄の過程に関係しています。

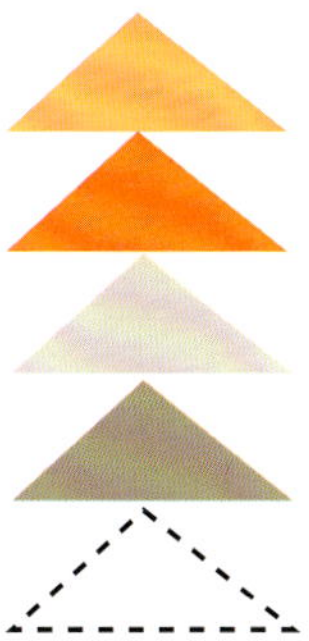

ウダーナ――喉に位置する上昇エネルギー

プラーナ――胸部に位置する上向きの生命エネルギー

サマーナ――心臓とへその間に位置する中間の生命エネルギー

アパーナ――へその下に位置する下向きの生命エネルギー

ヴィヤーナ――全身に広がってプラーナの循環を制御

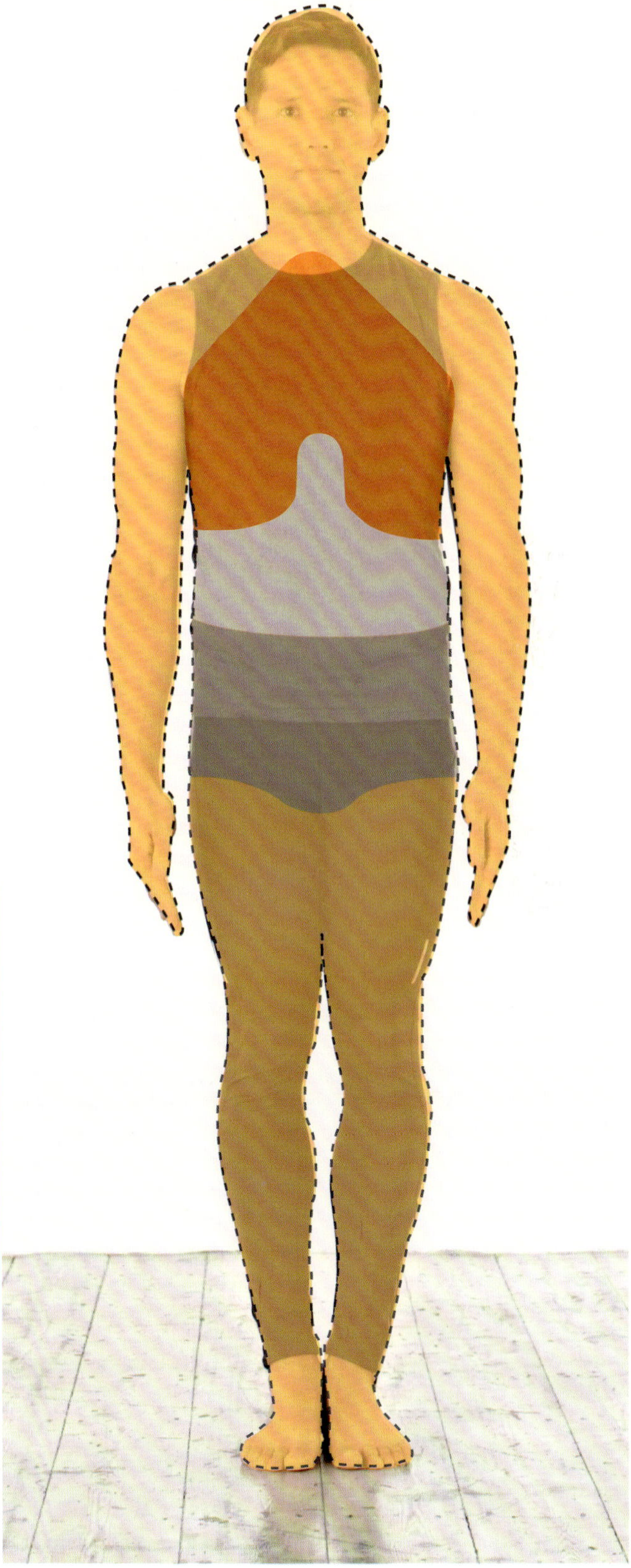

右図は体全体の５つの主要プラーナを示していますが、ヴィヤーナは全身に広がっています。プラーナ、サマーナ、アパーナは胴体に集中していますが、ウダーナは喉にあります。

ナーディー

ナーディーは、微細な体全体に生命力のプラーナを運ぶ一連の経路、または心的伝送路です。
裸眼では見えず、髪の毛の1000分の１より細いものもあります。

ナーディーという言葉は管や伝導を意味しますが、静脈や動脈、あるいは身体と通じる神経と勘違いしてはいけません。従来のヨーガのテキストには、そのように説明しているものがありますが、そうではありません。ナーディーはどちらかと言うと、微細な体をつくっているエネルギー場内の電流パターンのようなものです。

微細体内にナーディーが存在するという考えが初めて登場したのは、初期の『ウパニシャッド』です——心臓は7万2000本のナーディーの中心とされています。この概念は、後の『ウパニシャッド』や台頭してきたヨーガ学派およびタントラ学派で発展しました。ナーディー網の古典的な描写は、この超物理的伝達手段の生き生きした強烈な輝きを伝えていません。その輝きは、熟練した目には揺らめき変化する光の塊のように見えて、さまざまな色の焦点だけでなく、身体の弱点かおそらく病気を示す暗部もあります。

主要なナーディー

ナーディーの数は膨大ですが、ヨーガの文献では、３本の主要なナーディーが一般に認められています。３本すべての起点になっているカンダは卵形の球で、肛門と陰茎や陰核の間にあると主張する人もいれば、へその領域にあるとする人もいます。

スシュムナー・ナーディー

スシュムナー（中央経路）は脊椎に沿って走っています。神につながる最高の経路と言われていますが、クンダリニー・シャクティが上昇して解脱につながる経路がスシュムナーなので、ブラフマー・ナーディーとも呼ばれています。身体的レベルでは中枢神経系に相当します。

イダー・ナーディー

イダーはスシュムナーの左にあります。左の鼻孔と右脳半球に通じていて、色が薄いのでイダーと呼ばれています。シンボルは月で、癒しのチャネルとして知られており、冷たい負の属性を持っています。生理学的には副交感神経系と関係していて、体の平衡を回復させます。プラーナのレベルで左半身の機能を支配します。

ピンガラー・ナーディー

ピンガラーはスシュムナーの右にあります。右の鼻孔と左脳半球に通じていて、赤っぽい色からその名がついています。シンボルは太陽で、熱い正の属性を持っています。生理学的には交感神経系と関係します。体を活気づけ、全体系を活性化して、呼吸と心臓血管の機能を統御しています。

小ナーディーとして、ガーンダーリー（終端は左目）、ハスティジヴァー（終端は右目）、プーシャー（終端は右耳）、ヤシャスヴィニー（終点は左耳）、アランブシャー（終端は口）、クフー（生殖器の上）、シャンキニー（ムーラダラーすなわち肛門部）の７本があります。

イダーとビンガラーは両方ともスシュムナーの周囲を回って、らせん状になっています。最初の６つのチャクラ（p.64参照）それぞれで合流し、眉間の後ろにある最後から２番目のアージュニャー・チャクラで終わっています。スシュムナー・ナーディーだけが、基部のチャクラから７番目の王冠のチャクラ、サハスラーラ・チャクラまで伸びています。

生命力の流れを生かす

イダーとピンガラーの主要な交差点の１つが脊椎の基部にあります。そこにはスシュムナーへの侵入を妨げる門があり、クンダリニー・シャクティー（p.58参照）の上昇を阻止しています。ヨーギの重要な目標は、この中央経路内のエネルギーの流れを活用することです。

生命力がイダーとピンガラーを上がったり下がったりしている限り、ヨーギの注意は外に向いたままで、その意識は月と太陽

スシュムナーは中央のナーディーで、脊椎軸に沿って頭頂部に向かって走っています。もう２本の主要経路であるイダー・ナーディーとピンガラー・ナーディーが左右にあります。

の力、あるいは負と正の要素に支配されています。プラーナーヤーマで呼吸を止めながらバンダ(引き締め)を行うことで、プラーナとアパーナがへその領域で融合し、前述の門を叩くことになります。この活動を定期的に強い決意をもって行うと、最終的に門がこじ開けられます。すると眠っていたクンダリニーのエネルギーが目覚め、スシュムナー・ナーディーを押し上げられます。エネルギーが上るにつれ、脊椎沿いの主要なチャクラが花びらのように開き、回り始めます。したがってハタ、すなわち太陽(ハ)と月(タ)の統合は、通常イダーとピンガラーを伝わる生命力が集合することなのです。

イダーとピンガラーの機能と特徴を知ることが、ハタ・ヨーガの要です。身体レベルでは、これらのナーディーの活動が交感と副交感の神経系の反応を支配します。意図的な呼吸を行うことで、プラーナがピンガラー・ナーディーを伝わるときは心拍と代謝が加速し、イダー・ナーディーを伝わるときは減速する可能性があります。結果的に地下の密封された容器のなかで何時間も何日も生きられるヨーギもいることが、臨床研究によってわかっています。

しかし調息――プラーナーヤーマ――の根本的理由は違います。ヨーギが呼吸を止めるのは、単に冬眠する状況をつくるためではなく、人間の状態を超越し、普通の人間のなかで眠っている能力を目覚めさせ、超越的領域を打ち破るためなのです。それは意識の高次な状態、集中が高まり、研ぎ澄まされて、思考と知覚を超越し、もっと素晴らしい現実認識を経験する、高次の状態なのです。そのためには、生命力を脊椎軸に沿って、重要なエーテル・センターがある頭頂部へと導く必要があります。

クンダリニーについては後ほど詳しく話しますが、ここで指摘するべき要点は、心身の機能を担う生命力とクンダリニーは両方とも、神聖な力であるシャクティの一部であることです。生命力を電気にたとえるとしたら、クンダリニーは高電圧の電荷になぞらえられます。あるいは、生命力を心地よいそよ風と考えるなら、クンダリニーはハリケーンに相当します。ひとたびその力が体内で解き放たれると、私たちの身体的・精神的存在に広範囲の変化を引き起こします。この途方もない力をきちんと操れば、タントラ・ヨーガとハタ・ヨーガの達人が約束しているとおり、心身をとてつもない妙技ができる非凡な手段につくり直せるのです。

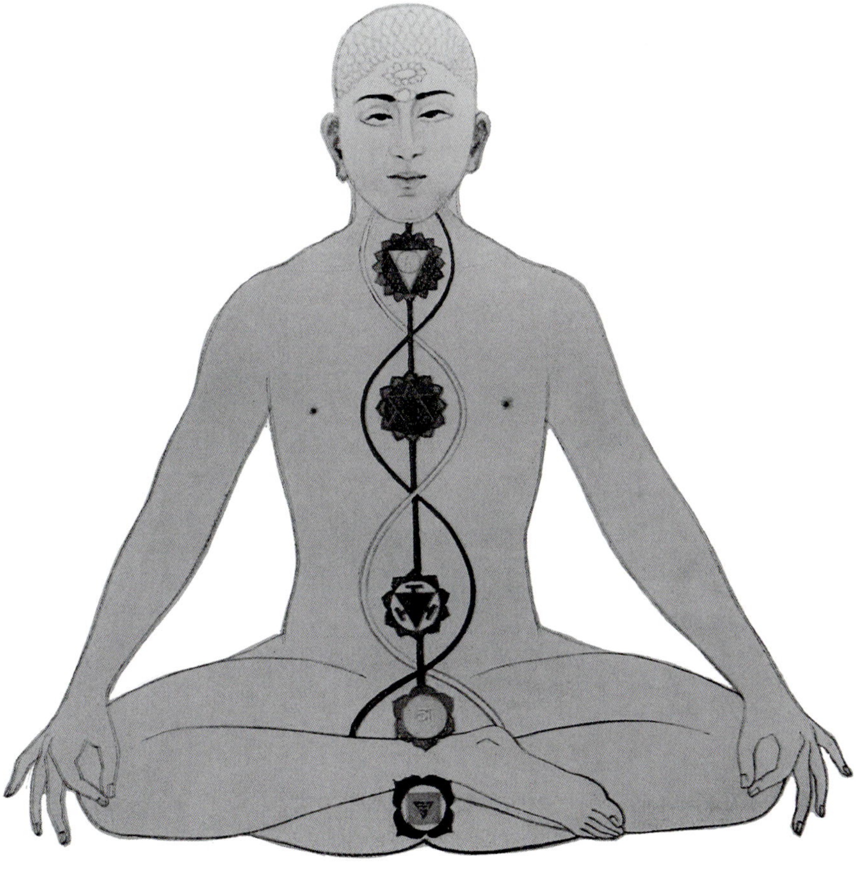

チャクラ体系

チャクラはアストラル体内のエネルギー・センターで、
それぞれ異なるスピードで振動しています。7つの主要なチャクラは、
体を通る主要経路のスシュムナーに沿って垂直に並んでいます。

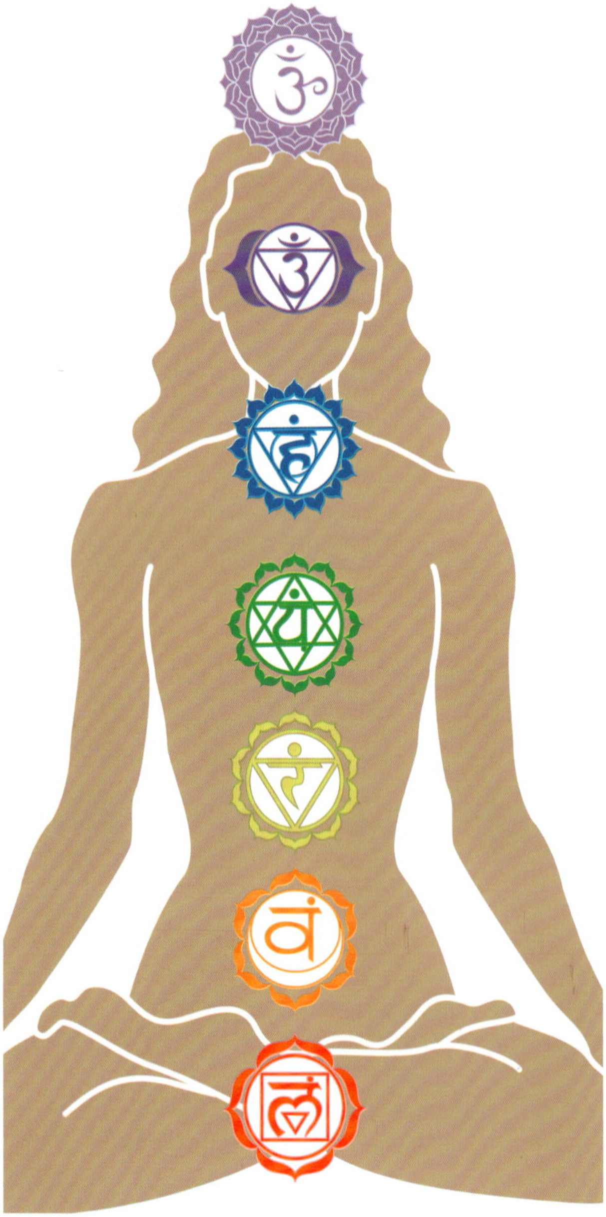

各チャクラは固有の機能を持ち、身体の神経叢に通じていて、それぞれが2本以上のナーディーの交差点にあります。各チャクラは伝統的に、特定の数の花弁がある蓮の花として描かれています。花弁の数はそのチャクラから出るナーディーの数と一致し、各花弁はクンダリニー・シャクティがそのチャクラを通過するときに生じる音の振動を表しています。さらに、王冠のチャクラを除くすべてのチャクラには独自の色とビージャ（種子マントラ）があり、最初の5つは自然の5元素とも関連しています。

各チャクラは、物質的身体内の位置の近辺にある腺や臓器の機能と健康に影響をおよぼします。クンダリニー・シャクティが上昇するとき、主要なチャクラが活性化されます。ほとんどの場合、私たちは食べ物、保身、セックス、名声、そして権力獲得の問題に夢中になっているので、エネルギーは最初の3つのチャクラのレベルで費やされます。たまに4番目の心臓のチャクラのレベルまで覚醒が上昇しますが、いつもまた沈んでしまう傾向があります。

覚醒が喉元にある5番目のチャクラ（ヴィッシュッダ・チャクラ）に到達したとき、志を抱く人はスピリチュアルな問題について真剣になります。しかしこの段階さえも永遠ではありません。過去と現在の活動、思考、そして行為に応じて、エネルギーがあちらからこちらへと動き続けるからです。瞑想、プラーナーヤーマ、至高の存在への祈念（イシュヴァラ・プランダーナ）、そして魂の着実な浄化を実践することで、意識は最終的に6番目のチャクラ（アジュニャー）に到達できます。そうなってはじめて、永遠に上昇したままになるのです。この段階で心は神を知覚し、その知覚はひとたび獲得されると、決して放棄されません。最終段階は7番目の最後のチャクラ、サハスラーラにとどまることです。そこは意識のセンターであり、そこであらゆる対立の統合が経験され、超越の行為が完結します。

サンスクリット語のチャクラは「車輪」または「円板」を意味します。脊柱、またはスシュムナー・ナーディー沿いにある7つの主要なチャクラは、それぞれが位置する場所の臓器と通じています。

ムーラーダーラ・チャクラ

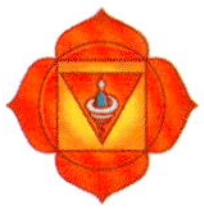

根の支え（ムーラは根、アーダーラは支え）

会陰に位置する根のチャクラ――アーダーラとも呼ばれる――は、排泄と生殖の器官に影響します。嗅覚につながっていて、地の元素プリトヴィ、マントラのラム、そして強さの象徴であるゾウと関係があります。支配する神は創造主のブラフマーと女神ダキニです。ムーラーダーラは通常、赤い花弁４枚の蓮として描かれ、クンダリニー・シャクティが出現するスシュムナー・ナーディーの起始点を示します。

スヴァディシュターナ・チャクラ

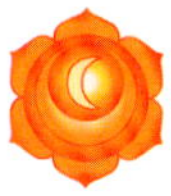

自分の基部
（スヴァは自分の、アディシュターナは基部）

ムーラーダーラのすぐ上、生殖器に位置するスヴァディシュターナ・チャクラは、仙骨神経叢および泌尿器と生殖器につながりがあります。水の元素ダットヴァ、味覚、両手、マントラのヴァム、そして多産の象徴であるワニに似た水生の怪物と関係しています。支配する神はヴィシュヌと女神のラキニです。このセンターはオレンジ色の花弁６枚の蓮として描かれます。

マニプーラ・チャクラ

宝石の都市
（マニは宝石、プーラは都市または要塞）

へその背後にあって、ナービ・チャクラ――へその車輪――とも呼ばれるマニプーラは、太陽神経叢とつながっていて、食物の吸収やプラーナに影響します。火の元素アグニ、視覚、肛門、マントラのラーム、そして激しいエネルギーの象徴である雄羊と関係があります。支配する神はルドラと女神ラキニです。マニプーラは明るい黄色の花弁10枚の蓮として描かれます。クンダリニーのエネルギーがこのレベルに到達しても、意識はまだ粗雑なレベルの実在と感覚に縛られています。

アナーハタ・チャクラ

叩かれない

心臓と呼吸につながるアナーハタは胸の真ん中に位置し、フリダヤ・パドマ、あるいはハートロータスしても有名です。超越の音――ナダ――が聞こえる場所は心臓です。愛、憎しみ、思いやり、残忍性の感情を担当するアナーハタは、風の元素ヴァーユ、触覚、陰茎、マントラのヤム、そして素早さの象徴である黒いレイヨウと関係があります。緑色の花弁12枚の蓮として描かれます。支配する神はイシャナと女神カキニです。

ヴィッシュッダ・チャクラ

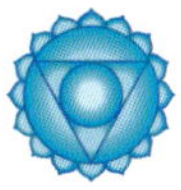

純 粋

喉に位置するこのチャクラは、くすんだ青緑色の花弁16枚の蓮として描かれ、咽頭部神経叢とつながっていて、心身の純粋さを保つと信じられています。空の元素アカシャ、耳、喉、発話、マントラのハム、そして純粋な強さの象徴である雪のように白いゾウと関係があります。支配する神は男女両性のアルダナーリーシュヴァラ（シヴァとパールヴァティーの合体）と女神シャキニです。ヨーギは、ヴィッシュッダの背後にある小さいララナ・チャクラから滴る秘密の分泌物ソーマを、このチャクラで味わいます。

アージュニャー・チャクラ

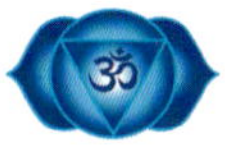

命 令

眉間の奥、脳内の延髄に位置するこのチャクラは、とくに重要なチャクラで、第三の目とも呼ばれています。このチャクラを通じて、弟子は師とテレパシーで意思の疎通ができるので、導師のチャクラと呼ばれることもあります。アージュニャーは紫か青の花弁２枚の蓮として描かれますが、その内側に、下向きの三角形に囲まれた男根の象徴的表現が描かれています。このセンターは鼻海綿叢と通じていて、高次の知性にかかわる心の一面マナスと関係があり、解脱への門として知られています。アージュニャーは、個人であることの感覚、そしてマントラのオームとつながっています。支配する神はパラマ・シヴァと女神ハキニです。

サハスラーラ・チャクラ

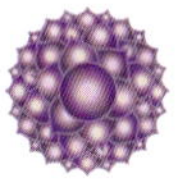

千の花びら（サハスラは千、アーラは花びら）

７番目で最後のチャクラであるサハスラーラは、関係する元素も色も音もありません。頭のてっぺんにあり、花弁が1000枚の蓮です。このチャクラはクンダリニー・シャクティの最終目的地を示し、純粋な意識、すなわち男性原理シヴァと女性原理シヴァの合一を表します。脳下垂体と通じています。すでに見たとおり、クンダリニーが各チャクラを通って上昇するうちに、さまざまな意識の状態が経験されます。サハスラーラが活性化されるときのそれは、人間の進化における最高の経験、最も純粋な意識の中心であり、そこでサマーディの状態が達成されます。

5つのコーシャ(鞘)

私たちは物質的な身体から内へ向かい、呼吸と感情を支える生命体へ、
思考と妄想を制御できる精神体へ、知性と知恵がある知性体へ、
そして最後に普遍の魂の領域である神聖な体へと移動します。

私たちはそれぞれ、自分の本質を探し求めています。それはあらゆる存在の中心深くにあるアートマン、すなわち神のほんの一部ですが、たいてい隠されたままです。高次の自己を知るために、自分自身より上を見る必要はありません。その代り内側へ、自分の存在のまさに核心へと向かい、生来の本質が正体を現すようにしなくてはなりません。

ヨーガは、自分の聖なる起源を経験しようとする試みを前進させる方法を示すことによって、より高い生きる潜在能力を解き放ちます。古典的ヨーガ体系で進化した行法と技法によって、ヨーギは一番の目標である自己認識を達成できます。

ヨーガの生理学によると、人間の枠組みは5つの鞘、つまり層(コーシャ)で構成されていて、それぞれが人間の存在の異なる次元をつくっています。この5重の鞘を研究し理解することによって、私たちは最も奥の存在を明らかにするところに近づくことができます。古代のヨーギは、身体は個人の層の1つ、超越的自己が現れる層にすぎないと考えていました。一番外側の層である身体から始めて、心と知性の層を進み、最終的に存在の中心である魂の層に到達するのです。

これらの体、すなわち鞘の位置がずれると、自分の世界をかき乱す疎外感と分裂に遭遇します。さまざまな鞘を調和させることができれば、うまく溶け合ってしっかり統合します。身体はエネルギーの流れる生命体とつながり、そこに刻み込まれなくてはなりません。その生命体が今度は精神体と調和し、精神体は知性体と、そして知性体は至福体と調和しなくてはならないのです。

ハタ・ヨーガの5つの鞘の概念は、個人を5つの自己に分けます。5つのコーシャは、真の自己を見えなくすると言われています。ロシアのマトリョーシカ人形のように、一番外側を取り除くと、次が現れるのです。体の外面から始めて、自己の核に向かって徐々に内側に入っていくと、鞘は次々に細かくなっていきますが、各層は互いに依存していて、他の層がなければ存在できません。

解剖学的な層であるアンナマヤ・コーシャは、物質的な体で構成され、皮膚、筋肉、骨と、5つの粗雑な元素(ブータ)である地、水、火、風、空が含まれます。ヨーギはアーサナを実践するとき、アンナマヤ・コーシャに働きかけているのです。次の層であるプラーナマヤ・コーシャ、すなわち生命力から成る鞘は、少し深いレベルにあって、循環系、呼吸系、排泄系、消化系、神経系、分泌系、生殖系を含む生理学的な体を表します。プラーナーヤーマはこのコーシャに触れるものです。

さらに深いレベルには、マノーマヤ・コーシャと呼ばれる心から成る鞘があります。これは精神体または心理体で、心だけでなく感情も含まれます。瞑想はこの層に到達するものです。ヴィジナーナマヤ・コーシャと呼ばれる認識から成る鞘は、知性体を表しています。聖典を真剣に研究すること(ジュニャーナ・マルガ)が、この鞘を覚醒させます。そして最も深いレベルにあるアーナンダマヤ・コーシャ、すなわち至福鞘が、超越的自己を包むスピリチュアルな体を表します。

ヨーギがアーサナ、プラーナーヤーマ、あるいは瞑想を実践するとき、すべてのコーシャが恩恵を受けます。ヨーギが体のために、体に対して行うことが、最終的に心や魂に影響を与えるのです。たとえば、瞑想はアンナマヤ・コーシャの筋肉と関節が感じるストレスを解放し、それが次にプラーナマヤ・コーシャの交感神経系を鎮め、それがマノーマヤ・コーシャの感情を穏やかにします。それが次に心を静め、ヨーギはもっとはっきりヴィジナーナマヤ・コーシャを見えるようになり、そのおかげで神聖な自己であるアーナンダマヤ・コーシャに近づくのです。

アンナマヤ・コーシャ

これが5つのコーシャの1番目で、身体とその構成要素である血、肉、骨、皮膚、毛髪からなっています。これらの要素は、食物と酸素に依存して存続しています。主にアンナマヤ・コーシャと自分を重ねる人はみな、自分は物質的な体にすぎないと考え、肉体の状態だけに執着し、関与しています。

プラーナマヤ・コーシャ

この2番目の層（鞘）は、必須の生命力であるプラーナで構成されていて、アンナマヤ・コーシャを動かします。プラーナやウダーナなど5つのプラーナすべてに加えて、運動器官（カルマインドリヤ）の手、足、声、生殖器、肛門も含んでいます。プラーナマヤ・コーシャは、飢えと渇きの感覚、そして排泄と生殖に関係しています。プラーナがなければ体は機能を停止するので、プラーナヤマ・コーシャのほうがアンナマヤよりも重要で微細です。

マノーマヤ・コーシャ

3番目のコーシャは心の鞘と定義できますが、この心は下位要素であるマナスを意味します。意志と感情がある要素で、5つの感覚器官（ジュニャーナインドリヤ）――触覚、味覚、嗅覚、聴覚、視覚――に支配されています。この層にいるヨーギは、名前や形と自分を重ねあわせる考えや願望を持っていて、痛み、喜び、あこがれ、疑い、恐怖など、人間的感情の起伏を経験します。しかし下位の心は論理的に考える認識能力に欠けていて、客観的に識別することができません。感情と欲望に支配されているので、この鞘はつねに流動状態にあります。

ヴィジナーナマヤ・コーシャ

この4番目のコーシャは知性鞘（ヴィジナーナは知るという意味）です。心のなかでも、処理や思考を行う要素の裏にある知恵を意味します。この心の要素は、処理されている情報にしたがって決定、判断、識別を行います。ヴィジナーナマヤ・コーシャは高次の知恵の領域であり、そこで人は永遠の意識へと潜り込むことによって、真実を探し求めるのです。

アーナンダマヤ・コーシャ

すべてのコーシャのなかで最も内側にあり、最も微細で、アートマンの純粋な意識に最も近いアーナンダマヤ・コーシャは、至福鞘とも呼ばれていて、他のすべてのコーシャに浸透し、影響を与えます。ここにいるヨーギは絶対的な平和、喜び、そして愛を経験します。アーナンダマヤ・コーシャはアートマンの完璧な表れで、そこに満ちている自然で無理のない喜びは、心の反応を引き起こす可能性のある動機や刺激とはいっさい関係ありません。

自己認識の科学であるヨーガの目標は、アートマン（魂）を直接経験し認識することです。そうするなかで、ヨーギは完全に神性と融合します。アートマンは遍在し、全知全能で、意識や形、名前、そして時をも超越しています。その本質を言い表そうとしても不可能です。自分自身の中心にある真実を認識しようとするヨーギは、5層の鞘をたゆまず研究することによって、急速に進歩することができます。

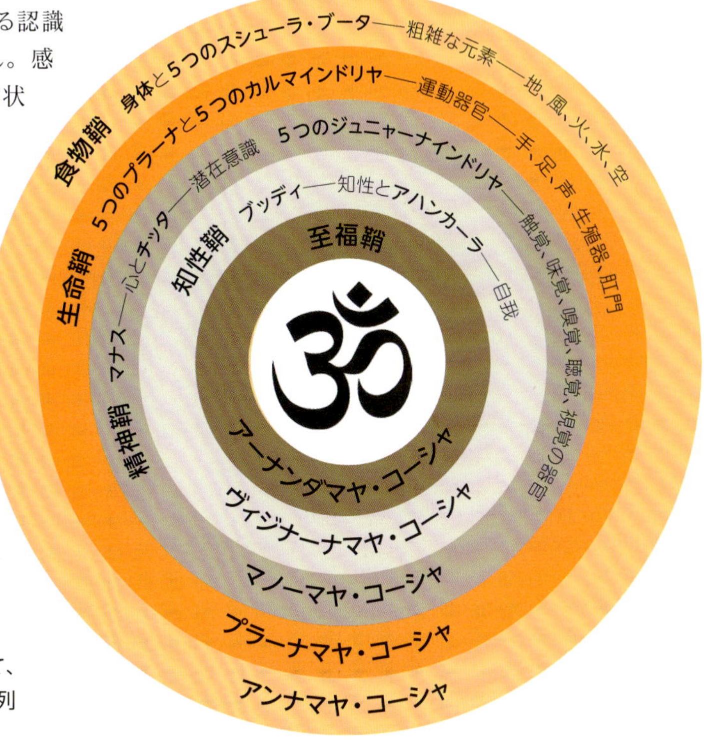

5つの鞘（コーシャ）はロシア人形のように入れ子になっていて、各層に次の層が入っています。5つのコーシャをきちんと整列させることで、心と体のつながりが楽になります。

シャットカルマとクリヤー

ハタ・ヨーガでは、心的経路から詰りがすべて取り除かれたとき、内面の浄化が起こります。古代のヨーギは、より高い段階の行法を始める前に、身体と微細体を浄化する方法を6つ考え出しました。

『ハタ・ヨーガ・プラディーピカー』と『ゲーランダ・サンヒター』で説明されている浄化法は、シャットクリヤー(6つの浄化の務め)またはシャットカルマ(6つの浄化行為)と呼ばれています。これらの技法は、粘液、ガス、胆汁、余分な脂肪、その他の不純物を身体から取り除くために考えられたものです。これらの浄化法を実践することで、集中と意志力も高まります。ヨーギは、浄化法をプラーナーヤーマや瞑想とともに用いることで、生命力が刺激され、クンダリニーの覚醒につながると信じていました。

大半のヨーギは、毎日2~3種類のクリヤーしか実践しません。ほとんどのヨーガ行法と同様、この技法も最初は資格のあるインストラクターの指導の下で試みるべきです。インストラクターはまず実演して見せなくてはなりません。ここでは実践者のために、6つの主な技法に加えて、特別なクリヤー法も説明します。

ダウティ

ダウティ(字義は「洗う」)は体内の洗浄です。ダウティのなかで最も一般的なのは、ヴァストラ・ダウティと呼ばれる布による浄化です。この技法では、飲みこんだ布が胃のなかの粘液や胆汁などの不純物を吸収します。

舌より幅の狭い細長い布かガーゼを、ぬるま湯か温かいミルクに浸します。しゃがんだ姿勢で、布の片端をしっかり持ったまま、ゆっくり注意深く飲みこみます。最初は喉の奥に引っかかって、反射的に吐きそうになるかもしれませんが、あわててはいけません。ゆっくり飲みこみ続けるか、水を少しすすって、布が喉を下りていくのを助けましょう。布を胃のなかに10~15分間入れておいた後、ゆっくり引き出します。(それより長く入れておくと、消化系を通過し始めます)。最初のうちは体が反射的に吐き気を催すかもしれませんが、練習で克服することができます。60~90センチの布から始めて、体が慣れてくるにしたがって、だんだんに4メートル半まで伸ばしましょう。このクリヤーは多くの治療効果があり、体内の粘液のアンバランスによる病気を治すために処方されます。

ダーンタ・ダウティ

ダーンタ・ダウティは、歯と歯茎をブラッシングしたりこすったりする技法です。伝統的に、ビンロウの実の粉、ニーム、またはきれいな土を使って行います。舌の浄化(ジフヴァー・ショーダナ)は金属製の舌用へら、スプーン、または指で行います。

カーマ・ダウティ

文字どおり耳の浄化です。『ゲーランダ・サンヒター』は簡潔にこう述べています。「人差し指または薬指で、両耳の穴をきれいにしなさい。これを毎日実践することで、神秘の音(ナーダ)が聞こえます」。もちろん、外耳道はデリケートで傷つきやすいので、耳をきれいにするときは注意深くやることが大切です。

ヴァマナ・ダウティ

少量の塩を溶かした湯をコップ2~4杯飲んだ後、3本の指を喉に差し入れて、その湯を吐き出します。定期的に行うことで、指をまったく使わずに湯を吐き出すことができるようになるはずです。

ジャラ・ダウティ

この行法は胃を洗浄し、腸の動きが起こるのを助けます。レモン汁と必要に応じて少量のハチミツを入れた湯を1杯飲みます。絶対菜食主義の人は、ハチミツの代りにリュウゼツランの花蜜やメープルシロップを使ってもかまいませんが、少量だけにしてください。レモン汁は搾りたてでなくてはなりません。小さいコップならレモン半個、大きいコップには丸ごと1個使います。

バスティまたはヴァスティ

『ゲーランダ・サンヒター』には、ジャラ・ヴァスティ(水のヴァスティ)とスーシカ・ヴァスティ(乾式ヴァスティ)の2種類が説明されています。前者はもともと、大きなバナナの葉をストロー状に丸め、それを肛門に差し入れ、へそまで水に浸かるように水中にしゃがみ、肛門括約筋を締めたり広げたりして行いました。この動きによって水が結腸まで引き上げられるので、しばらく水をそこに貯めて、攪拌します。そのあと肛門括約筋を緩め、身体を開放することで水を放出します。しゃがんでいるとき、横隔膜と骨盤体の間の領域を集中して引き締めるウディヤーナ・バンダ(p.70参照)を行うことで、結腸に真空が生まれ、そのあとナウリ（p.70参照）によって水が攪拌されるのです。現在は肛門灌水器を使うことができますが、注意が必要です。結腸のなかで水が上昇しすぎてはいけません。スーシカ・ヴァスティは、パシュチマターナーサナ(座位の前屈、p.116参照)のポーズを取り、このポーズを取っている間に腸管をゆっくり下へと動かし、アスヴィニ・ムドラー(肛門括約筋の収縮)を行います。乾式ヴァスティは胃の火であるアグニを増やし、便秘に効くと言われています。

ネーティ

鼻孔と副鼻腔をきれいにするために用いられるこの行法には2つのやり方があります。スートラ・ネーティはゴム製のカテーテルか、亜麻糸か、ガーゼのひもを使い、ジャラ・ネーティは温かい塩水を使います。

スートラ・ネーティ

細いゴム製カテーテルか、亜麻糸か、ガーゼのひもを、片方の鼻孔に入れて、端が喉の奥に出てくるまで通します。最初は難しいかもしれません。一般に、カテーテルを進めるには回転させるのが効果的な方法です。喉の奥に出て来たら、右手の人差し指と中指ではさみ、口を通して引き出します。

ジャラ・ネーティ

このクリヤーを行う前に、必ず優しく鼻をかみましょう。

1. ネーティ・ポット(細い注ぎ口のついた小さいポット)に湯を入れて、小さじ4分の1の塩を溶かします。加える塩が多すぎないように気をつけましょう。さもないとヒリヒリする痛みを感じることになります。塩が少なすぎても痛みの原因になります。
2. 呼吸ができるように口を開けて、頭を横に90度傾けます。ポットの注ぎ口を左の鼻孔に差し入れます。ゆっくり水を注ぎましょう。水は右の鼻孔から出てくるはずです。
3. すべての水が右の鼻孔から出てきたあと、頭と胴体を下げてウッターナーサナ（立位の前屈、p.94参照）を取り、4回、肺のなかの空気を吐き切ります。これで余分な水が鼻の奥からすべて除去されます。カパーラバーティ(p.71参照）のように、息を吐いた後は自然に肺に空気を満たしましょう。あまり強引に息を吐かないように気をつけてください。さもないと、水が内耳や副鼻腔に入ってしまい、不快感や痛みを引き起こすおそれがあります。
4. 塩水を右の鼻孔に注いで、同じことを繰り返します。

ジャラ・ネーティは最小限の不快感で最大の利益が得られるクリヤーです。志のあるヨーギは、瞑想のために起床時の朝の日課に加えるべきです。

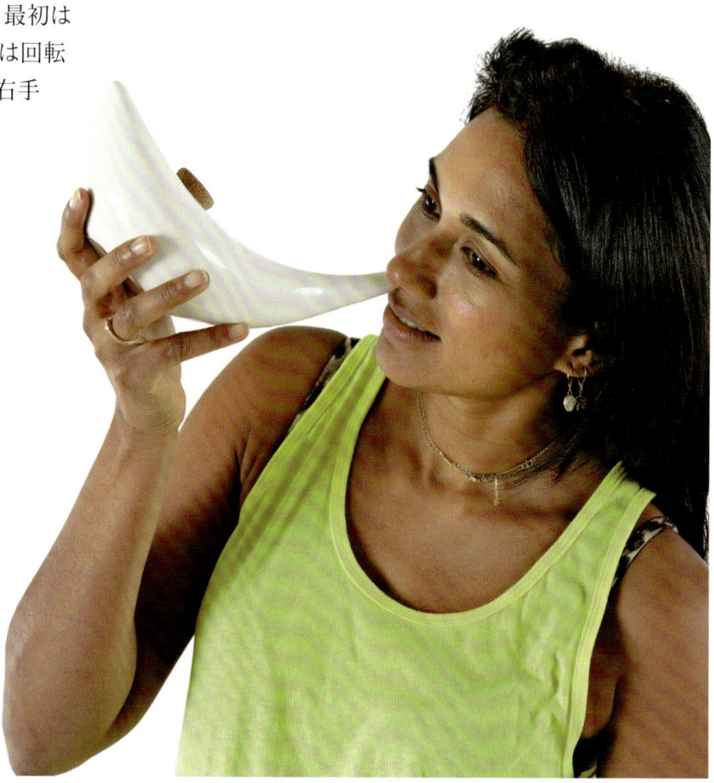

ジャラ・ネーティ——鼻道と副鼻腔から老廃物を洗い流すこと——を、ヨーギの毎日のプラーナーヤーマに加えることをお勧めします。

ナウリ

腹部の撹拌は、最も効果的で重要な浄化技法であり、腹部の究極の制御を意味します。定期的な実践が消化作用を刺激し、腹筋、腸、生殖器、排泄器、泌尿器の調子を整えます。さらに肺の弾性や横隔膜の強さと運動性を高め、肝臓、膵臓、腎臓、副腎をマッサージして刺激します。ナウリと性的活力、そして性的不能の克服には、直接的な関連があります。定期的な実践で便秘が改善し、食欲、消化不良、胃酸過多、鼓脹、さらにはホルモンのアンバランスや情緒不安定までも、抑制することができます。

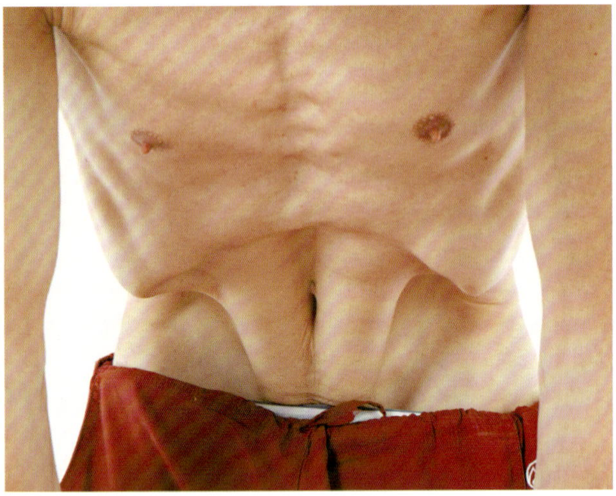

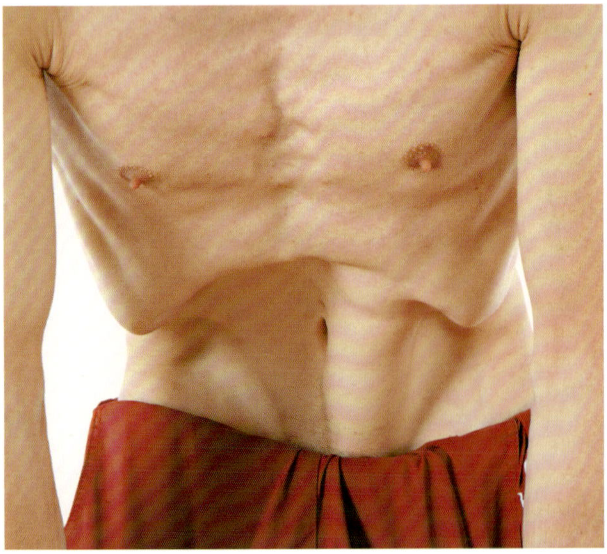

腹直筋が分離され、左右に波打つように撹拌されます。上級テクニックのナウリは、経験豊富なインストラクターの指導のもとで実践しなくてはなりません。

この行法では、腹直筋を繰り返し収縮させ、連続して波打つように右から左、左から右へと分離します。呼吸を止めている間に行いますので、繰り返す回数は呼吸を楽に止められる長さで決まります。

1. 足を腰幅より少し広く開いて立ち、膝を軽く曲げて、両手のひらを膝の少し上に置きます。鼻から息を吸って、口から強く吐きます。息を吐き終わったら、腹を背骨のほうに引っ込めます。これがウディヤーナ・バンダです。
2. 左手で左膝を押したまま、右に傾かずに右手を膝から持ち上げます。これで左の腹直筋が分離します。これがヴァーマ・ナウリです。
3. 息を吐いて、ウディヤーナ・バンダを解きます。
4. 今度は同じことを右側で行いましょう。左手を膝から持ち上げ、右の腹直筋を分離します。これがダクシーナ・ナウリです。
5. 右と左を同時に分離できるようになるまで、両側を練習しましょう。そうなると、腹直筋が中央から突き出るようになります。そのためには、両手を同時に膝から離す必要があります。これがマディヤーマ・ナウリです。
6. 筋肉を中央で分離できるようになったら、撹拌の練習を始められます。つまり、片側を分離し、次に反対側を分離し、初めは時計回り、次に反時計回りに動かすのです。繰り返す回数は、呼吸を楽に止められる長さで決まります。この動きを起こすには筋肉をどうコントロールすればいいかわかるように、鏡で進歩を確認しましょう。

トラータカ

これは凝視です。形式は2通り、外界を凝視するバヒランガと、心のなかで見つめるアンタランガです。外的な凝視のほうが一般的です。ろうそくの炎を目の高さ、腕を伸ばしたあたりに置きます。炎は静止し、部屋は暗くなければなりません。まばたきせずに炎を見つめます。そうすると目から涙が出て、不純物を洗い流します。このクリヤーは、最初は少し不快かもしれませんが、危険なことはありません。トラータカの次に時計エクササイズ――目を時計の針のように回す――を行うことができます。時計回りに数回回し、次に同じ回数を反時計回りに回します。最後に目を閉じて、数分間静かに休みましょう。

カパーラバーティ

この呼吸の練習は脳を活性化し、肺を強くし、血液に酸素供給し、体から毒素を取り除きます。通常、私たちが呼吸するとき、吸息が積極的で呼息が消極的ですが、この練習では逆にします。そのプロセスはしばしば、ふいごに例えられます。ふいごを閉じると、空気は強制的に押し出され、開くと真空が生まれて、空気が再び吸い込まれます。同じようにカパーラバーティでは、吸息は力強い呼息に対する不随意反応なのです。

強制的な呼息は、脳をマッサージする効果があると言われています。ほとんどの人は1分間に平均15回呼吸します。つまり、脳はそれだけの回数、吸息で圧迫され、呼息で減圧されるのです。カパーラバーティのサイクルでは、呼吸の速度が1分に50～100回まで上がるので、脳が刺激される回数ははるかに多くなります。さらにこのエクササイズは、通常の呼吸よりも多くの二酸化炭素などの排ガスを、細胞や肺から取り除きます。

1. 背筋を伸ばし、あぐらを組んで、あるいは蓮華座で、楽に座ります。
2. 目を閉じます。手のひらを上にして、人差し指と親指を触れ合せて、膝の上に置きます。あるいは、人差し指で親指の付け根に触れてもいいでしょう。
3. まず息を吸い、そのあと鼻から息を強く押し出します。この呼息の力が腹を背骨のほうに引き寄せ、吸息が不随意になるはずです。20～30秒間、続けます。呼吸の回数を数えることにしてもいいでしょう。1ラウンド20回の呼吸から始めて、毎週1ラウンド10回ずつ増やし、最終的に100回にしましょう。あるいは、時間を計ることもできます。持久力がついてきたら、エクササイズの時間を1ラウンド2分まで増やしましょう。呼息のほうがその後の消極的な吸息より2～3倍速くなければなりません。1秒に1回か2回のテンポで行いましょう。
4. 各ラウンドの最後に、思い切り息を吸い、そのまま止めます。これをクンバカと言います。上級の実践者は息を止めている間、ムーラ・バンダ（根の引き締め）とウディヤーナ・バンダ（p.70参照）を利用し、無理せず楽にできる時間だけ保ちます。窒息感は心を乱すだけでなく、神経系を損なうおそれもあります。

ヴァヒニサーラ

火の浄化とも呼ばれるこの技法は、カパーラバーティに似た方法で行います。膝を曲げ、手を腿の上に置いて立ち、強く息を吐きながら、へそを背骨のほうに引き寄せますが、この場合、息を吸う前に胃を解放します。このクリヤーは内臓をマッサージし、体内の胃の火であるアグニを刺激します。アグニはへその背後に宿っていると言われ、胃の病気を治して消化を助けると信じられています。手始めに、1回息を吐くたびに、5回へそを背骨のほうに引っ込めましょう。徐々に引っ込める回数を10まで増やします。

ナーディー・ショーダナ・プラーナーヤーマ

アヌローマ・ヴィローマとも呼ばれる交互鼻呼吸は、最も効率的な神経浄化法です。高血圧など、あらゆる種類の身体のアンバランスにもお勧めです。息を止めることなく、左右交互の鼻孔から穏やかに息を吸ったり吐いたりします。ヴィシュヌ・ムドラーにした右手とジュニャーナ・ムドラーにした左手（p.222のムドラー参照）を使って、ゆっくり、自分の能力に応じて、左の鼻孔から息を吸います。左の鼻孔を薬指で閉じ、すぐに親指を放して右の鼻孔を開きます。息を吐いて、吸って、右の鼻孔を閉じて、左から息を吐きます。これが完全な1サイクルです。12サイクルから始め、自分の能力に応じてだんだんにサイクル数を増やしましょう。このエクササイズを長く実践できればできるほど、得られるものも大きくなります。

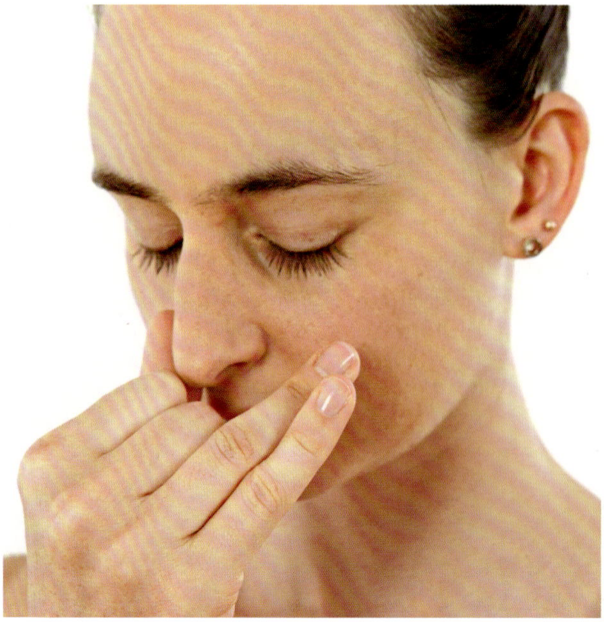

カパーラバーティやナーディー・ショーダナ・プラーナーヤーマ（交互鼻呼吸）のような呼吸法は、習慣的なヨーガ行法の一部として行うべきです。

カルマ

カルマは普遍的な因果律で、あらゆる意識を支配しています。
すべての行い、考え、ありとあらゆる感情は、必ずすべて跳ね返ってくるという法則があるのです。

カルマの概念はヒンドゥー教と仏教の哲学のまさに核をなしています。言葉の由来は「する」を意味するサンスクリット語のクリです。自分の運命をつくる自由意思を持っているので、カルマは避けられない宿命ではなく、行為の結果です。行為の結果や成果はその行為の一部であり、切り離すことはできません。今生か来生かいずれにせよ、遅かれ早かれ行為者に返ってくるのです。『ヴェーダ』によると、人は欲望からなっていて、その欲望は意志でもあります。そして意志は行為でもあります。どのカルマがどの結果を生むのかを予測するのは難しいですが、一般に「自分の蒔いた種を自分で刈り取る」のです。

生きとし生けるものはカルマの法則に縛られています。人間は、自分自身の思考、言葉、行動か、自分の指示で他人がする行動によって、それをつくり出すのだと言われています。かつて考え、話し、行い、引き起こしたすべてのことがカルマであり、今現在考え、話し、行っているすべてのこともカルマです。私たちがつくる無数のカルマの種は、今生か来生で遅かれ早かれ、プラスかマイナスの結果を生みます。ヒンドゥーの聖典はカルマをサンチタ、プラーラブダ、アーガミの３つに分けています。

サンチタ・カルマ

獲得されたカルマ

これは過去生すべてから蓄積されていて、まだ解消されていないカルマ、過去生でつくられて、まだ実を結んでいないカルマの総和です。これはあなたの普遍的負債の総計なのです。個人はたえず自分の普遍的負債を増やしたり減らしたりしています。一度の生涯ですべてのカルマを経験して耐えることは不可能なので、残高が消えるまで未来生で果たされる必要があります。過去生から受け継いだ印象が、私たちの性格、傾向、そして才能を生みだします。私たちの好み、能力、態度、そして傾向は、過去生の思考と行動にもとづいているのです。

プラーラブダ・カルマ

現在のカルマ

蓄積されたサンチタ・カルマから、一度の生涯で実を結ぶのはほんの一握りのカルマです。それがプラーラブダ・カルマで、「解き放たれた、または喚起された行為」という意味のサンスクリット語です。いま現れる行為のことでもあります。それはサンチタ・カルマの一部であり、過去に獲得され、すでに実を結びつつあるものです。運命のカルマはすでに飛んでいる矢のようなもので、その方向を変えることはほぼ不可能です。このカルマはすでに進行中で変える方法がないのですから、それを消すことはできず、経験するしかありません。

アーガミ・カルマ

やって来るカルマ

これは今生のカルマで、私たちはそれをコントロールしています。私たちが今生で生み出すものすべてを包含しています。それによって私たちは今生と未来生のカルマをつくります。今生で実を結ぶアーガミ・カルマもありますが、残りは未来生にサンチタ・カルマとして蓄積されます。私たちは自分の行動を自由に選べますが、（サンチタ・カルマとプラーラブダ・カルマによる）古い傾向と習慣がアーガミ・カルマに影響します。自分の行為を十分にわかっている個人は、将来の良い結果を生む良いカルマを選ぶことができるのです。

カルマを変えたり消したりできるのか？

カルマは無限です、あらゆる習慣がカルマです。私たちの知覚次第で、結果は良くも悪くもなりえます。自分の傾向を認識することは、それをコントロールするのに役立つかもしれません。しかしすでに結果を生み出した（あるいは進行中の）カルマは変えられません。したがって、プラーラブダ・カルマには耐えなくてはなりません。しかし、霊的な力がある人は、正しい選択をするのに役立つ行法、すなわち祈り、瞑想、無私の奉仕によって、サンチタ・カルマを消すことは可能だと信じています。アーガミ・カルマは、より深い気づきによって消すことができます。

結論を言えば、個人の魂はみな、現象世界に生きているのであれば、カルマを経験しなくてはなりません。生と死と転生のサイクルから逃れるためには、個人は自分のカルマを果たし尽くして、ブラフマンであり至高の神格である同一性《ワンネス》の究極の真理として、真の自己を認識しなくてはなりません。

ヒンドゥー教と仏教の哲学で、カルマは人の今生および過去生における行為の総和です。カルマがすべて果たされるまで、その行為の総和が人の運命に影響します。

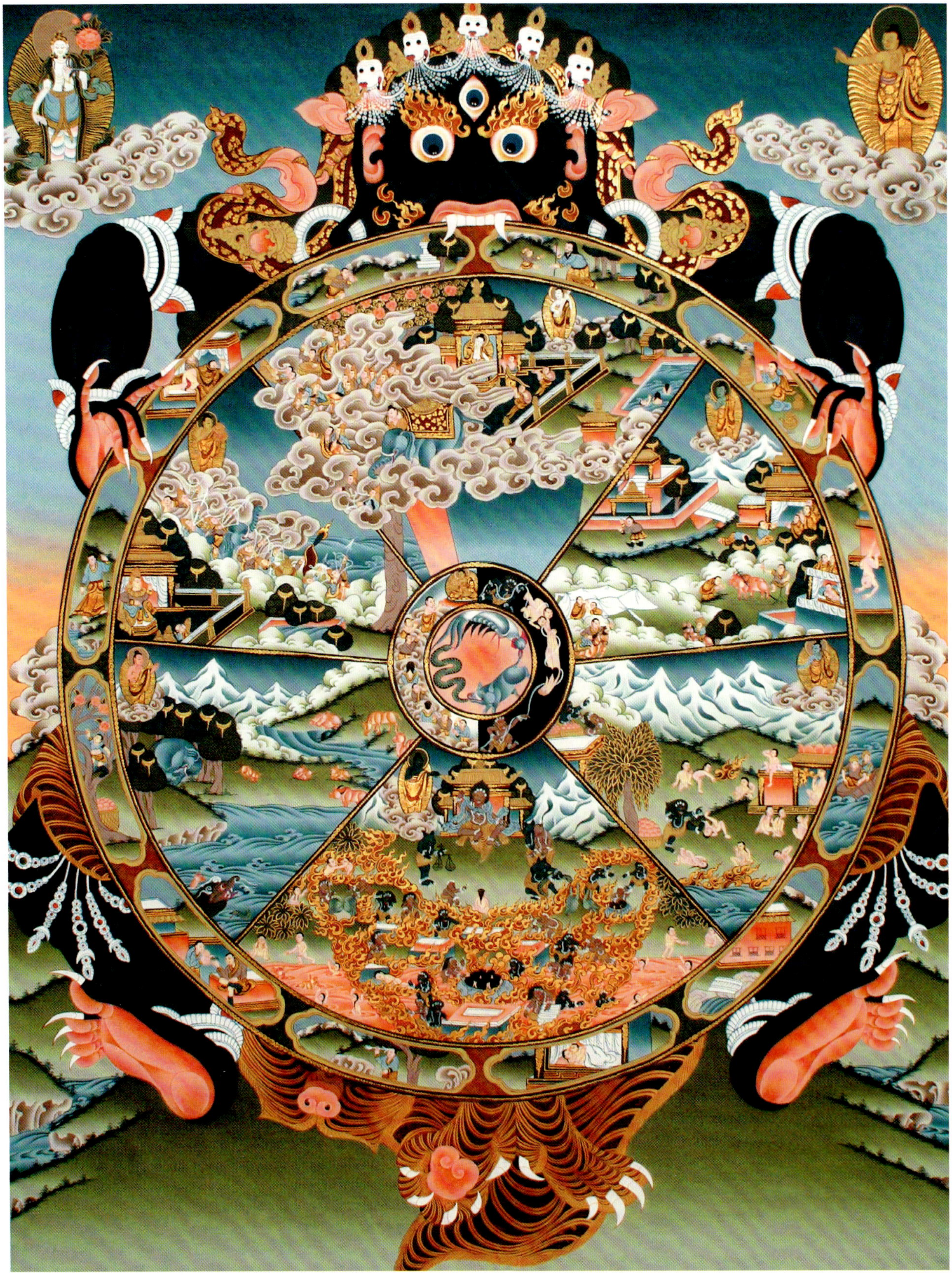

ヨーガと食事

食べ物を薬に、薬を食べ物にしなさい。

ヒポクラテス(紀元前460～370年)

ヨーガの食事は自然食です。ヨーガの基本信条にしたがう人はみな、何を食べるか選ぶとき、動物愛護に関する倫理的・道義的問題だけでなく、天然資源を保全するというエコロジー関連のことも配慮しなくてはなりません。古来、ヨーガの食事は「果実と根」(ファーラ・ムーラ)の食事と言われていました。主な材料は全粒穀類、豆類、根菜、種やナッツ、果実や葉野菜、そしてミルクの形の乳製品でした。ヨーギは食事をするとき、食べ物が体に栄養を与えることだけでなく、その食べ物に固有の性質が心にも影響することを認識するべきです。

しかし、肉体と精神に栄養を与えて成長させるために食べるべき食べ物に関しては、多くの戸惑いが生じています。現在、農業と乳製品消費にまつわる倫理的問題から、多くのヨーギがビーガン(絶対菜食主義)を採っており、ローフードしか食べない人もいます。

適切な食品を選ぶ

食べ物の本質が心をつくり上げるので、身体的・精神的健康のためには、太陽、空気、土、そして水の相乗効果によって生み出された食べ物による、純粋で控えめな食事が最善の処方箋です。そのような食べ物から得る滋養分はじかに入ってきて、志ある人に調和と活力をもたらします。プラーナにあふれているので、体を引き締まったしなやかな状態に、心を明晰で集中した状態に保ちます。

言ってみれば、あなたはあなたの食べるもので決まるのです。私たちは、サットヴァ(次ページの囲み参照)を増やしプラーナを高めるものを食べるように努めるべきなのです。

サットヴァ、ラジャス、タマスの3つのグナは、平衡状態でともに存在しています(p.17参照)。これらの属性はすべての存在とすべての行為を網羅しています。この現象世界では、必ずどれか1つが優勢ですが、それも他の2つがあってこそ存在で

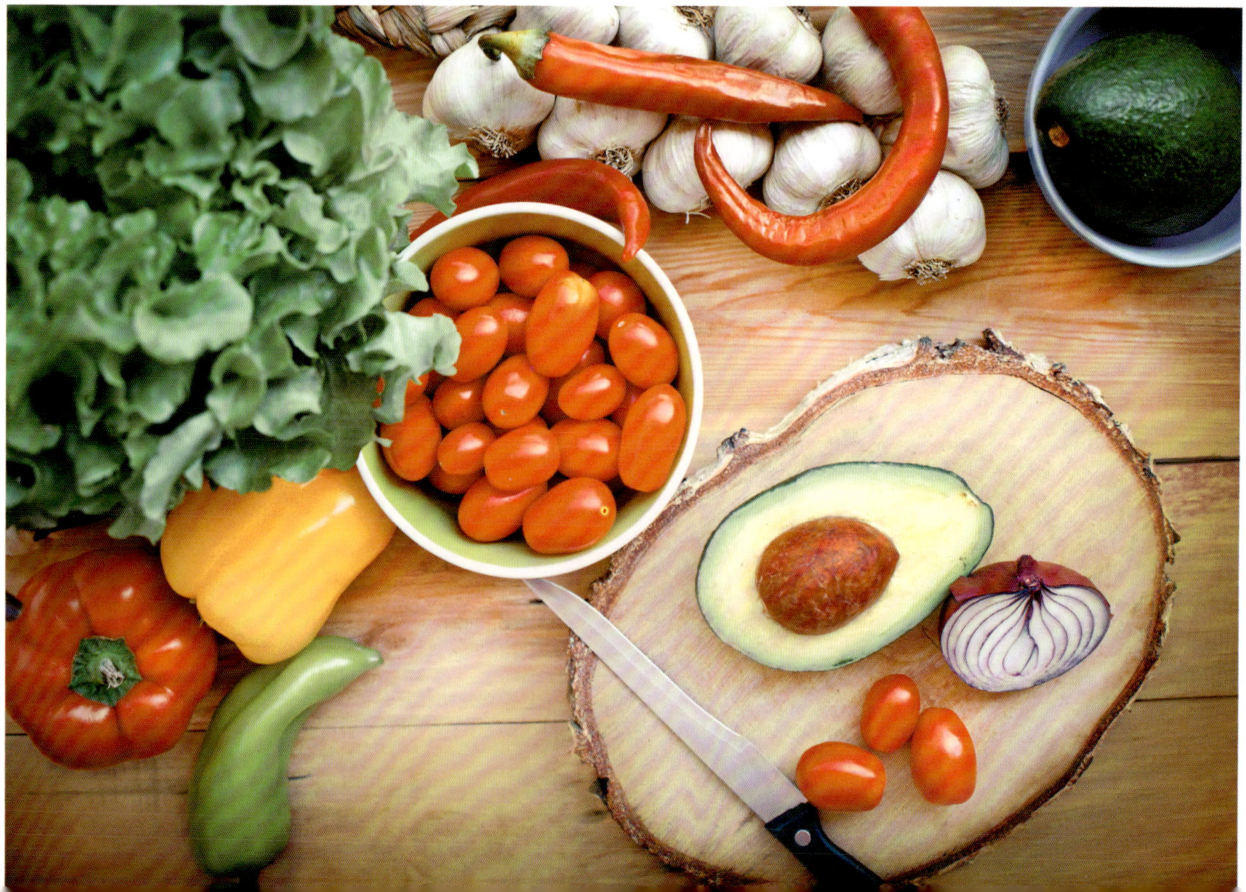

きるのです。各個人の優勢なグナは、考え、行為、そして食べるために選ぶ食べ物に表れます。より純粋でサトヴィックな食事は私たちの意識を変え、やがてラジャシックな食べ物やタマシックな食べ物は魅力を失い、アーサナ、プラーナーヤーマ、そして瞑想の実践が楽になるでしょう。

食べるときは、胃の半分を固形物（食物）で、四分の一を液体（水またはヘルシーなジュース）で満たし、残りの四分の一は消化のために空っぽにしておくべきです。これで食後の精神的ストレスを防げます。

浄化を目的としたローフードの重要性はあなどれません。ローフードは最も直接的なプラーナ源であり、ローフードを食べることで、私たちは体内だけでなく心のなかのプラーナも直接増やすことができます。ナーディーや神経経路も浄化します。最も望ましい身体的・精神的健康のためには、食事の5～8割をローフードにする必要があります。

一方、食肉の原料は、さまざまな植物から引き出された最適の自然なエネルギーをすでに処理した生きものです。動物の肉には高比率で毒素が含まれており、必須のビタミンやミネラルを欠いています。人間の骨格と生理機能には、肉食動物よりも果実を食べる霊長類に近い類似点があるので、私たちは肉を食べることで、合っていない食事を自分の体に押しつけることになります。

健康と栄養の問題とは別に、肉を食べることには他にも重大な問題があります。生態学的に効率が悪く、無駄が多いのです。世界の穀物の5割が家畜の餌になっていますが、タンパク質への変換者として、家畜は効率が悪いのです。1ヘクタール分の穀物は、同じ面積を食用肉のための動物飼育に充てた場合の5倍のタンパク質を生み出します。この数字は豆類なら10倍、葉野菜ならさらに高くなります。

タンパク質不足

近年、世の中にはベジタリアンに関する情報が以前よりも多く伝えられていますが、それでも、ベジタリアン食を魅力的と感じない人は大勢います。肉を食べる人の主な反論の1つが、タンパク質不足への懸念です。西洋人はタンパク質のことをやたらと気にしていて、実際の必要量よりもはるかにたくさん必要だと思い込んでいます。実際には、バランスの取れたベジタリアン食は、体に必要なタンパク質すべてを供給することが研究で明らかになっています。ナッツ、乳製品、ラセン藻、豆類はすべて、高品質のタンパク質を供給します。皮肉なことに、肉

主に植物由来の食べものを食べるほうが、あなたのためにも地球のためにもなります——食用肉のための家畜飼育には、穀物栽培よりもはるかに多くのエネルギーと天然資源が必要です。

ヨーガの食事と3つのグナ

サットヴァ、ラジャス、タマスの3つのグナを、食べ物の選択に応用することができます。私たち自身のなかにあるのと同じように、3つの特質は私たちが食べる食べ物にも存在します。前にも述べたように、これらの特質は流動的な状態にあり、どれもが優勢になりえるのです。しかし、最も望ましい健康のためには、私たちは主にサトヴィックな食べ物に重点を置いて、自分のサットヴァを高めるべきです。

サットヴァを成分とする食べ物

サットヴァは純粋と調和の特質であり、精神の進化を具現するバランス力です。

サトヴィックな食事を構成するのは、中性で、自然で、オーガニックで、シンプルで、清潔で、新鮮な食べ物であり、自然と調和しながら良質の土壌で育てられ、自然に熟し、生のまま食べられるか、献身的な態度で調理されたものです。そのような食事は、体に栄養を供給し、心を浄化して、最も望ましい健康をもたらします。

サトヴィックな食べ物　果実、野菜、穀物、豆類、ナッツ、種、全粒パン、発芽した種、ハチミツ

ラジャスを成分とする食べ物

ラジャスは活動的な特質であり、変化を引き起こして平衡を乱す刺激力です。恐怖と欲望、魅力と嫌悪、興奮、スピードと動きなど、感情的な変動を具現します。

ラジャシックな食べ物は、辛い、苦い、酸っぱい、またはしょっぱいものです。これが心と体の平衡に影響し、心を犠牲にして体に栄養を与えます。ラジャシックな食べ物が多すぎると、体が刺激を受けすぎて、感情が高ぶり、心が落ち着きをなくして抑制不能になります。

ラジャシックな食べ物　辛いスパイスや強いハーブ。コーヒー、茶、魚、卵、塩、チョコレート。

タマスを成分とする食べ物

タマスは消極的な特質です。変化に抵抗するネガティブで妨害的な力であり、暗さ、無感情、執着、鬱、無気力、鈍感、重苦しさ、停滞、無知を具現します。

タマシックな食べ物は心にも体にもメリットがありません。病気に対する体の抵抗力が下がり、論理的思考力も悪影響を受けます。怒りや貪欲のような感情が優勢になります。

タマシックな食べ物　肉、タマネギ、ニンニク、食用酢のような発酵食品、腐りかけや熟しすぎの食べ物。アルコール。

を食べる人が自分の食べ物から摂取するのは最低品質のタンパク質です。動物性タンパク質には高濃度の尿酸が含まれていて、これは肝臓で分解されません。一部は排泄されますが、残りは関節に貯まって硬直を引き起こし、最終的に関節炎などの問題につながります。

ベジタリアン食のメリット

ベジタリアンの食事は繊維が豊富で、多価不飽和脂肪に富んでいます。未精製の植物性食物に含まれている食物繊維が不足すると、さまざまな腸の機能不全が生じかねません。全身の健康は結腸の状態から始まりますから、食べるために生きるのではなく、生きるために食べましょう。ベジタリアンは肉を食べる人よりも繊維を約2倍も多く摂取します。さらに脂肪の摂取量は少なく、食べる脂肪はどちらかと言うと多価不飽和脂肪で、コレステロール値を上げる動物性の飽和脂肪ではありません。

統計的に、ベジタリアンのほうが心臓病や腎臓病や腎臓がんの罹患率が低くなっています。病気への抵抗力が総じて肉を食べる人よりも高く、肥満になる可能性も低いのです。ベジタリアンの食事は骨粗しょう症の重要な予防策であり、ベジタリアンの女性でかかる人は肉を食べる男性より少ないほどであることが、研究によって示されています。

さらに、よく聞かれるベジタリアン食はつまらないという主張も、真実ではありません。ベジタリアン向け食品の選択肢は豊富で、さまざまな味と舌触りを提供できる調理方法もたくさんあります。食べる肉の量が少なければ少ないほど、柔軟性が増し、心の動揺が減ります。

ベジタリアン食への移行

ベジタリアンになると決めたら、小さい変化を1つずつ取り入れることから始めて、最後まで節度を守りましょう。どの変化も罪悪感や義務感からではなく、自然な気持から起こすべきです。ベジタリアン生活にうまく対応できないからと、幻滅したり不満を抱いたりする人も——ヨーガそのものをあきらめてしまう人さえ——いますが、もしそうなったら、食事制限に適応できないからと言って修養を断念するよりも、自分に合った食事にして、ヨーガを続けるほうがましです。

まず赤身肉を断ってみて、それから鶏肉、そして最後に魚とシーフードをやめましょう。その代りに新鮮な果物と野菜、そして生のナッツを取り入れます。おいしいベジタリアン食のレシピ本が手に入りますし、ネットで無料のレシピもたくさん見つかります。食べ物の選択について、想像力をふくらませましょう。食べる物をおいしく味わっていれば、ベジタリアンへの移行もスムーズに行くでしょう。

ベジタリアンの哲学

ベジタリアン食について真剣に考える一方で、たいていひどく野蛮な状況で解体される生きものの肉を、心にやましさを感じずに食べることができるか、自問するべきです。スーパーできちんと包装された肉や魚を見ているとき、食肉産業の恐ろしさを無視するのは簡単です。私たちは消費のために殺された動物と製品を結びつけなくなっています。アヒンサー——害を与えず、暴力を振るわないこと——は、ヨーガ哲学の最も高次の行動基準に数えられます。ヨーギにとって、すべての命が神聖であるはずです。食べ物がどこから来るか、自分の心身にど

ベジタリアン食への切り替え

- だんだんに移行しましょう。肉と魚の摂取量を少しずつ減らすようにして、新鮮な野菜、果物、ナッツ、穀物、豆類に置き換えます。
- 良質のタンパク質を含む食べ物——ナッツ、豆類、全粒穀類、チーズ——を、必ず定期的に摂取しましょう。
- ジューサーかミキサーを買いましょう。おいしく食べられない果物や野菜がある場合、ジュースにするのは素晴らしい代案で、同じ栄養上のメリットがあります。
- 毎日、生野菜のサラダを食べましょう。食事に緑色野菜をたっぷり取り入れること。
- 野菜は調理しすぎないで。さもないと栄養価が失われてしまいます。蒸したり炒めたりすると、栄養素が保たれます。
- 毎日、新鮮な果物を食べましょう。
- 精白小麦粉、精白パン、ケーキ、精製穀類、缶詰の果物や野菜や飲料、飽和脂肪のような加工食品は避けましょう。
- 栄養分が失われるので、食べ物を温め直すのはやめましょう。
- 水をたくさん飲んで、茶とコーヒーの代りにハーブティーかフルーツジュースを飲みましょう。

体に必要なもの

炭水化物と脂肪はエネルギーを供給します。タンパク質とビタミンとミネラルは、体をつくるのに必須の物質です。厳密なニーズは人によって異なります。活動的な人にはより多くの炭水化物と脂肪が必要ですが、子どもと妊婦にはより多くのタンパク質とカルシウムが必要です。

う影響するかを意識するようになると、だんだん理解が深まり、すべての生きものが自分と同じように神聖であることを認識するでしょう。

断 食

断食もまた、心と感覚をコントロールし、体を浄化して若返らせる方法です。食べ物を消化するには多くのエネルギーが費やされます。消化系を休ませると、エネルギーを精神的成長のため、癒しや体の解毒のために使うことができます。決して断食をダイエットと混同してはいけません。断食の目的はひたすら浄化と自己回復です。

断食には、必ずしもすべての飲食物を制限する必要はありません。さまざまなタイプの断食があり、たとえば、液体——水、果汁、または野菜ジュース——の摂取だけを制限する、液体断ちやジュース断ちもあります。一定期間だけ、たとえばスイカなど、1つの食べ物の摂取だけを制限して、体を浄化する断食もあります。週に2日間、1日の始まりの1食だけを食べて、あとは1日中何も食べない断食もあります。これが健康を増進させることは科学的に証明されています。

断食は共同で、インストラクターの指導の下に行われるのがベストです。独りでやるなら、月に1回だけ断食するのがベストかもしれません。休日に始めるのが望ましく、静寂と瞑想に軽い運動と新鮮な空気を加えると、楽になります。一度に36時間以上はやらないこと。体が古い不純物を清めると、痛みや脱力感や吐き気を経験するかもしれません。過剰な不快感は、浄化の進み方が速すぎることを示すものなので、比較的重いものを食べることで、進行を抑えなくてはなりません。

搾りたてのジュースは、生の野菜と果物を食事に加えるための手早くて楽でおいしい方法です。自分にとって最もおいしい健康的な組み合わせを見つけるために、いろいろ試しましょう。

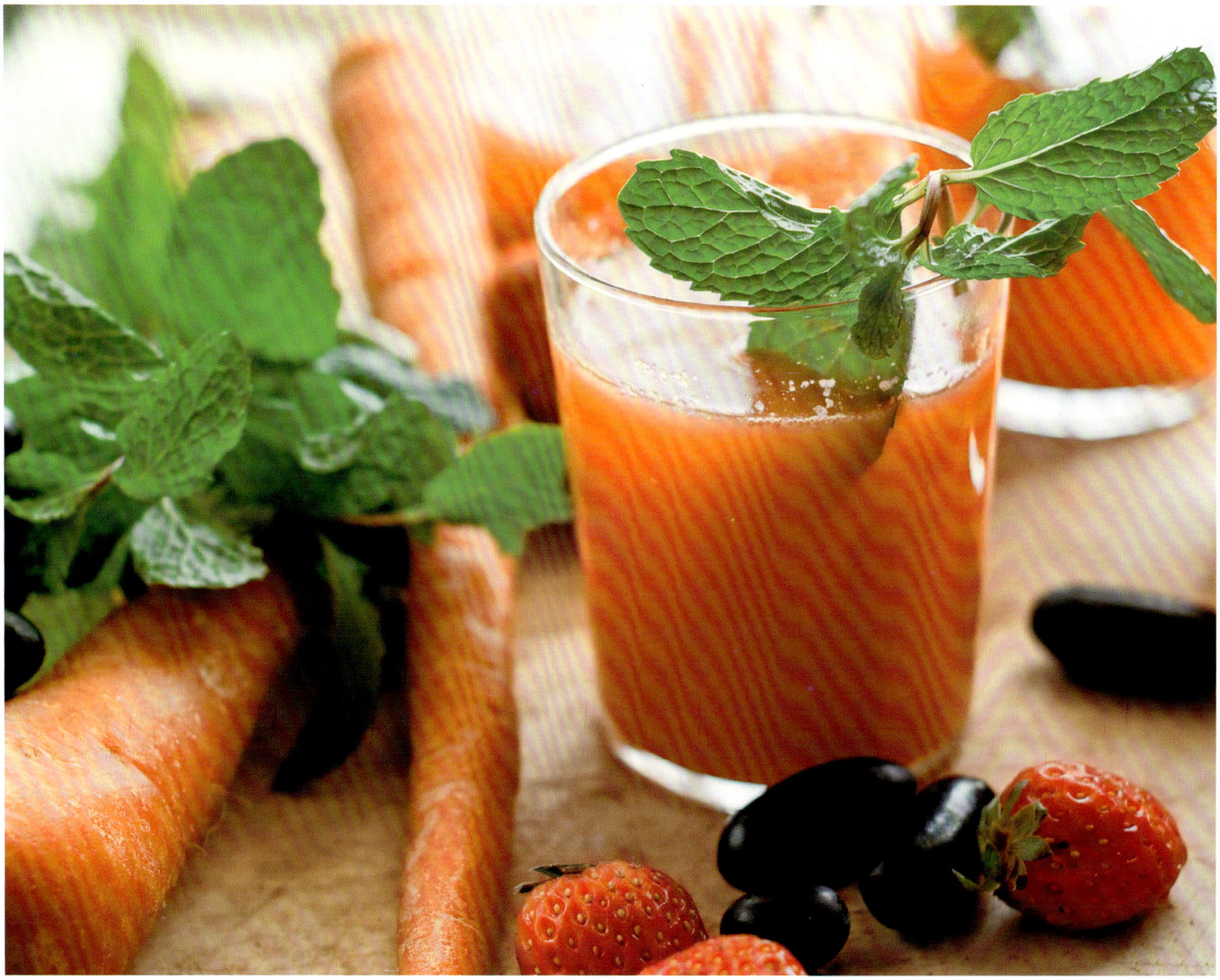

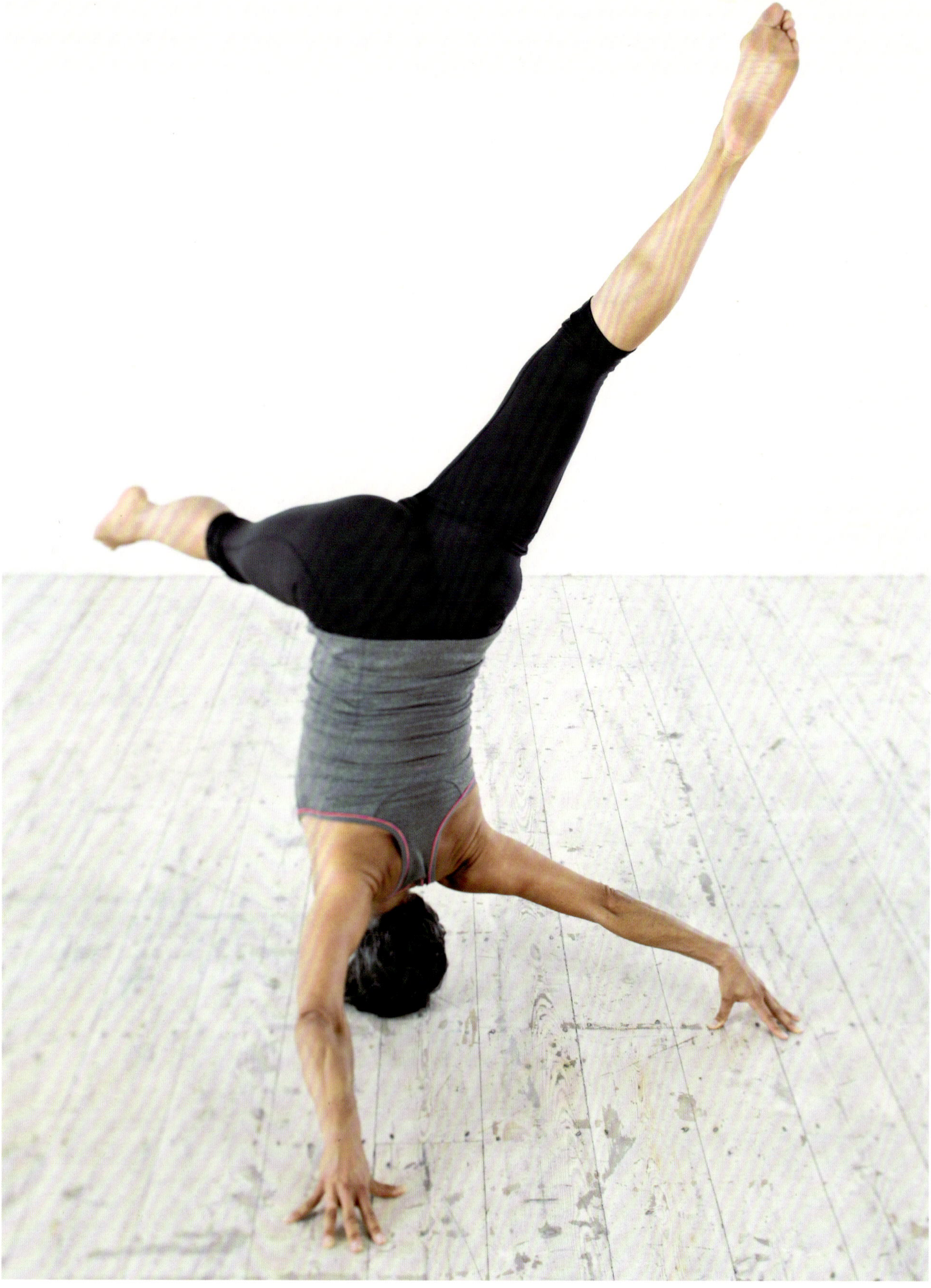

アーサナ Asanas

ほとんどの人にとって、ヨーガ体験はアーサナによる身体レベルで始まるので、ヨーガに対する最初の理解は身体の体験から生まれます。アーサナは、より高次の気づきに通じる門であり、体を探究するのに必要な土台を築いてくれます。アーサナはもともと、古代のヨーギが精神的な行法を行うあいだ、長期間にわたって取っていた座位を指していました。現在、この言葉にはもっと広くてホリスティクな意味があります。アーサナは今では瞑想のためだけでなく、輝くような健康をもたらし、魂の悟りの探究を助けるためにも実践されています。

アーサナを実践するメリット

体と心は別々ではありません。
著名なヨーギのB・K・Sアイアンガーによると、体は粗雑な形の心であり、
心は微細な形の体であり、アーサナは２つを統合して調和させる手段なのです。

『ヨーガ・スートラ』のなかでは、アーサナはパタンジャリの八支則の３番目で、ヨーギとしての生活の土台となるものです。パタンジャリによるアーサナの定義「スティラ・スクハム・アーサナム」は、一般に「安定した心地よい姿勢」と訳されます。どんなに美しくアーサナを実行しても、体を呼吸や心と統合しなければ、自分がやっていることをヨーガとは呼べません。ヨーガの本質はうわべの見せかけではなく、内面の修養です。定期的なアーサナの実践は、最も望ましい健康をもたらします。エクササイズは筋肉を強め、調整し、バランスを高め、骨格筋を増強し、消化を助け、神経を静めます。健康を保つためのアーサナの実践は、出発点としてはもっともですが、目標ではありません。アーサナはプラーナーヤーマと瞑想の準備です。心が穏やかになってはじめて、途切れることのない集中の流れが生まれ、それが瞑想なのです。

アーサナが正しく実行され、意識をもって実践されるとき、動きはなめらか、体は軽く、心に自由な感覚が生まれます。アーサナは個人の意識の探究です。身体はアーサナを通じて、心を鍛錬し、日常生活の障害を分析して克服する方法を発見するための手段になります。その意識をもって実践することは、ハタ・ヨーガにとってきわめて重要です。柔軟性や上級のポーズができるようになることよりも大切です。

アーサナは私たちの存在の核に通じる門です。周辺から核に働きかけるとき、私たちは魂を突き抜ける内面の旅を始めることができます。

アーサナの実践

自分がどう動き、呼吸するかを意識していると、初心者でもポーズが落ち着いて優美になります。アーサナを実践すると、体も心も困難にさらされますから、それを耐え忍ぶことで鍛えられます。これはタパスと呼ばれるもので、浄化の手段として痛みを受け入れることです。目的地よりも旅そのもののほうが重要であることを自覚すれば、ポーズをやり遂げようとする努力のほうが、実際にやり遂げることよりも価値があるのかもしれません。

体の内側に注意を集中して実践するとき、そのポーズがどんなに易しいものでも、それは上級のヨーガです。注意散漫で実践するのは、初心者の行為です。呼吸か、伸びている組織か、関節か、動きの滑らかさか、いずれにしろ体の内側に注意を向けましょう。

多くのアーサナには動物にちなんだ名前がついています。古代の聖仙は動物が環境と調和して生きている様子を観察し、アーサナが動物の動きを反映していることに気づいていたのです。ポーズをマスターすれば、そのポーズをなし遂げたとき、あるいはそこに完全に入り込んだとき、異なる意識の状態を経験できます。アーサナが重すぎる、あるいはぎこちないと感じる場合、何かが間違っているのです。

ダンサーのように優美に、ポーズを取ったり解いたりするようにしてください。自分が観衆の前でやっていると想像するのがいい場合もあります。そうすれば、細かいところまで気をつけて実践できます。

教室に参加する

インストラクターとしてでも、ときどき教室に参加すると、あなたの実践におおいに役立つ可能性があります。他人を観察し、身体的・精神的に模倣し、互いに調子を合わせて動くことで、集団の意識が生まれて、そこから多くのことを学べます。

それだけでなく、他人と一緒に実践すると、互いに支え合い、励まし合うことができます。独りで実践していると見ている人がいないので、特定のポーズを避けたり、心や体がもう十分だと言ったとき、あまりに早くポーズを解いたりすることになりやすいのです。教室で実践するときは、インストラクターに補整されるかもしれません。それはあなたがもう少し早く進歩できるように、修正しているにすぎないことを忘れてはいけません。結局、見た目がおかしいポーズには、違和感もある可能性が高いのです。

マットの並べ方がいつもと違ったり、適切なクッションがなかったりすると、心配する生徒もいます。しかし、ヨーガを実践するのには何も必要ないことを忘れないでください。体さえあればいいのです。

辛抱強くやる

実践するなかで、辛抱強さ身につけるのが重要です。自分

の能力に応じて、ゆっくり確実に前進することによって、アーサナは上達するのです。ヨーガの実践は、バランスのとれたさまざまなアーサナ――前屈、後屈、ねじり、逆転、バランスのポーズ――を取り入れた構成にして、どれだけ時間があるか、目的やニーズは何かに応じて、毎日計画を練るべきです。

食事から2時間以上あけて、胃が空っぽの状態で実践することをお勧めします。スケジュールが許すなら、毎日同じ時間、同じ場所でやるようにしましょう。そうすれば、日々の変化に気づくことができます。アーサナの実践には午後がふさわしく、午後4時以降ならさらに望ましく、午後6時以降なら理想的です。しかし、サーダナー（精神修養）をすべて一気にやる必要があるなら、早朝が理想的な時間です。

ポーズをどうやってやり遂げるかは、意見の分かれるところです。アプローチの仕方、教え方に関しては論争があります。忘れないでほしいのは、ヨーガ行法はあなた個人の体の探究であり、自分にとっていちばん効果があるのは何かを、あなたが見つけなくてはならないことです。本章で取り上げられているポーズをマスターするためのステップは、指示ではなく提案です。私の導師が言っているように、「自分の技を見つける」かどうかはあなた次第で、その技が功を奏するなら、ほかの人に教えてあげましょう。

けがを防ぐ

私たちはアーサナを行うとき、筋肉の表現によって、意志の強さと粘り強さを体で実証しているのです。ヨーガの難しいところは、自分が認識している限界を、無理のない範囲で超えることです。アーサナは、身体的・精神的な忍耐力を養うことを教えてくれます。私たちは自分の身体を通じて、避けられない痛みを耐え、避けられる痛みを変換する方法を見つけます。実践しているときに、爽快で発展的とさえ言えるレベルの痛みを経験し、それが身体的・精神的変化につながります。

とはいえ、実践で生じる自覚のない痛みは有害な場合もあり、しばしば苦痛につながります。体が発する警告に耳を傾けず、対応しないと、結果的に筋肉を痛めたり、靭帯を切ったり、神経を傷つけたり、椎間板を断裂させることになりかねません。今日の実践が明日の実践に影響するなら、何か間違っていることをやっているのです。ポーズを保っているとき、リラックスすることに集中してみましょう。それが体だけでなく脳もリラックスさせます。

進歩する

新しいポーズや難しいポーズを3回以上繰り返すことが大切です。繰り返すたびに、心と体がそれを理解して認識するようになるので、ポーズがやりやすくなります。

たいていのポーズで、心のなかで見つめるのに最も効果的な場所は、眉間の空間、第三の目やトリクティとも呼ばれる場所です。注意が向くところに血液も向かい、血液が向かうところに必須の生命力であるプラーナも向かいます。注意を第三の目に固定することで、脳の根元の奥深くにある脳下垂体が刺激されます。ヨーガでは、脳下垂体が真の第六感と考えられているので、この腺を刺激することがきわめて重要なのです。

見つけたものは見失いやすいので、ポーズをやり遂げるために一定期間、一生懸命がんばったのなら、毎日練習しましょう。3日間やらないと、また一からやり直さなくてはならないかもしれません。

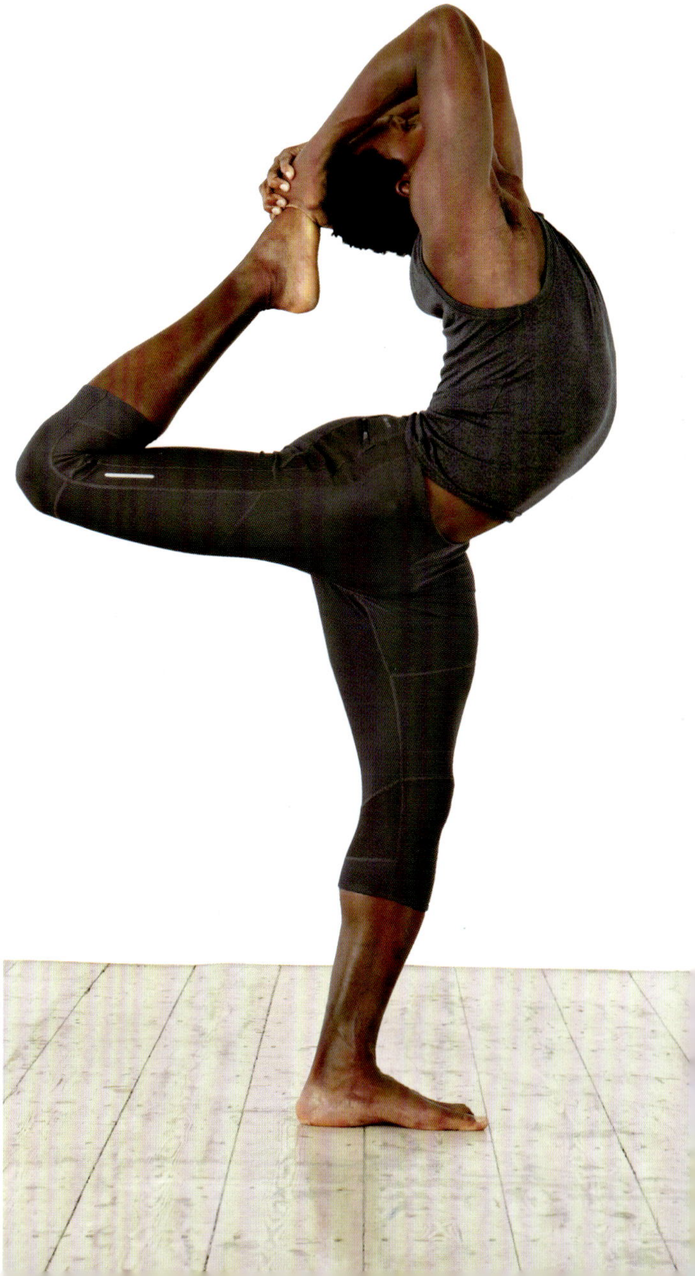

ポーズ

この章では、ハタ・ヨーガでとくによく実践されるアーサナのうち、65のアーサナを紹介しています。
これらのポーズによって、体を探究し、限界とその克服方法を認識することができます。
各ポーズには、実践者個人の経験に応じて、身体的・精神的能力を高めるための難しいバージョンもあります。

ポーズを例示するためにモデルとして選んだのは私の教え子で、その進歩をずっと、場合によっては数年にわたって、私が見守ってきた人たちです。技術的な正確さとポーズの本質を守ることとの、バランスを取るように心がけました。各ポーズはそれぞれ異なる気づきの状態をもたらします。技術的な正確さを気にしすぎると、この気づきを失うおそれがあります。もちろん、私が正しいアライメントを求めるのは、見た目のためではなく、生徒自身のためです。ポーズの正しい遂行とアライメントは、痛みやけがを防ぎ、優雅さと安定をもたらします。ポーズを正しく取ると、心身の融合が起こるのです。

身体的限界をどうやって超えるかは、意志の強さ次第です。ポーズをマスターするために、不快感に対する忍耐力を少し高めることは、アーサナ実践の基本です。瞑想の準備としての穏やかなストレッチングを期待して、ヨーガに来る人も多いですが、体の準備できていなければ、座って10分もしないうちに居心地が悪くなり、結果的に心も落ち着かなくなってきます。

自分たちが生きている時代について、現実的にならなくてはいけません。現代社会は目標に突き動かされていて、人々の心はどんどんせわしなくなり、金銭や恋愛やキャリアなど、つねに別の課題を探しています。私の生徒には、1日中コンピューター画面の前に座っている専門家が大勢います。彼らは体と心のつながりを求めて教室に来ますが、私の経験から言うと、じっと座って瞑想することでは、そのつながりは実現しそうにありません。もし私がそうさせたら、きっと彼らの心は気が散るような考え——夕食に何を食べようか、あとで何のテレビ番組を見ようか——でいっぱいになります。アーサナが求めるもののなかに、静けさを見つけることこそが挑戦なのです。

私はこのような生徒たちを、今いる場所、今やっていることに集中させ、今このときに完全に没頭させるほうを選びます。それを実現するために、ポーズはたいてい、ふだん住んでいる精神的空間から彼らを連れ出すくらい、身体的にも精神的にも刺激的です。

ポーズができない理由について、腕が短すぎるとか、脚が長すぎるとか、生徒から言い訳を聞きます。私は自分の経験から、どんなことでも可能であると信じていますし、この態度は、アーサナにおいても職業においても、成功への入り口です。私は現在、自分ができるようになるとは想像もしていなかったアーサナ、実践を始めたときには達成しようとさえ思っていなかったアーサナも実践しています。私はつねづね生徒に、自分が何を達成できるかに自分でも驚くことがあるから、ポーズを試してみるように勧めています。人間の体は、私たちがこれくらいだと決めつけているよりも、はるかに多くのことができる魅力的なマシンです。私が教えている生徒は私の励みであり、彼らのためにこそ私は実践しているのです——私が彼らを励まし、刺激し続けることができるように。

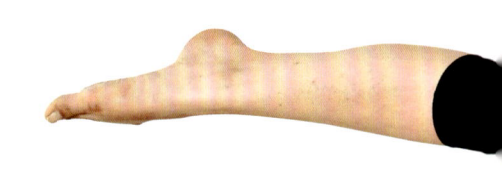

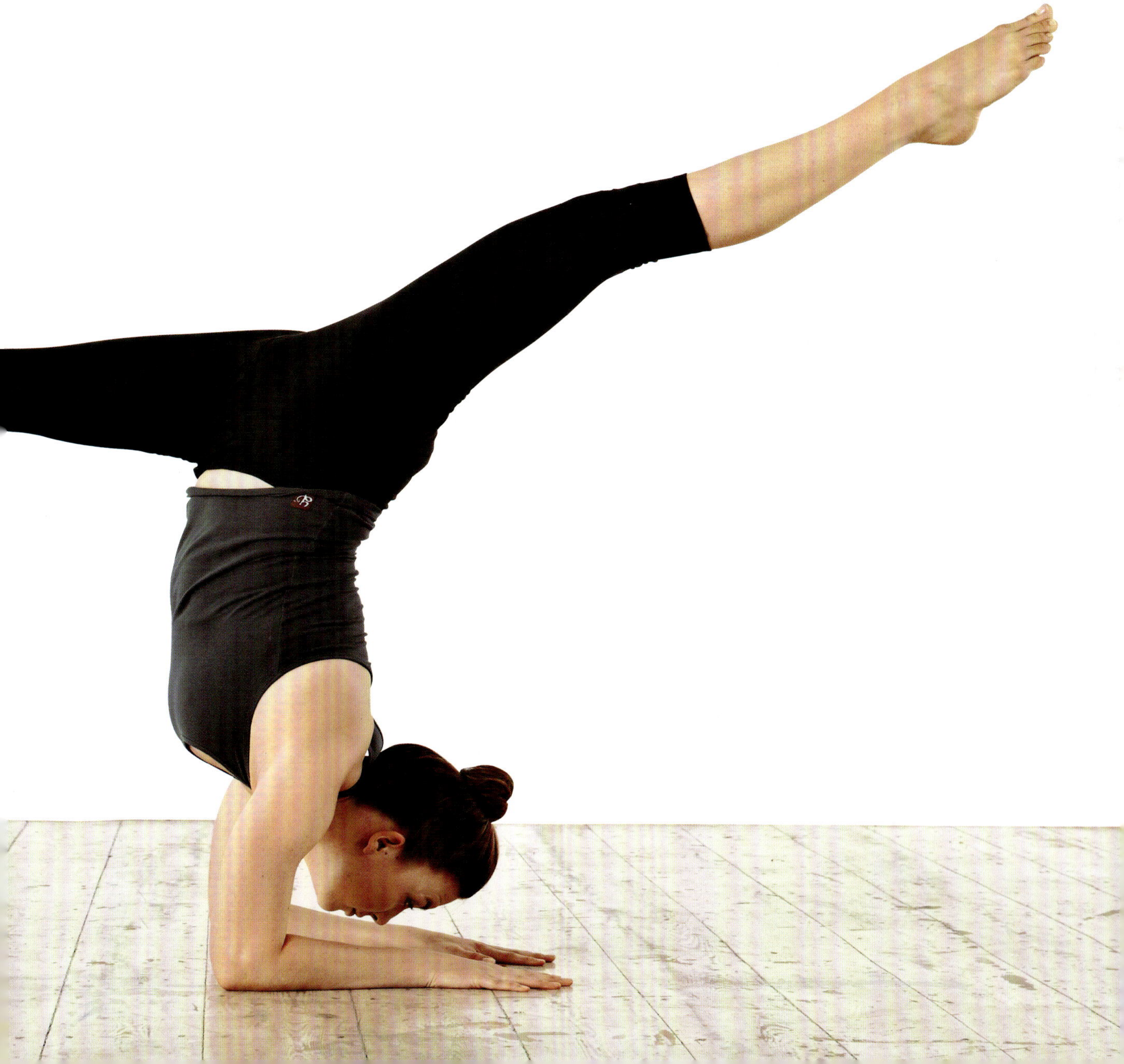

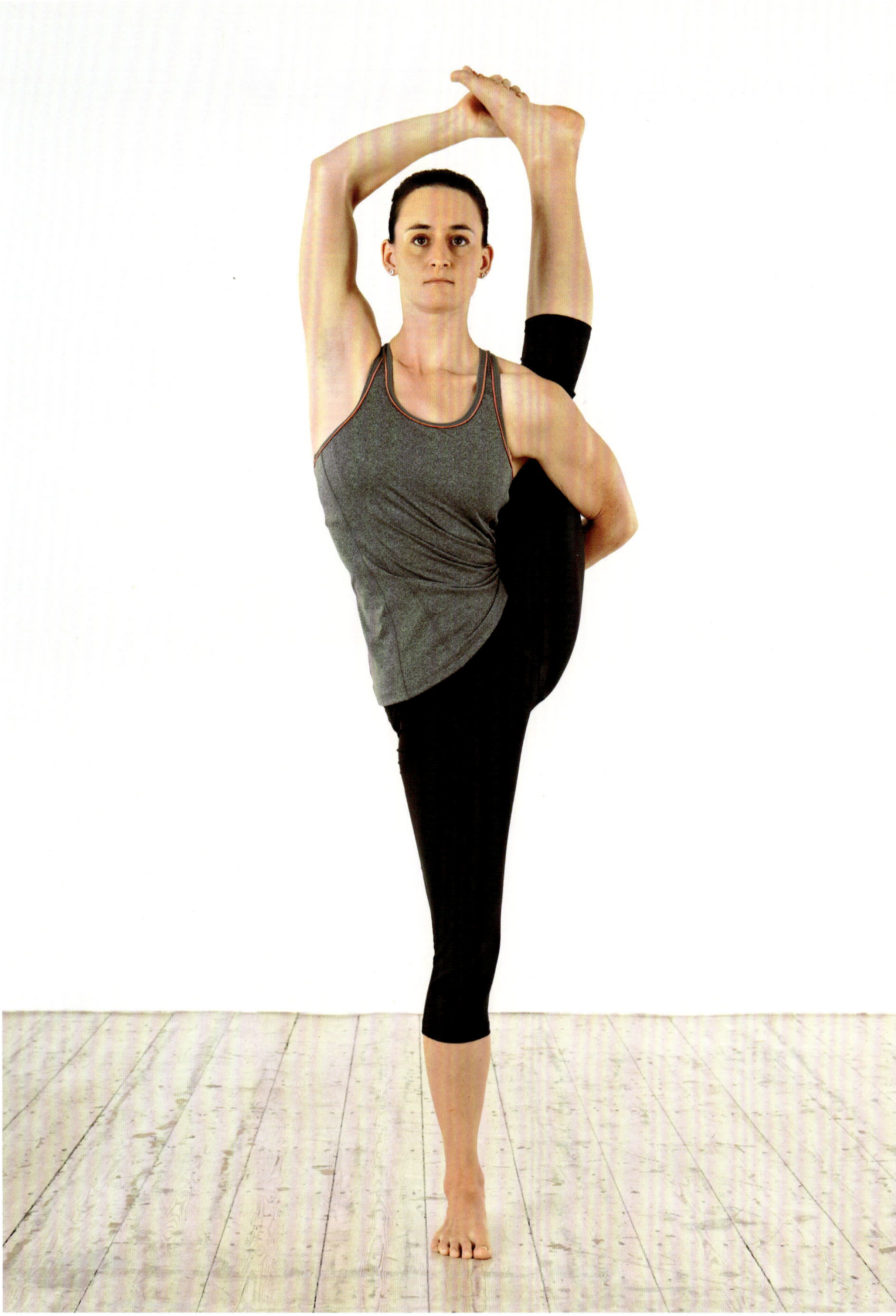

立位のポーズ

立位は足で体重を支えます。人間特有の二足歩行姿勢を維持するために進化した唯一の部位、それが足です。靴をはき、舗装された床を歩くということは、私たちはもはや足を、そもそもの用途には使っていないということです。ヨーガの立位のポーズは、私たちの足を大地につなげ、アーサナ実践の土台となり、足と下腿の柔軟性を回復し、脚の筋肉と足首や膝の関節を強化します。さらにこのポーズは、背骨の柔軟性と長さを保ち、その直立姿勢の維持を助け、下肢への血行を促進します。

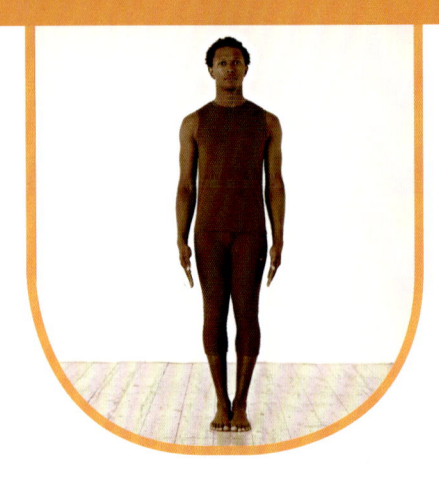

ターダーサナ Tadasana

山のポーズ

サマスティティ（「平静な立位」）とも呼ばれるターダーサナは、基本の立位のポーズであり、立位のポーズや太陽礼拝シークエンスの最初の姿勢です。このポーズの目標はアライメント、山のようにしっかりとまっすぐに立つことです。

1. 左右のかかとと親指がくっつくように両足を閉じて立ち、足指と親指の付け根を持ち上げて平らに広げます。体重をかかとでもつま先でもなく、両足全体に均等にかけてください。腿と膝頭を引き上げ、腿背面の筋肉を引き締めます。

2. 腹を引っ込め、胸を持ち上げ、背骨と首をまっすぐに保ちます。肩の力を抜いて耳から離し、手のひらを腿の脇、腕を胴体の脇に下ろします。この姿勢を30～60秒保ちます。

メリット

- 姿勢を改善。
- 腿、膝、足首を強化。
- 腹と尻を引き締め。

注意

- 低血圧の人には勧められません。

解剖学的作用

上半身

- 脊柱起立筋が腰のくびれ部分の筋肉と協調して、脊柱の直立を維持。
- 腹筋と背筋による胴体の支持とバランス。
- 菱形筋が中部僧帽筋と協調して、肩甲骨を引き寄せ、胸を開放。

下半身

- 骨盤の直立とバランスのために、腰筋と臀筋が伸張。
- 腿前面の大腿四頭筋の短縮が、膝をまっすぐに保持。

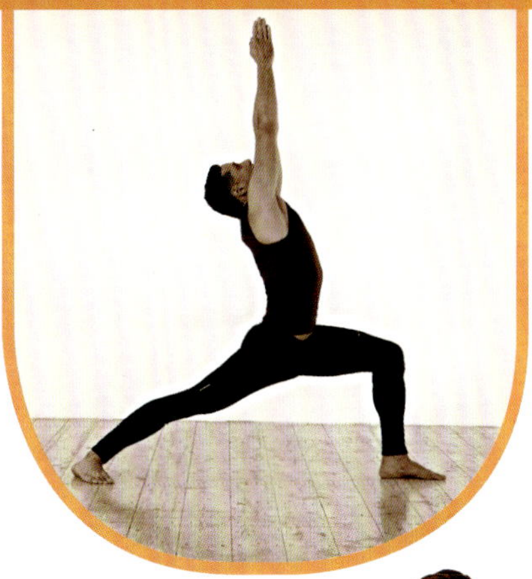

ヴィーラバドラーサナ I

Virabhadrasana I

戦士のポーズ I

この象徴的な突きのポーズは、胴体を伸ばし、胸を上向きに開きます。強靭な戦士ヴィーラバドラーに捧げられたポーズです。

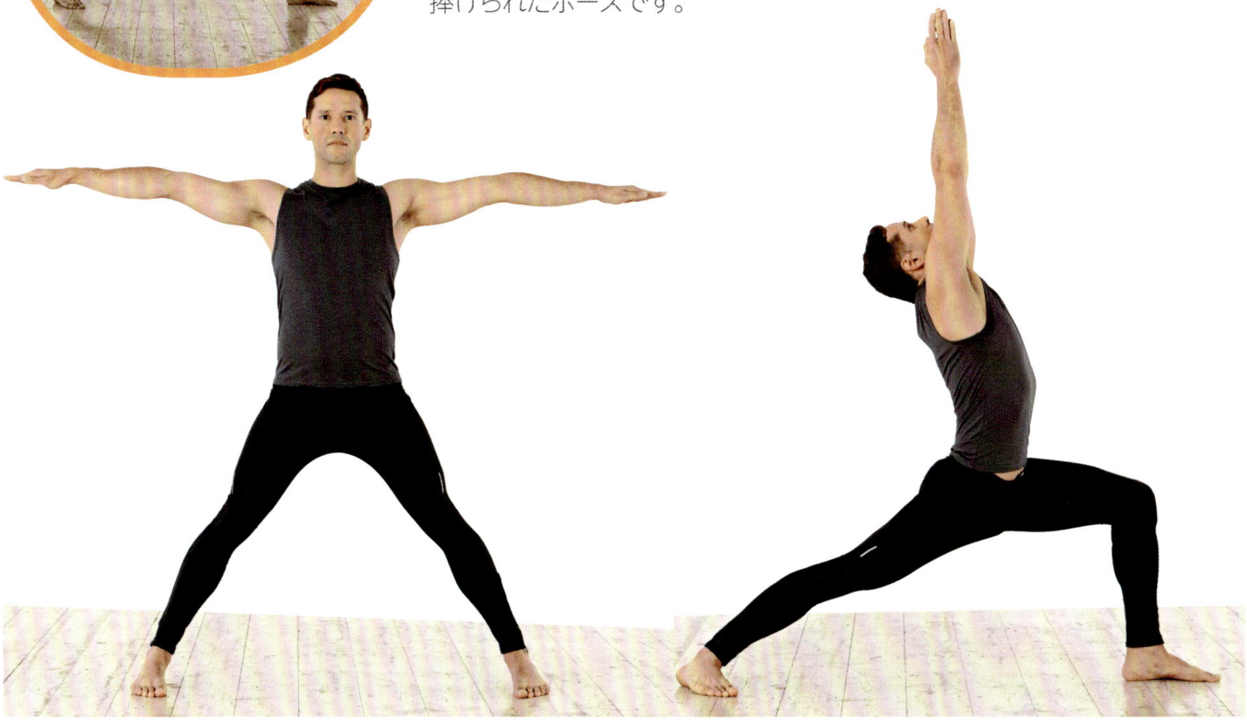

1. ターダーサナ（前ページ参照）から、両足を大きく開き、両腕を横に突き出します。左足を左に向け、右足を45度回します。

2. 左膝を曲げて、骨盤がまっすぐになるように、左腰を後ろに引き、右腰を前に出します。両腕を上げて、手のひらを合わせ、肩を下に引きます。頭は本来の位置に保つか、後ろに傾けて上を見ます。その姿勢を30～60秒保ちます。息を吐いて、腕を下ろし、右膝をまっすぐにして、足を前に回します。数回呼吸してから、ポーズを左側で繰り返します。

メリット

- 胸が十分に広がって深呼吸が可能に。
- 肩、腕、背中を強化。腿、ふくらはぎ、足首を強化・ストレッチ。

注 意

- 高血圧の人や心臓に問題のある人には勧められません。
- 肩に問題がある生徒は、上げた両腕を平行に保つこと。
- 首に問題がある生徒は、頭を本来の位置に保つこと。

解剖学的作用

- 脊柱起立筋と腰方形筋が背中を持ち上げて湾曲。
- 脊椎が回旋。上腕三頭筋が肩甲骨の回旋を助けることで、肩甲骨が外転と上方回旋。
- 前側の脚――股関節が屈曲、大腿四頭筋が体重を支えるために収縮、膝も屈曲、足首が背屈。
- 後側の脚――股関節が伸展、大腿四頭筋が膝をまっすぐにし、足首は背屈、脚背面の腓筋が伸張。

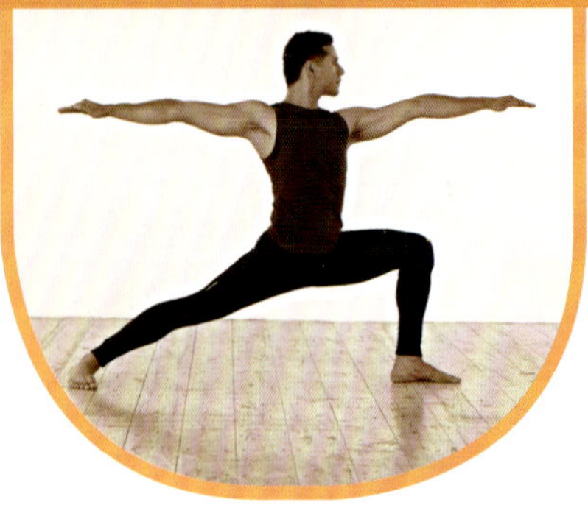

ヴィーラバドラーサナ Ⅱ

Virabhadrasana II

戦士のポーズ Ⅱ

このポーズは足の筋肉を強化します。一連の戦士のポーズは、上級の立位と前屈のポーズの準備に適しています。

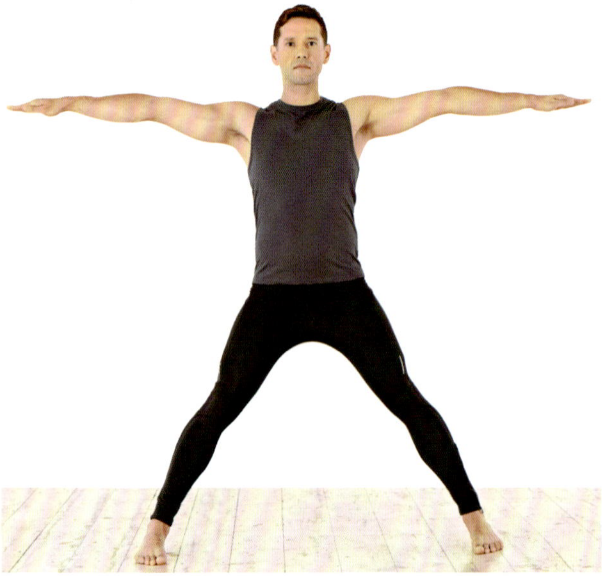

解剖学的作用

上 半 身

- 脊柱起立筋と腰方形筋により背中が持ち上がり少し湾曲、腹筋が収縮して下背部を保護。
- 上腕三頭筋が肘をまっすぐにし、三角筋と回旋腱板が腕を持ち上げて、胸を開放。

下 半 身

- 前側の脚——股関節が屈曲、大腿四頭筋が体重を支えるために収縮、膝も屈曲、足首が背屈。
- 後側の脚——股関節が伸展できるように臀筋が伸張。
- 大腿四頭筋が膝をまっすぐにし、脛前面の筋肉が縮むことで、足首が背屈でき、脚背面の腓筋が伸張。

1. ターダーサナ（前ページ参照）から、足を大きく開き、両腕を横に突き出します。左足を左に向け、右足を45度回します。

2. 左膝を曲げて、腿を床と並行にします。右腰を後ろに伸ばし、右膝をまっすぐに保ちます。左手の先を見ます。両肩を水平に保ちましょう。両脚、背部、股関節が一直線にならなくてはいけません。この姿勢を30～60秒保ちます。息を吐いて、腕を下ろし、右膝をまっすぐにして、足を前に回します。数回呼吸してから、ポーズを左側で繰り返します。

メリット

- ふくらはぎと腿の筋肉の強化と調整、けいれんの緩和。
- 背筋と腹部の臓器を調整。

注 意

- 高血圧の人や心臓に問題のある人には勧められません。。
- 首に問題がある生徒は、頭を本来の位置に保ち、左手の先を見ないこと。
- 肩に問題がある生徒は、両手を腰かウエストに置いてもかまいません。

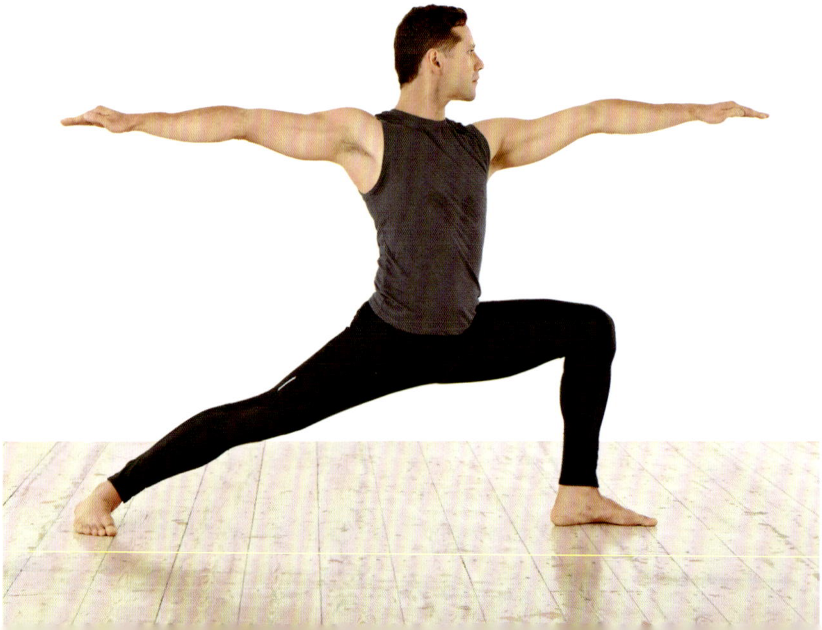

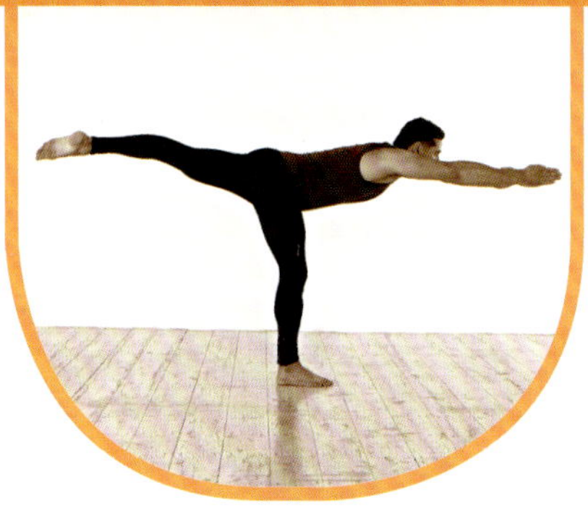

ヴィーラバドラーサナ Ⅲ
Virabhadrasana III
戦士のポーズ Ⅲ

戦士のポーズⅢは戦士のポーズⅠをきつくしたバージョンで、
調和とバランスと安定をもたらします。足の裏をしっかりつけて立つことで、
腹筋を制御し、敏捷性を養うことができます。

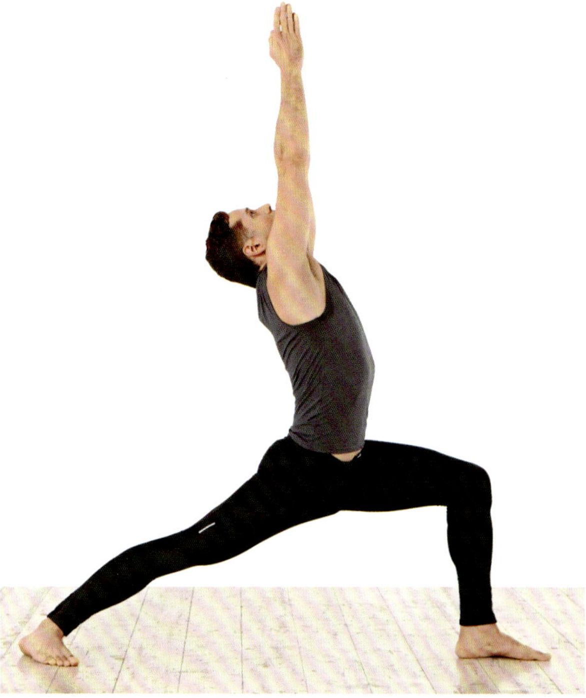

解剖学的作用

上半身

- 上部僧帽筋の動きにより、肩甲骨が回旋、外転、挙上。
- 前部三角筋が腕を持ち上げ、上腕三頭筋が肘をまっすぐに伸展。

下半身

- 立っている脚──股関節が屈曲、外転、中臀筋が骨盤の外旋を阻止。
- 大腿四頭筋の働きで膝が伸展、脛外側の長・短腓骨筋の働きで足首が背屈、それにより足の裏が床に圧迫。
- 大臀筋と中臀筋の協調が脚を持ち上げ、脊柱起立筋と腰のくびれ部分の腰方形筋が骨盤と脊柱を持ち上げ、腹直筋が胴体を安定。
- 大腿四頭筋が膝をまっすぐに伸展。

1. 戦士のポーズⅠ(p.87参照) から、両腕を前に持ってきて、肩と一直線になるようにします。息を吸って、左のかかとを持ち上げ、親指の付け根のふくらみに体重をかけます。

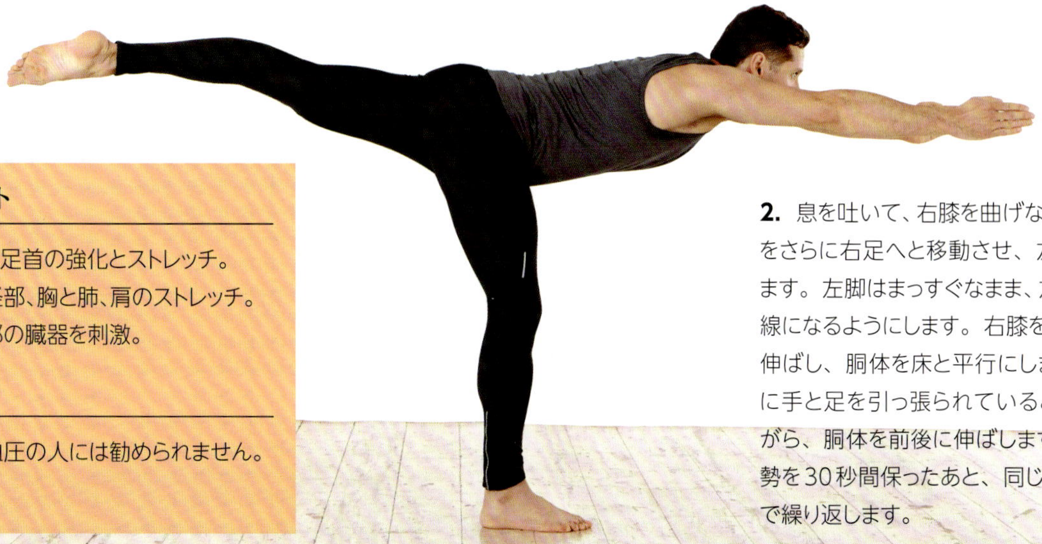

メリット

- 脚と足首の強化とストレッチ。
  鼠径部、胸と肺、肩のストレッチ。
- 腹部の臓器を刺激。

注 意

- 高血圧の人には勧められません。

2. 息を吐いて、右膝を曲げながら、体重をさらに右足へと移動させ、左脚を上げます。左脚はまっすぐなまま、左腰と一直線になるようにします。右膝をまっすぐに伸ばし、胴体を床と平行にします。誰かに手と足を引っ張られていると想像しながら、胴体を前後に伸ばします。その姿勢を30秒間保ったあと、同じことを左側で繰り返します。

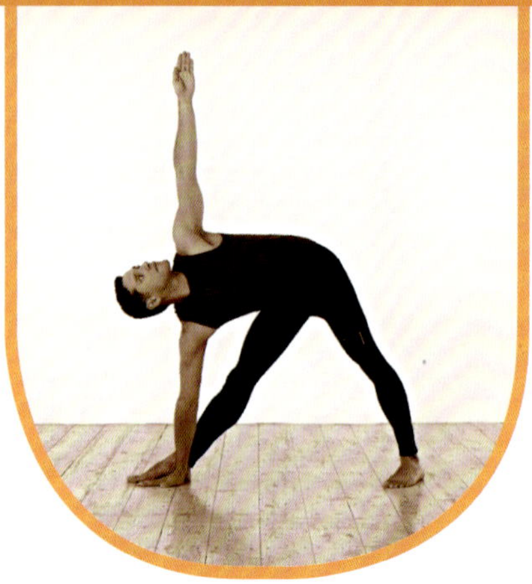

ウッティタ・トリコーナーサナ
Utthita Trikonasana

三角のポーズ

このポーズはハムストリング筋と腓筋、
さらには体の上側の腹筋と背筋を伸ばします。
上の腕を天井に向けて伸ばすのではなく、耳の後ろにかぶせて、
床に平行に伸ばすこともできます。

1. ターダーサナ（p.86参照）で始めて、左足を脚の長さ分ほど後ろに引き、左のかかとを右に45度回すことで、両足のかかとを一直線にそろえます。

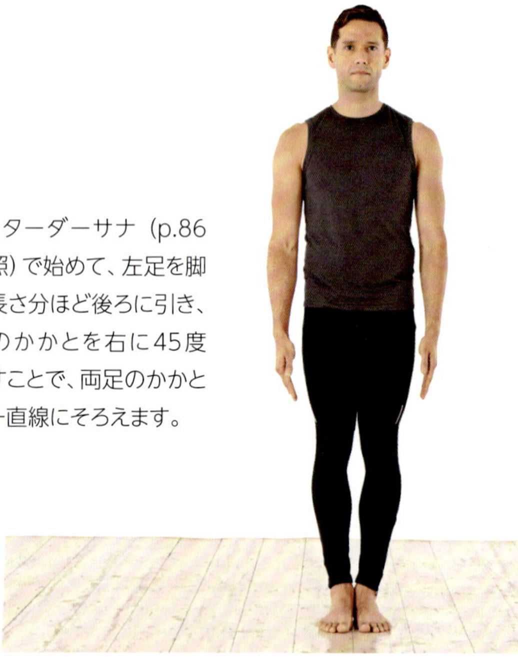

2. 右腕を前に、左腕を後ろに伸ばし、両腕を肩と一直線に保ち、手のひらは下に向けます。肩甲骨を背の中央に引き寄せることで、肩を引き下ろします。

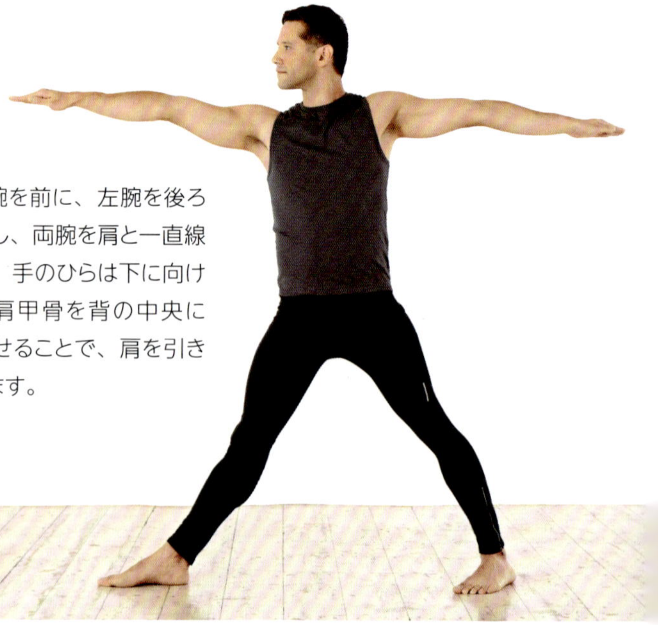

メリット

- 脚の強化とストレッチ。
- 股関節と背骨のストレッチ。
- 胸を開いて呼吸を改善。
- 軽い腰痛を緩和。
- 腹部の臓器を刺激。
- バランス感覚を改善。

注 意

- 背中または背骨に損傷がある人、低血圧の人は、このポーズをやらないこと。

解剖学的作用

上半身

- 上腕三頭筋が肘をまっすぐにし、前鋸筋が前腕を床のほうに引き下げ。
- 菱形筋と後部三角筋が胴体の上側を引っ張って、ねじりを深化。

下半身

- 前側の脚――腰筋が臀筋と協調して骨盤全体をひねる効果を生み出し、ポーズを安定。腰筋は恥骨筋および内転筋と協調して、股関節を前側の脚の上に屈曲。後側の脚の臀筋が脚を体の後ろに伸ばし、外に回旋。
- 後側の脚――足首がやや内側を向き、足の甲を脛のほうに引っ張るので、ふくらはぎ背面の筋肉が伸張。

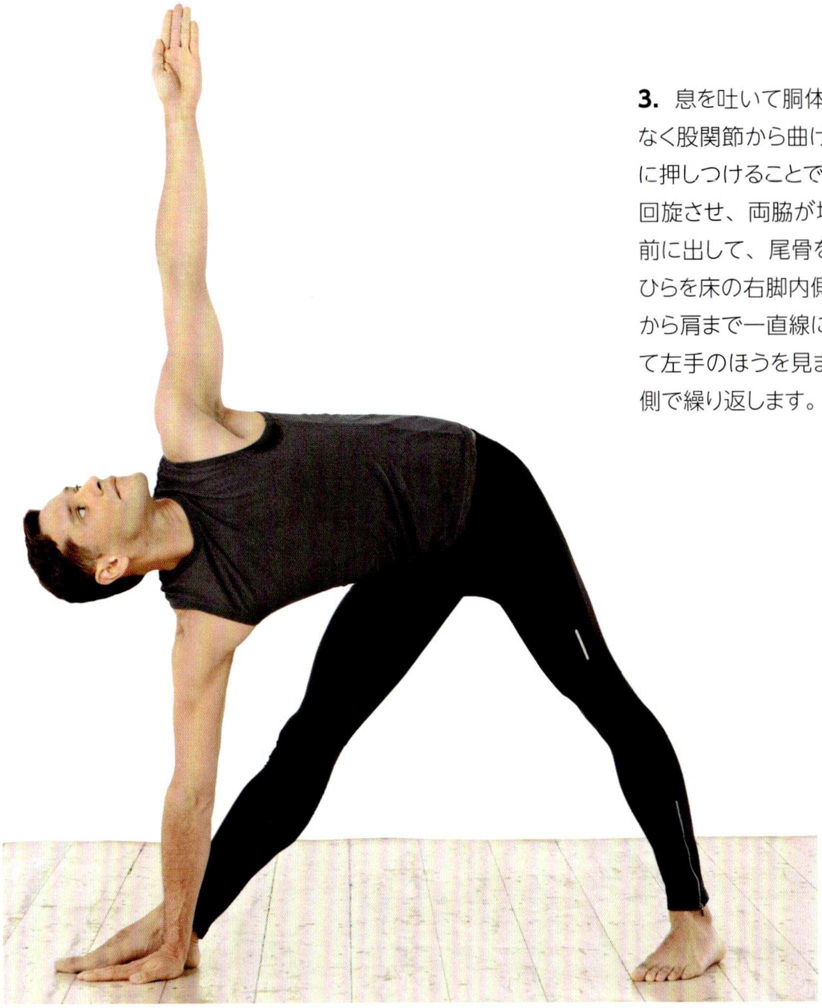

3. 息を吐いて胴体を右脚の真上へと右に伸ばし、ウエストではなく股関節から曲げます。左脚に力を入れ、かかとの外側を床に押しつけることで、この動きを安定させましょう。胴体を左に回旋させ、両脇が均等に伸びるようにします。左股関節を少し前に出して、尾骨を後ろのかかとに向けて伸ばします。右手のひらを床の右脚内側につけて、左腕は天井に向けて上げ、手首から肩まで一直線に保ちます。頭は本来の位置に保つか、回して左手のほうを見ます。その姿勢を30～秒間保った後、反対側で繰り返します。

パリヴリッタ・トリコーナーサナ >>
Parivrtta Trikonasana

1. ねじった三角のポーズは、三角のポーズの変形です。ターダーサナから、左足を脚の長さ分後ろに引いてから、両足のかかとをそろえます。息を吐いて、胴体を右に向け、左手を床の右脚外側に下ろします。右腕を上げて、右肩を後ろに回します。股関節をぴんと伸ばしておき、右手のほうを見上げます。腕が伸びて体の正中線から離れるにつれ、胸が開くのを感じましょう。体重の大部分を左のかかとと右手にかけます。その姿勢を30～60秒間保った後、ポーズを解いて、反対側で繰り返します。

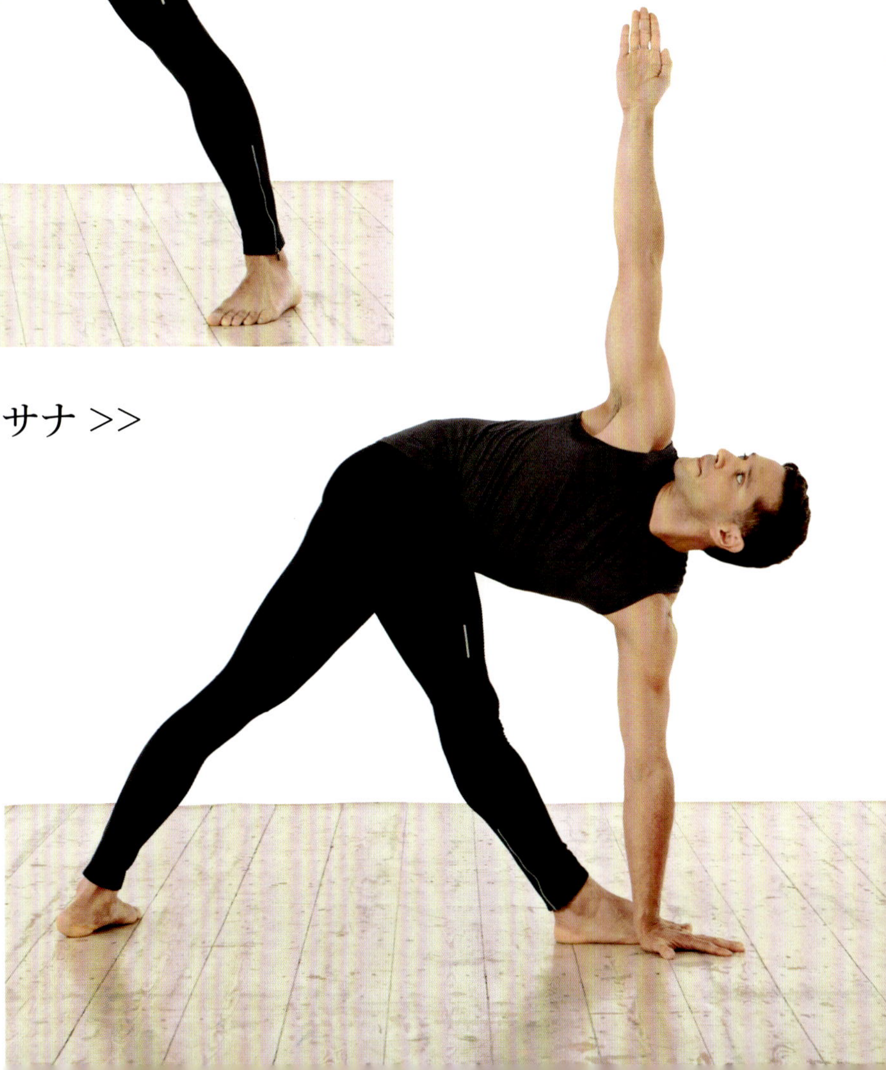

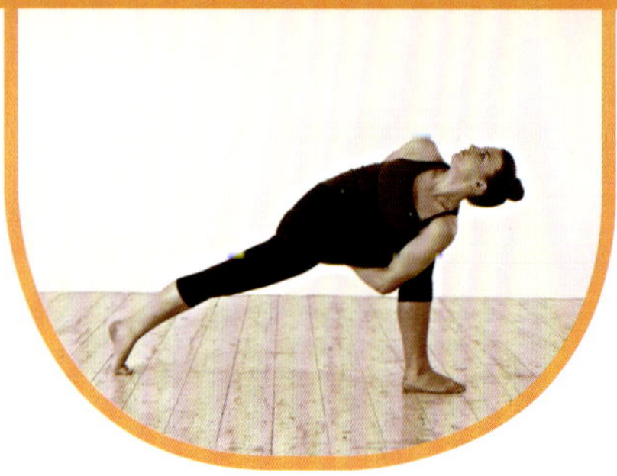

パリヴリッタ・パールシュヴァコーナーサナ
Parivrtta Parsvakonasana

ねじった体側を伸ばすポーズ

背骨周囲の筋肉を深く伸ばすために胴体をねじるポーズです。バランスも向上します。

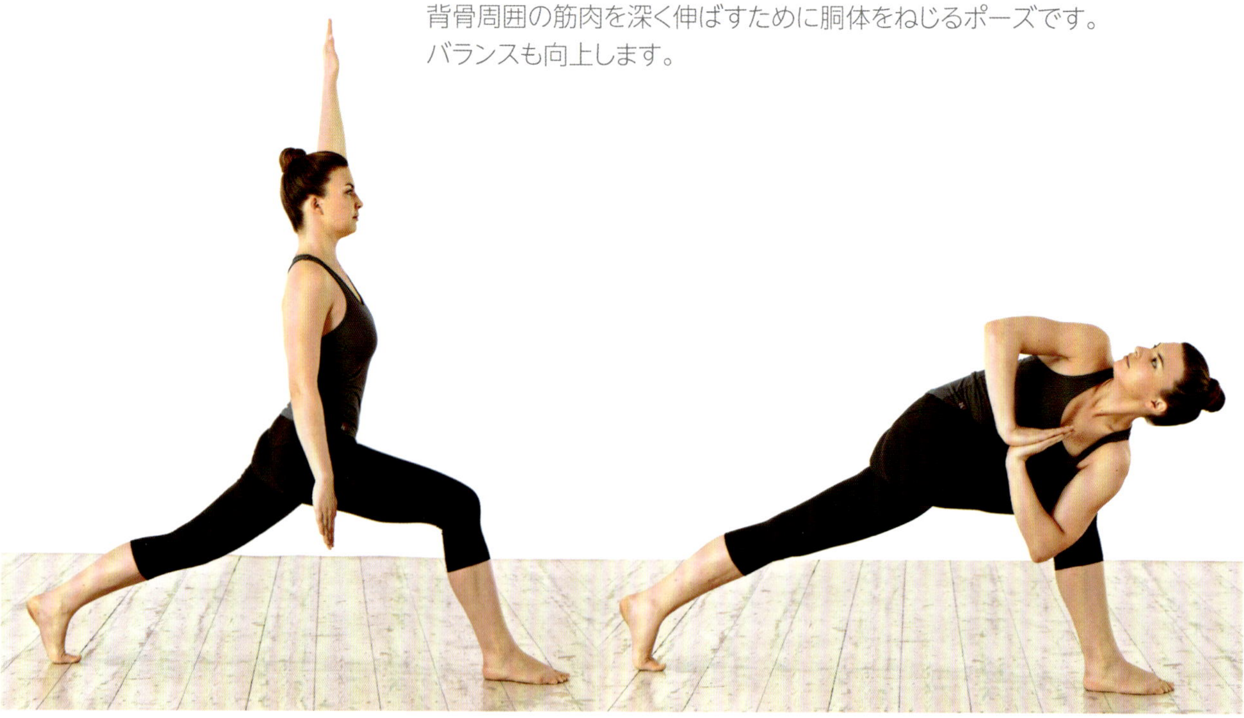

1. ターダーサナ(p.86参照) から、左足を脚の長さ分ほど後ろに引きます。右膝を曲げて、脛が床と垂直に、右腿が床と平行になるようにします。息を吸って、左腕を上げます。左かかとを持ち上げて、両足の内側が平行になるまで、左足を親指の付け根を中心に回します。左腿を引き上げ、左のかかとまで伸ばすことによって、左脚を能動的に保ちます。

2. 息を吐き、右を向いて、左腕を右膝の外側まで持っていきます。腕を膝に押し当て、ねじりを深めます。両肘が一直線になるようにして両手のひらを胸の前で合わせ、最後に頭を回して上を見ます。その姿勢を30〜60秒間保ってから解くか、できる人は次のステップに進みます。

解剖学的作用

- 肩を伸ばし、肘を膝に押しつけて、胸の下半分を上に開くことによって、前腕の後部三角筋がねじりを強化。
- 大胸筋と上腕二頭筋が上側の手のひらを下側に押しつけるので、下側の肘が膝に加える圧力が増して、ねじりが深化。腹斜筋が胴体と背骨を回旋。
- 腰筋、恥骨筋、前部内転筋が協調して、前側の股関節を屈曲。大臀筋が後側の股関節を外へ、後ろへと回旋。大腿四頭筋が後側の膝をまっすぐに伸展。

メリット

- 脚、膝、足首の強化とストレッチ。
- 背骨、胸、肺、肩のストレッチ。
- 腹部の臓器を刺激し、消化機能を改善し、排泄を促進。

注 意

- 高血圧または低血圧の生徒には勧められません。
- 首に問題のある生徒は、頭を回すのではなく、まっすぐ前を見るか、床を見下ろすこと。

3. 左腕を右脚の向こうに通してみましょう。肩か脇の下を右膝の外側に持っていくようにします。左手を右脚の向こうに押し込んだら、右腕を背後に伸ばして、両手を結びます。左手で右手の指か右手首をつかみましょう。頭を回して上を見ます。息を吸い、伸びてから、息を吐いてねじりを解きます。左側で繰り返します。

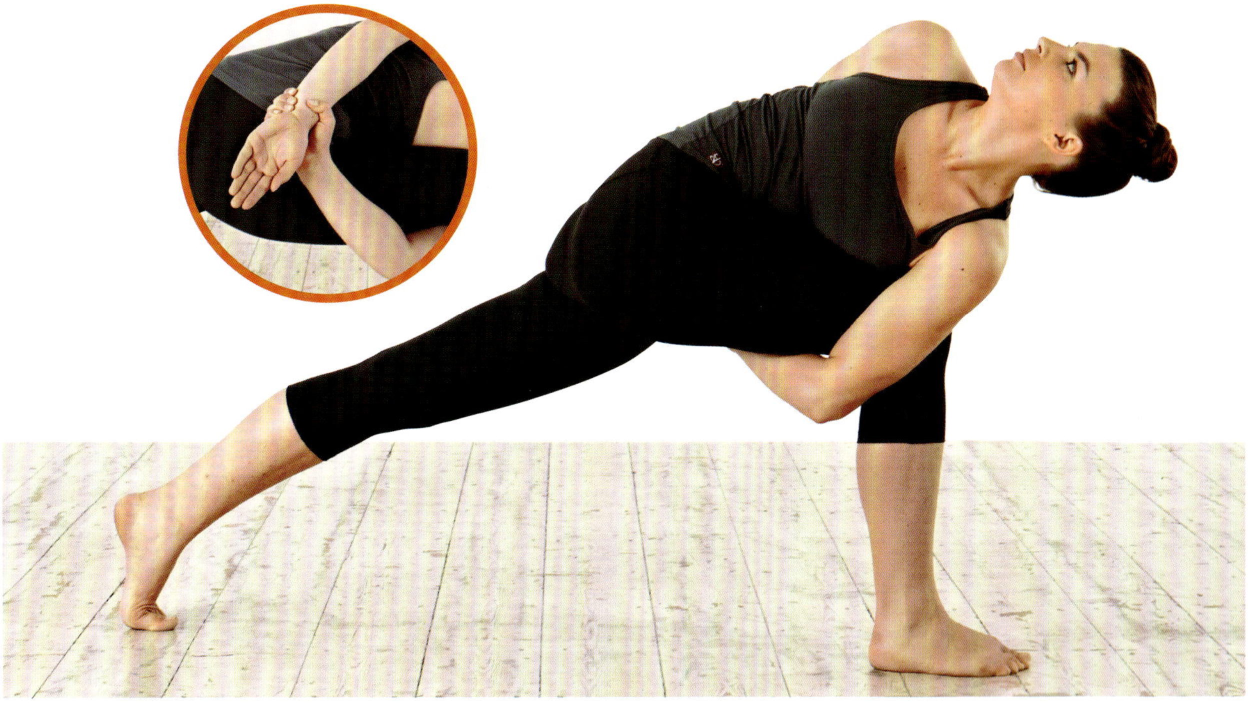

上級バージョン

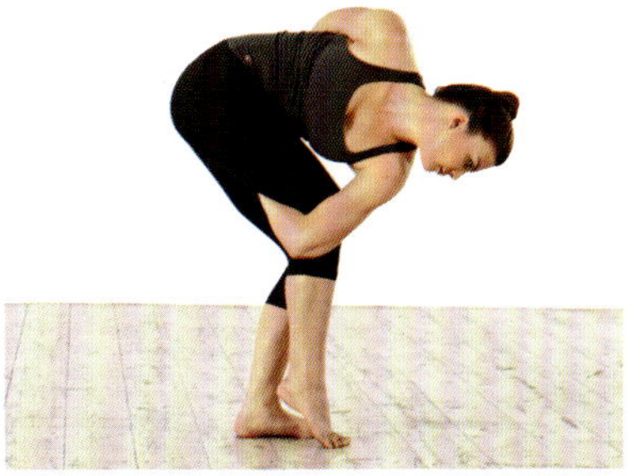

1. 両手をつないだ状態で、頭を回して前を見て、左足を前に進めて右足とそろえます。

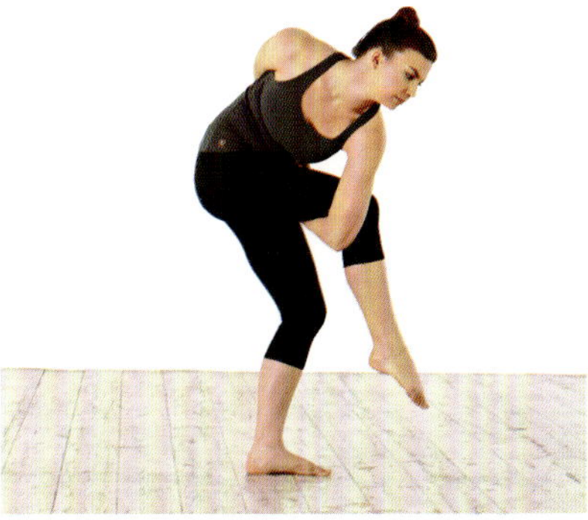

2. ゆっくり右脚を上げます。

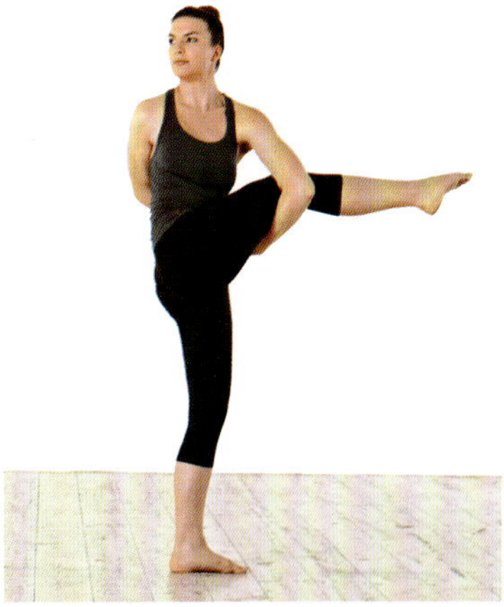

3. 立位になり、右脚を伸ばして、右肩越しに後ろを見ます。

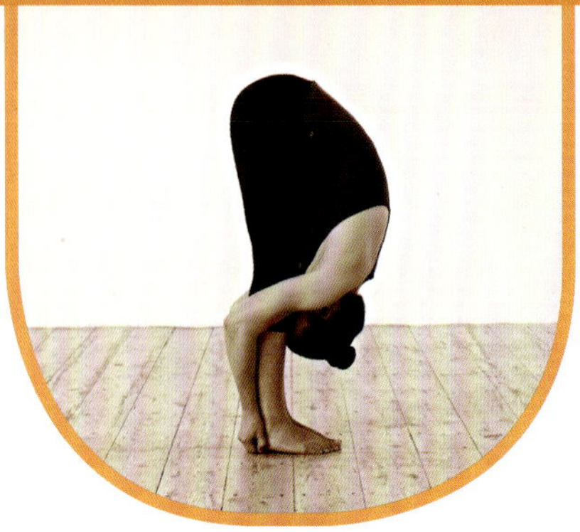

ウッターナーサナ Uttanasana

前 屈

このポーズは体の不均衡や非対称を確認するのに役立ちますが、いちばんの目的は背骨を強く伸ばすことです。
ウッターナーサナは、立位のポーズ間の休息の体位として使えます。それ自体をポーズとして実践することもできます。

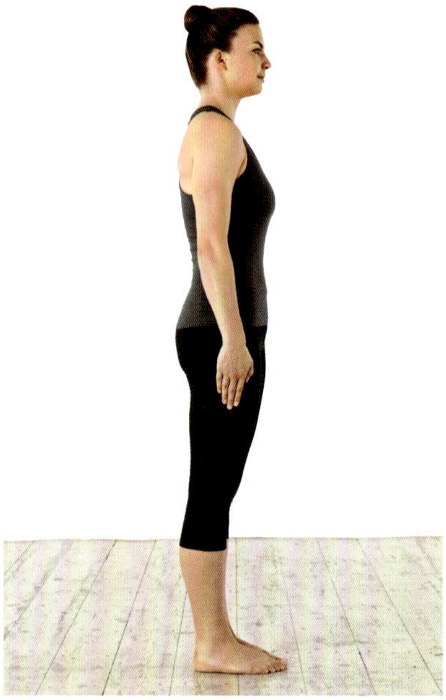

1. ターダーサナ（p.86参照）で立ちます。息を吐き、腹を引っ込めます。

解剖学的作用

上 半 身

- 腹直筋が収縮して胴体を屈曲。
- 三角筋が肩を前に引っ張り、上腕二頭筋が肘を屈曲。

下 半 身

- 腰筋、恥骨筋、大腿直筋を働かせることが股関節を屈曲、骨盤を前方に持ち上げ。
- 大腿四頭筋が収縮して、膝をまっすぐに伸展。
- 腿内側の内転筋が両腿を引き寄せ。

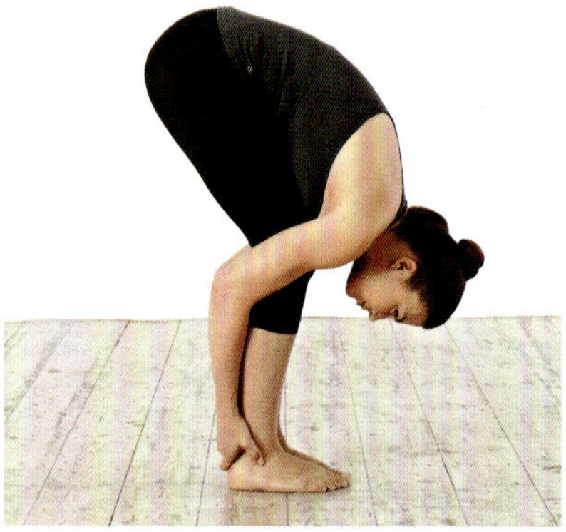

2. 体を股関節から前に折り、両足首に手を伸ばします。息を吸うたびに、股関節を前方に持ち上げて、胴体前面を伸ばし、両脚をまっすぐに伸ばす努力をしましょう。

メリット

- ハムストリング、ふくらはぎ、股関節のストレッチ。
- 肝臓と腎臓を刺激。
- 腿と膝を強化。
- 消化機能を改善。
- 疲れと不安を緩和。

注 意

- 背中を負傷している生徒は、膝を曲げてポーズを取ること。

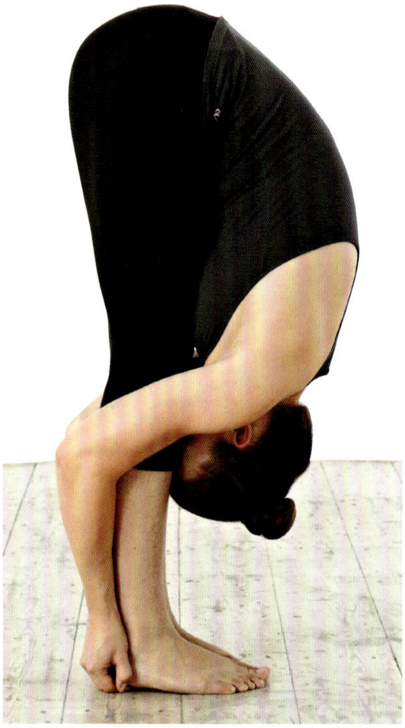

3. 息を吐くたびに、少しずつポーズを深くしていき、腹を腿のほうに寄せます。頭は垂れ下がるままにして、首を伸ばしましょう。最終的に額を膝か脛に合わせましょう。脚全体を伸ばしながら、膝蓋骨を引き上げ続けます。ポーズを30～60秒間保ちます。

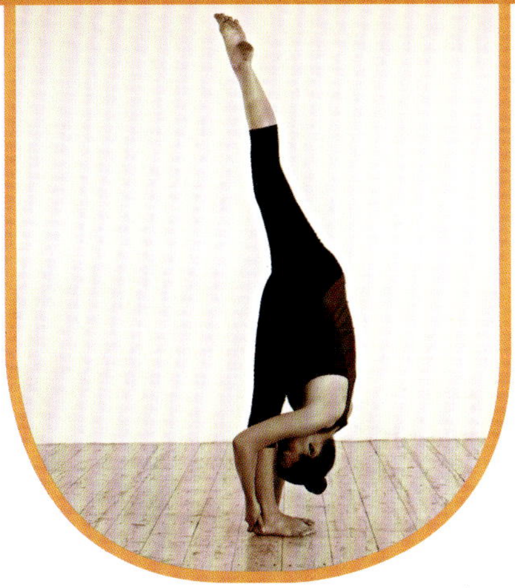

ウールドゥヴァ・プラサーリタ・エーカ・パダーサナ

Urdhva Prasarita Eka Padasana

片脚を上げるポーズ

立位の開脚のポーズは脚を強化・調整し、逆立ちのポーズの準備にも適しています。

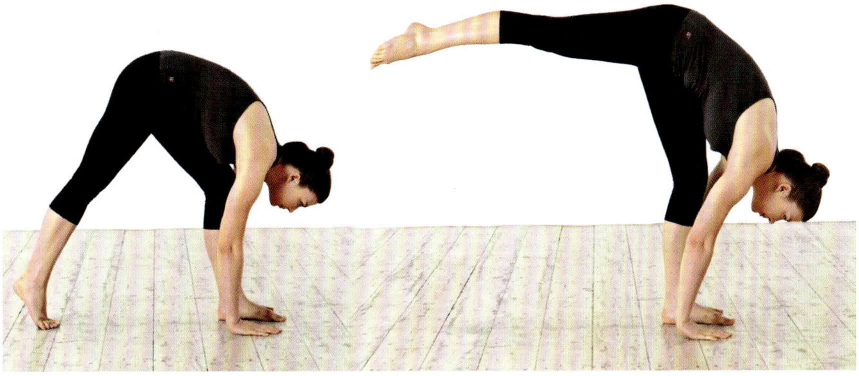

1. ターダーサナ（p.86参照）から右脚を後ろに引き、前屈して両手を床の左足両側につけます。

2. 左足首をつかみ、右のつま先を伸ばし、膝をまっすぐにして、右脚をできるだけ高く上げます。

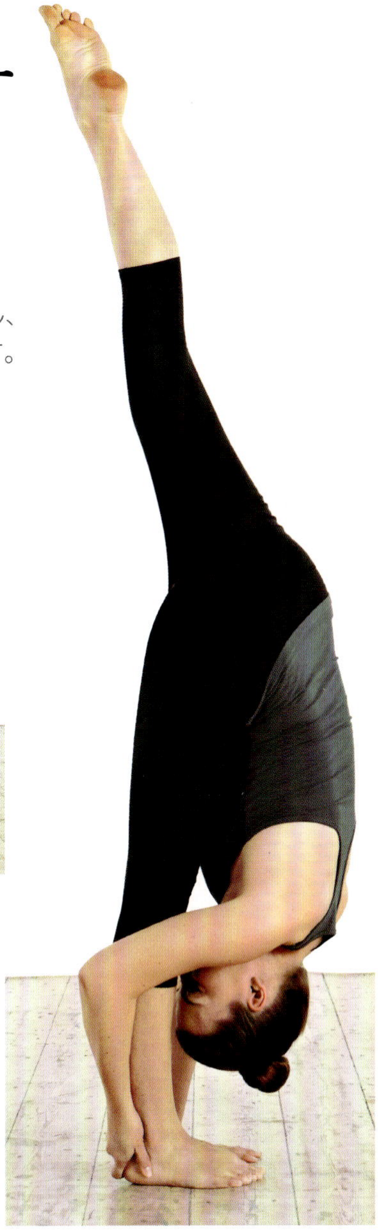

3. 右脚をまっすぐに伸ばし、胴体を左脚の上に折り曲げて、腹を腿に、額を脛に当てます。その姿勢を20秒間保った後、右脚を下ろして、反対側で繰り返します。

解剖学的作用

上半身

- 腹直筋が収縮して胴体を屈曲。
- 三角筋が肩を前に引っ張り、上腕二頭筋が肘を屈曲。

下半身

- 腰筋、恥骨筋、大腿直筋を働かせることが股関節を屈曲、骨盤を前方に持ち上げ。
- 大腿四頭筋が収縮して、膝をまっすぐに伸展。

メリット

- ハムストリング、ふくらはぎ、股関節の調整とストレッチ。
- 腹部臓器を刺激。
- バランスを改善。

注意

- 高血圧または低血圧の生徒には勧められません。

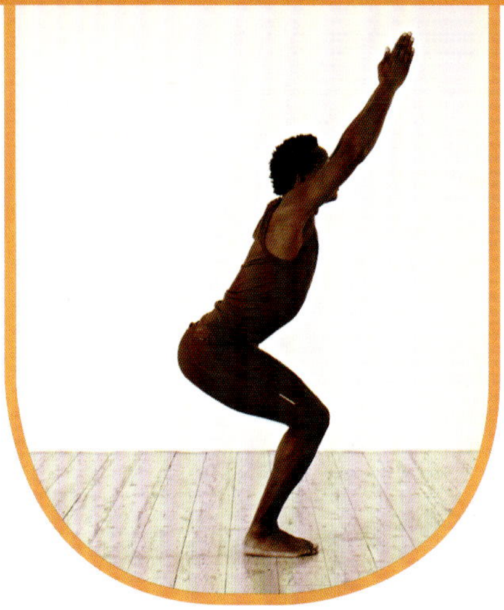

ウトカターサナ Utkatasana

イスのポーズ

このポーズは肩の凝りを和らげ、骨盤を屈曲させる筋肉、大腿四頭筋、腰背部の筋肉を強化します。

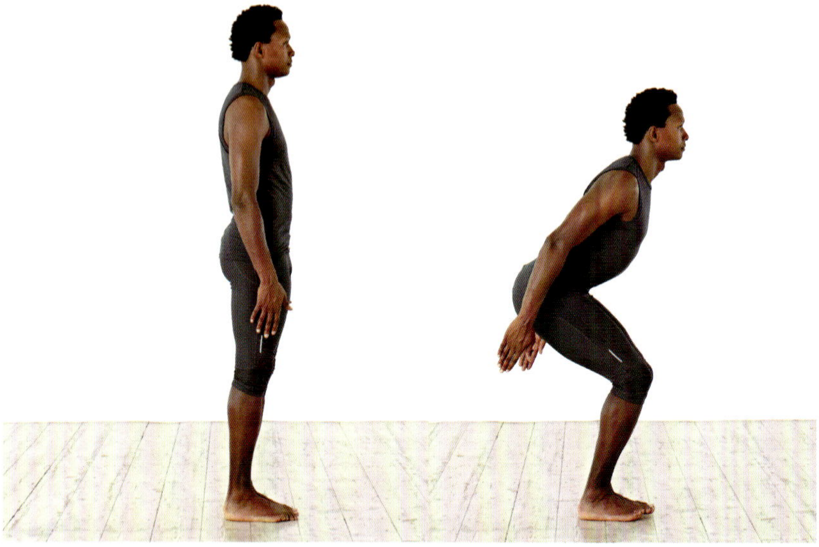

1. ターダーサナ(p.86参照)で立ちます。

2. 膝を曲げ、胴体と脛が平行になるように胴体を前傾させます。

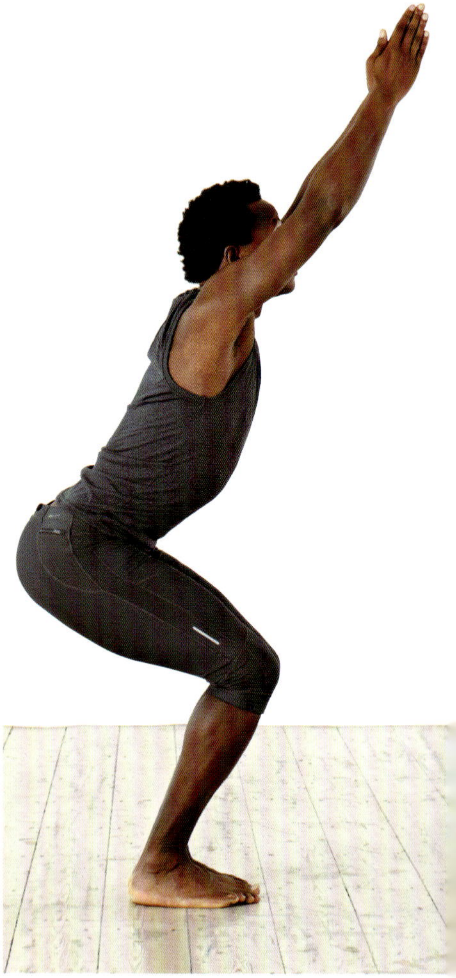

3. 両腕を頭上に上げます。両腕を平行に保って、手のひらを内側に向けるか、手のひらを合わせます。その姿勢を30秒間保ちます。息を吸って、膝をまっすぐに伸ばし、ポーズを解きます。息を吐き、腕を脇に下ろします。

解剖学的作用

下半身

- 股関節屈筋が大腿骨を屈曲位に保持。
- 大腿四頭筋が膝を途中まで曲げた状態に保持、内転筋が両膝を引き寄せ。

上半身

- 腰方形筋の働きによって腰背部がやや湾曲。腰筋が腰背部の筋肉に拮抗することで、下部脊椎を保護。
- 三角筋前部が腕を持ち上げ、上腕三頭筋が肘をまっすぐに伸展。

メリット

- 足首、腿、ふくらはぎ、背骨を強化。
- 肩と胸をストレッチ。
- 腹部臓器、横隔膜、心臓を刺激。

注意

- 低血圧の人には勧められません。

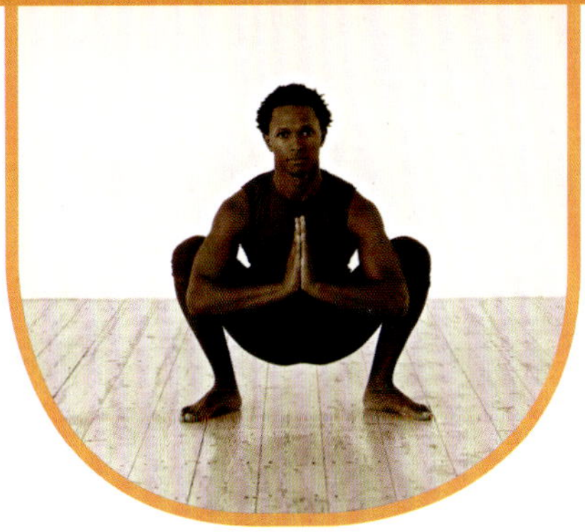

マーラーサナ Malasana

花輪のポーズ

マーラーサナは股関節を深く屈曲させ、
脚の背面、背中、および首の筋肉を伸ばします。

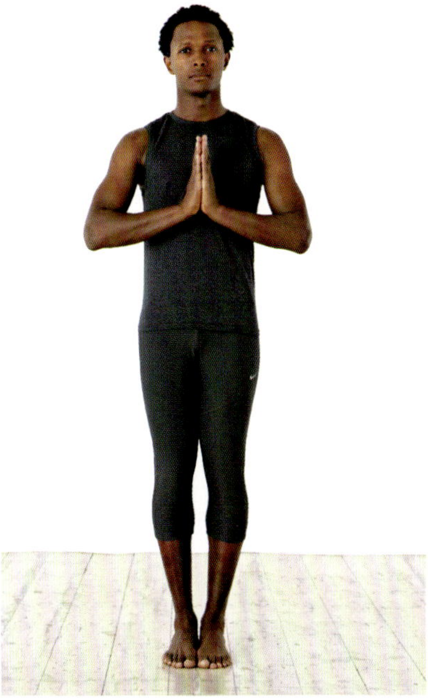

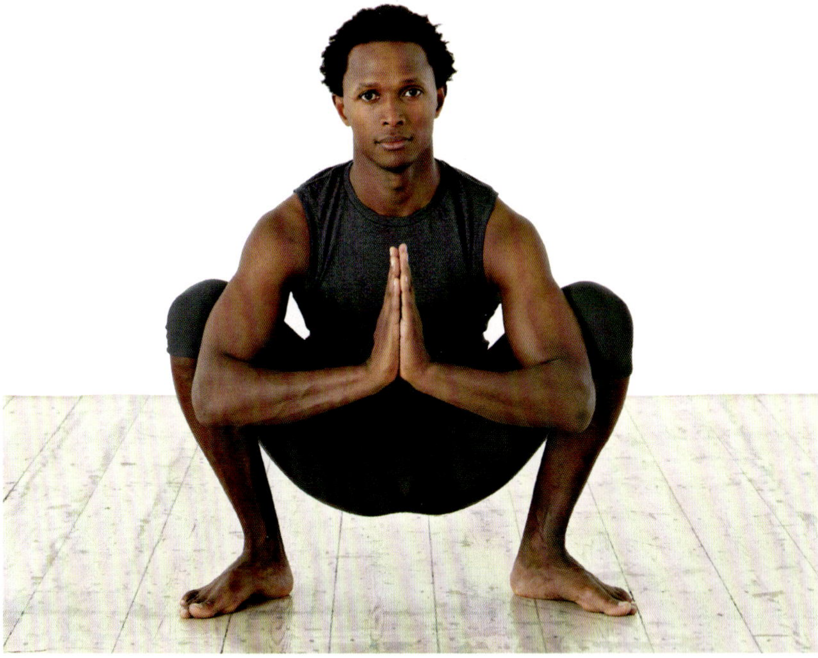

1. ターダーサナ(p.86参照)で立ち、胸の前で手を合わせます。

2. 足を腰幅に開き、膝を曲げてしゃがみ込んでから、肩を腿の内側に入れ、胸を持ち上げて背骨をまっすぐに保ちます。その姿勢を30～60秒間保ちます。ポーズを解くには、手のひらを床につけて、膝をまっすぐに伸ばし、ゆっくり立ち上がって立位にもどりましょう。

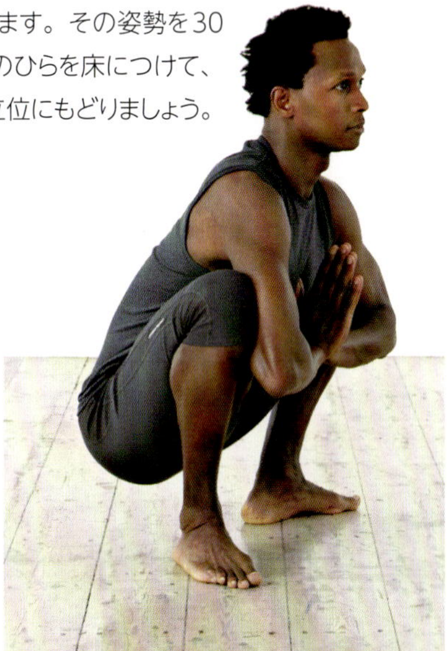

横から見たところ

メリット

- 足首、鼠径部、胴体背部をストレッチ。
- 腹部の調整。

注 意

- 腰の問題や膝の損傷がある生徒には勧められません。

解剖学的作用

- 腰筋、恥骨筋、大腿直筋、縫工筋により股関節が深く屈曲。
- 大腿四頭筋により膝が屈曲。
- 腰背部で腰方形筋が脊椎をまっすぐに保持。
- 僧帽筋が肩を引き下げ、上腕二頭筋が肘を屈曲。

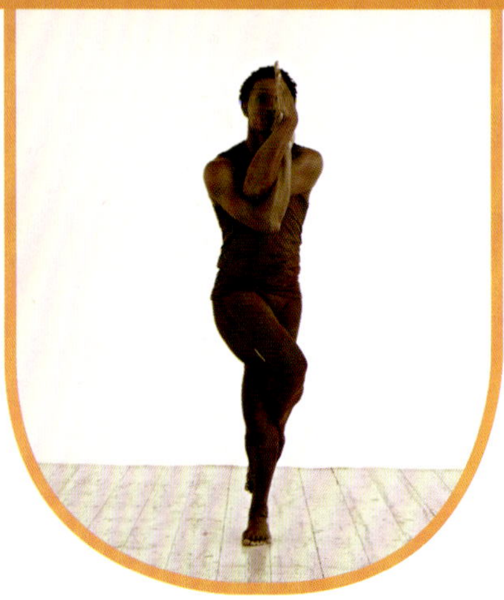

ガルダーサナ Garudasana

鷲のポーズ

バランスと協調を改善するのに、とくに効果的なポーズです。
一本足で立つバランスと両腕のねじりは、
脳が体をどうとらえるかに疑問を投げかけます。

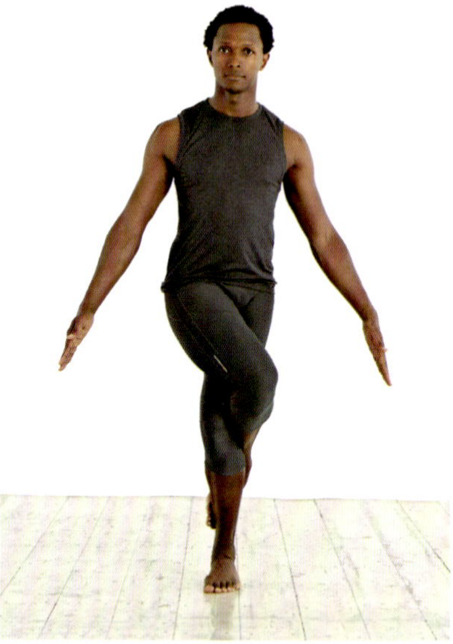

1. ターダーサナ（p.86参照）で立ちます。膝を少し曲げ、右足を持ち上げ、左足で立ってバランスを取りながら、右腿を左腿の上に交差させます。右足のつま先を床に向け、その足を後ろに持っていき、足先を左ふくらはぎ下部に引っかけます。左足でバランスを取ります。

2. 両腕を前に上げ、左腕を右腕の上に交差させてから、両肘を曲げて、両手の甲を向い合せます。両手首を交差させて、手のひらを合わせ（またはできるだけ近づけ）、両肘を持ち上げて、指を天井に向けて伸ばします。その姿勢を15～30秒間保ちます。ポーズを解き、腕と脚の左右を逆にして繰り返します。

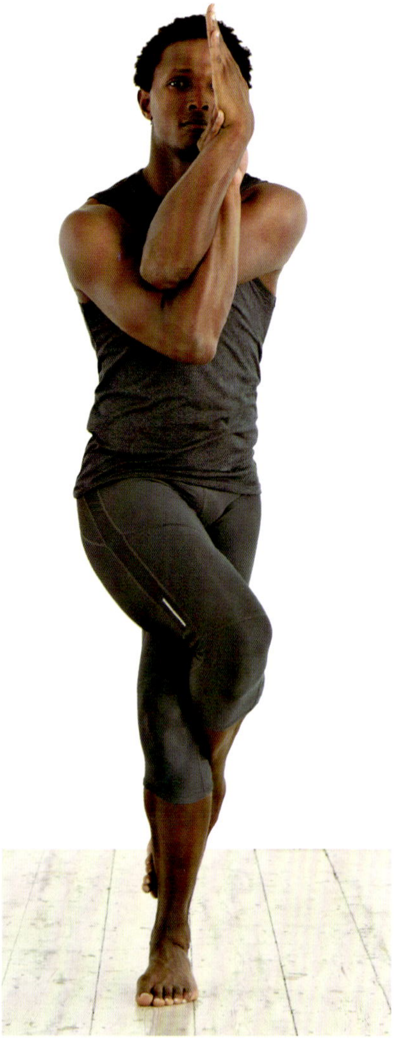

変形バージョン

完全なポーズを取ってから、息を吐いて、胴体を前に傾け、前腕を上側の腿に押しつけます。そのまま2～3回呼吸し、息を吸いながら起き上ります。ポーズを解いて、反対側で繰り返します。

ヒント

多くの初心者は、上げた足を立っている脚のふくらはぎに引っかけて、片脚で立ってバランスを取るのが難しいと感じます。暫定的な代案として、脚を交差させますが、上げた足を引っかける代りに、その足の親指を床に押しつけて、バランスの維持を助けましょう。

解剖学的作用

上半身

- 次ページのヴァトヤナーサナと同じ。

下半身

- ふくらはぎの腓腹筋／ヒラメ筋が、立っているほうの足首を屈曲させて床に押しつけることで、ポーズを安定。
- 内転筋が両腿を押し合わせ、大腿筋膜張筋と中臀筋が大腿骨を内旋。

メリット

- 足首とふくらはぎの強化とストレッチ。
- 腿、腰、肩、上背部をストレッチ。
- バランス感覚を改善。

注意

- 膝に損傷がある生徒はこのポーズをやらないこと。

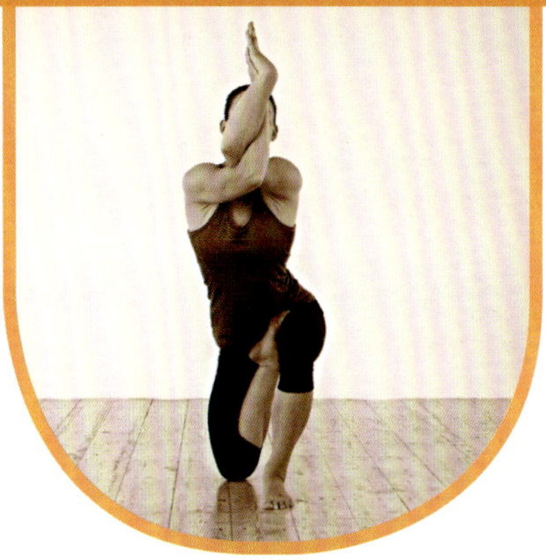

ヴァトヤナーサナ Vatyanasana

馬のポーズ

馬の顔に似ていると一般に考えられているので、この名で呼ばれています。

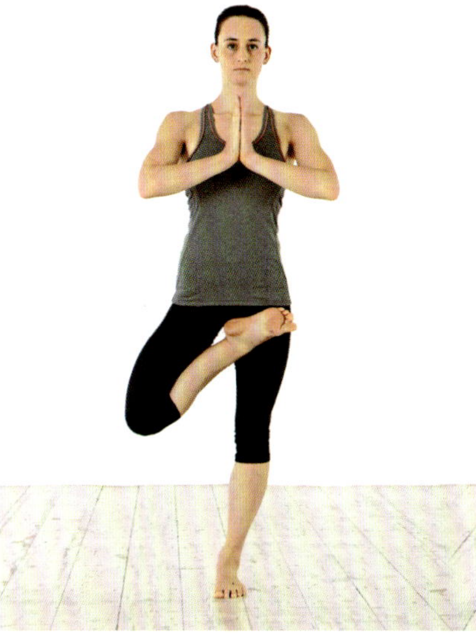

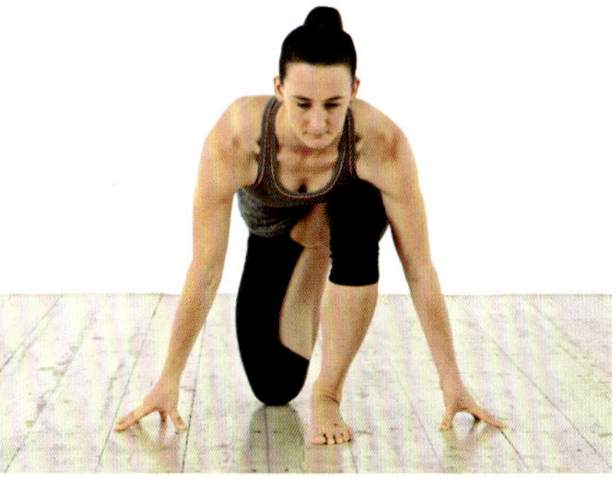

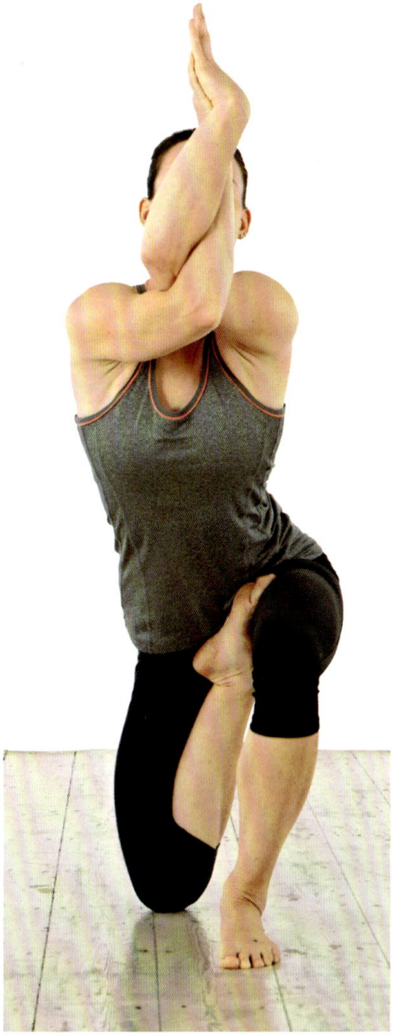

1. ターダーサナ(p.86参照)から、右足を左腿の付け根まで持ち上げて、半蓮華座(p.142参照)にします。

2. 左膝をゆっくり曲げて、両手と次に右膝を、床の左足の近くに下ろします。

3. 両腕を上げ、背骨をまっすぐに伸ばして、背中の直立状態を保ちます。左腕を右腕の上に交差させてから、両肘を曲げて、両手の甲を向い合せます。両手首を交差させて、手のひらを合わせ(またはできるだけ近づけ)、両肘を持ち上げて、指を天井に向けて伸ばします。その姿勢を15～30秒間保ちます。ポーズを解き、腕と脚の左右を逆にして繰り返します。

解剖学的作用

上半身

- 腰筋により股関節が屈曲。
- 腕と肩が胸を横切って内転。
- 上腕三角筋の伸張性収縮により回旋腱板の伸びが深化。

下半身

- 左脚――腰筋と恥骨筋の収縮により股関節が屈曲、大腿四頭筋が体重を支えるために収縮、膝の屈曲と足首の背屈。
- 右脚――臀筋の収縮により股関節が伸展、ハムストリング筋の短縮で膝が屈曲。

メリット

- 股関節の血行を改善。
- 腰部と大腿部の変形を矯正し、仙腸関節をほぐします。

注意

- 膝、肩、または手首に問題がある生徒には勧められません。

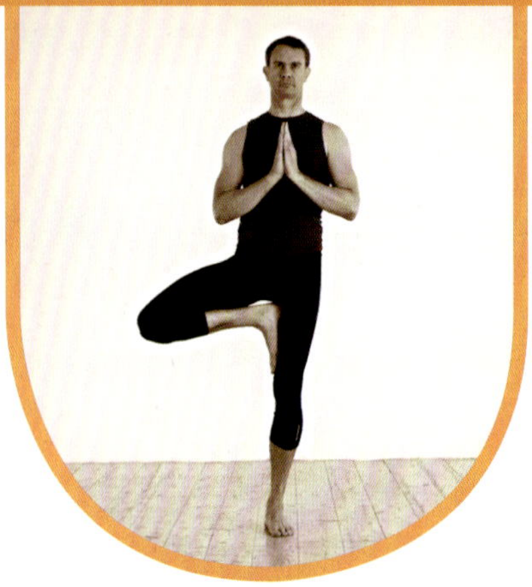

ヴリクシャーサナ Vrikshasana

木のポーズ

ヴリクシャーサナは、上半身の骨が立っている脚の上に並ぶので、比較的易しい片脚立ちのポーズと考えられています。

解剖学的作用

上半身

- 脊柱起立筋が脊椎を直立に保持。
- 背中に広がる下部僧帽筋が肩を引き下げ。
- 中部僧帽筋と菱形筋が肩甲骨を脊椎のほうに引き寄せ、胸の前部を開放。
- 上腕二頭筋が肘を屈曲。

下半身

- 臀部の大臀筋が腰筋と協調して、骨盤の前後のバランスを取ります。
- 大腿四頭筋が短縮して左膝をまっすぐに伸展。
- 腓腹筋、腓骨筋、前脛骨筋、足指屈筋が働いて足を安定。
- 大臀筋が右股関節を外に回し、股関節の外旋筋が股関節を外向きに保持。

メリット

- 腿、ふくらはぎ、足首、背骨を強化。
- バランス感覚を改善。
- 坐骨神経痛を和らげ、偏平足の影響を軽減。

注意

- 低血圧の生徒には勧められません。

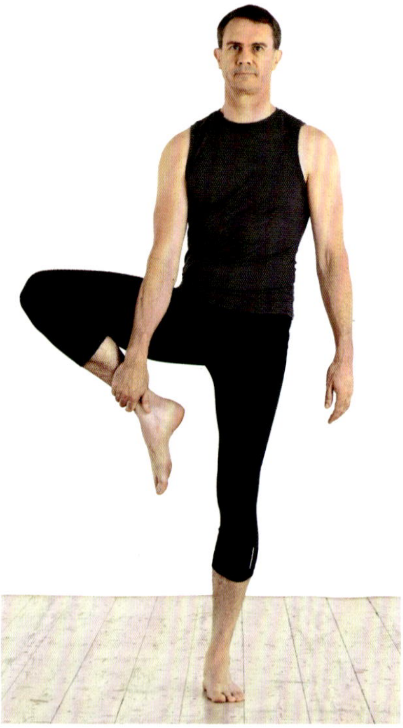

1. ターダーサナ（p.86参照）で立ち、体重を少し左足に移して、右膝を曲げます。右手を下に伸ばして、足首か脛をつかみます。右足のつま先を床に向けて、足の裏を左腿の内側に当てます。右足の裏と左腿の内側の間の圧力が均等にならなくてはいけません。

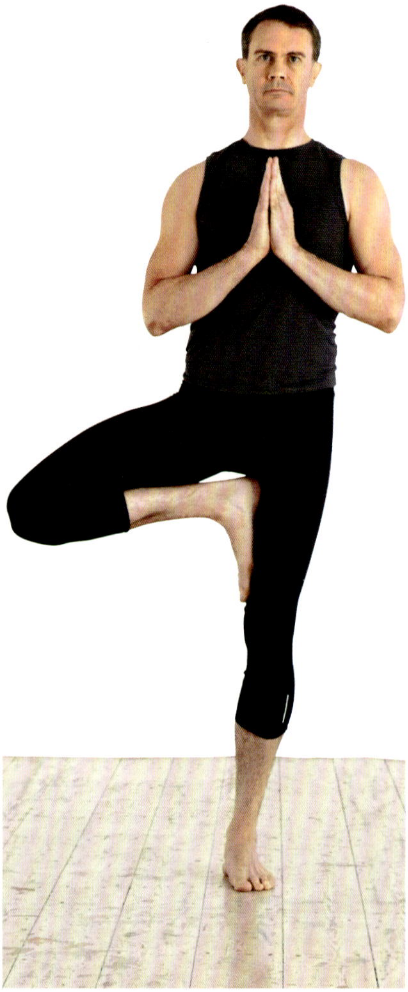

2. 両手を腰に当ててから、手のひらを合わせて胸の前に上げます。目の前の固定点を穏やかに見詰めるか、眉間に意識を集中します。その姿勢を30〜60秒間保ちます。右足を下ろしてポーズを解き、左足で繰り返します。

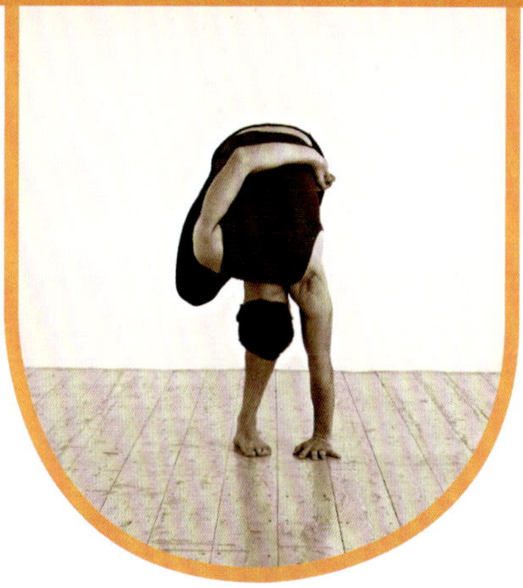

アルダ・バッダ・パドモッターナーサナ

Ardha Baddha Padmottanasana

半蓮華の前屈

サンスクリット語でアルダは半分、バッダは縛られた、または捕らえられた、パドマは蓮華、ウッターナは強いストレッチを意味します。

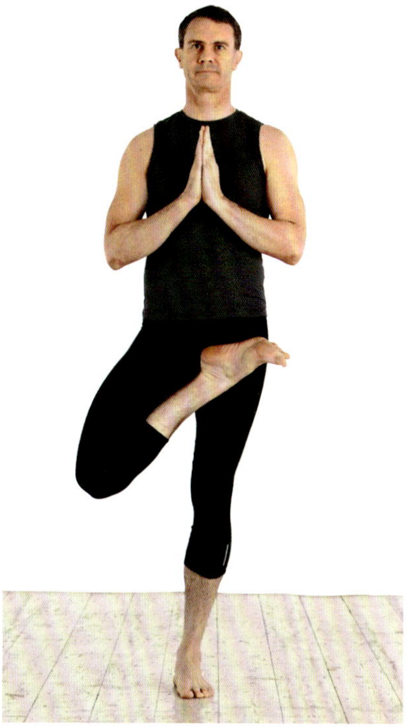

1. ターダーサナ(p.86参照)から、右脚を上げて、右足を左腿の付け根まで持ってきて、半蓮華座(p.142参照)にします。

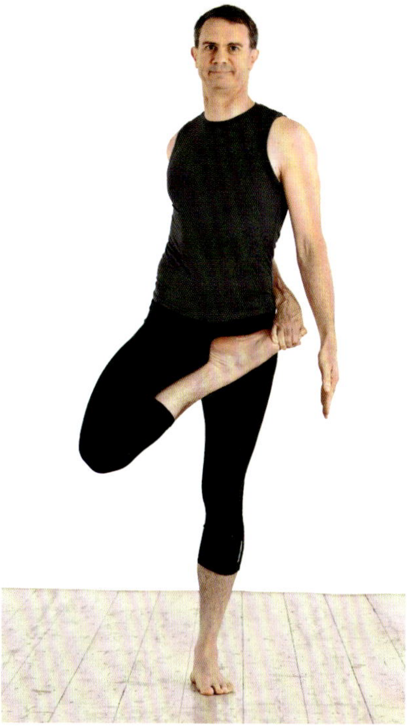

2. 右手を背後に回し、右足をつかみます。息を吐いて、前屈します。

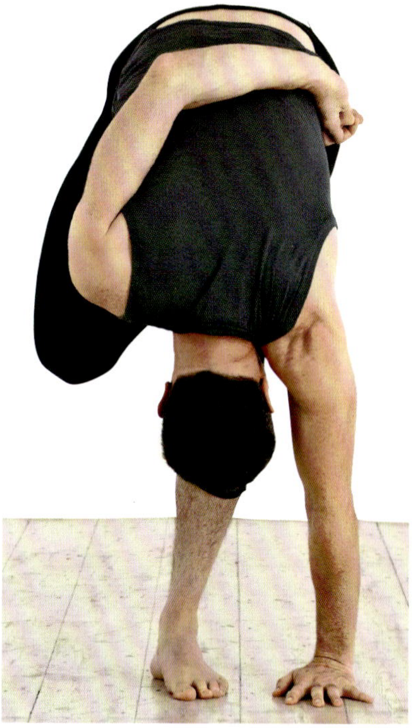

3. 左手を床の左足の脇につきます。息を吸って頭を上げ、息を吐いて、さらに深く体を曲げて、額かあごを膝か脛に当てます。10〜15秒間保ちます。ポーズを解くには、左膝を曲げ、ゆっくり胴体を起こしてから、右足をほどいて床に下ろします。

解剖学的作用

- 腹直筋の収縮が胴体を屈曲、腰筋、恥骨筋、大腿直筋の働きが股関節を屈曲。
- 大腿四頭筋の収縮が左膝をまっすぐに保持、ハムストリング筋が右膝を屈曲。
- 腓腹筋、腓骨筋、前脛骨筋、足指屈筋が働いて左足を安定。

メリット

- 膝の硬直を和らげ、股関節の柔軟性を向上。
- 消化機能を助け、毒素を排出。

注 意

- 膝に問題がある生徒には勧められません。

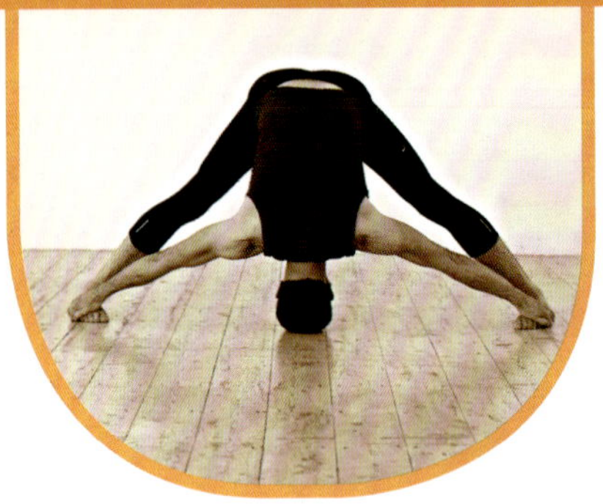

プラサーリタ・パードッターナーサナ
Prasarita Padottanasana

開脚の前屈

体内の対称性を高めるのに役立つポーズです。
体の両側が活性化されて伸ばされ、定期的な実践によって、
あらゆるアンバランスが正されます。

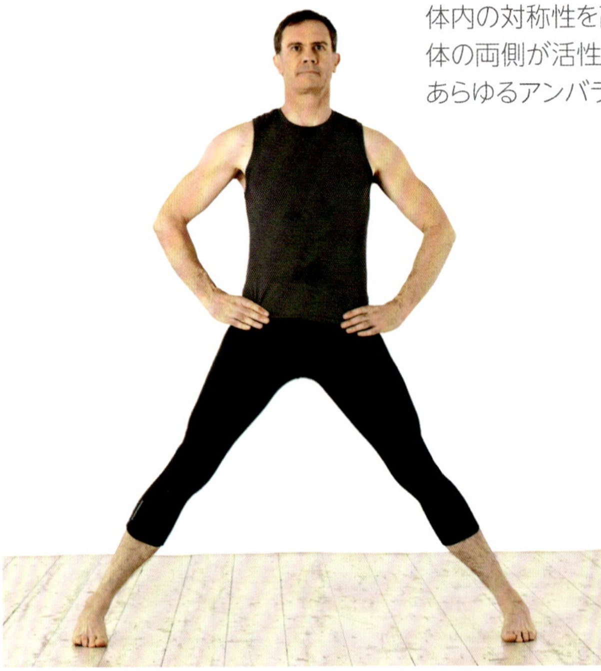

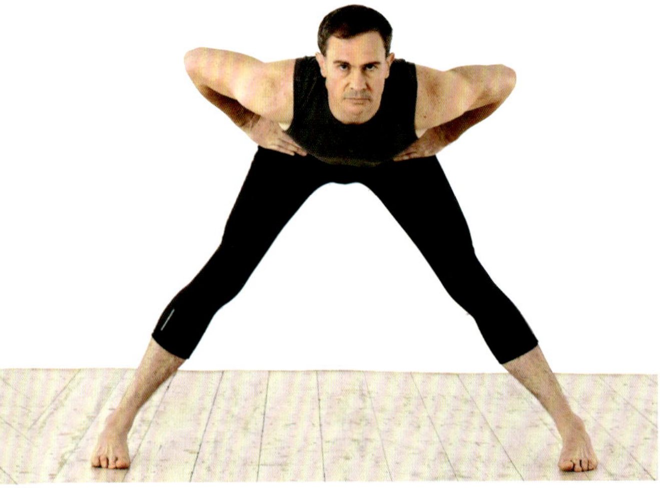

1. 両足を脚の長さ分ほど開いて立ち、両足の内側が向かい合うようにします。両手を腰に当てます。腿の筋肉を引き上げることで働かせます。息を吸って、胸を持ち上げ、腹部を少し引っ込めます。

2. 息を吐いて、股関節から前に倒れます。胴体を床と平行にします。

解剖学的作用

上半身

- 腹直筋により胴体が前に屈曲。
- 下部僧帽筋が肩を耳から引き離すことで、首が解放されて伸張。
- 上腕三頭筋が腕をまっすぐに伸展。

下半身

- 腰筋と腿前面の大腿直筋の働きにより股関節が屈曲。
- 大腿四頭の働きにより膝がまっすぐに伸び、ハムストリングが伸張。

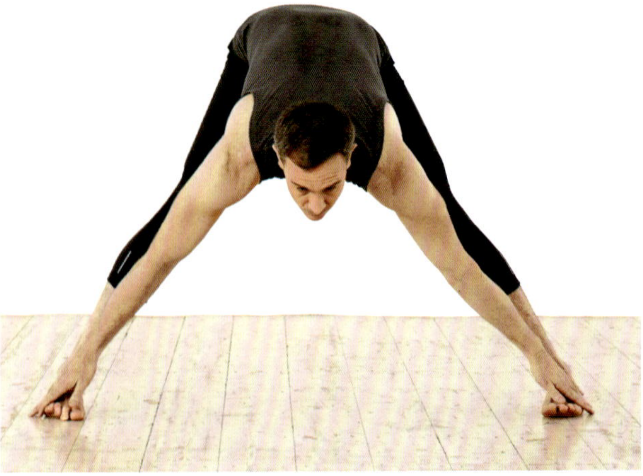

3. 足または足首の側面に手を伸ばします。息を吸って、胸を持ち上げ、背骨を長く伸ばしておきましょう。

4. さらに数回呼吸してから、両足をそっと引き上げるようにして、背筋をぴんと伸ばしたまま頭を下げ、床につけます。目標は足と手と頭が一直線になることです。その姿勢を30～60秒間保ちます。ポーズを解くために、両手を腰に持ってきてから、胴体を起こします。

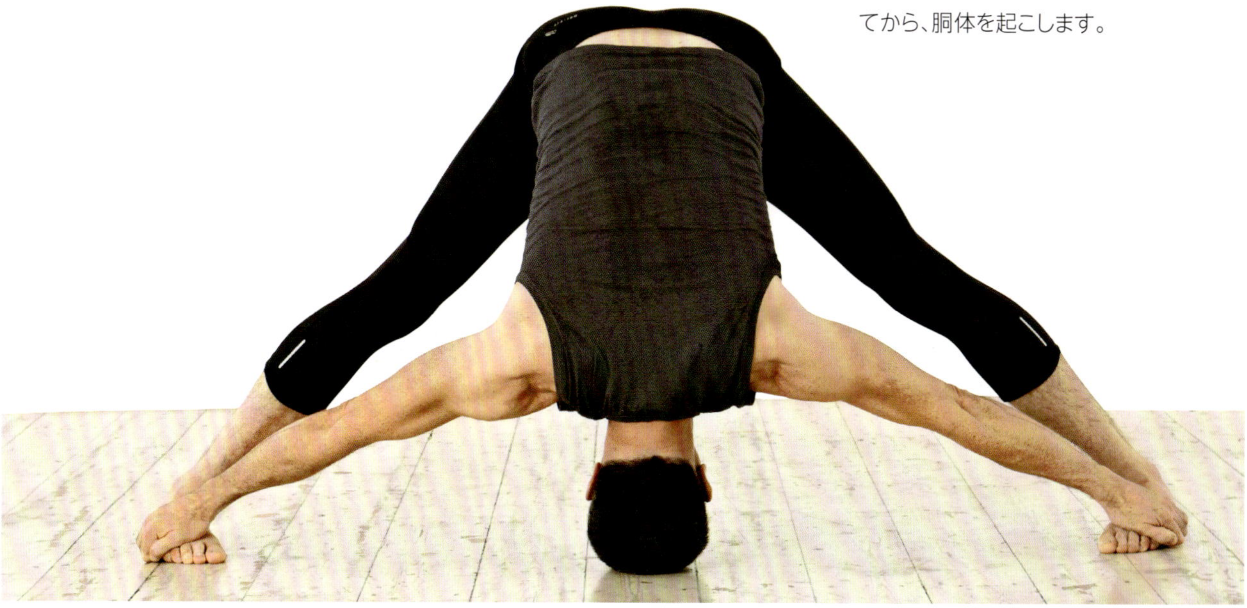

変形バージョン

完全なポーズを取ってから、両手を背後に回して手のひらを合わせ、アンジャリ・ムドラー（合掌の印）にします。指先は頭のほうに、理想的には肩甲骨の間に向けること。肩を後ろに回し、胸を持ち上げて、手の側面を背中の中央に押しつけます。最後に息を吐いて前屈し、頭を床に近づけるか、下ろします。手をこの格好にできない場合、前腕を背後で組み、肘を反対の手でつかみましょう。

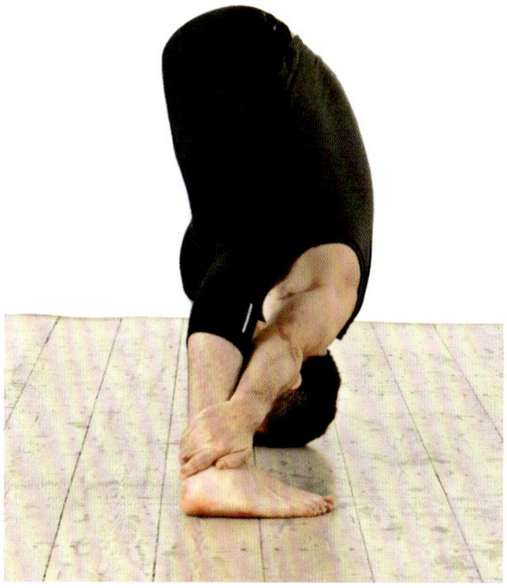

横から見たところ

メリット

- 脚の内側と背面、および背骨の強化とストレッチ。
- 腹部臓器の調整。
- 軽い腰痛を緩和。

注 意

- 腰に問題がある生徒は、完全な前屈を避けること。

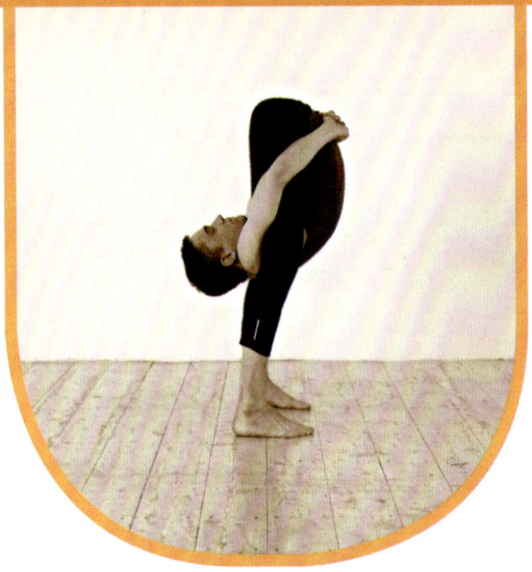

ウッティタ・ティッティバーサナ
Utthita Tittibhasana

虫のポーズ

このポーズを完全に表現するには、
股関節とハムストリングに大変な柔軟性が必要です。
腰やハムストリングに不快感がある場合は膝を曲げましょう。

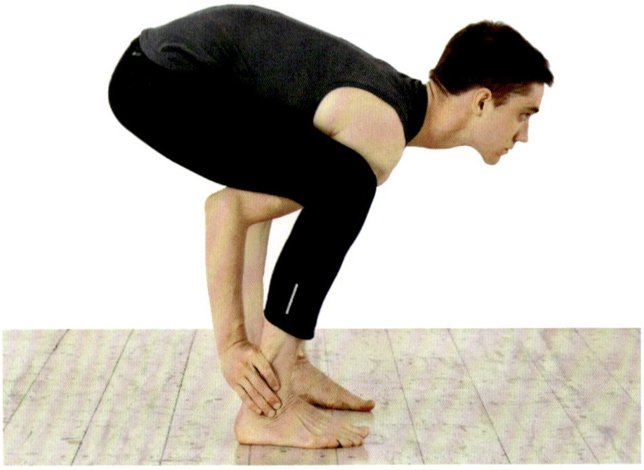

1. 両足を肩幅に開き、膝を曲げてしゃがみます。骨盤を前に傾け、胴体を脚と脚の間に落とします。胴体を低くしたまま、両脚を伸ばして、骨盤を膝の高さまで持ち上げます。

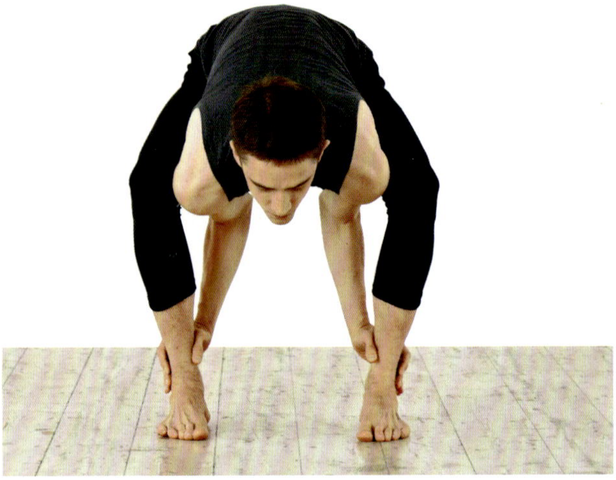

2. 両腕を両脚の間に通して、足首の後ろをつかみます。次に肩を両脚の間に引いて、膝裏の後ろに押し込みます。

メリット

- 鼠径部内側と胴体背面をストレッチ。
- 腹部の調整。

注 意

- 肩、肘、手首、または腰に損傷がある人には勧められません。

解剖学的作用

上 半 身

- 僧帽筋と菱形筋が伸張。
- 肩甲骨が引き離されるときに外転。

下 半 身

- 腿内側の内転筋が腿を上腕に押しつけ、上半身と下半身をつなぎます。
- 腰筋と腹直筋が股関節を屈曲させ、胴体を折り曲げます。
- ハムストリングが脚をまっすぐに伸展。

ヒント

床から体を引き上げてこのポーズを取るのに苦労する生徒もいます。足が床から浮くように、ブロックの上にしゃがんでみましょう。尻を持ち上げるのが楽になり、バランスを取りやすくなります。

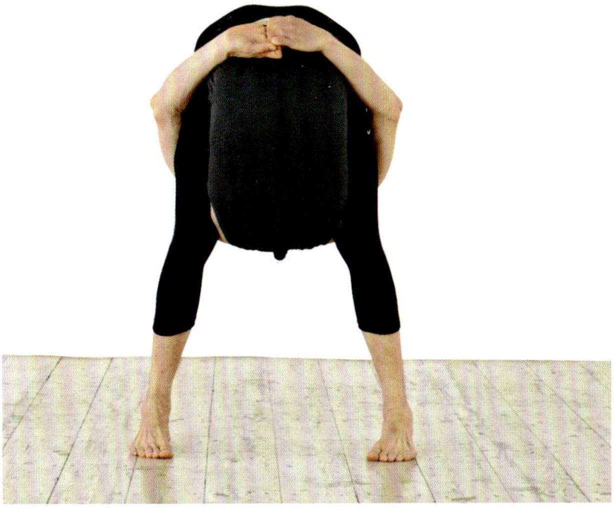

3. 右腕を右腿の後ろに回し、さらに胴体のほうに伸ばします。左腕を左腿の後ろに回し、さらに胴体のほうに伸ばして、両手を背中の後ろで握り合わせます。頭を回して両脚の間から天井を見上げます。肩を両脚の間に引き入れ続け、膝をまっすぐ伸ばします。

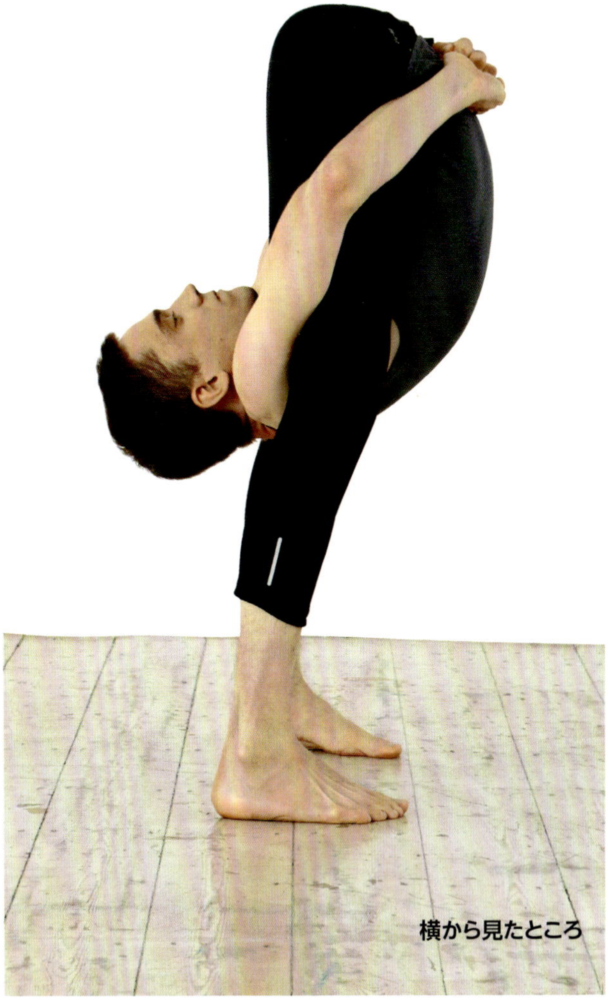

横から見たところ

コウノトリのポーズの変形

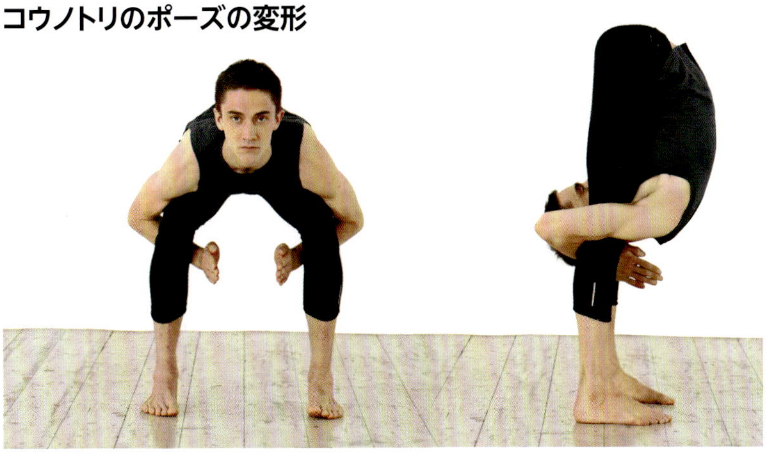

両脚を腰幅より少し広く開き、膝を曲げて、左腕を左脚、右腕を右脚の背後に回してから、両手を両脚の間に通します。前屈して、頭を下げます。手のひらを耳に当てるか、頭の後ろで指を組み合わせるか、左の写真のように頭の後ろで合掌します。

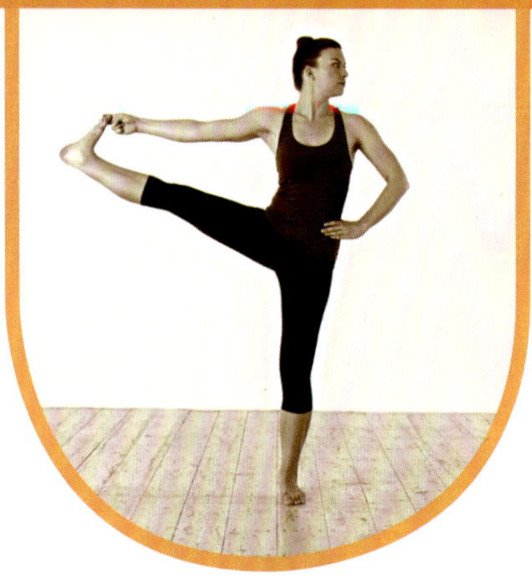

ウッティタ・ハスタ・パーダングシュターサナ

Uttitha Hasta Padangusthasana

直立でつま先を持つポーズ

このポーズは肺の筋肉を強め、
バランスが安定と落ち着きをもたらします。

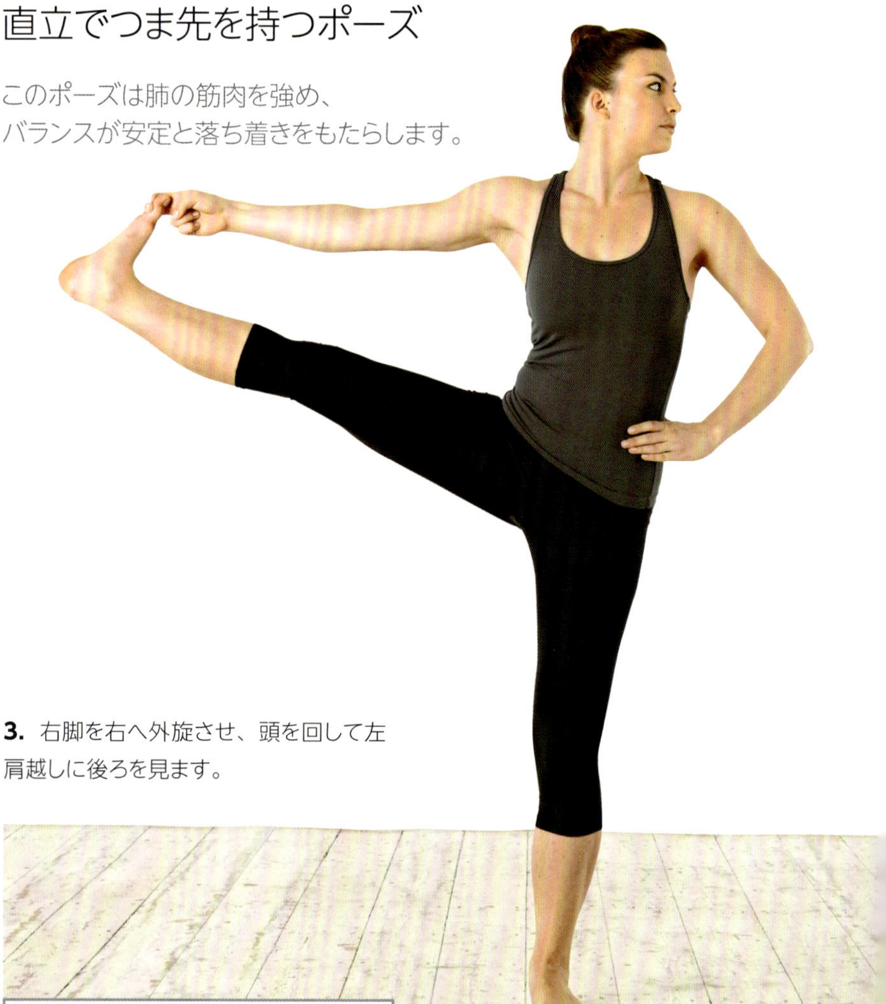

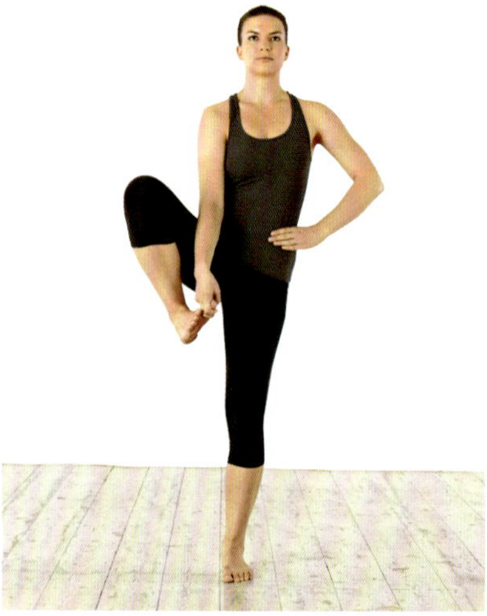

1. ターダーサナ(p.86参照)から、左手を左腰に当て、右膝を上げます。右足の親指を右手の親指と人差し指に引っかけます。

2. 息を吐き、右脚を前に伸ばして引き上げます。

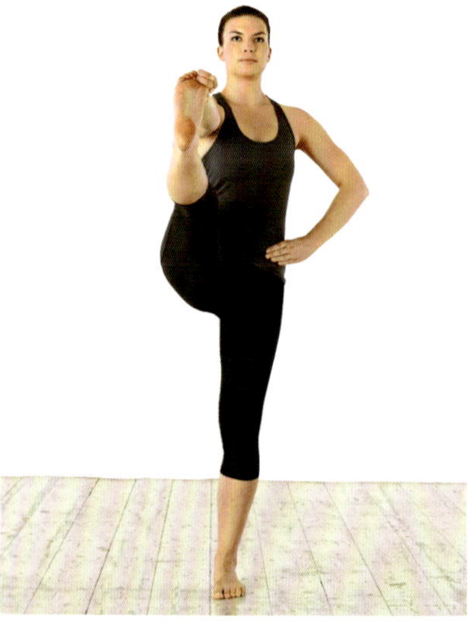

3. 右脚を右へ外旋させ、頭を回して左肩越しに後ろを見ます。

解剖学的作用

上半身

- 上げた腕が肩の屈曲を生み、
  上腕三頭筋が肘をまっすぐに保持。

下半身

- 立っている脚――ハムストリングが伸張し、大腿四頭筋が短縮し、膝をまっすぐに保持。
- 上げた脚――腸骨筋、腰筋、内転筋によって股関節が屈曲。
- 足首が背屈。

メリット

- 脚と足首を強化。
- 脚の背面をストレッチ。
- バランス感覚を改善。

注意

- 足首または腰に損傷がある人には勧められません。

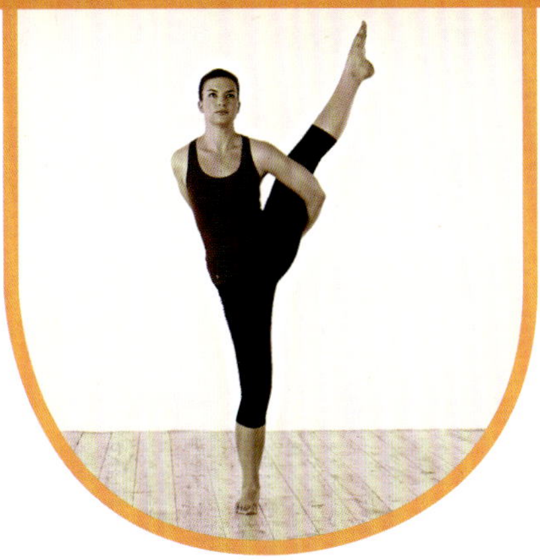

スヴァルガ・ドゥヴァイジャーサナ

Svarga Dvijasana

楽園の鳥のポーズ

これもうまくやるのが難しい部類のポーズです。集中力、バランス、強さ、柔軟性が試されます。

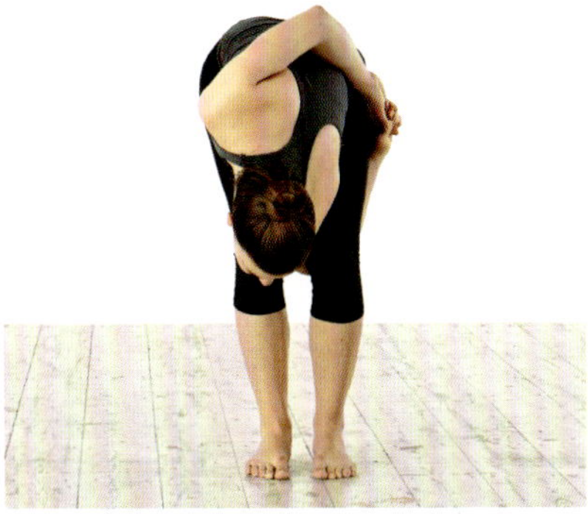

1. 両足を腰幅に開いて立ちます。膝を曲げ、左肩を左膝につけ、左腕を両脚の間に通します。次に右腕を曲げて背後に回し、両手をつなぎます。両手をつないだまま、両膝をまっすぐにして、右肩を両脚の間で引きます。

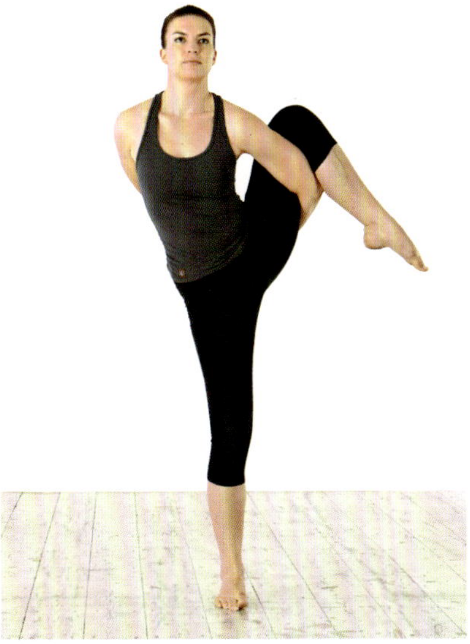

2. 体重を右足に移して、左のかかとを持ち上げます。両手をつないだまま、ゆっくり左脚を上げます。同時に、右肩を起こして立位になります。

3. 肩を後ろに引いたまま、左のつま先を伸ばしながら、左膝をまっすぐに伸ばしてみましょう。

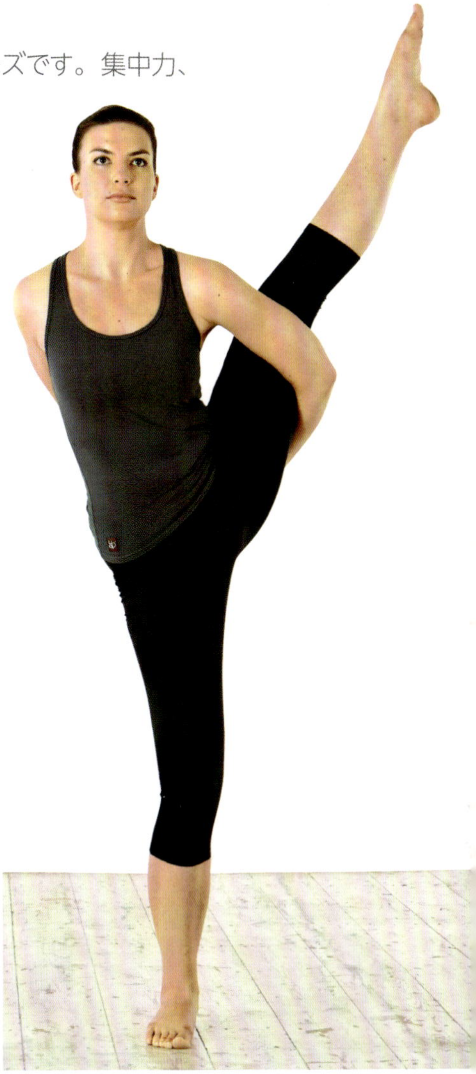

変形バージョン

両手を放し、左腕を左脚に巻きつけておきます。右手で左足の外側をつかみ、左脚を引き上げて、左肩の後ろに持ってきます。膝をまっすぐにしてみましょう。左脚をまっすぐに引き上げるとき、右腕は頭の後ろに来るはずです。

メリット

- 脚と足首を強化。
- 脚の背面をストレッチ。
- バランス感覚を改善。

注 意

- 足首または腰に損傷がある人には勧められません。

解剖学的作用

上 半 身

- 三角筋の働きにより肩が屈曲。

下 半 身

- 立っている脚と上がっている脚――ウッティタ・ハスタ・パーダングシュターサナと同じ。
- 大腿四頭筋が膝をまっすぐに伸展。

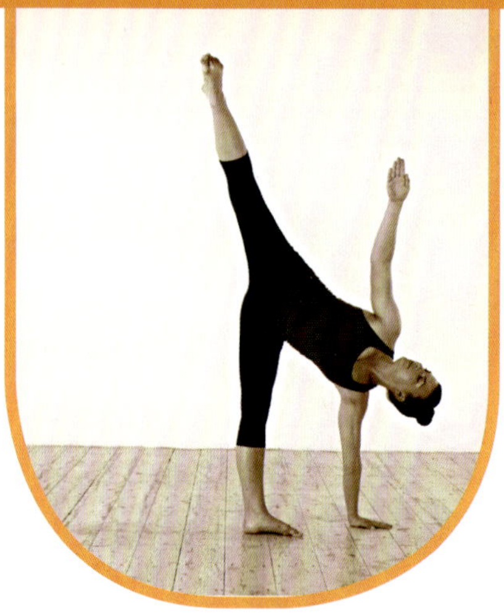

アルダ・チャンドラーサナ
Ardha Chandrasana

半月のポーズ

このポーズでは体重は片脚にかかり、片方の手は伸びて、
もう片方は床についています。
上がっている脚は拮抗力の役目を果たします。
脚の筋肉とつながっている、下部脊椎と神経の調子を整えるポーズです。

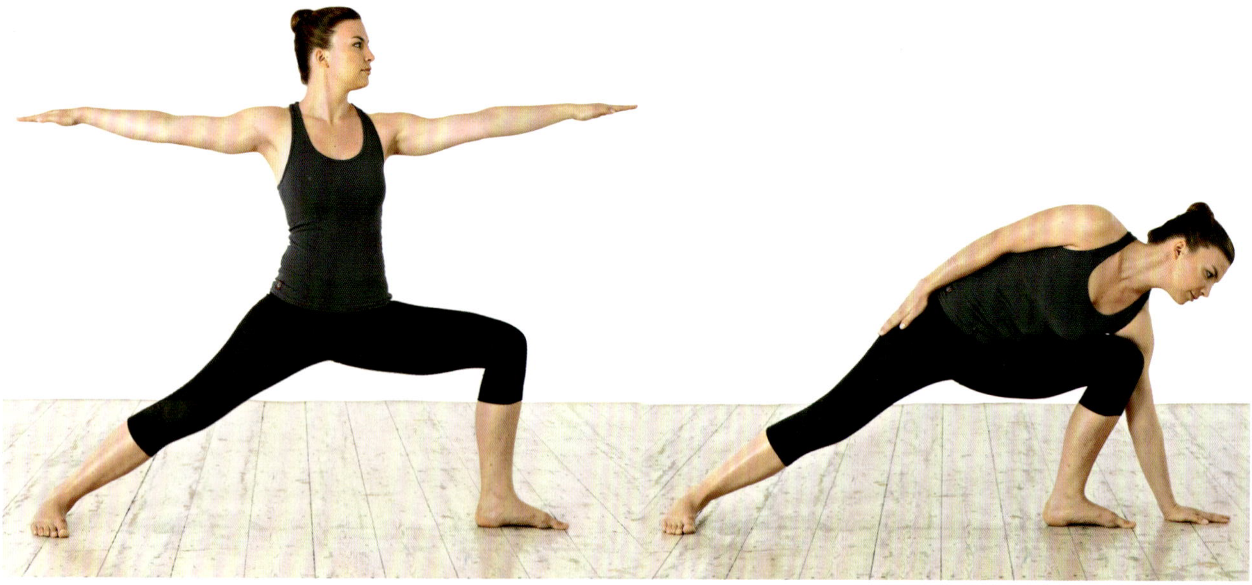

1. 左足を前に向け、膝を曲げ、左腕を前に伸ばし、右腕を後ろに伸ばして、ヴィーラバドラーサナⅡ(p.88 参照)を取ります。

2. 左手を床に伸ばし、左足の向こう、やや左寄りに下ろします。

解剖学的作用

上半身

- 脊柱起立筋と腹斜筋が胴体を立っている脚の上に屈曲。
- 上腕三頭筋が肘をまっすぐに伸展。
- 前部三角筋が腕を外転。
- 下部および中部僧帽筋が胸を開き、肩を首から引き離します。

下半身

- 腰をやや前傾させる腰筋と恥骨筋がポーズを安定。
- 大腿四頭筋が両膝をまっすぐに伸展。
- 中臀筋、大転勤、大腿筋膜張筋が脚を挙上。

ヒント

初心者は、右手を右腰に当てたまま、頭を本来の位置のまま前を見つめるのでかまいません。体重はおもに立っている脚にかかります。左手はバランスを助けるために使われるので、床につくのは手のひらでも指先でもかまいません。

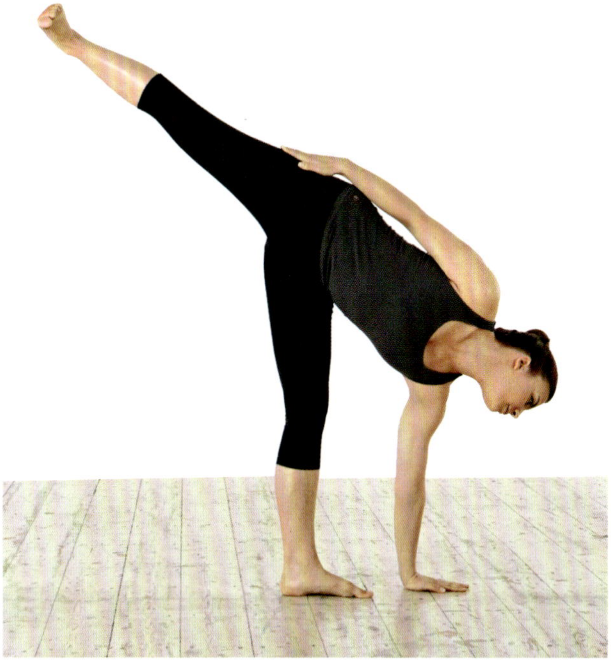

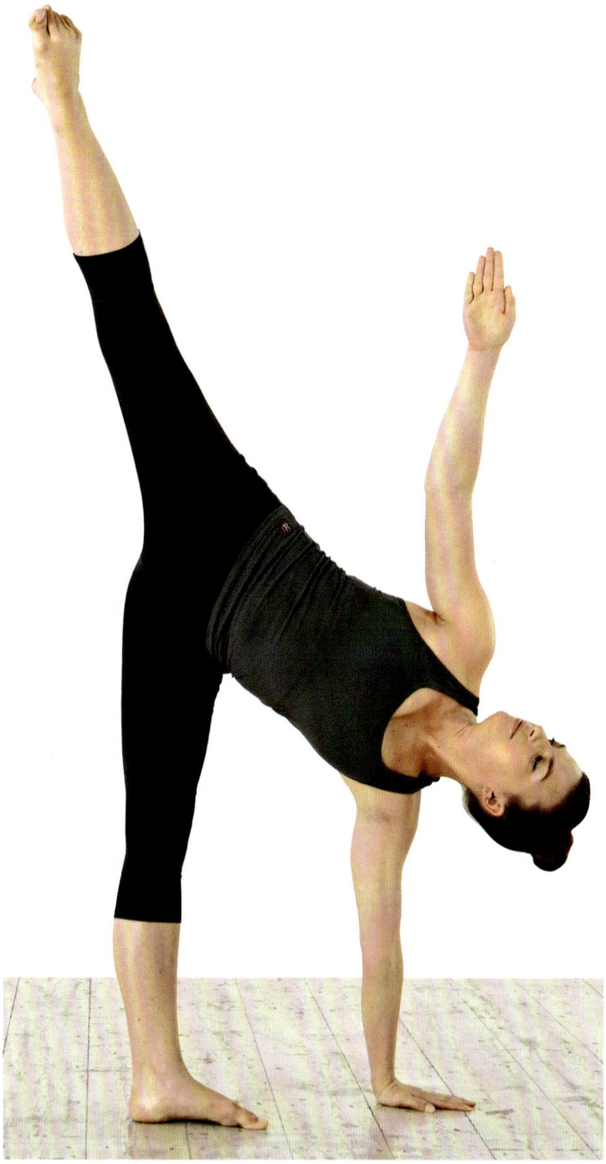

3. 息を吐いて、左手と左足をしっかり床に押しつけます。左脚をまっすぐに伸ばす一方で、右脚を少なくとも床と平行になるまで上げます。上げた右脚を能動的に保ち、筋肉を働かせておくために、つま先まで伸ばします。立っているほうの膝をロックしたり伸ばしすぎたりしないように注意しましょう。

4. 右の腰と肩を外に回し、右手の指を伸ばして右腕を上げ、頭を回して上を見ます。その姿勢を30～60秒間保ちます。息を吐きながら上げた脚を床に下ろし、ヴィーラバドラーサナにもどります。右側でポーズを繰り返します。

メリット

- 腹部、足首、腿、臀部、背骨を強化。
- 腕が体から離れるように伸びることで、肩と腕の筋肉を調整。
- 協調とバランス感覚を改善。

注 意

- 首に問題がある場合、上を見るために頭を回さないこと。
- 低血圧の人には勧められません。

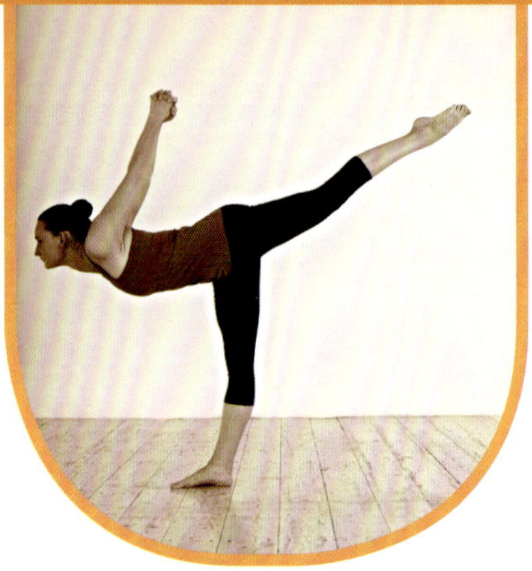

パタン・ヴリクシャーサナ

Patan Vrikshasana

揺れる木のポーズ

このポーズは足の裏をつけて正しく立つのに役立ち、腹筋と肩の調子を整え、体を敏捷にします。

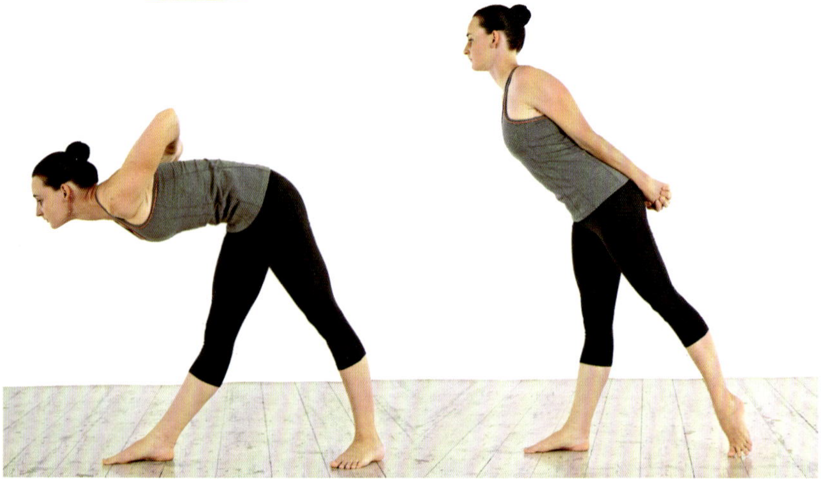

1. ターダーサナ（p.86参照）から、右足を脚の長さ分だけ前に出し、左のかかとを右に45度回すことで、両足のかかとを直線上にそろえます。両手を背中の後ろで組みます。

2. 胸を持ち上げて前に出し、体重を右足にのせて、左脚をゆっくり上げます。

解剖学的作用

上半身

- 下部僧帽筋が肩を引き下げて、首を解放。
- 脊柱起立筋が脊椎をまっすぐに保ち、軸方向に伸展。
- 棘下筋と小円筋が肩を外転。
- 上腕三頭筋が肘をまっすぐに伸展。

下半身

- 腰筋が股関節を右脚の上に屈曲。
- 大腿四頭筋が膝をまっすぐに伸展。

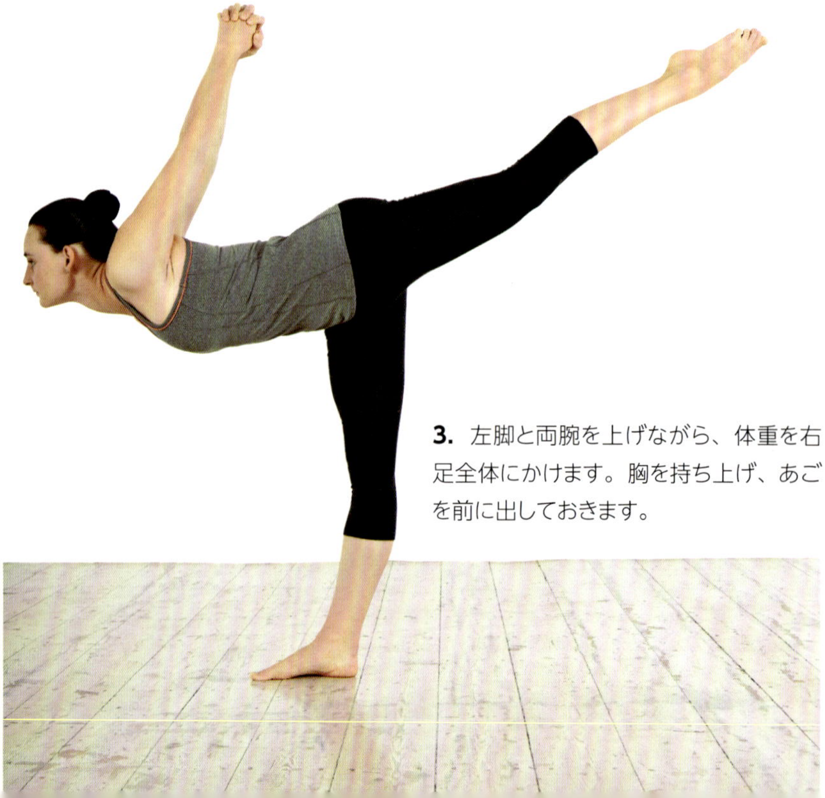

3. 左脚と両腕を上げながら、体重を右足全体にかけます。胸を持ち上げ、あごを前に出しておきます。

メリット

- 背骨と肩を強化。
- 脚の筋肉を強化。
- バランスを改善。

注意

- 高血圧や低血圧の人には勧められません。

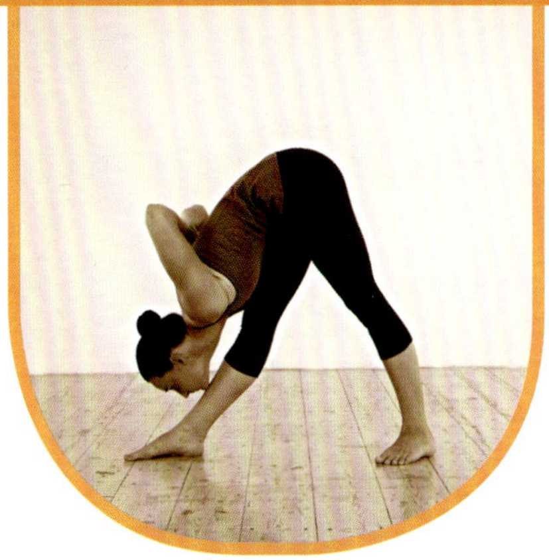

パールシュヴォッターナーサナ

Parsvottanasana

強く体側を伸ばすポーズ

脚の硬直を和らげ、股関節と背骨の柔軟性を高め、腹部臓器の調子を整えるポーズです。

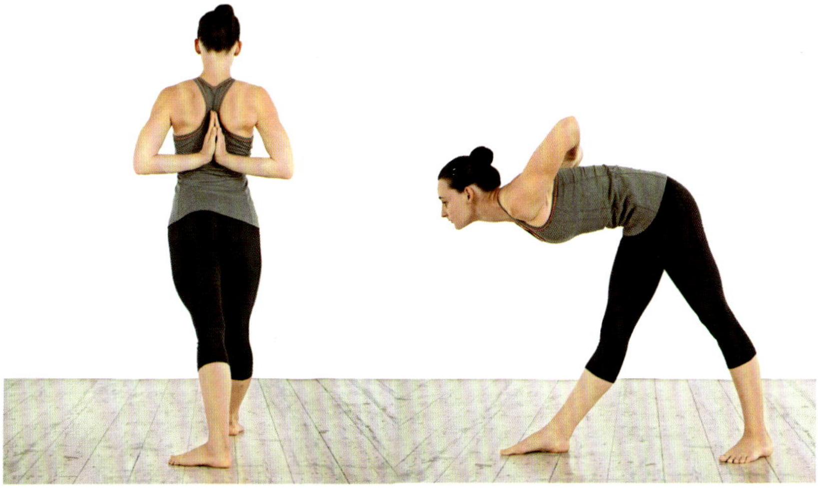

1. ターダーサナ(p.86参照)から、右足を脚の長さ分だけ前に出し、左のかかとを右に45度回すことで、両足のかかとを直線上にそろえます。両腕を背後に回し、両手のひらを合わせます。それができない場合、両腕を背後で組んで、肘をつかみます。

2. 必ず骨盤が前を向いているようにします。息を吸って、胸骨を持ち上げ、次に息を吐きながら、胴体を床と平行になるまで右脚の上に出します。そのまま2〜3回呼吸します。

3. 体が柔軟な人は、胴体の前面を腿の上部に近づけましょう。最終的に、腿の前面につくことになります。ぎりぎりの姿勢を15〜30秒間保ったあと、後ろのかかとを力強く押すことで、息を吸いながら起き上ります。ポーズを解いて、反対側で繰り返します。

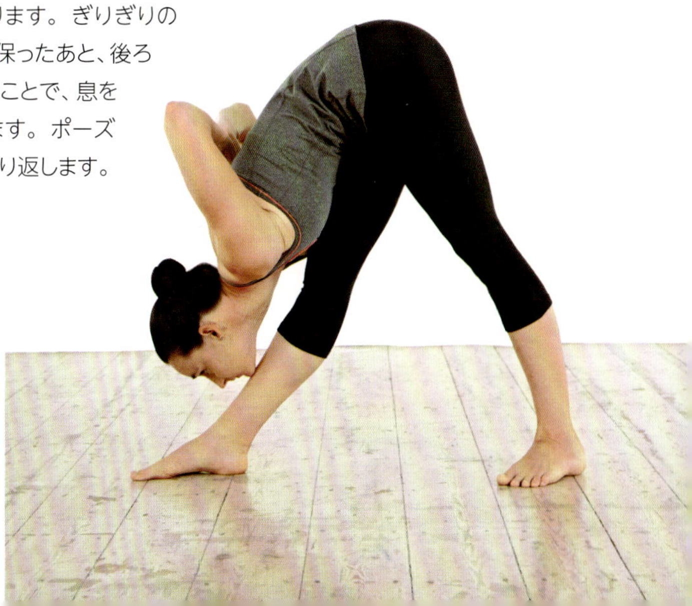

解剖学的作用

上半身

- 腹直筋が胴体を前側の腿に向かって屈曲。
- 下部僧帽筋が肩を引き下げて首を解放。

下半身

- 腰筋によって前側の股関節が曲がり、後側の股関節と脚が安定。
- 大腿四頭筋により膝が伸展。

メリット

- 背骨、(完全なポーズで)肩と手首、股関節とハムストリングをストレッチ。
- 脚を強化。
- 腹部の臓器を刺激。

注意

- 背中に損傷がある人や高血圧の人は、完全な前屈を避けること。

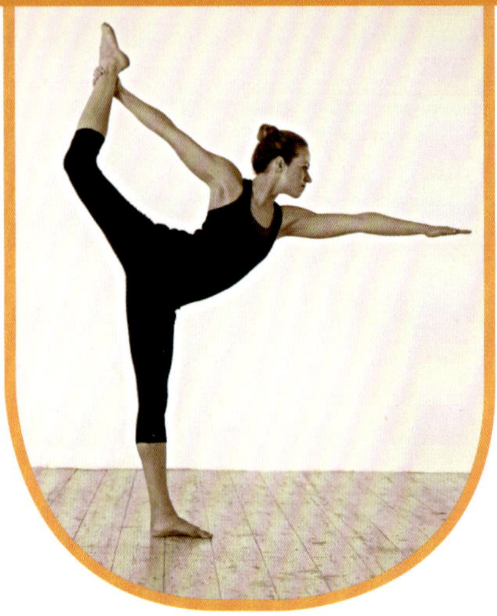

ナタラージャーサナ

Natarajasana

踊り子のポーズ

非対称の立位後屈のポーズで、
バランスのよさと集中力が必要です。
このポーズを家で実践するなら、脚をできるだけ高く
引き上げるとき、ドアノブにつかまってやってみましょう。

解剖学的作用

上半身

- 前鋸筋と僧帽筋により肩甲骨が上方回旋と内転。回旋腱板、前部三角筋、上腕二頭筋により肩が屈曲、内転、外旋。
- 前腕が回外。

下半身

- 立っている脚――腰筋の働きで股関節が屈曲、大腿四頭筋により膝が伸展。
- 上がっている脚――大腿四頭筋の収縮により股関節が伸展し膝が屈曲、腓腹筋の働きによりハムストリングが収縮し、足首が足底屈。

メリット

- 肩と胸のストレッチ。
- 腿、鼠径部、腹部のストレッチ。
- 脚と足首の強化。

注意

- 低血圧の人には勧められません。

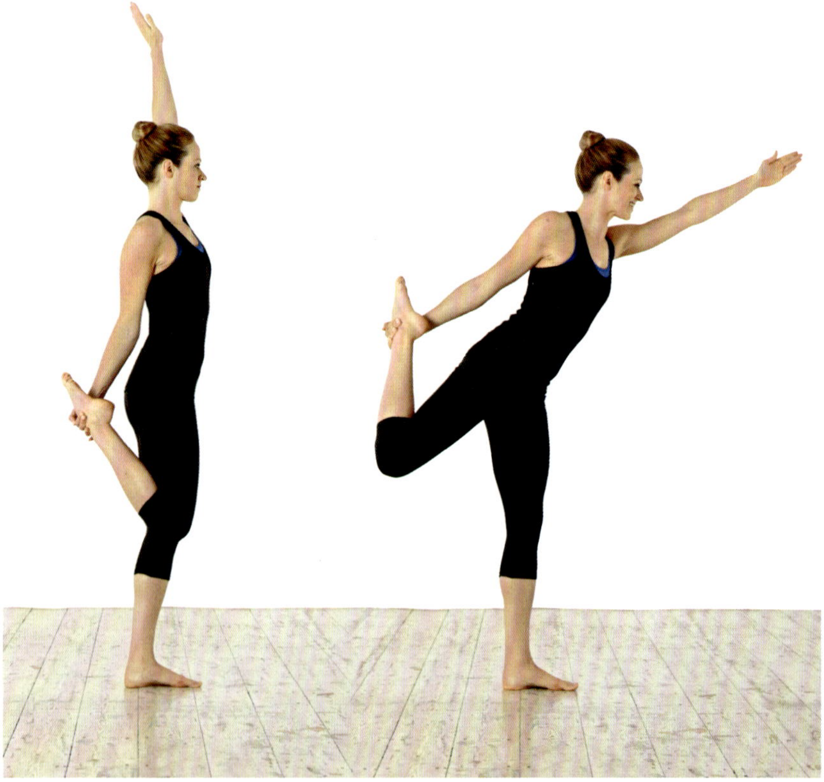

1. ターダーサナ（p.86参照）で立ちます。息を吸い、右膝を曲げて、右足を持ち上げます。右手のひらを上に向けて、後ろに伸ばし、右足または足首をつかみます。足または脛の内側をつかむと、脚をより高く上げられます。それができなければ、足の外側をつかみましょう。

2. 足を胴体から離すように持ち上げます。腿を後ろに伸ばし、脚を高く引き上げます。

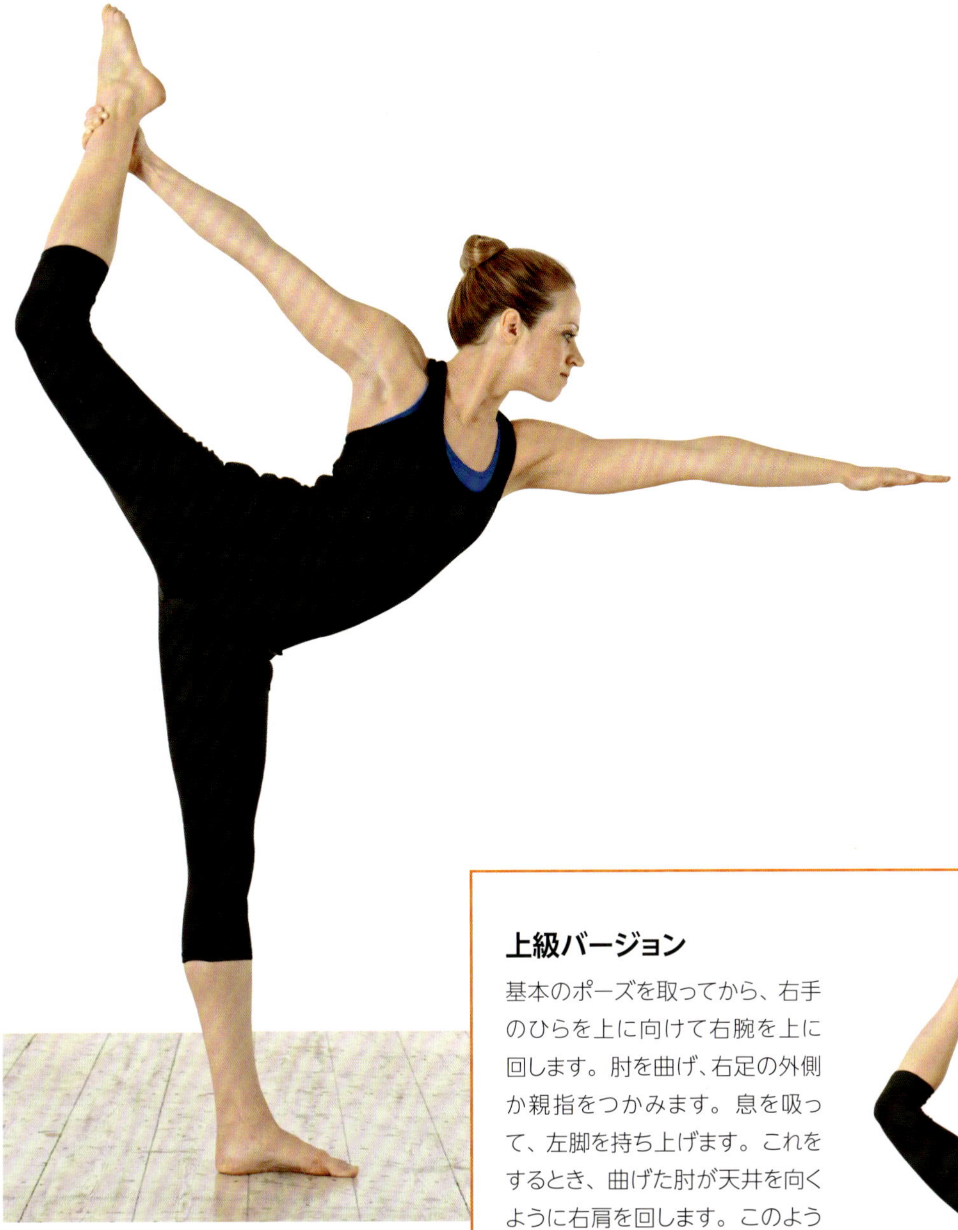

3. 膝をまっすぐにして、左腕を胴体の前で床と平行に前に伸ばします。その姿勢を20～30秒間保ちます。足を放し、床にもどして、反対側で同じ長さ繰り返します。

上級バージョン

基本のポーズを取ってから、右手のひらを上に向けて右腕を上に回します。肘を曲げ、右足の外側か親指をつかみます。息を吸って、左脚を持ち上げます。これをするとき、曲げた肘が天井を向くように右肩を回します。このように肩関節を外に回して曲げるには、かなりの柔軟性が必要です。左腕を頭上に伸ばして、足をつかみます。この姿勢を20～30秒間保った後、ポーズを解き、反対側で同じ長さ繰り返します。

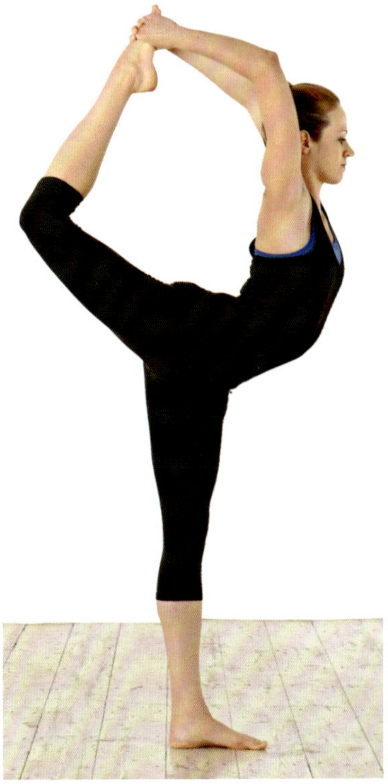

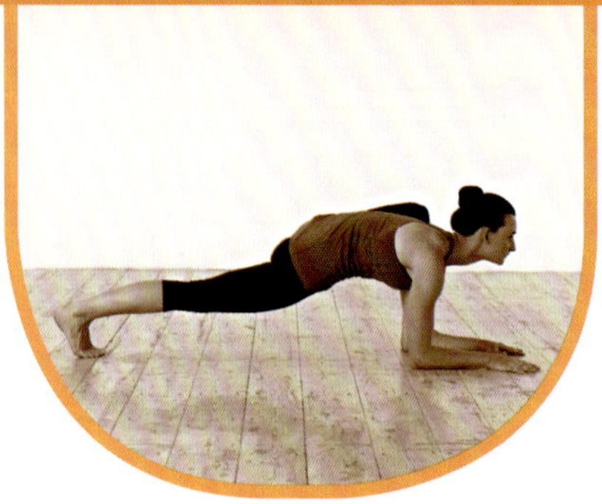

ウッタン・プリスターサナ

Uttan Pristhasana

トカゲのポーズ

トカゲのポーズは股関節の柔軟性を高め、
ハムストリングを伸ばし、臀部を強化します。

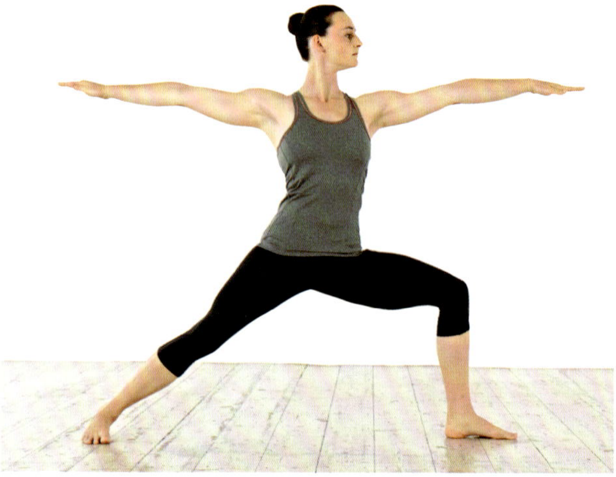

1. 左脚を前に、右脚を後ろにして、ヴィーラバドラーサナII (p.88参照) を取ります。

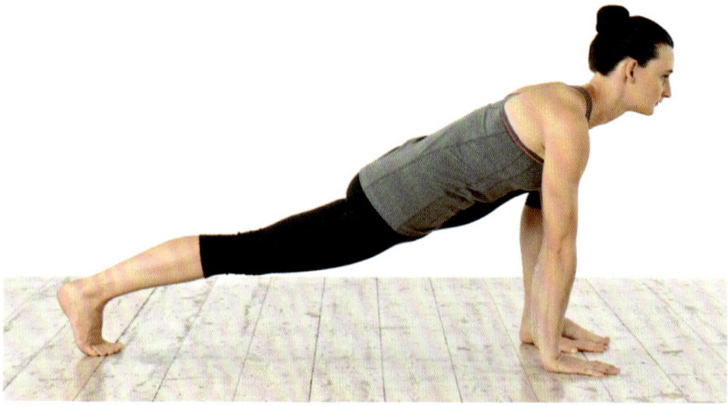

2. 両手を床の左足内側につきます。指先をつま先と一直線に並べます。腕をまっすぐ伸ばしたまま、右膝を持ち上げます。前を見ましょう。

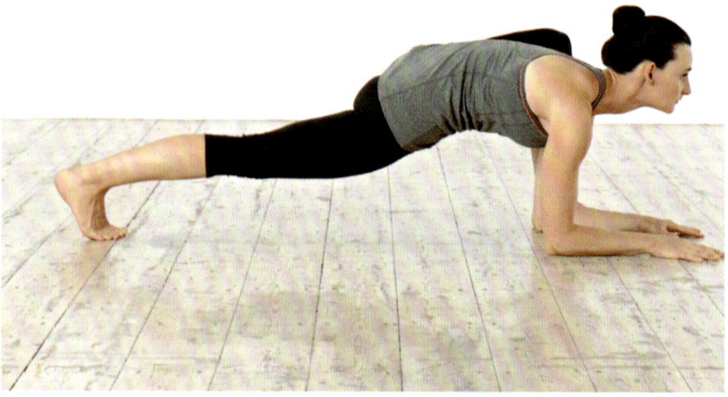

3. 可能なら、両肘を床に下ろし、左のかかとと一直線に並べ、上腕と左脛が平行になり、床と垂直になるようにします。その姿勢を15～20秒間保ちます。ポーズを解くには、肘を持ち上げ、右足を後ろに引きます。右側でポーズを繰り返します。

メリット

- 肩、腕、手首のストレッチ。
- 股関節を大きく屈曲。

注意

- 股関節またはハムストリングに問題がある場合はやらないこと。

解剖学的作用

上半身

- 大胸筋と前部三角筋が肩を安定。
- ステップ2で上腕三頭筋が肘をまっすぐにし、ステップ3で二頭筋が肘を屈曲。

下半身

- 腰筋が働いて左股関節を屈曲、働かないと右股関節が伸展。
- ハムストリング筋が左膝を屈曲、大腿四頭筋が右膝をまっすぐに伸展。

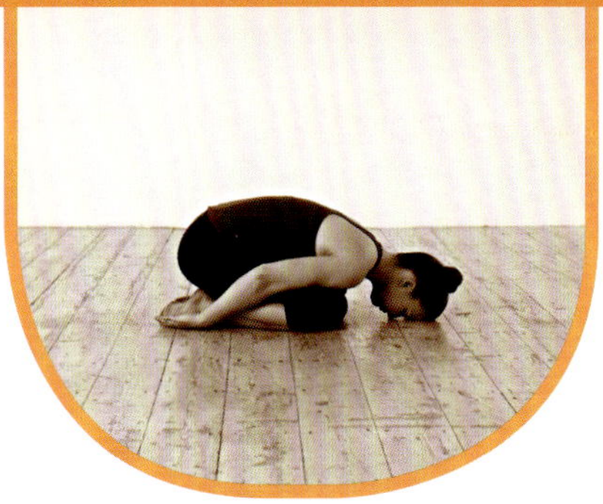

バラーサナ

Balasana

子どものポーズ

これは体力回復のポーズで、いつでも実践できますが、
とくに活動的な行法の途中や、
頭立ちのような逆転のポーズの後に行いましょう。

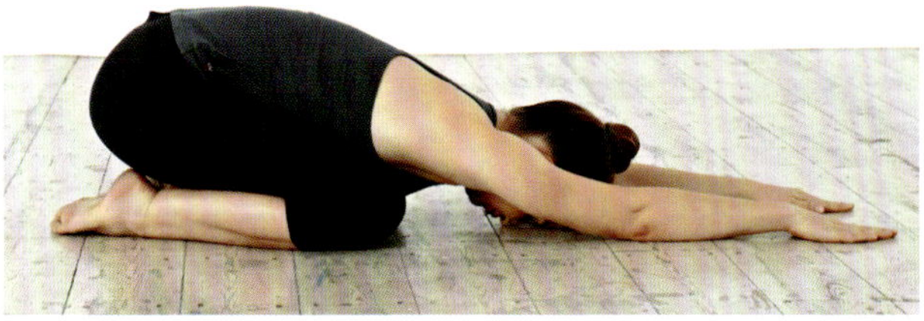

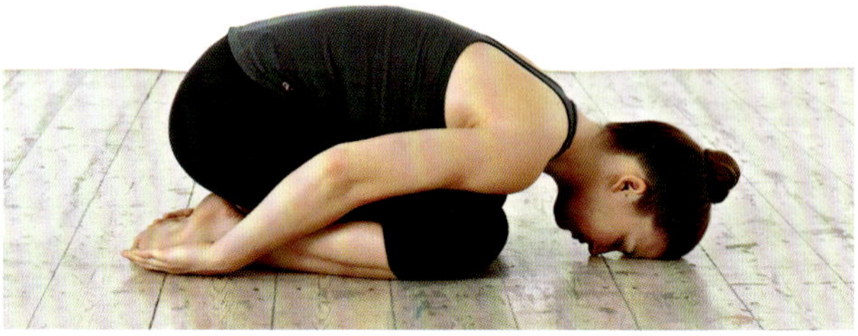

1. まず膝立ちの姿勢になり、かかとの上に座ります。息を吐いて、胴体を前に出して腿の上にかぶせ、両腕を前に出し、手のひらを床に置きます。

2. 額を床につけ、背骨を尾骨から頭蓋骨の根元まで長く伸ばします。腹部の力を抜いて腿の上に預け、手のひらを上に向けて両手を足の脇に下ろします。

3. 手のひらを上に向けて両手を床の上、胴体の横に置いて、肩を床のほうにリラックスさせます。

4. バラーサナは休息のポーズです。30秒から数分間まで、好きなだけそのままでいます。

メリット

- 腰、腿、足首を穏やかにストレッチ。
- ストレスと疲れの軽減に役立ちます。

注意

- 妊娠中はやらないこと。
- 膝に損傷がある場合、経験豊富な指導者の監督がない限り、やってはいけません。

解剖学的作用

上半身

- 脊椎の屈曲。背部の筋肉が受動的に伸張。

下半身

- 腰筋と内転により股関節が屈曲。
- 膝が屈曲。
- 足首が足底屈。

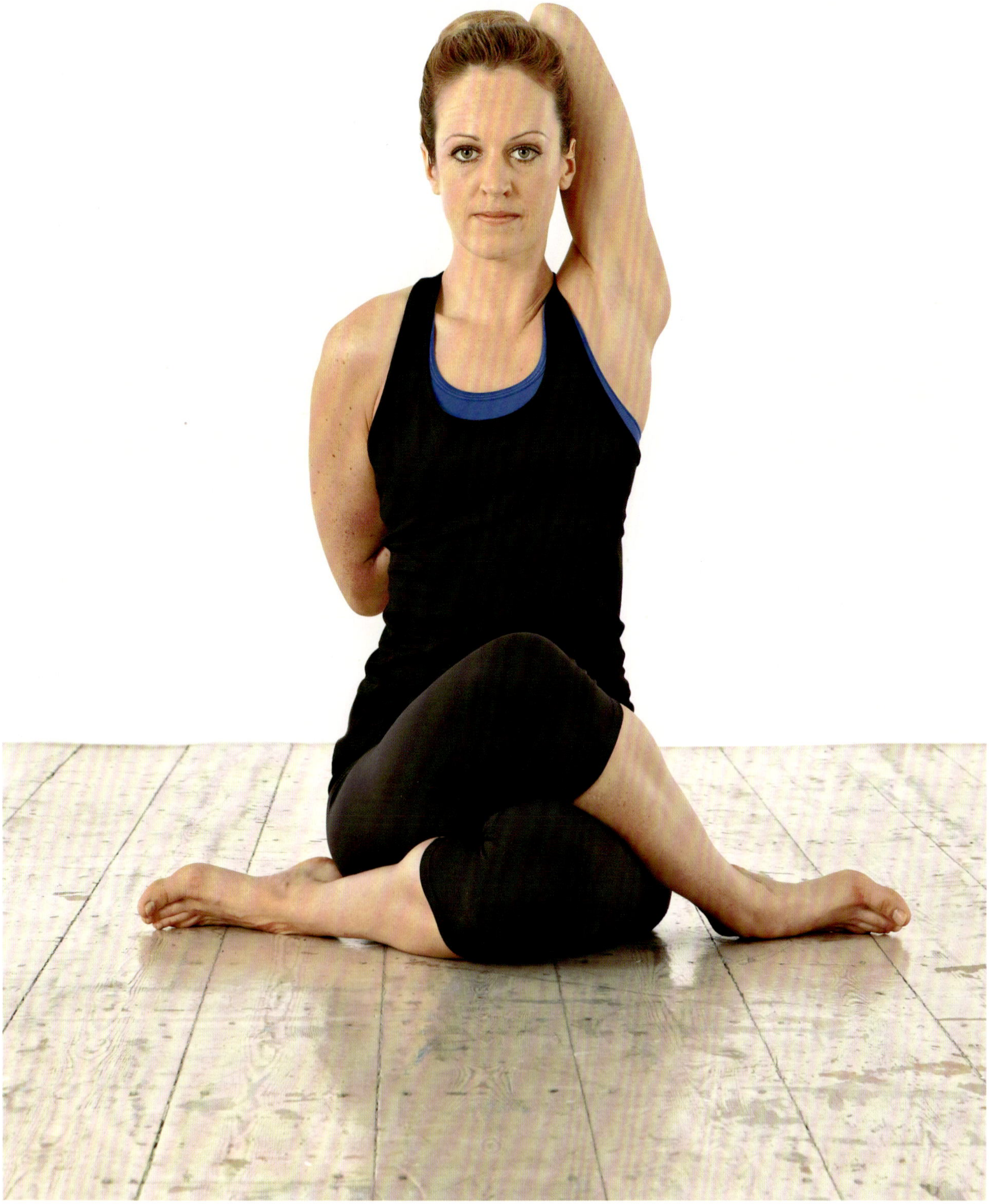

座位のポーズ

たいていの人は起きている時間の多くを、イスやソファー、または車やバスや電車で座って過ごします。立位のポーズによって素足が大地とつながるのと同じように、座位のポーズでは下半身、股関節、骨盤関節、下部脊椎が大地とつながります。体のバランスを取ったり支えたりする必要がなく、上半身は解放されて自由に上に伸びることができます。身体的レベルでは、座位のポーズは脊椎を伸ばし、曲げ、ねじり、股関節と鼠径部を解放し、骨盤と下背部の自然な機能を回復します。長時間、静かに座っているのに必要な強さと柔軟性を体に与え、心を静めるので、感覚を制御するのに役立ち、より深い意識レベルに入ることができます。

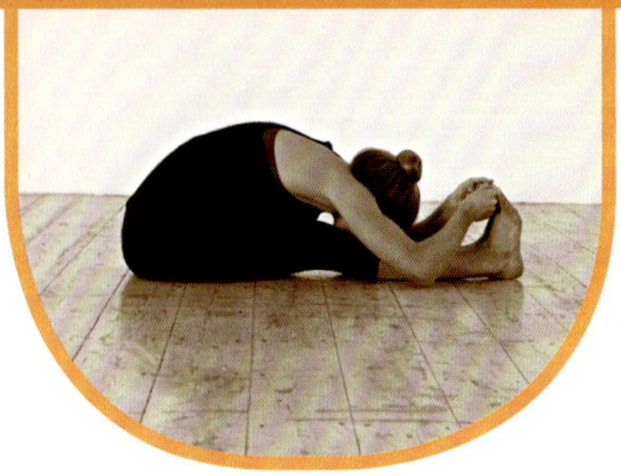

パシュチマターナーサナ
Paschimottanasana

背中を伸ばす前屈

この背中を伸ばすポーズを行うとき、
背骨は丸まらずに長く伸びていなくてはなりません。

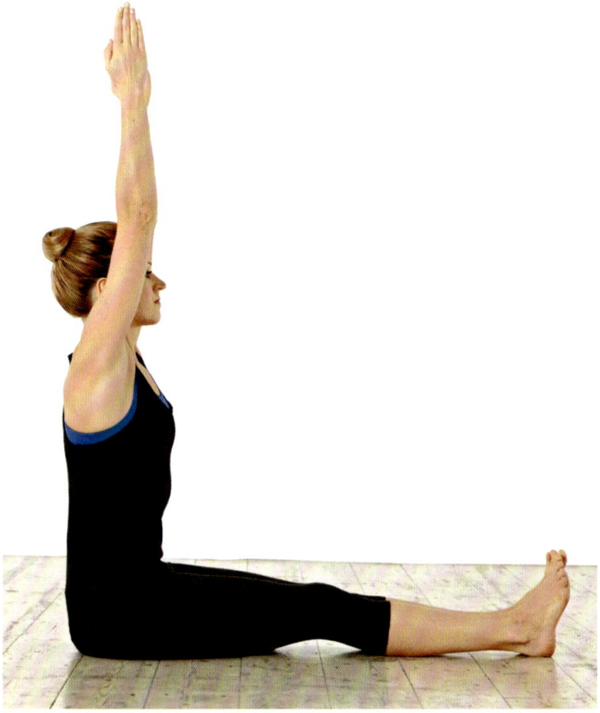

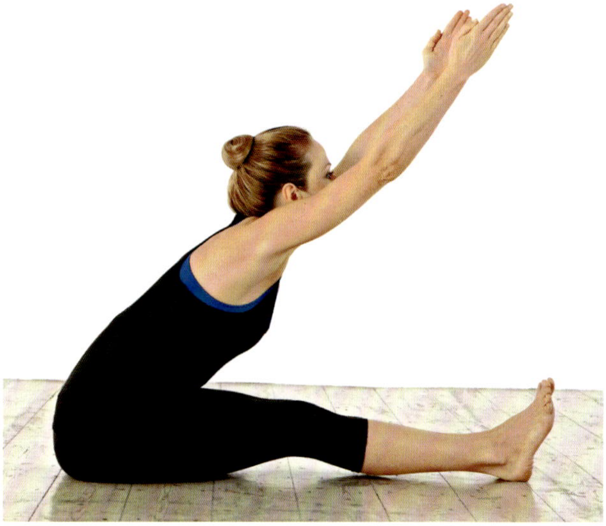

1. 両脚を伸ばして床に座ります。足首を曲げ、つま先が自分のほうを向くようにして、膝の裏が床に触れるようにします。手のひらまたは指先を床の腰の脇に下ろし、胸を持ち上げてから、息を吸って両腕を上げます。

2. 胸を持ち上げ、胴体の前面を長く伸ばしておきます。あごを胸から離して、前に倒れて、腹部を腿の上に持ってきます。最初に下腹部を腿につけ、そのあと上腹部、そして肋骨、最後に頭をつけます。

メリット

- 心を落ち着かせ、ストレスと軽い鬱を軽減。
- 背骨、肩、ハムストリングをストレッチ。
- 肝臓、腎臓、卵巣、子宮を刺激。
- 消化機能を改善。

注意

- 喘息のある人には勧められません。
- 背中に損傷がある場合は、経験豊かな指導者の監督の下でのみ行うこと。

解剖学的作用

上半身

- 腹直筋により胴体が前屈。
- 胴体を腿の上に持っていくことでストレッチを深めるために、上腕二頭筋が肘を屈曲。

下半身

- 腰筋、恥骨筋、大腿直筋、縫工筋が股関節を屈曲。
- 内転筋が両腿を引き寄せ。
- 大腿四頭筋の働きで膝がまっすぐに伸展、ハムストリングが伸張。
- 足首の屈曲で腓腹筋が伸張。

3. 足の側面を手でつかむか、両腕で足の側面を包み込んで、膝を十分に伸ばしておきます。これができないなら、膝を曲げて腹部を腿につけますが、背骨はまっすぐに保ちます。

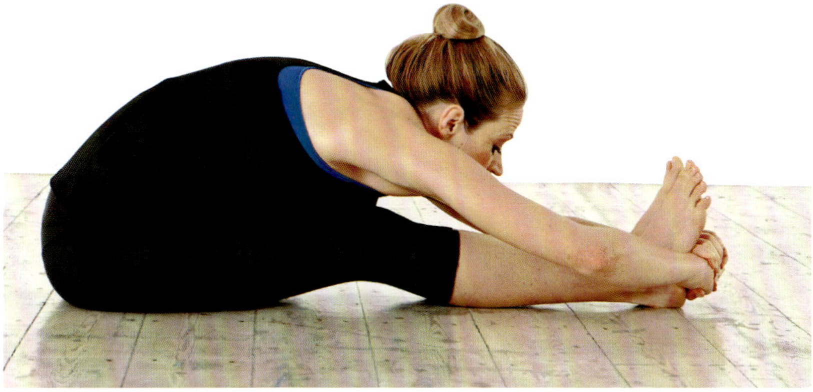

4. 息を吸うたびに、胴体の前面を少し持ち上げて伸ばします。息を吐くたびに、少しずつ前屈を深くします。この姿勢を60秒間保った後、ゆっくり解きます。

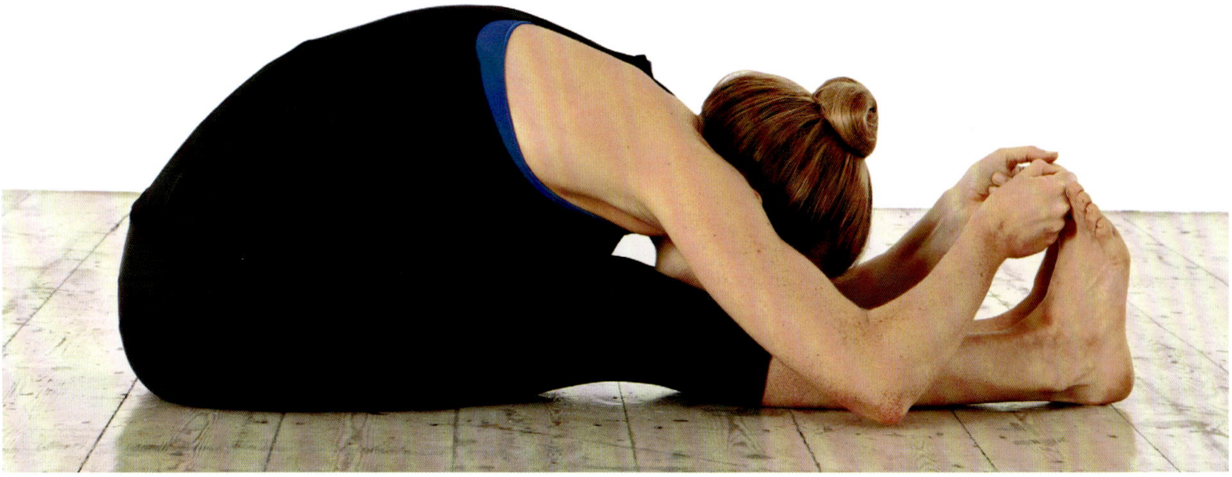

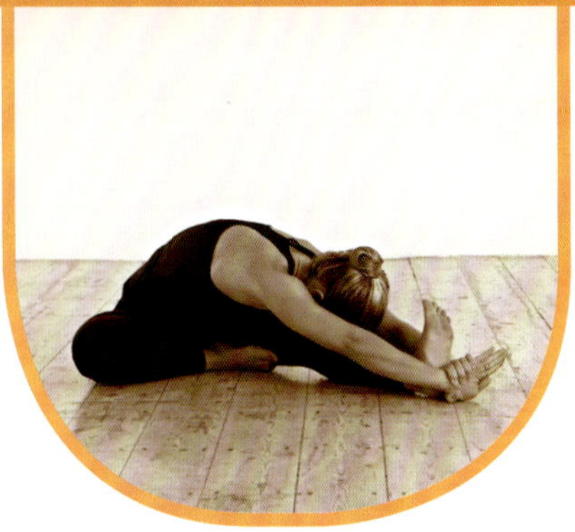

ジャーヌ・シールシャーサナ
Janu Sirsasana

頭を膝につけるポーズ

非対称の座位の前屈ポーズです。
曲げた脚が支えとてこになり、胴体の重みでまっすぐな脚は伸び、
ハムストリングが解放されます。

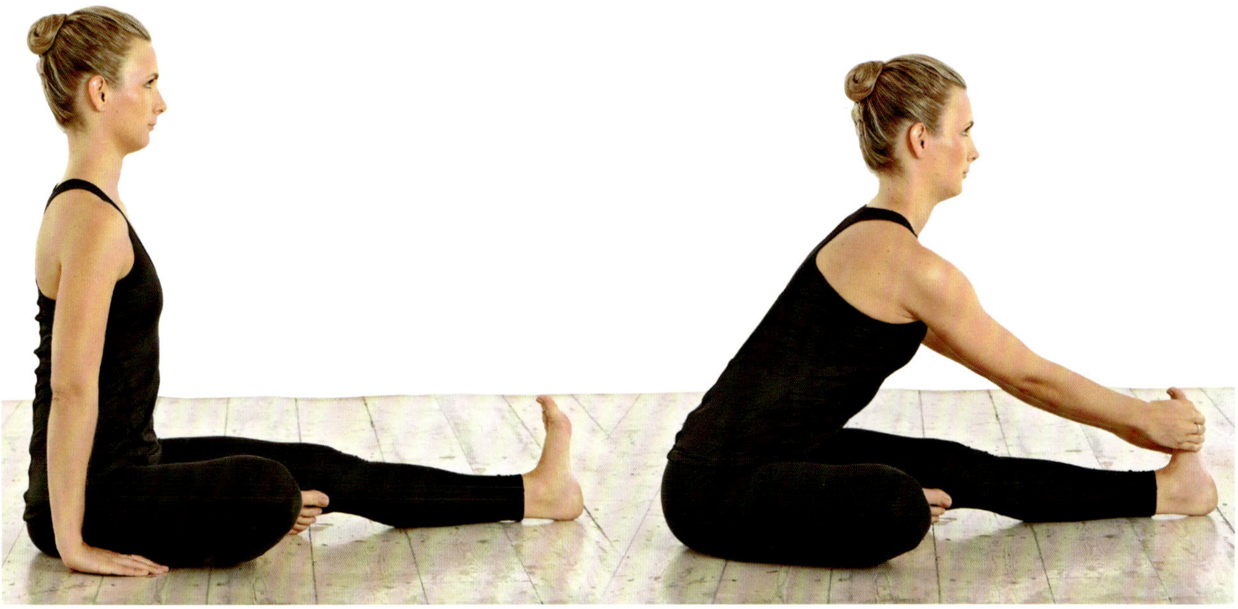

1. 両脚を前に伸ばして床に座ります。息を吸い、右膝を曲げ、かかとを鼠径部のほうに持ってきて、右足の裏が左腿の内側に当たるようにします。右脛を左脚と直角にして、右膝を床のほうに下げます。

2. 息を吐き、胴体を少し左に向けて、胴体が左腿の中心に来るようにします。両方の坐骨を床につけたまま、右手を左足のほうに伸ばし、胴体前面を持ち上げてから、左手を左足の外側に伸ばします。

メリット

- 背骨、肩、ハムストリング、鼠径部をストレッチ。
- 肝臓と腎臓を刺激。
- 腹部臓器を調整し、消化機能を改善。
- 高血圧治療に効果。

注 意

- 膝に損傷がある場合、その膝を完全には曲げず、
  畳んだ毛布で支えること。

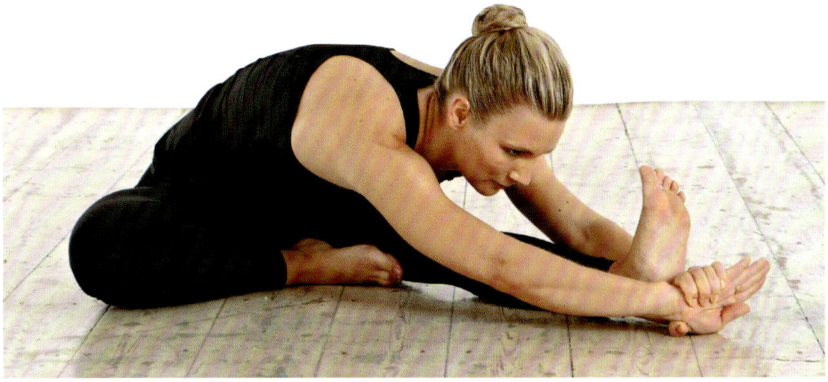

解剖学的作用

上半身

- 腹直筋がまっすぐな脚の上に胴体を折り曲げ。
- 上腕二頭筋が肘を曲げることで、胴体をさらに深くストレッチ。肩甲骨の外転と上方回旋、肩の屈曲と内転。

下半身

- 腰筋、恥骨筋、大腿直筋、縫工筋の働きで、まっすぐな脚の股関節が屈曲。
- 大腿四頭筋が脚をまっすぐに保つので膝が伸展し、足首は背屈。
- 曲げた脚では、腰筋の外旋と外転により股関節が屈曲、ハムストリングにより膝が屈曲。足首は底屈。

3. 両腕を完全に伸ばし、息を吐いて、胴体前面を長く伸ばしながら、前に伸びます。屈みながら、肘を外に曲げて、床から離れるように持ち上げます。

4. 前に体を伸ばして、気持よくストレッチします。最初に腹部が腿に触れ、最後に頭がつくようにします。そのポーズを１分から３分間、好きなだけ保ちます。息を吸って起き上がり、ポーズを解きます。右脚で繰り返しましょう。

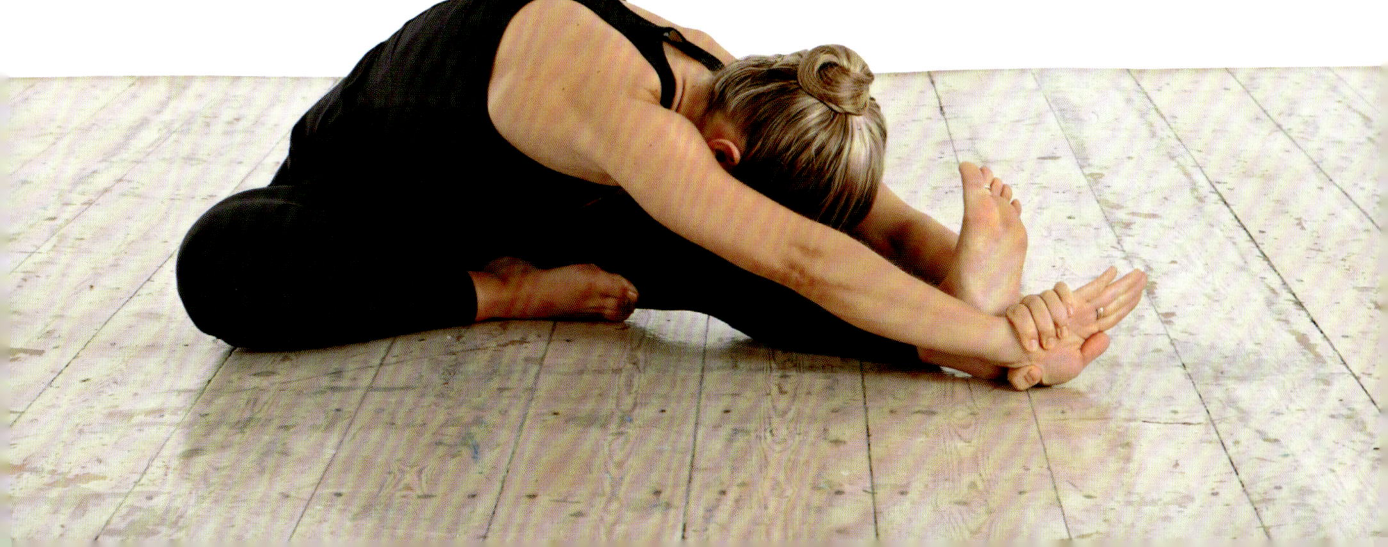

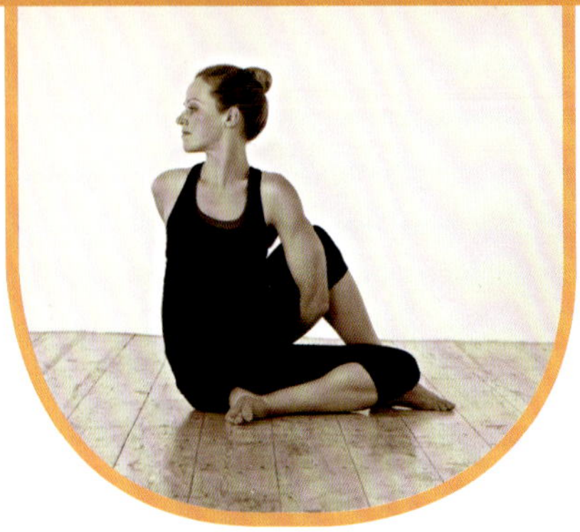

アルダ・マッツェーンドラーサナ
Ardha Matsyendrasana

半らせんのねじり

伝統的なテキストでは、アルダ・マッツェーンドラーサナは
食欲を増し、命にかかわる病気をやっつけ、
クンダリニーを覚醒させると言われています。

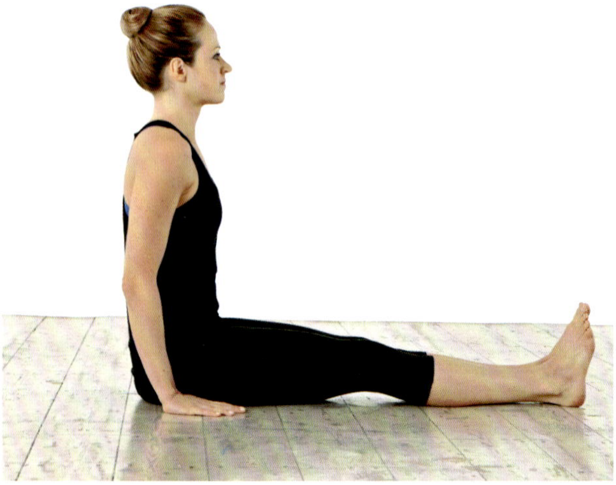

1. 両脚を前に伸ばして床に座ります。

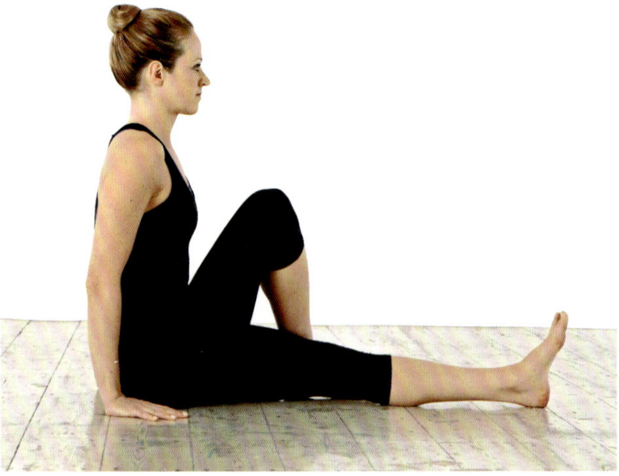

2. 右足を左膝の外側に持ってきて、右膝を立てておきます。右足を床に押しつけて、背骨をまっすぐにします。

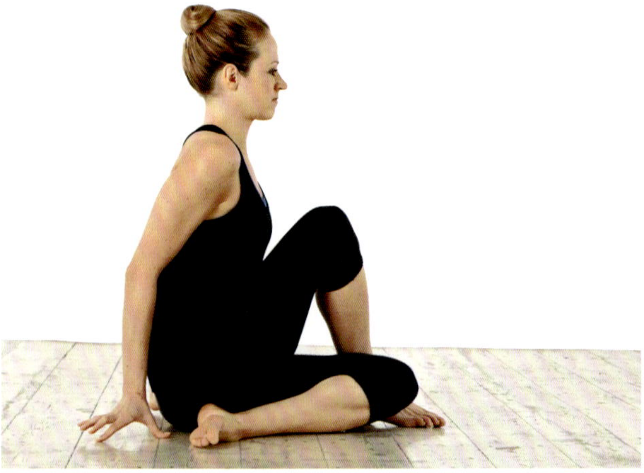

3. 右手を右臀部の後ろに置きます。左膝を曲げて、かかとを右臀部の横に持ってきます。

メリット

- 肝臓と腎臓を刺激。
- 肩、腰、首をストレッチ。
- 腹部の消化の火を刺激。
- 月経痛、疲労、坐骨神経痛、背中の痛みを軽減。

注 意

- 背中または背骨に損傷がある場合は、経験豊かな指導者の監督の下でのみ行うこと。

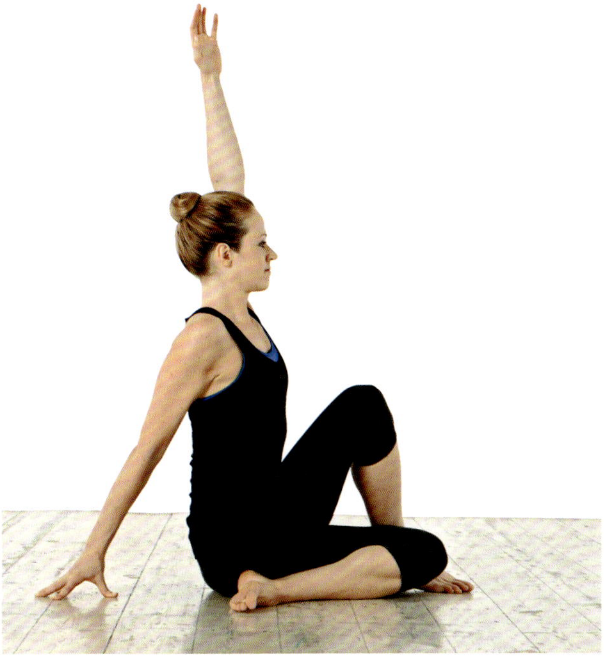

4. 息を吸って、左腕を上げてから、その腕を右腿の外側に下ろします。胴体前面と右腿内側を引き寄せます。息を吐いて、体を右にねじります。

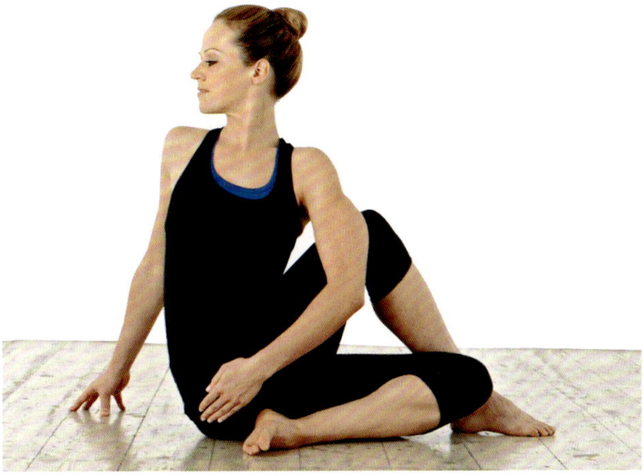

5. 頭を右に回し、右肩越しに後ろを見ることで、胴体をさらにねじります。両方の坐骨が床から浮かないようにしましょう。息を吸うたびに、胸骨を少し持ち上げます。息を吐くたびに、さらに少しねじります。

解剖学的作用

上半身

- 脊柱起立筋によって脊椎が回旋。
- 前側の腕——菱形筋が働いて肩甲骨を胸郭の上で押さえます。棘下筋が腕を外旋させ、三角筋が腕を立てた脚に押しつけるように横方向に外転。上腕二頭筋が肘を屈曲。
- 後側の腕——肩が伸展、腕が外旋。上腕二頭筋によって肘が屈曲。

下半身

- 内旋する上側の脚によって股関節が深く屈曲。
- 内転する下側の脚で股関節が屈曲。
- ハムストリングの働きで膝が屈曲。

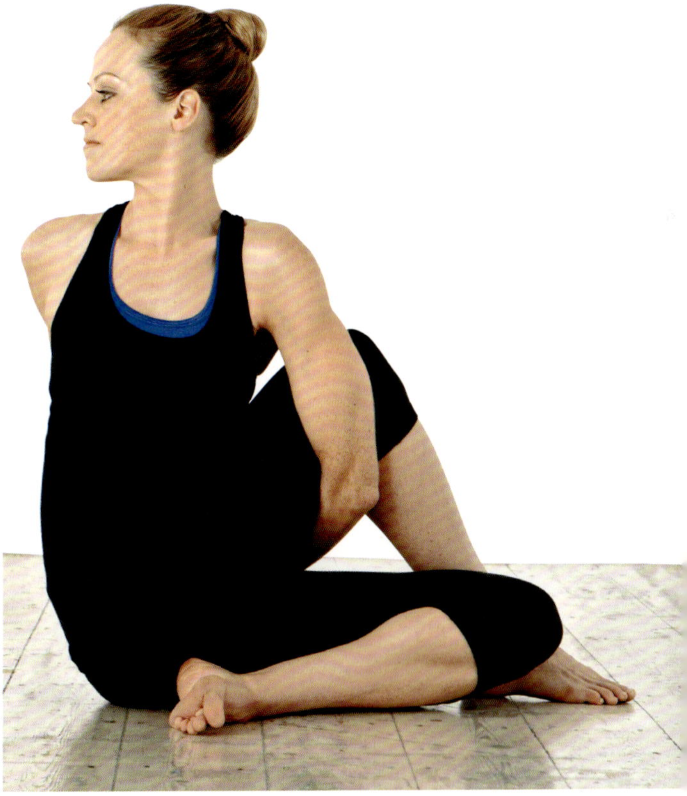

6. できる人は、左腕を右腿の下に、右腕を背中の後ろに伸ばして、両手をつなぎます。背骨の全長にわたって均等にねじり、30〜60秒間保ちます。ポーズを解いて、反対側で繰り返します。

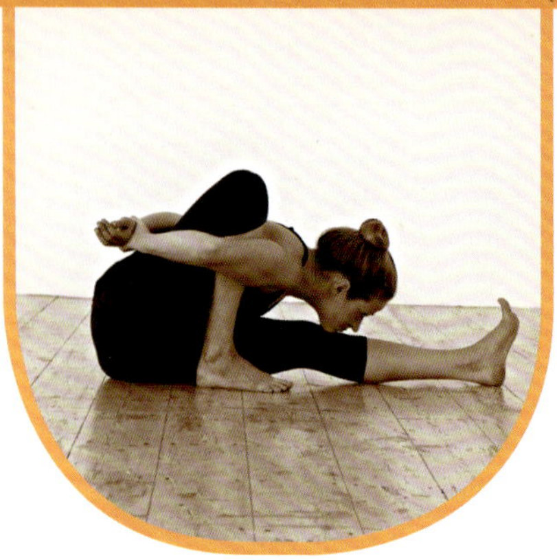

マリーチアーサナ I

Marichyasana I

聖仙マリーチのポーズ

伝説によるとマリーチは、ヴェーダのアダムで
人類の「父」であるマヌの曽祖父と言われています。

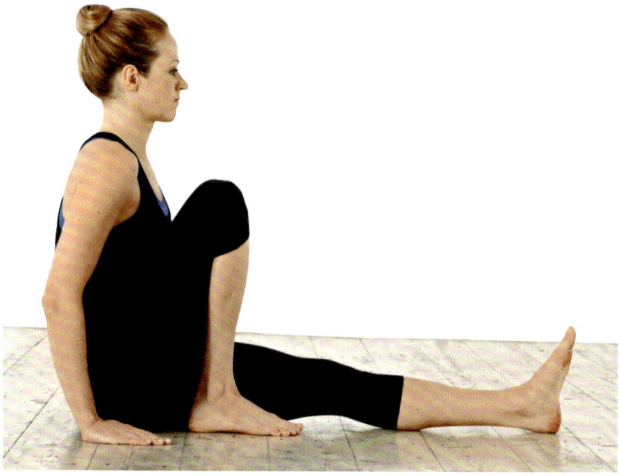

1. 両脚を伸ばして座ります。右膝を立て、かかとを右臀部にできるだけ近づけます。左脚をまっすぐのまま、膝の裏を床に押しつけ、つま先を自分のほうに向けます。右膝を立てたまま、腿の内側を胴体の側面に押しつけます。

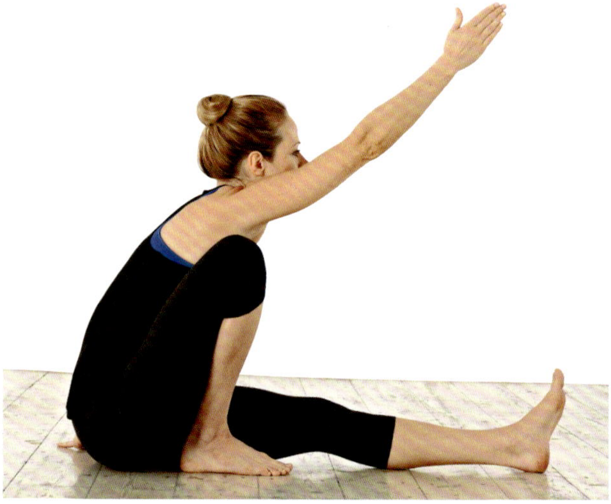

2. 息を吸って、右腕を上げ、胴体を前に倒して、右足のほうに伸ばします。次に息を吐いて、右腕を右脛に回して、手を背後に伸ばします。左手は左の腿か臀部の外側に押しつけられます。

メリット

- 背骨と肩をストレッチ。
- 肝臓や腎臓のような腹部の臓器を刺激。
- 消化機能を改善。

注 意

- 喘息のある人には勧められません。
- 妊娠中には勧められません。

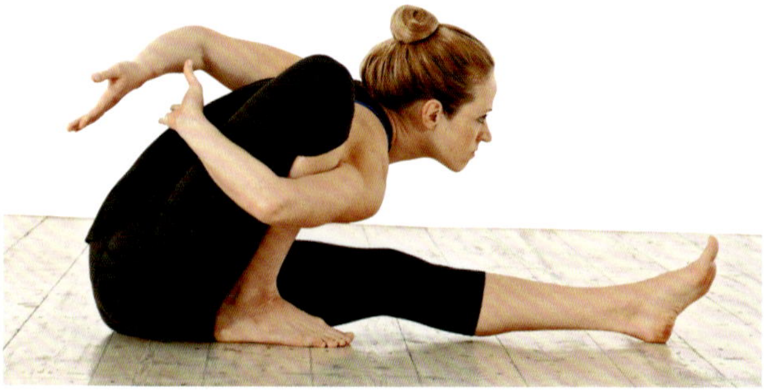

3. 左腕を背後に回し、右手で左手首をつかみます。息を吸い、胸を持ち上げてから、息を吐き、胴体を前に伸ばします。

解剖学的作用

上半身

- 腰方形筋と脊柱起立筋が背中を湾曲。
- 上腕三頭筋が肘をまっすぐに伸展。
- 胸筋と肩甲下筋が肩を内側に回転。

下半身

- 腰筋、恥骨筋、大腿直筋、縫工筋の働きで、まっすぐな脚の股関節が屈曲。
- 大腿四頭筋が膝をまっすぐに保持。

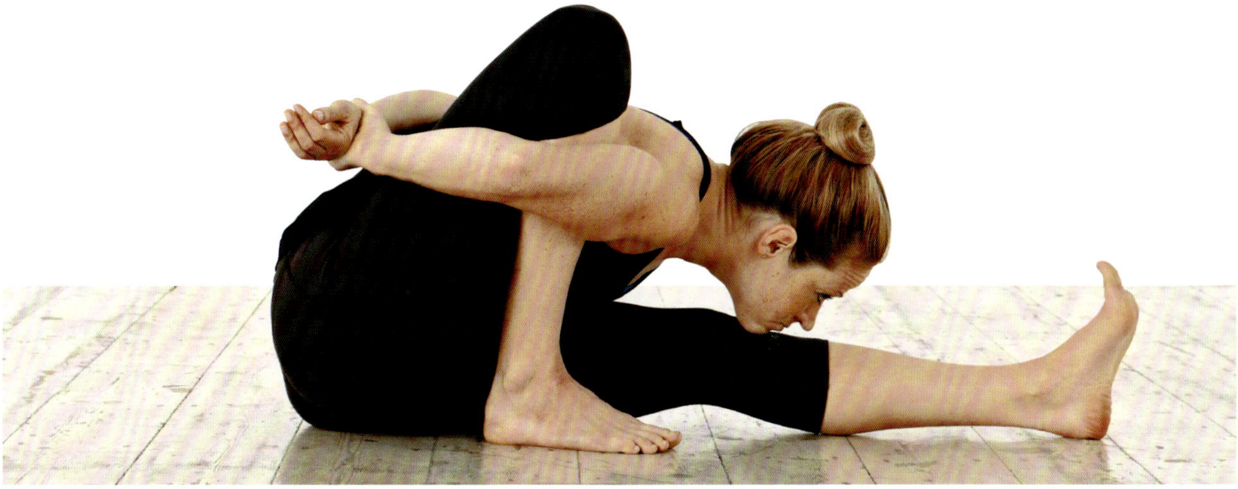

4. 胴体を低くして左脚にかぶせます。胴体前面を伸ばしておきます。肩を引いて耳から離し、積極的に後ろに引きます。その姿勢を30～60秒間保った後、息を吸いながら起き上ります。

反対側で繰り返します。

マリーチアーサナⅢ　ねじりバージョン

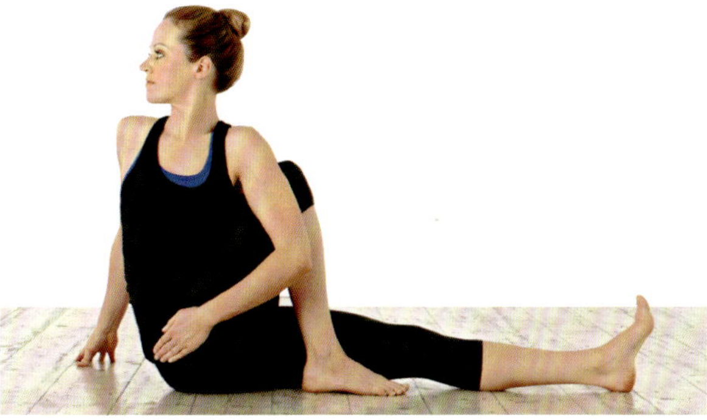

1. 右膝を立てて、左脚を伸ばしたまま、胴体を右にねじり、左腕を右腿の外側に持ってきます。

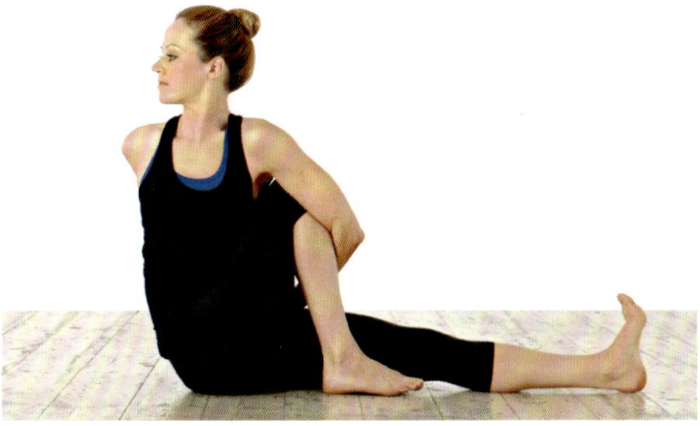

2. 左腕を右膝に回し、右腕を背後に伸ばして、左手首をつかみます。胴体を持ち上げ、ねじって、右肩越しに後ろを見ます。

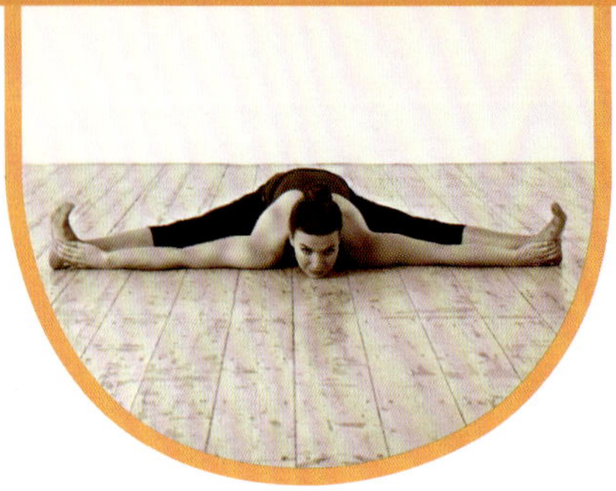

ウパヴィシュタ・コーナーサナ

Upavistha Konasana

座位の開脚前屈のポーズ

左右対称の深い前屈は、
上部ハムストリングと下背部のストレッチに重点を置いています。
大腿四頭筋が収縮して膝をまっすぐにする間、
強い力が下背部に伝わります。

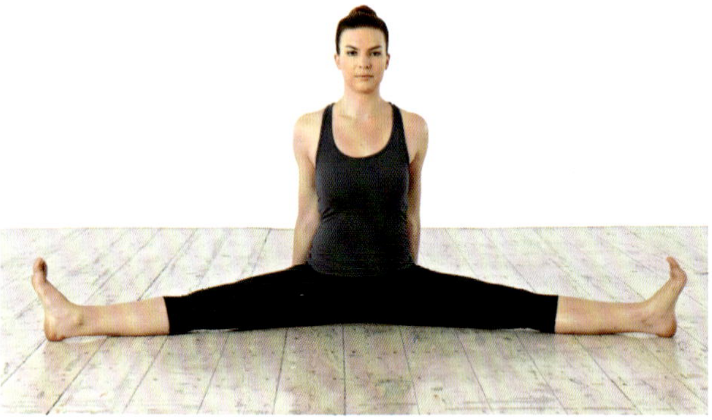

1. 脚をまっすぐにして座ってから、両脚を開いて直角をつくります。両手を腰の後ろの床に置き、臀部と恥骨を前に押して、両脚をさらに開きます。

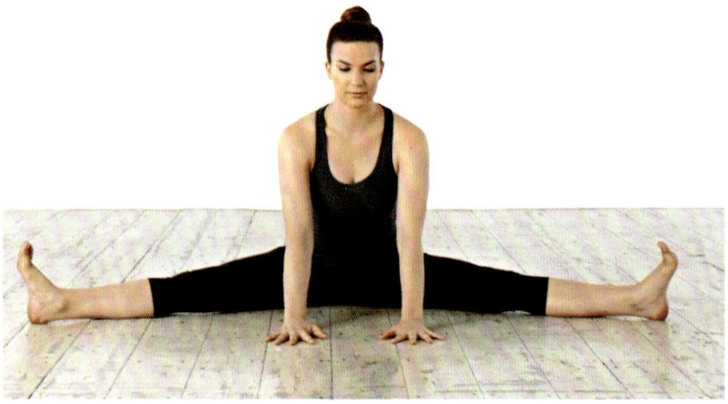

2. 膝の裏を床に押しつけます。かかとまで伸ばし、足の親指の付け根に力を入れます。

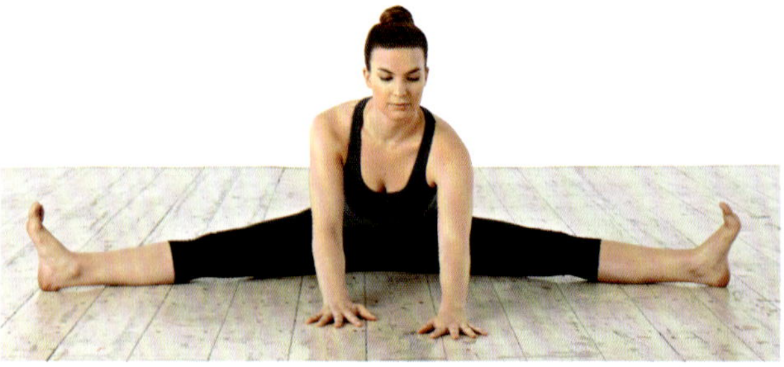

3. 息を吸い、胸を持ち上げて、胴体をまっすぐにします。次に、腕をまっすぐ伸ばしたまま、両脚の間で手を少しずつ前に進めます。股関節から動いて、胴体前面の長さを維持することに重点を置きましょう。

メリット

- 脚の内側と裏側をストレッチ。
- 腹部の臓器を刺激。
- 背骨を強化。
- 鼠径部を解放。

注意

- 腰に損傷がある場合、畳んだ毛布の上に座り、胴体をあまり倒さないようにすること。

4. 両手を前に進め続け、胴体前面を床につけます。最終的に、軸方向の完全な伸展が実現すると、背骨が平らになって、肩と腹が床につきます。その姿勢を最大30秒間保ってから、今度は両手を少しずつ自分のほうに動かし、胴体を起こしてポーズを解きます。

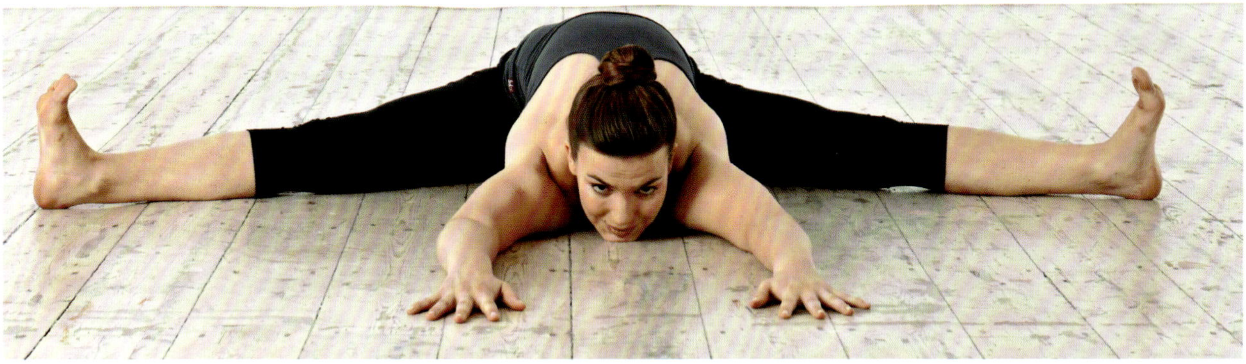

変形バージョン

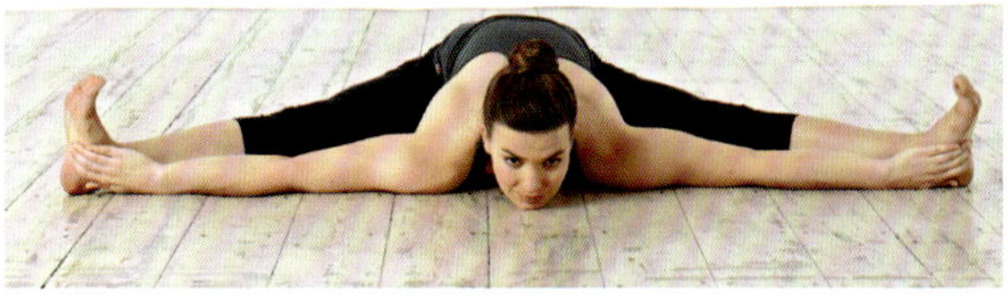

ステップ4で説明されている最後の姿勢から、両手を足の内側に伸ばすか、人差し指と中指で足の親指を包みます。少しずつ胸と肩と腹を床に引き下げます。

解剖学的作用

上半身

- 脊柱伸筋により脊椎が軸方向に伸展。
- 肩前面の上腕二頭筋と前部三角筋、および胸部の大胸筋が収縮し、背筋が伸びると弛緩。
- 肩背面の後部三角筋が肩を伸ばし、ポーズを深化。
- 上腕三頭筋が肘をまっすぐに伸展。

下半身

- 大腿四頭筋が膝をまっすぐに伸展。
- 腰筋が股関節を屈曲。
- 脛の外側に沿った前脛骨筋が足首を背屈させ、腓骨筋が足首を外転させて、足の裏を伸張。

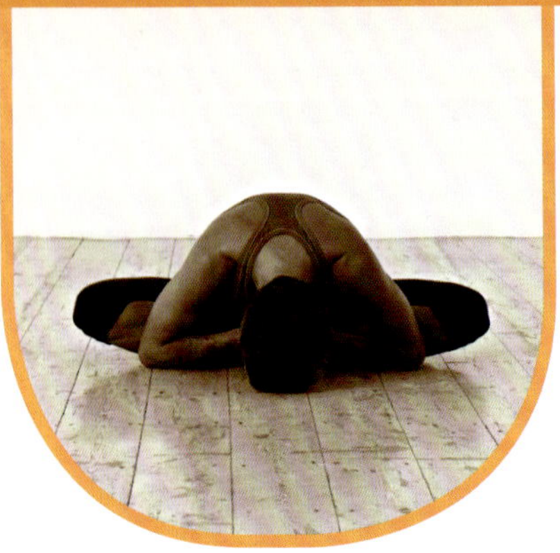

バッダ・コーナーサナ
Badhha Konasana
合蹠《がっせき》のポーズ

このポーズは股関節と鼠径部を開き、
ハムストリングと背骨を十分にストレッチします。

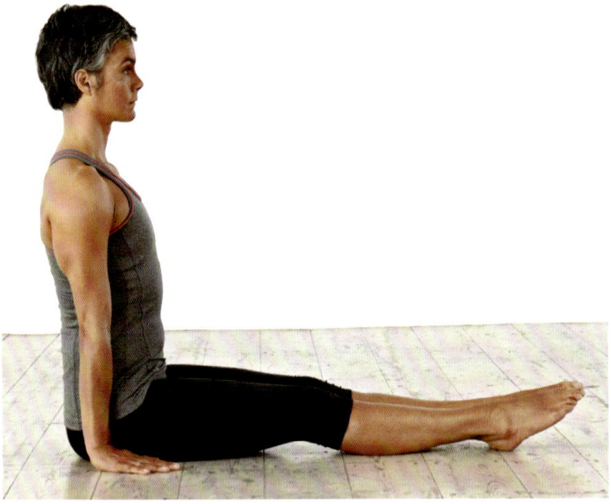

1. まず、両脚を前にまっすぐ伸ばして座ります。息を吐き、両膝を曲げて、かかとを骨盤のほうに引きます。両手で足をしっかり握ります。

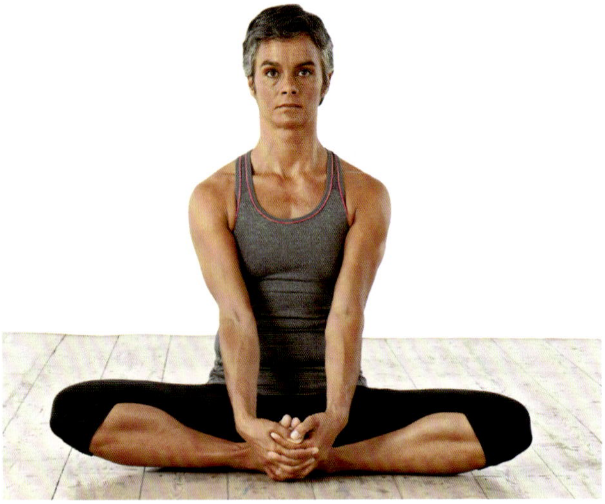

2. かかとを無理のない範囲でできるだけ鼠径部の近くまで持ってきて、足の裏を押し合わせます。背中をまっすぐに伸ばしたまま、両膝を無理に押さえこむことなく、床のほうに引き下げます。

メリット

- 腹部の臓器、卵巣、前立腺、膀胱、腎臓を刺激。
- 心臓を刺激し、全身の血行を改善。
- 腿内側、鼠径部、膝をストレッチ
- 月経痛と坐骨神経痛を緩和。
- 妊娠後期までこのポーズを実践すると、安産につながると言われています。

注 意

- 鼠径部または膝に損傷がある場合、腿外側を支える毛布を使ってポーズを行うこと。

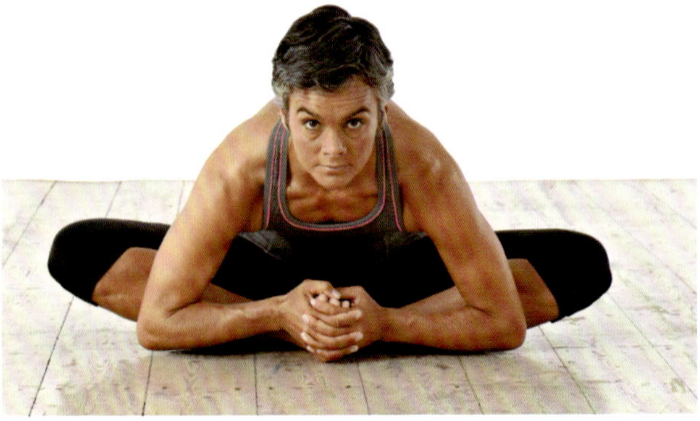

3. 息を吸って、胸骨を持ち上げ、両肘を脛の前に持っていきます。

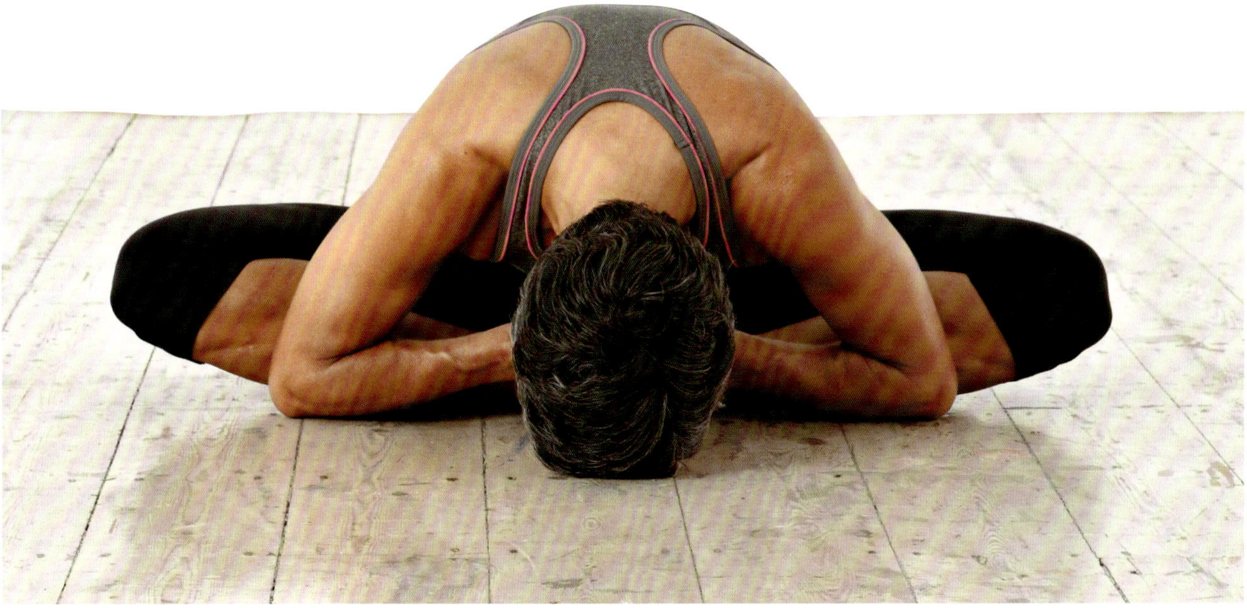

4. 息を吸って胸を前方に持ち上げ、背骨を伸ばし、あごを胸から離しておきます。胴体を床のほうに下げるために、肘を脛に押しつけてもかまいません。

5. 最後のポーズで、胸が足に、額と肘が床につくことになります。このポーズを少なくとも30秒間保ちます。

解剖学的作用

上半身

- 軽い脊椎屈曲がだんだん軸方向の伸展に。

下半身

- 大腿方形筋、梨状筋、上下の双子筋の働きにより、股関節が屈曲、外旋、外転。
- ハムストリングの働きにより膝が屈曲。
- 足首の背屈と足の回外。

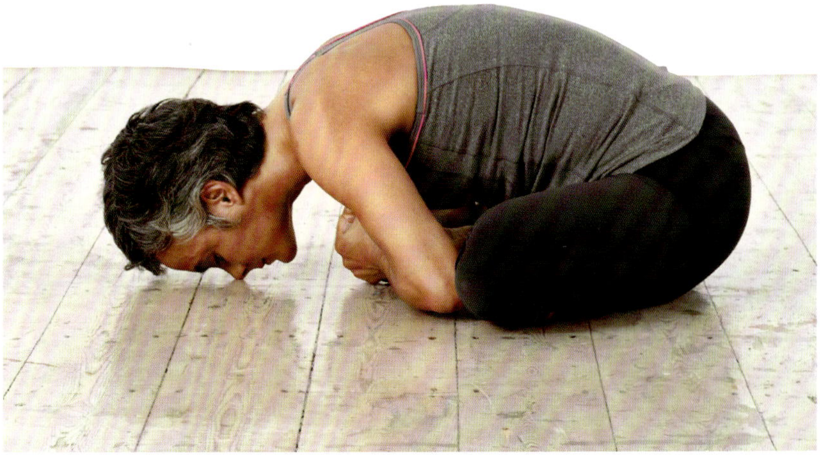

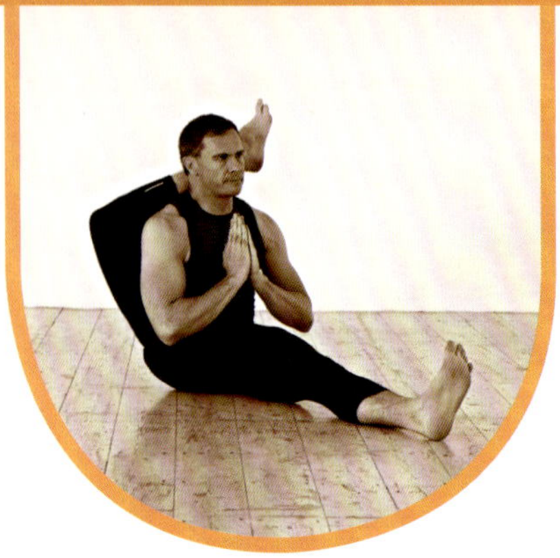

エーカ・パーダ・シールシャーサナ

Eka Pada Sirsasana

片脚を頭の後ろに持ってくるポーズ

この厳しいポーズをマスターするには、かなりの練習が必要です。
背中と首が強くなり、ハムストリングが十分に伸びます。
腹筋が収縮するので、消化力が高まります。

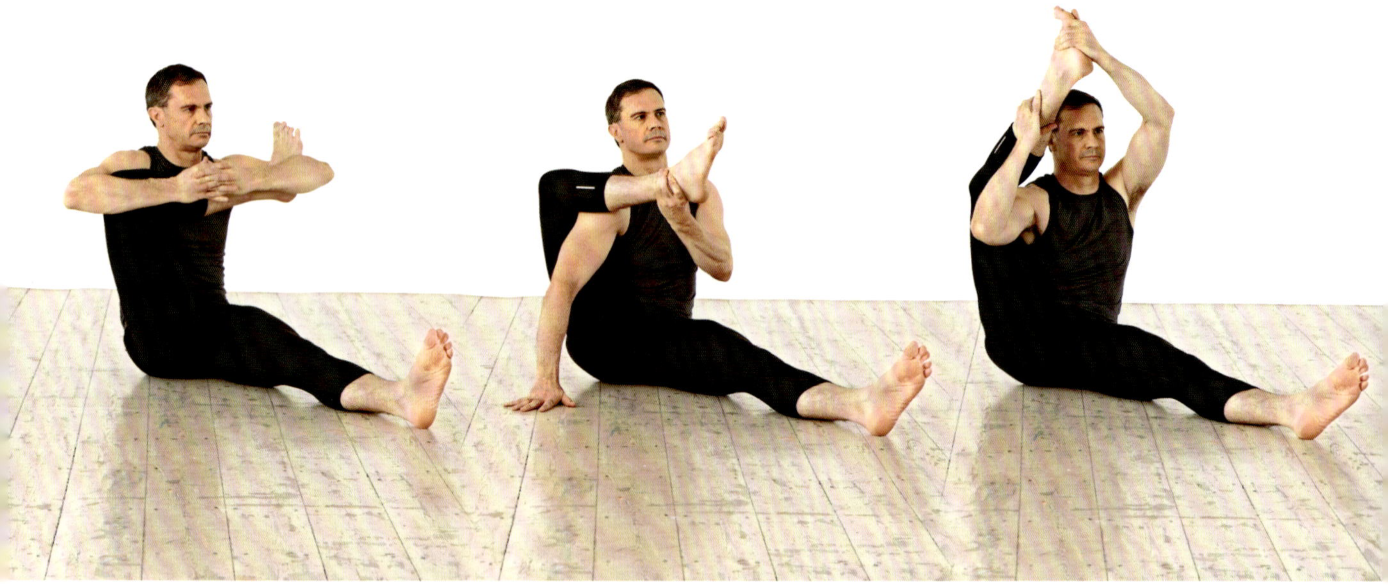

1. 両脚を伸ばして座ります。まず、右脚を両手で抱くようにして持ちます。右脚を上げ、膝を曲げ、足を左肘の内側に持ってきて、右腕で右膝を包み込みます。脛を水平に保ったまま、胸に引き寄せます。膝を慎重に左から右へ動かして、右股関節をほぐします。

2. 次に右脚を上げて、膝を曲げて、少し横に回します。右足を左手でつかみ、右腕を右膝の下に持ってきます。

3. 右手で右脛をつかみます。右足をさらに高く上げ、前傾して、右腕を使って右脚をさらに右肩の後ろに押し込みます。右手を右足首から放し、頭を下げて、慎重に脚を頭の後ろに持っていきます。

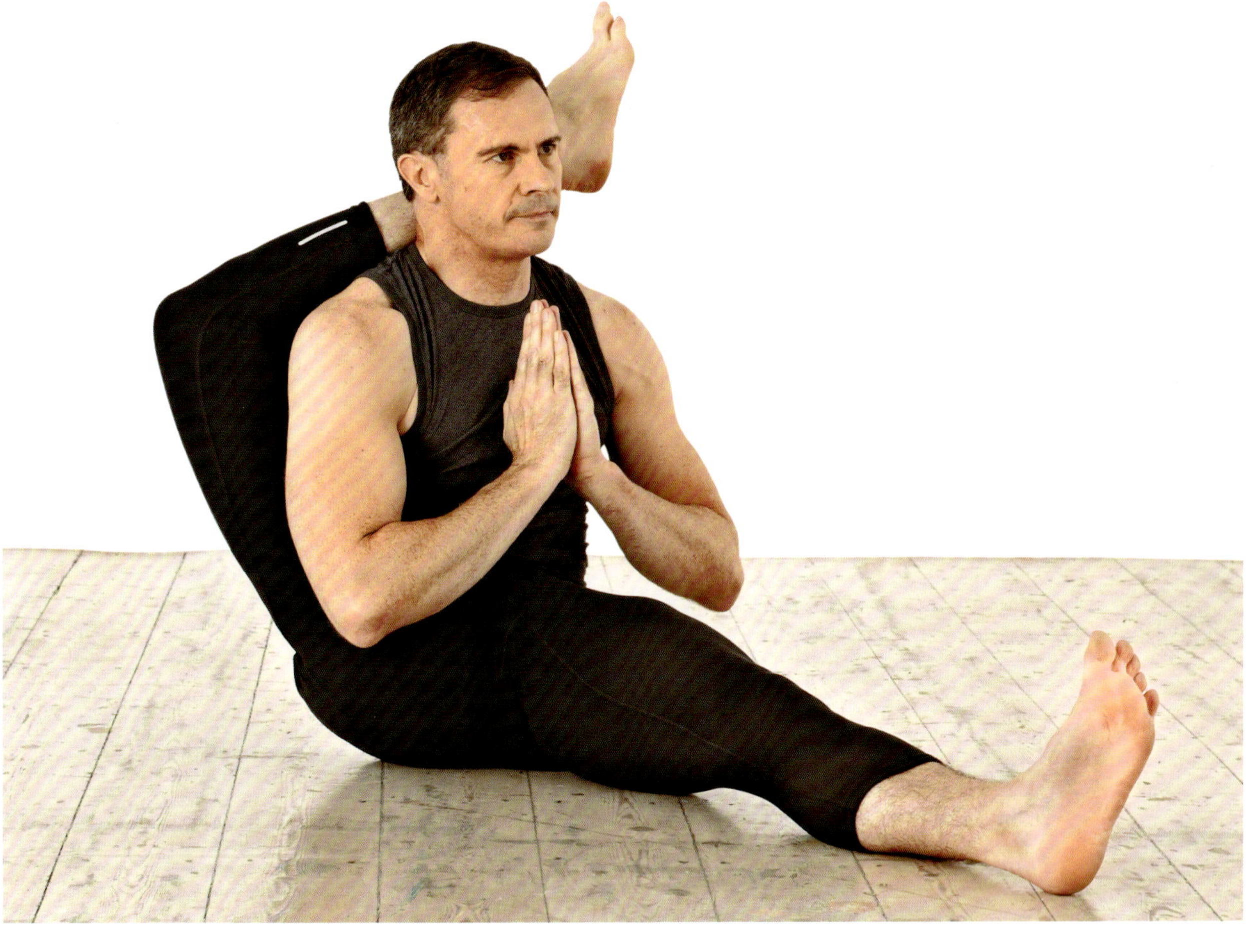

4. 首の筋肉を使って、脚を頭の後ろに保ち、視線を前に向けられるように頭を持ち上げてみましょう。足が定位置に収まったら、胸の前で合掌し、背骨をまっすぐに伸ばしてみましょう。その姿勢を15～60秒間保ち、深く呼吸します。ポーズを解くために、両手で右足をつかみ、頭を下げて脚を床に下ろします。左脚でポーズを繰り返します。

メリット

- 内臓器官をマッサージし、消化機能を改善。
- 便秘を緩和。
- 生殖器官を調整。

注 意

- ぎっくり腰、坐骨神経痛、ヘルニアを患っている人には勧められません。

解剖学的作用

上半身

- 脚と腕の姿勢に抵抗する脊柱伸筋によって、脊椎頸部が伸展。
- 回旋腱板の筋肉によって、肩の外転と内旋が可能になり、脚を後ろに保持。
- 上腕二頭筋の働きで肘が屈曲。

下半身

- 腰筋が右股関節を深く屈曲。恥骨筋と内転筋によって脚が内転と内旋。
- ハムストリングと背屈する足首によって右膝が屈曲。
- 大腿四頭筋が左膝をまっすぐに伸展。

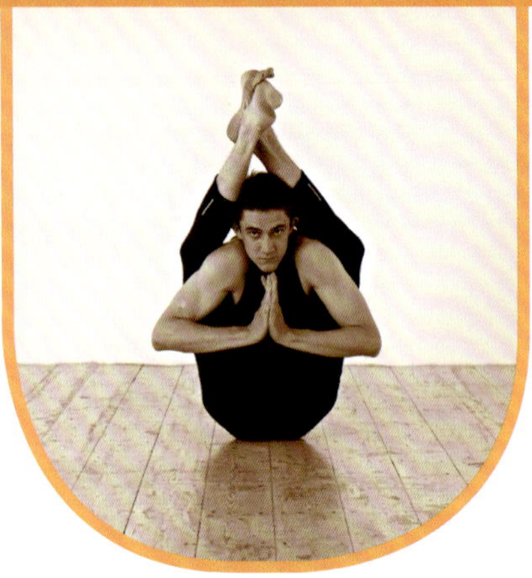

ドゥヴィ・パーダ・シールシャーサナ

Dwi Pada Sirsasana

両脚を頭の後ろに持ってくるポーズ

エーカ・パーダ・シールシャーサナでは、片脚を頭の後ろに持ってきました。このポーズでは、ヨーガ・ニードラーサナ（p.152参照）と同じように、両脚を頭の後ろに持っていきますが、体は垂直で、坐骨でバランスを取ります。これは非常に高度なポーズなので、マスターするにはかなりの練習と忍耐が必要です。

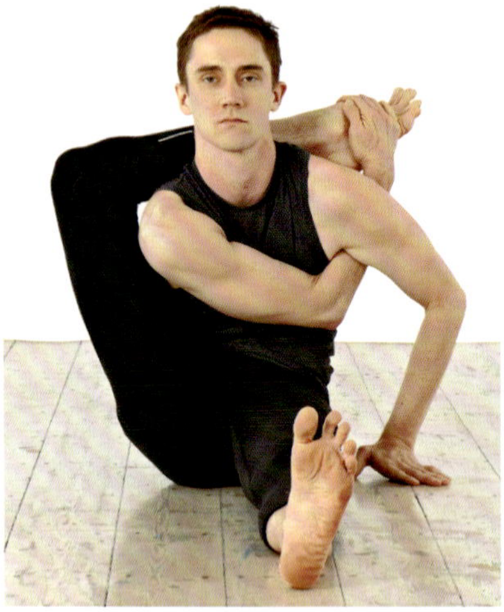

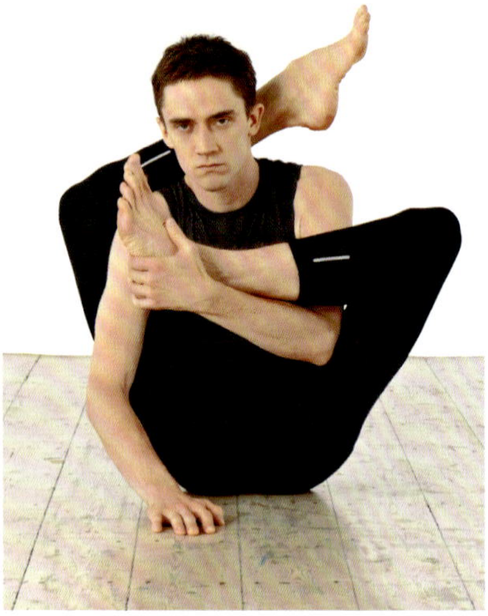

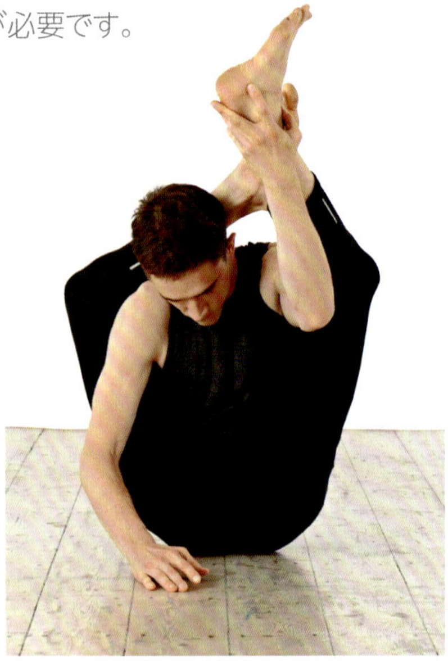

1. エーカ・パーダ・シールシャーサナ（p.130参照）を行い、右足を頭の後ろに上げて、首の後ろにのせます。

2. 息を吸い、左脚を上げて、左手で足をつかみながら、右手を床について支えにします。

3. 左足を頭の後ろに持ち上げて、右足首の上で交差させます。手を放し、頭を上げて足が滑り落ちないようにします。

メリット

- 内臓器官をマッサージし、消化機能を改善。
- 便秘を緩和。
- 生殖器官を調整。

注 意

- ぎっくり腰、坐骨神経痛、ヘルニアを患っている人には勧められません。

解剖学的作用

上 半 身

- 脊椎頸部が伸展。
- 回旋腱板の筋肉によって、肩の外転と内旋が可能になり、脚を後ろに保持。
- 上腕二頭筋の働きで肘が屈曲。

下 半 身

- 腰筋が右股関節を深く屈曲。恥骨筋と内転筋によって脚が内転と内旋。
- ハムストリングと背屈している足首によって、右膝が屈曲。

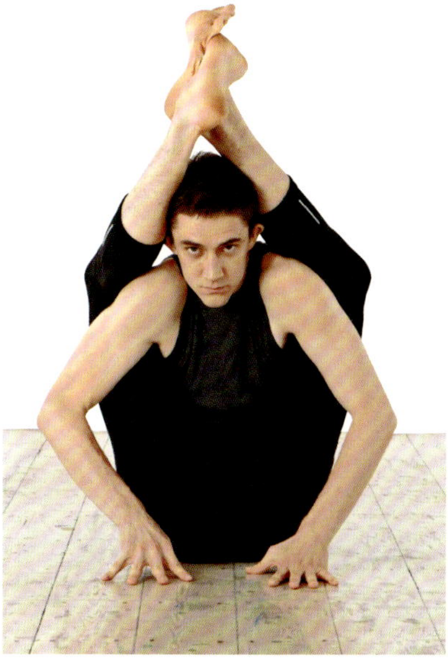

4. 両手を床につき、腕で腿の裏側を押し、肩を前に引き出すことで、両脚をさらに肩の後ろへと動かします。

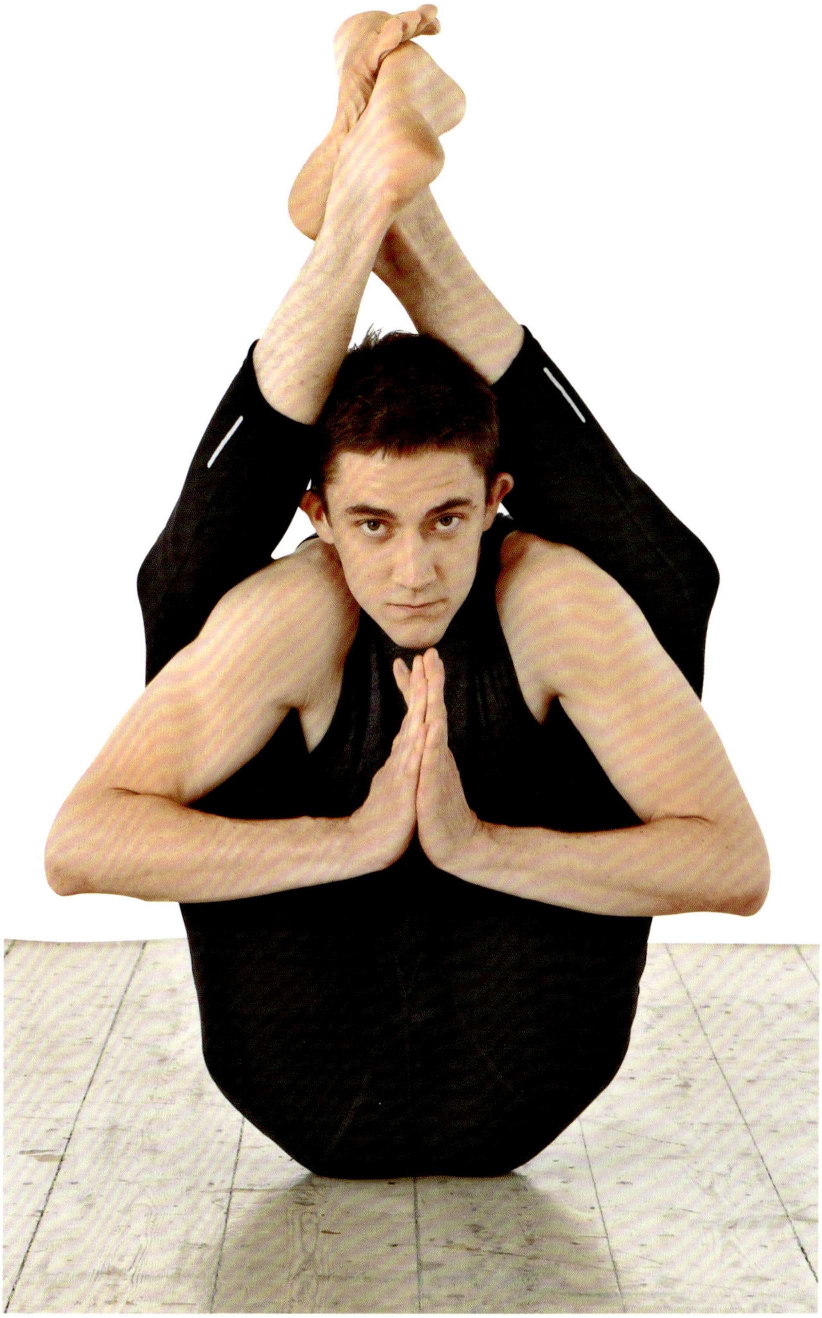

5. 息を吸い、坐骨の上でバランスを取って、胸の前で合掌します。後ろに転がらないようにするために、膝をまっすぐに伸ばすかのように、両足を上に押します。この姿勢を10～30秒間、またはできるだけ長く保ちます。ポーズを解くために、両手を床につき、足首をほどいて、両脚を床に下ろします。

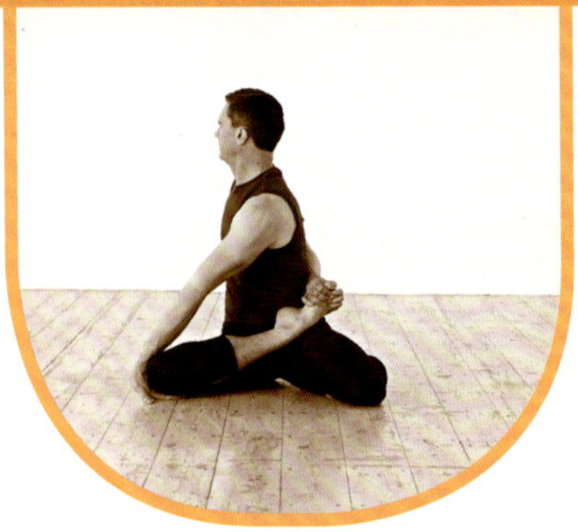

バラドヴァージャーサナ

Bharadvajasana

半蓮華座でのねじり

このポーズは、七賢人の一人であるバラドヴァージャにちなんで名づけられています。背骨のねじりが、消化系を中心に内臓器官をやさしくマッサージします。

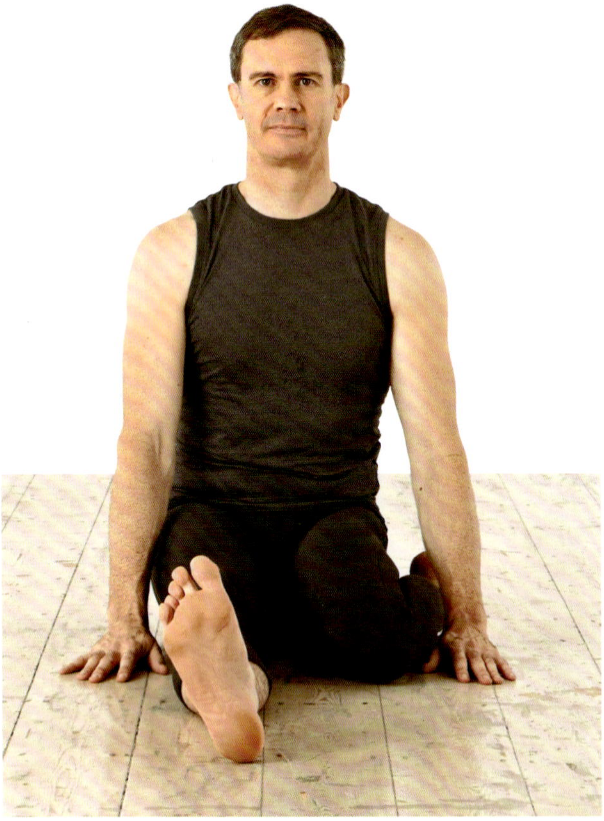

1. 脚を伸ばして床に座ります。左膝を曲げて、足を左臀部の横に持っていきます。

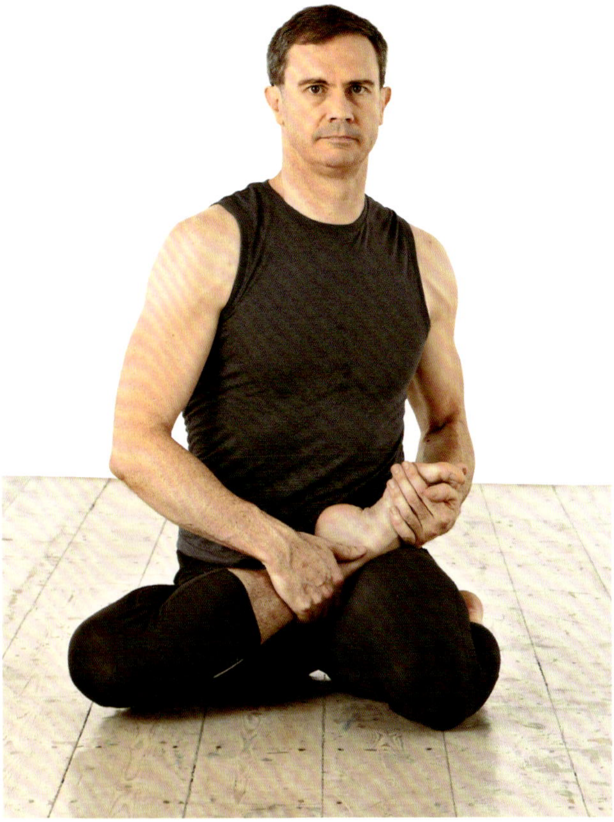

2. 右脛を両手でつかみ、右足を左腿の上にのせて、半蓮華座を取ります。

ヒント

右脚を半蓮華座にできない人は、足の裏を左腿の内側に当てて、左手を右膝に持っていき、右手を背後に回して左腿の内側に伸ばします。

解剖学的作用

上半身

- 脊椎が軸方向に伸展し、回旋。脊柱起立筋が脊椎をまっすぐに保持。
- 右肩が伸展、内転。

下半身

- ハムストリングが膝を屈曲。
- 腰筋の働きによる股関節の屈曲と伸展。

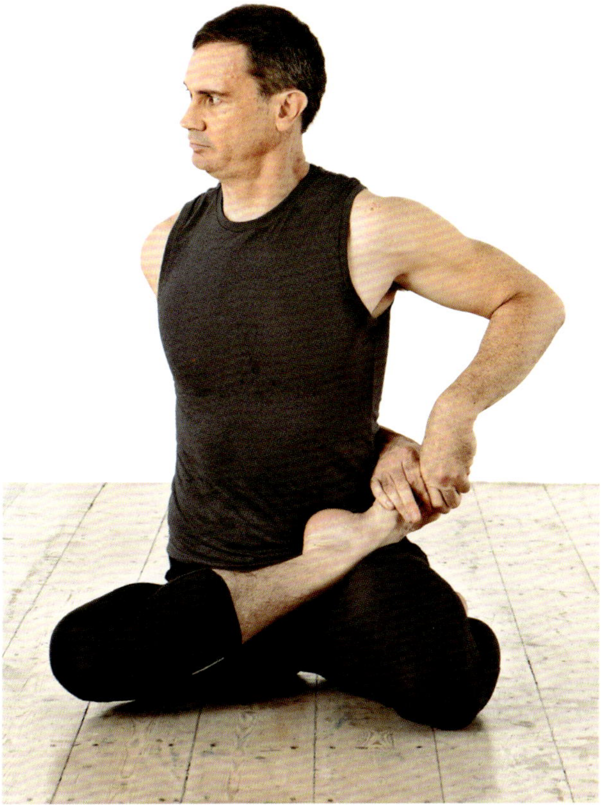

3. 右手を背後に回し、右足をつかみます。届かない場合は、左手を背後に回して、右手を右足まで引っ張ります。両方の坐骨が床から浮かないようにしましょう。

4. 左手の手のひらを下にして、右膝の上か膝外側の下に置きます。息を吸って、胸骨を持ち上げ、胴体前面を伸ばします。息を吐いて、左臀部がなるべく床から浮かないように、胴体を右にねじります。その姿勢を30～60秒間保った後、ポーズを解いて反対側で繰り返します。

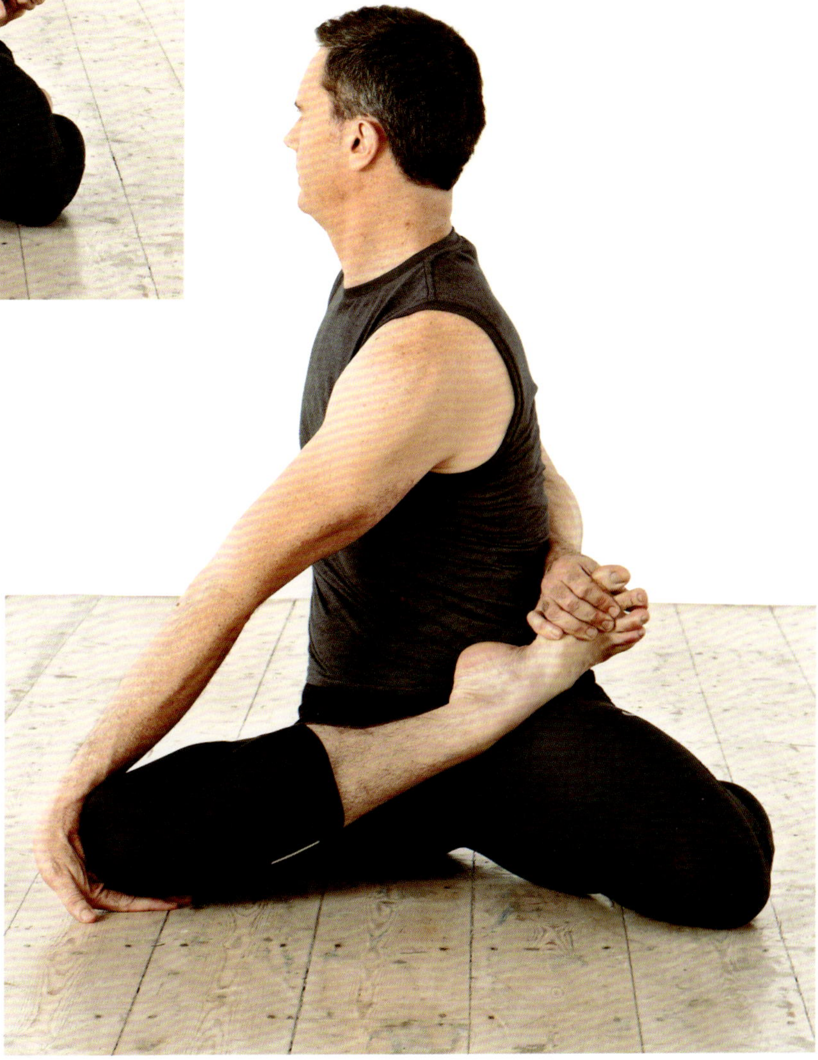

メリット

- 背骨、肩、股関節をストレッチ。
- 腹部臓器をマッサージ。
- 腰痛、首痛、坐骨神経痛を緩和。
- 消化機能を改善。
- 妊娠中期に腰の強化にお勧め。

注 意

- 高血圧または低血圧の人には勧められません。
- 月経中はやらないこと。

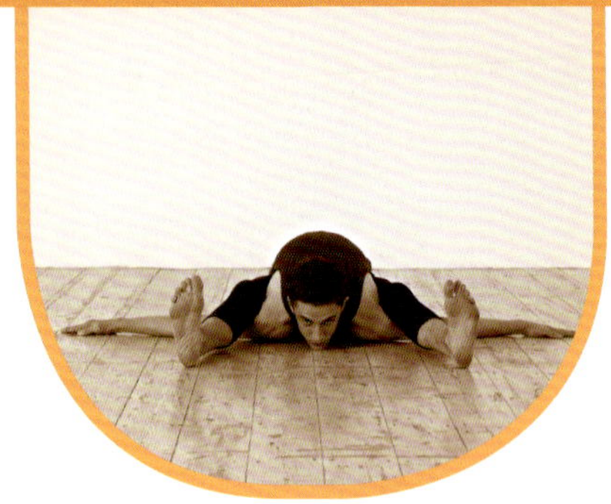

クールマーサナ Kurmasana

亀のポーズ

ヨーギにとって、ヨーガの道の第５段階であるプラティヤーハーラ（制感）の準備のためのポーズです。亀が甲羅のなかに引きこもるように、ヨーギは感覚の対象から引っ込みます。

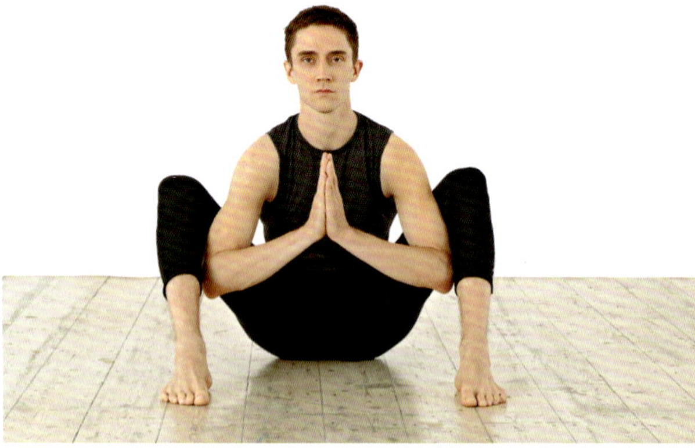

1. 両脚を伸ばして座り、両足を肩幅に開きます。両膝を立てて、両肩をその間に入れます。胸の前で合掌します。

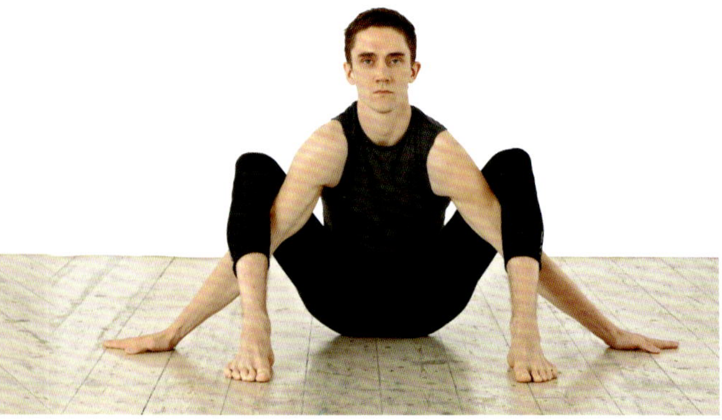

2. 右腕を右脚の下、左腕を左脚の下に入れます。手のひらを床につけ、指を後ろに向けます。

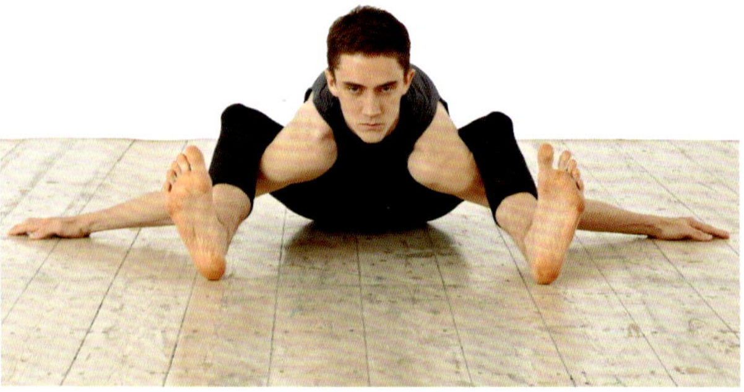

3. 膝を肩から離さないようにしながら、両足のかかとを前に滑らせることで、膝をまっすぐに伸ばしていきます。

解剖学的作用

上半身

- 僧帽筋と菱形筋が伸張。

下半身

- 腰筋と腹直筋により股関節が曲がり、胴体が屈曲。
- 大腿内側の内転筋が上腕に向かって大腿を押し、上半身と下半身をつなげます。
- ハムストリングが脚をまっすぐに伸展。

メリット

- 背骨を調整。
- 腹部の臓器を刺激。
- 腹筋を強化。

注意

- 妊娠中は試さないこと。

4. 膝の裏を腕の裏に押しつけます。膝をまっすぐに伸ばして、胸と肩を床につけるよう努力しましょう。この姿勢を30～60秒間保った後、膝を持ち上げて、腕を脚の下から解放します。

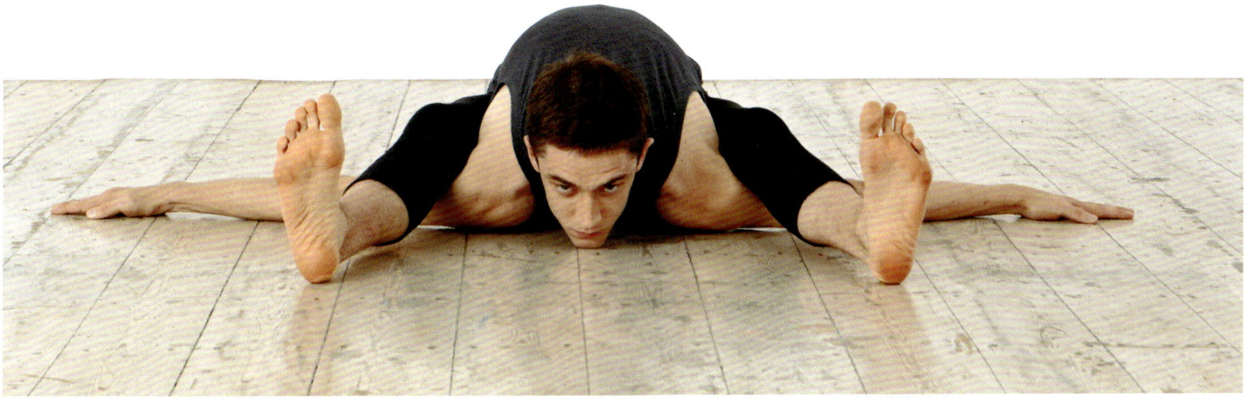

上級バージョン　スプタ・クールマーサナ

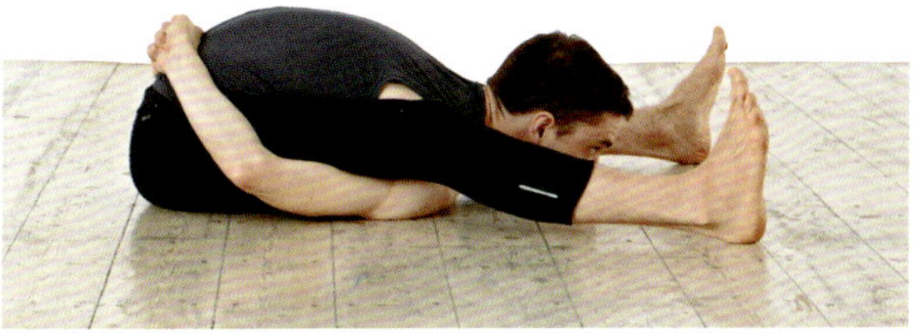

1. 膝を曲げ、手のひらが上を向くように手首を回してから、腕を背後に回し、指を組み合わせます。

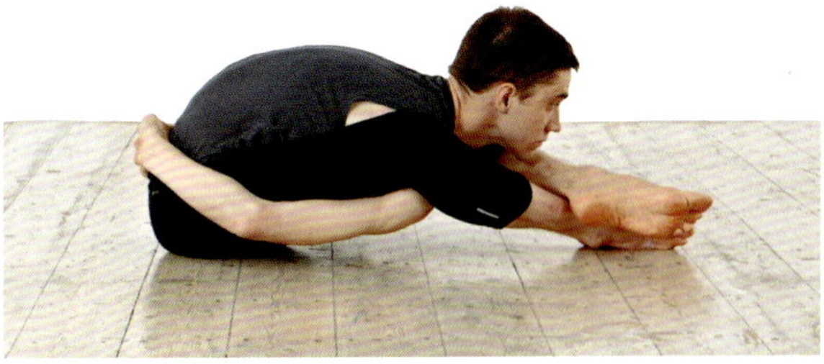

2. 膝を少し持ち上げて、両足を閉じ、足首を交差させます。

3. 頭を脚と脚の間に差し込み、額を床につけます。

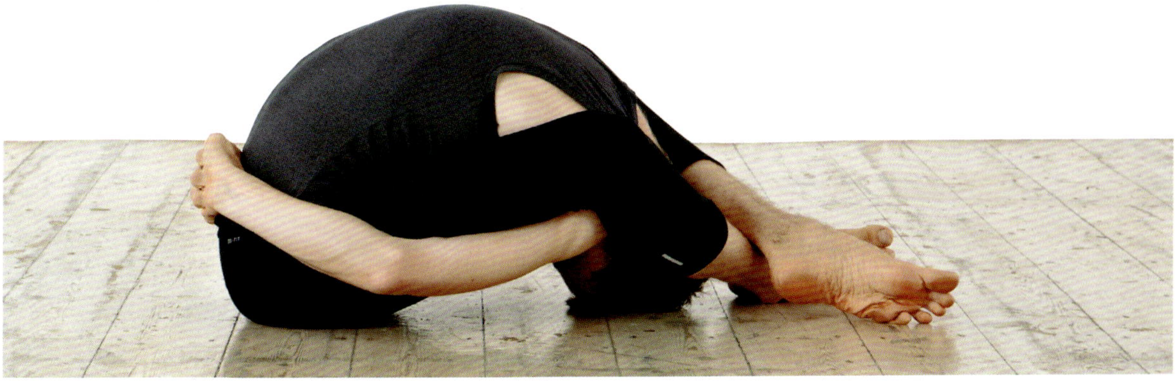

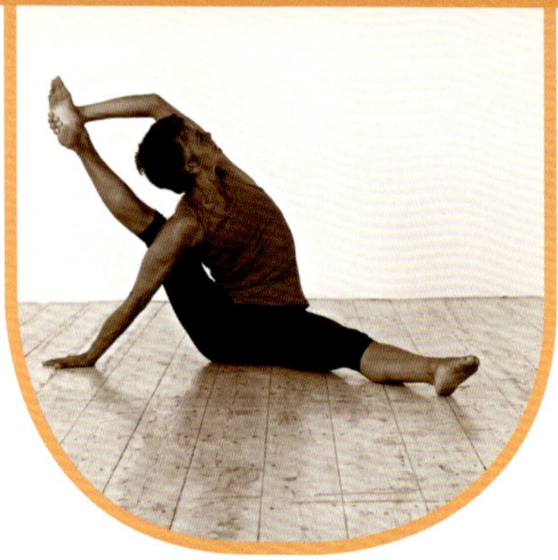

パリヴリッタ・スーリヤ・ヤントラーサナ

Parivrtta Surya Yantrasana

コンパスのポーズ

このポーズは、エーカ・パーダ・シールシャーサナ（p.130参照）のような脚を頭の後ろに持ってくるポーズの準備に最適です。

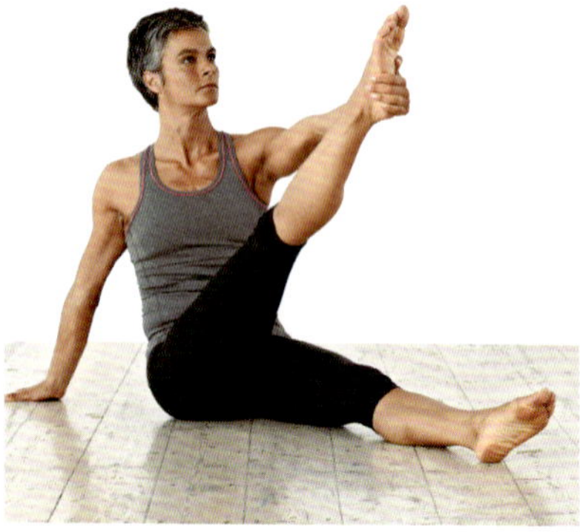

1. 脚をまっすぐ伸ばして座り、右脚を上げて膝を曲げます。足の甲を左手でつかみ、右膝を右肩の後ろに持っていきます。

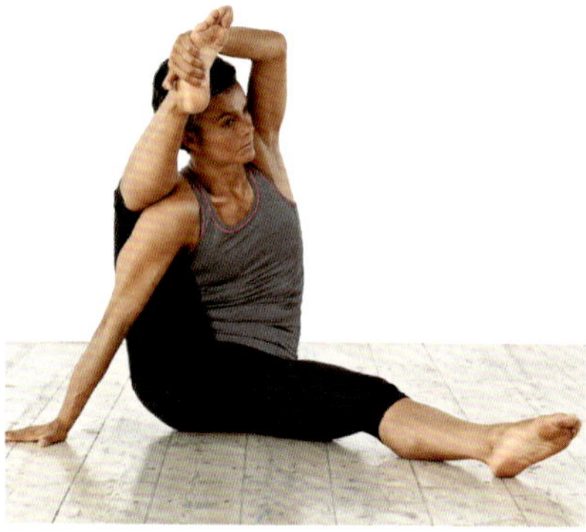

2. 右腿の裏に当たっている右肩を使って、膝をさらに後ろに動かし、右手を床の右股関節から15センチほど離れたところにつき、指を右に向けます。

解剖学的作用

上半身

- 左肩の屈曲と内旋が、大円筋、広背筋、大胸筋、肩甲下筋を伸張。
- 上腕三頭筋が右肘をまっすぐに伸展。

下半身

- 大腿四頭筋が膝をまっすぐに伸展。
- 内転筋が右腿を右上腕に圧迫。
- 腰筋が胴体沿いの腹直筋と協調して胴体と右股関節を屈曲。

メリット

- 腹部から骨盤の臓器を調整。
- ハムストリングをストレッチ。

注意

- ハムストリングに問題のある人は、上げた脚をまっすぐにしようとしないこと。
- ぎっくり腰の人には勧められません。

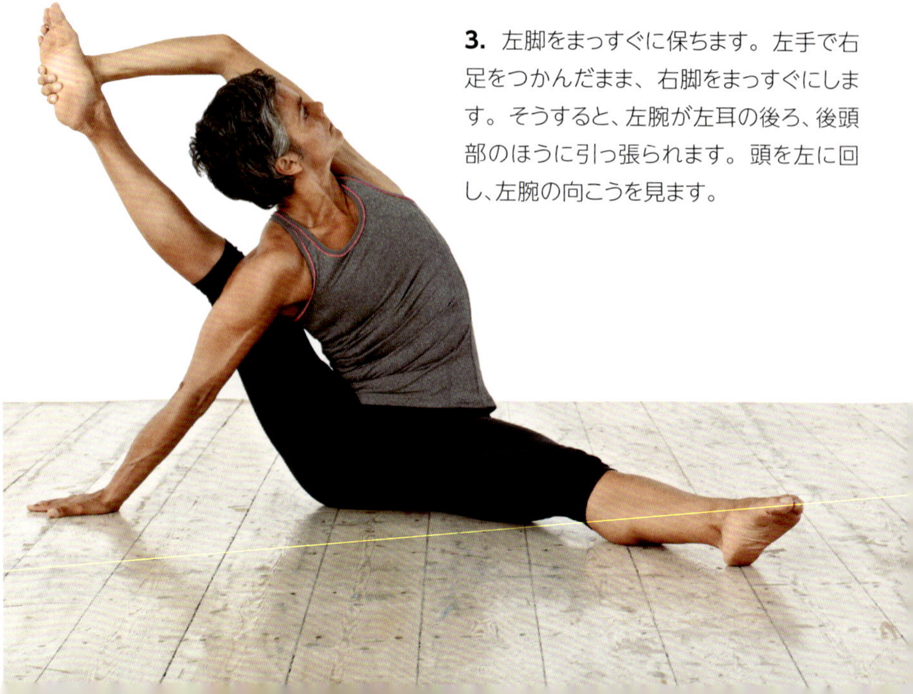

3. 左脚をまっすぐに保ちます。左手で右足をつかんだまま、右脚をまっすぐにします。そうすると、左腕が左耳の後ろ、後頭部のほうに引っ張られます。頭を左に回し、左腕の向こうを見ます。

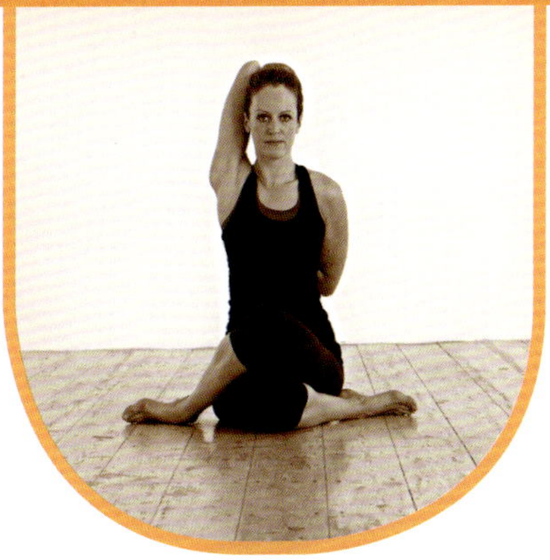

ゴームカーサナ Gomukhasana

牛の顔のポーズ

サンスクリット語で、ゴーは牛、ムカは顔を意味します。
このポーズは牛の顔に似ています。
足の筋肉が伸び、胸と肩が開き、背骨がまっすぐになります。

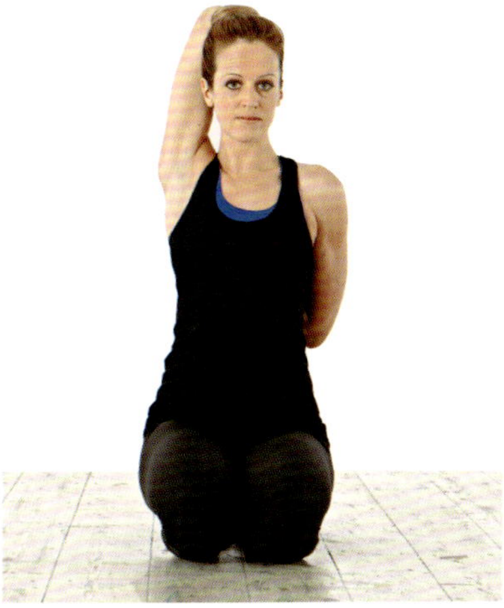

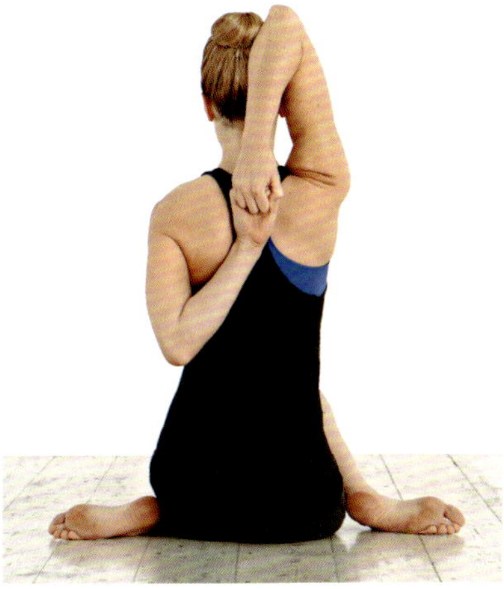

1. このポーズは、上図のように正座でも、膝を交差させた姿勢でも実践できます。膝を交差させるには、脚を伸ばして座ってから、右脚を左脚の上に交差させ、膝を重ねて、両足のかかとをそれぞれ腿の脇に持ってきます。両方の坐骨に均等に体重をかけます。息を吸って、左腕を背後に回します。肘を曲げ、手のひらを外に向けて、指を上に向けます。必要なら、右腕を背後に回して左肘をつかみ、そっと背中の中心のほうに引っ張ります。

2. 息を吸って、右腕を上げ、背中に伸ばして左手の指をつかみます。右肘を頭の後ろに持っていきます。

3. この姿勢を1分間ほど保ってから、腕を放し、（正座でない場合は）脚をほどき、反対側で繰り返します。どちらの脚を上にするにしても、反対の腕を上げることを忘れないでください。

解剖学的作用

上半身

- 上げた腕——前鋸筋と菱形筋により肩甲骨が上方回旋、棘下筋と小円筋により肩が外旋と屈曲。上腕二頭筋が肘を屈曲。
- 下側の腕——下部僧帽筋と菱形筋による肩甲骨の下方回旋と内転。肩甲下筋の働きによる肩の内旋と内転。

下半身

- 股関節と膝の屈曲。

メリット

- 足首、股関節と腿、肩、脇の下と上腕三頭筋、胸をストレッチ。

注意

- 首または肩に問題のある人には勧められません。

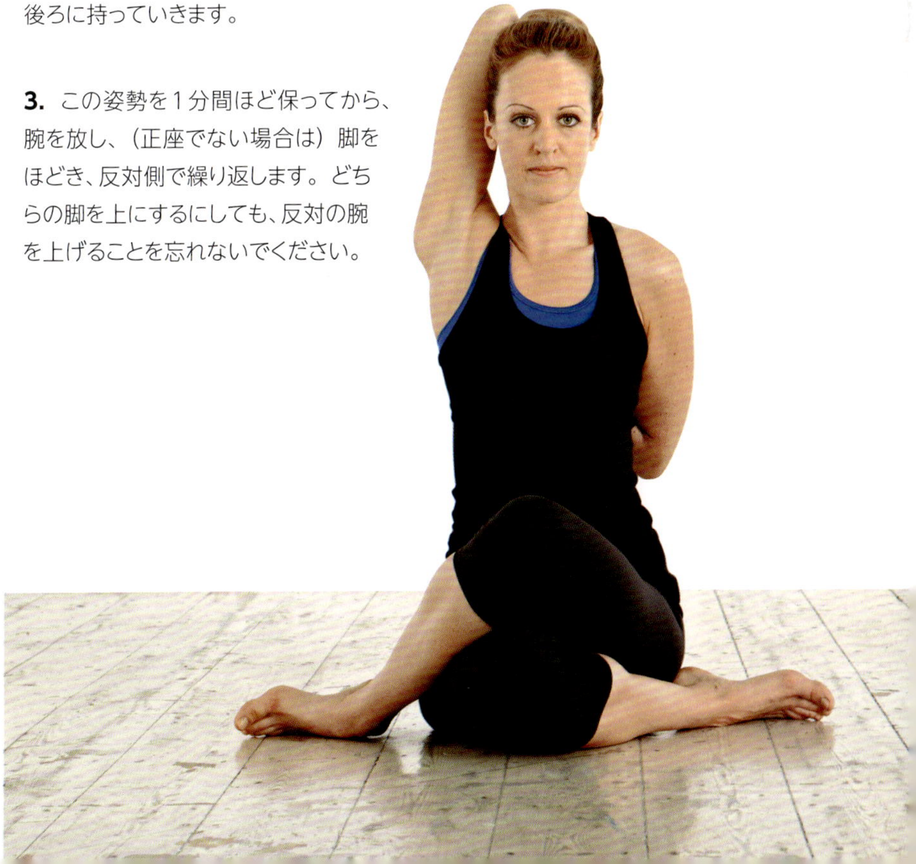

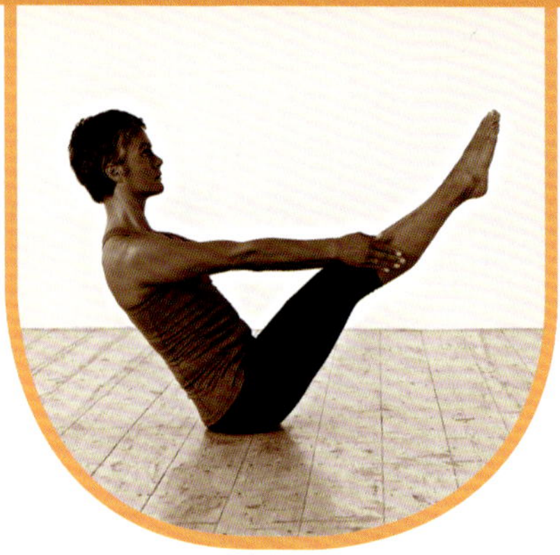

パリプールナ・ナヴァーサナ

Paripurana Navasana

舟のポーズ

この体位は舟の形に似ています。腕を脚の横に伸ばすのが無理なら、両手を床の腰の脇につけておくか、腿の裏側をつかみましょう。

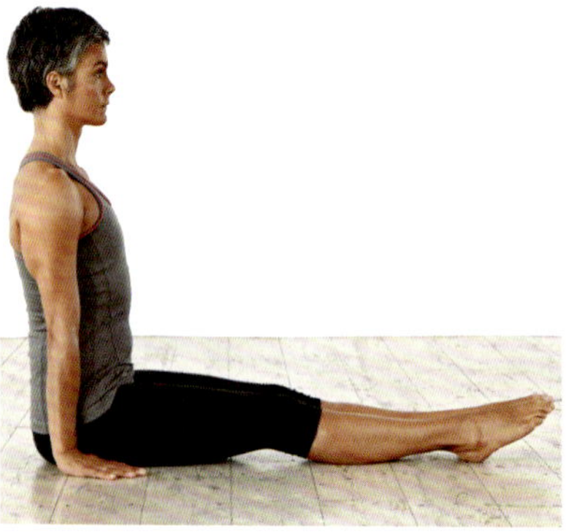

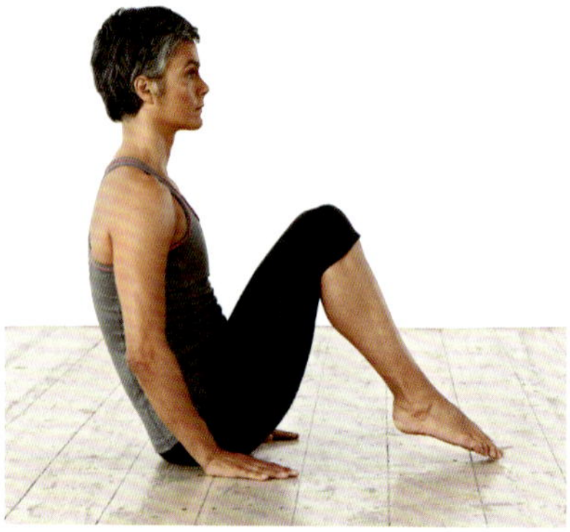

解剖学的作用

上半身

- 前部三角筋を働かせることで肩を屈曲、菱形筋と僧帽筋が肩を引き下げ。
- 上腕三頭筋による肘の伸展。

下半身

- 大腰筋と大腿直筋により股関節が屈曲。
- 腹直筋により胴体が屈曲。脚が内転、大腿四頭筋により膝が伸展。

1. 脚を前に伸ばして床に座ります。両手を床に押しつけ、胸を持ち上げます。背骨をまっすぐに保ち、体重が坐骨に移るのを感じましょう。

2. 息を吸い、両脚を床に対して45～50度まで上げます。膝をまっすぐにして、つま先を伸ばします。これが無理なら、膝を曲げたまま、できれば脛を持ち上げて床に平行にします。

3. 両腕を平行に脚の横に伸ばし、床と平行になるようにします。肩甲骨を背中全体に広げ、指先まで長く伸ばします。最初はこの姿勢を10～20秒間保ちます。だんだんに1分まで延ばしましょう。息を吐き、脚を床に下ろします。

メリット

- 腹部、股関節屈筋、背骨を強化。
- 腎臓、甲状腺と前立腺、腸を刺激。
- 消化機能を改善。
- 腹部の臓器を調整。

注意

- 低血圧の人には勧められません。
- 妊娠中はやめましょう。

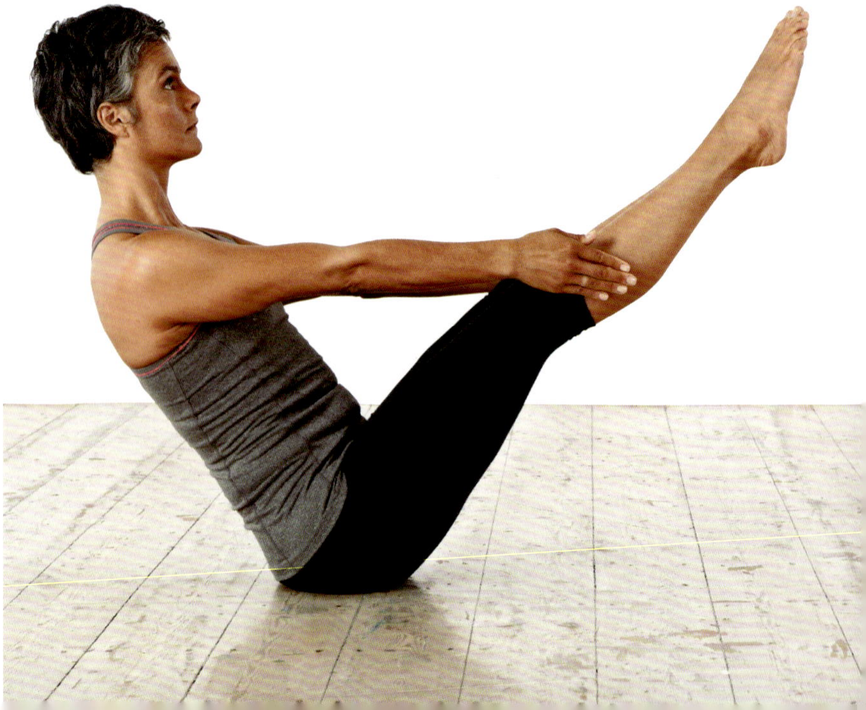

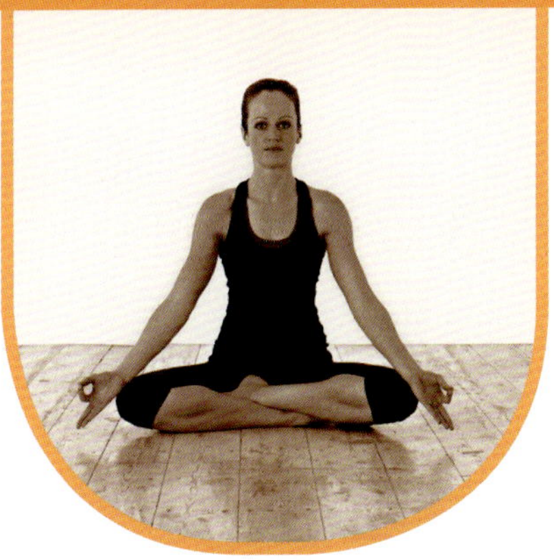

スカーサナとシッダーサナ
Sukkhasana and Siddhasana

安楽のポーズと達人のポーズ

この２つはパドマーサナの代りとして理想的なポーズで、
プラーナーヤーマと瞑想にお勧めです。
体は休息していますが、組んだ脚とピンと伸ばした背骨によって
心は鋭さを保ちます。

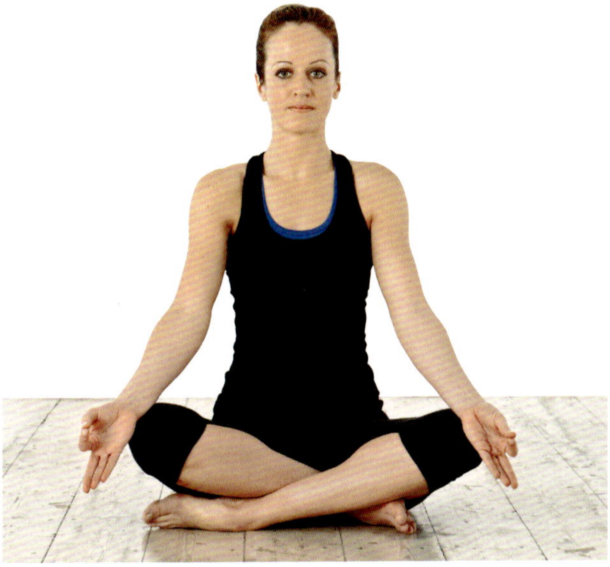

1. 脚をまっすぐにして座った姿勢から、両脚を交差させて、左右の足が反対の膝の下になり、足の側面が床につくようにします。足と骨盤の間には無理のない間隔をあけましょう。

2. 手のひらを上に向けるか、手でムドラー（p.224参照）を結んで、膝の上に置きます。尾骨を床のほうに引き、背骨をまっすぐにします。

3. この姿勢で好きなだけ長い時間座っていてかまいませんが、このポーズを定期的に実践するなら、いつも同じ脚が上に来ることがないように、脚の組み方を交互にしましょう。

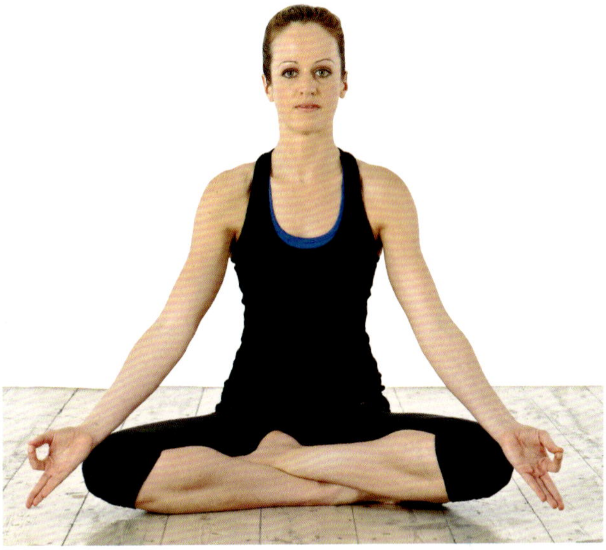

1. 脚をまっすぐにして楽に座った姿勢から、右膝を曲げ、かかとを鼠径部のほうに持ってきます。

2. 次に左膝を曲げて、足を持ち上げ、右ふくらはぎの後ろに押し込みます。両足の甲が見えなくなるように、右足を左ふくらはぎの後ろに押し込みます。

3. 背骨をまっすぐにして座り、手のひらを上に向けるか、手でムドラー（p.224参照）を結んで、膝の上に置きます。

解剖学的作用

上半身
- 脊椎の軸方向への伸展――脊柱起立筋が脊椎をまっすぐに保持。

下半身
- 膝の屈曲――ハムストリングが膝を屈曲。
- 腰筋の働きによる股関節の屈曲。

メリット

- 骨盤、背骨、腹、膀胱を刺激。
- 足首と膝をストレッチ。

注意

- 手首や膝に損傷がある人には勧められません。

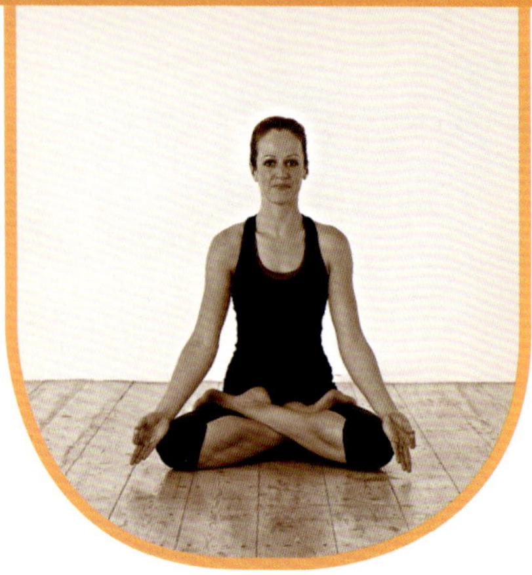

パドマーサナ Padmasana

蓮華座

パドマーサナは瞑想やプラーナーヤーマのための究極の座位です。
シールシャーサナ(p.182参照)と
サルヴァンガーサナ(p.186参照)の別バージョンでも使われます。
膝と足首が柔軟になりますが、マスターするのは見かけより難しく、
股関節の柔軟性が必要です。
長時間保つのが難しいと思う人も大勢います。

1. 脚を伸ばして床に座ります。右膝を曲げて、右足の外側を左手でつかみ、左脛を右手で下から持ち上げます。慎重に右足を左腿の上にのせ、かかとを左股関節に寄せます。

2. 今度は左脚をつかみ、右脚の上にのせます。そうするために、左の脛と足を両手で下からつかみます。慎重に左脚を右脚の上で滑らせ、左のかかとを右股関節のほうに寄せます。胸骨を持ち上げ、背骨をまっすぐにします。両手はジュニャーナ・ムドラーのように親指と人差し指を触れ合せ、手のひらを上にして膝の上に置きます。初めのうちは、ポーズを2～3秒間だけ保って解きます。パドマーサナは体の両側でバランスを取らなくてはなりませんので、脚を入れ替えることが重要です。

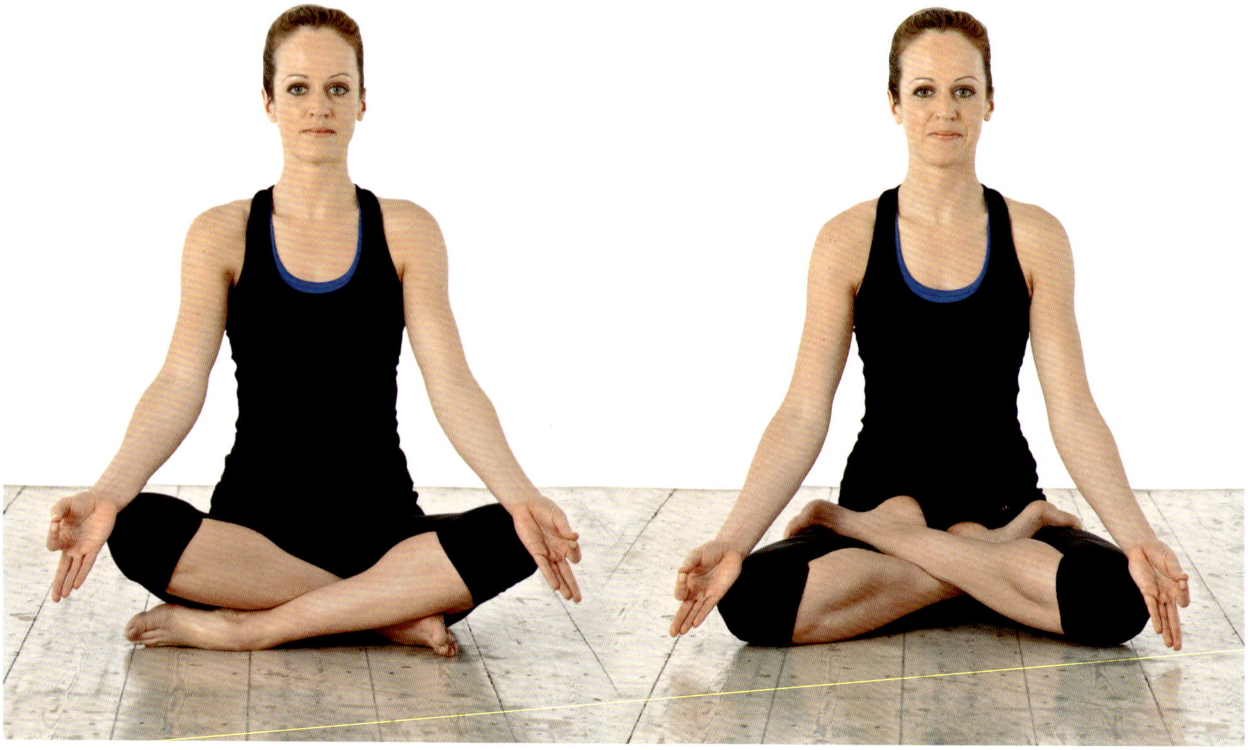

バッダ・パドマーサナ――しばられた蓮華座バージョン

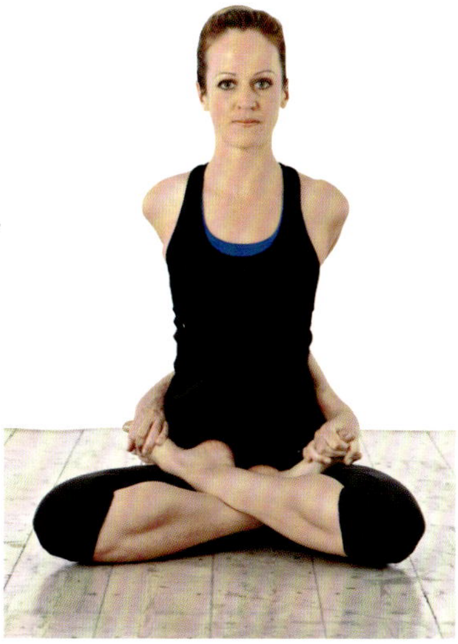

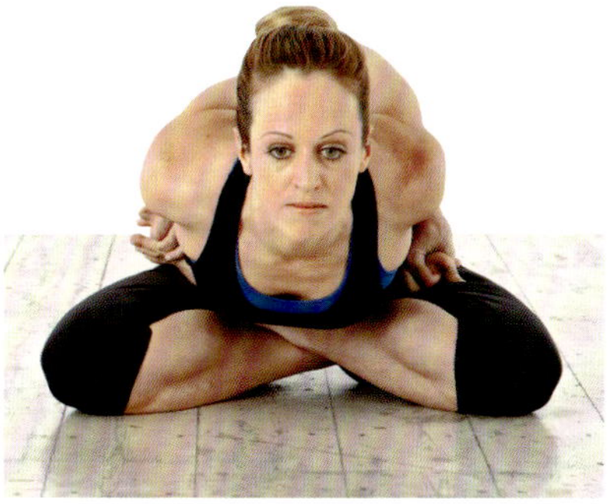

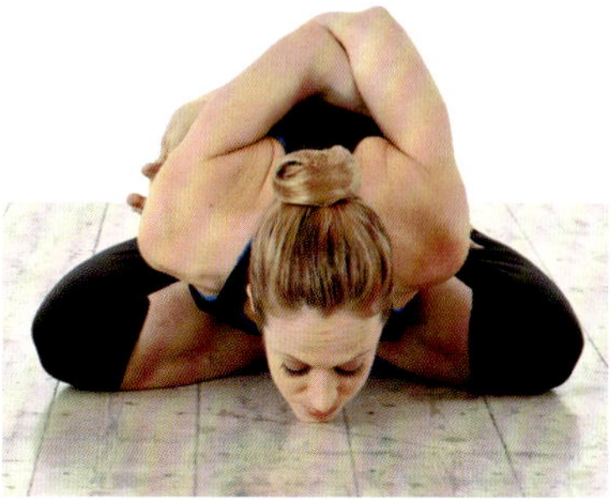

1. パドマーサナから、前傾して右腕を背後に回し、右足の甲をつかみます。次に左腕を背後に回し、左足の甲をつかみます。

2. 両腕を背後で交差させ、それぞれの足をつかんだ状態で、前屈を始めます。

3. 坐骨を床につけたまま、あごか額を床につけます。

解剖学的作用

上半身

- 脊椎の軸方向への伸展――脊柱起立筋が脊椎をまっすぐに保持。

下半身

- 膝の屈曲――ハムストリングが膝を屈曲。
- 腰筋の働きによる股関節の屈曲。

メリット

- 心の沈静。
- 骨盤、背骨、腹、膀胱を刺激。
- 足首と膝をストレッチ。
- 月経痛と坐骨神経痛を緩和。
- 妊娠後期まで一貫してこのポーズを行うと、安産に役立つと言われています。
- 伝統的テキストによると、パドマーサナはあらゆる病をやっつけて、クンダリニーを覚醒させると言われています。

注意

- 手首や膝に損傷がある人には勧められません。
- パドマーサナは中級から上級のポーズとされています。事前の経験が不十分な場合や、経験豊かな指導者の監督がない場合は、実践してはいけません。

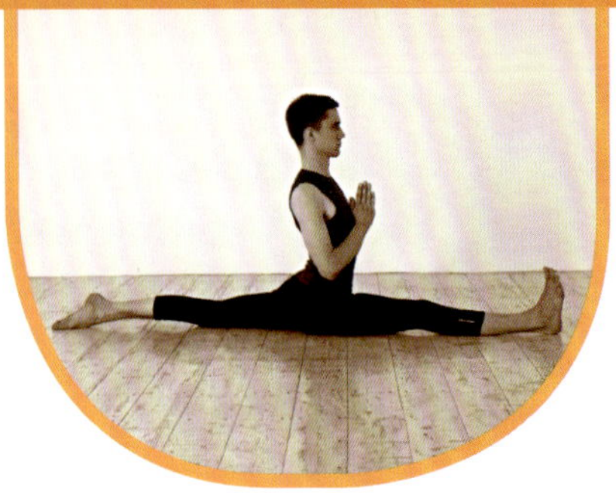

ハヌマーナーサナ
Hanumanasana

前後開脚

両脚を前後に開脚するこのポーズは、
猿王のハヌマーンがインドの南端からスリランカ島に
飛び移った有名な話を再現しています。

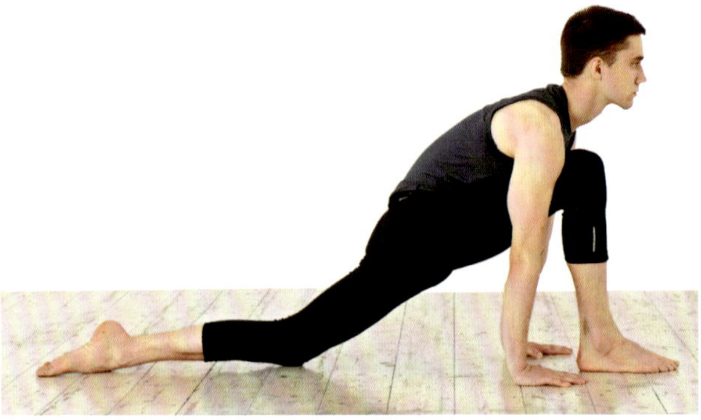

1. 床に膝をつき、両手を膝の脇につきます。右膝を上げて、右のかかとを前に滑らせてから、左膝を慎重に後ろに滑らせます。

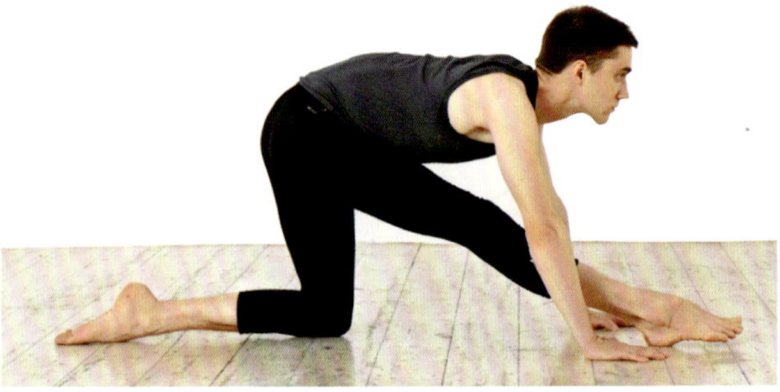

2. あまり前傾しすぎないようにします。両手を腰のほうに向けて少しずつ動かし、胴体を立てることによって、両脚の均等なストレッチを保ちます。体重を両手にかけて、息を吐くたびに少しずつ、尻を床のほうに下ろしていきます。

解剖学的作用

上半身
- 脊柱起立筋が脊椎を伸ばし、まっすぐに保持。
- 腕を上げると、前部三角筋が働き、上腕三頭筋が肘をまっすぐに伸展。手のひらを押し合わせると、両腕が内転。
- 上部僧帽筋の働きによる肩甲骨の上方回旋、外転、挙上。

下半身
- 前側の脚では、股関節が屈曲、大腿が内旋と内転。
- 大腿四頭筋の短縮による膝の伸展、足首の背屈。
- 後側の脚では、股関節が伸展、大腿が内旋。
- 膝の伸展に加えて、足首が底屈。

ヒント

このポーズで上達するために、前側のかかとの下にタオルを敷き、それを使って静かにかかとを前に滑らせます。

メリット

- 腿、ハムストリング、鼠径部をストレッチ。
- 腹部の臓器を刺激。

注意

- 鼠径部またはハムストリングに損傷がある人には勧められません。

3. 両脚が床についたら、胸の前で合掌します。これはマスターするのが難しいポーズですから、両側を毎日実践しなくてはなりません。

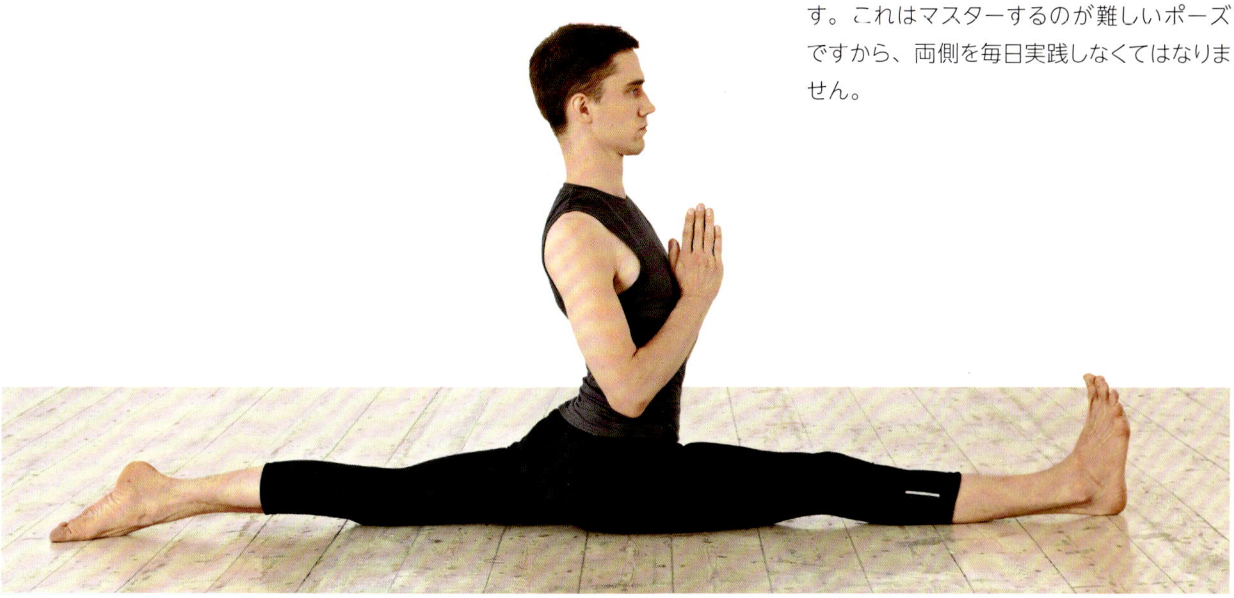

4. 息を吸って、両腕を頭上に上げます。その姿勢を15～30秒間保ったあと、手を床に下ろして、ポーズを解きます。左脚を前、右脚を後ろにして繰り返します。

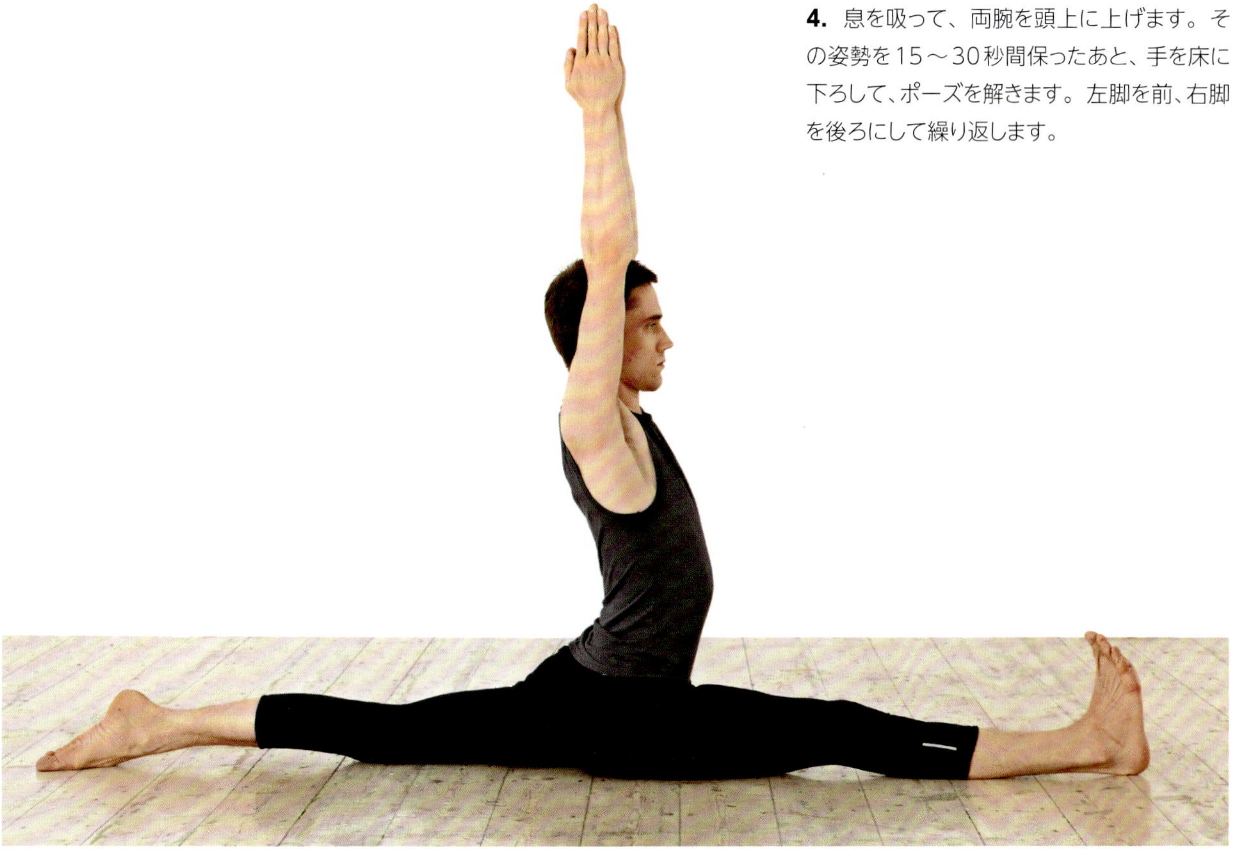

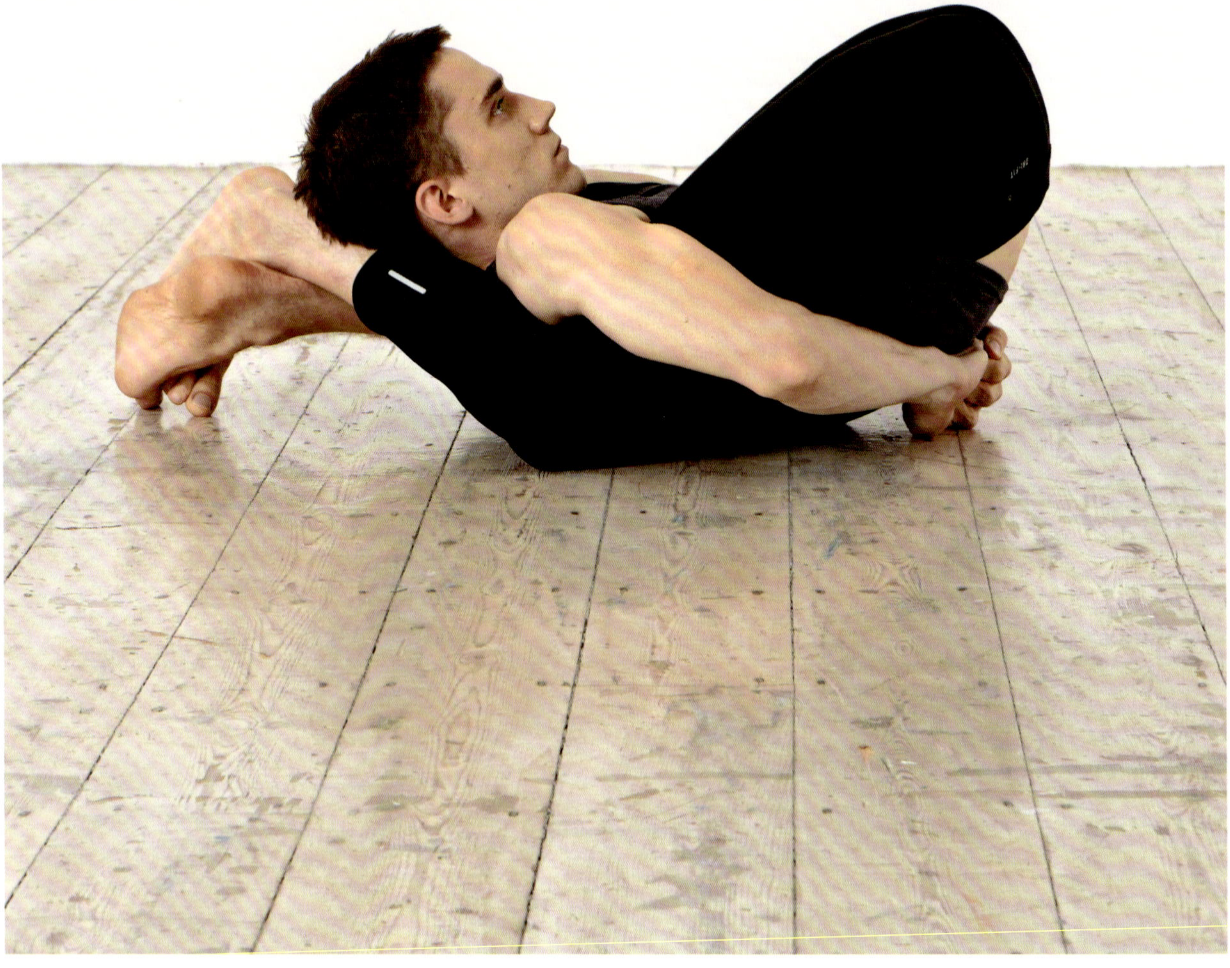

仰向けのポーズ

仰向けのポーズは顔を上に向けて横になります。ほとんどのポーズは、重心が非常に低く、体が大地に完全に支えられて、あらゆる動きを自由に行うことができます。身体に関して言えば、仰向けのポーズは前面の筋肉組織を働かせ、前後、上下、左右にストレッチして、関節を円滑に動かし、胸を開きます。アーサナの実践を締めくくる基本の仰向けのポーズ、シャヴァーサナでは、真の静けさを経験し、姿勢筋をリラックスさせることができます。

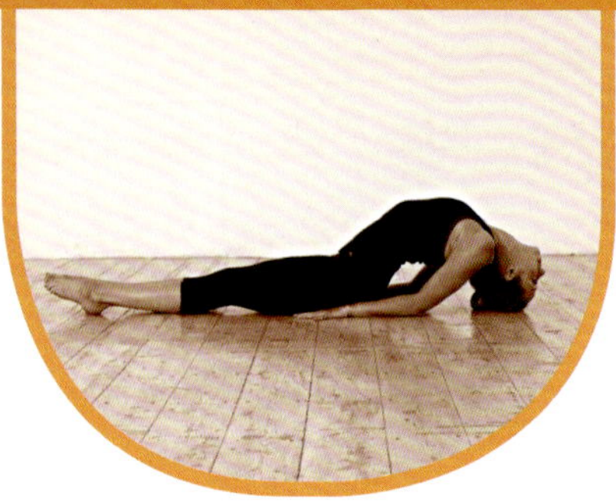

マツヤーサナ Matsyasana

魚のポーズ

伝統的なテキストによると、マツヤーサナは「あらゆる病をやっつける」と言われています。魚のポーズは左右対称の仰向けの後屈で、伝統的には脚をパドマーサナ(p.142参照)に組んで行います。蓮華座ができない生徒は大勢いるので、ここでは両脚をまっすぐに伸ばし、床に押しつけて行います。

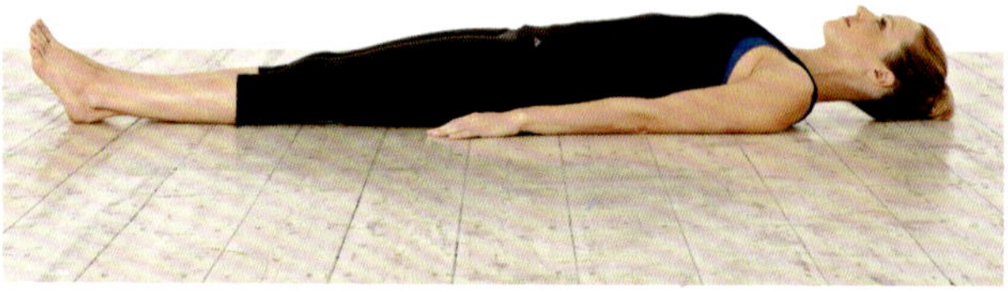

1. 脚をまっすぐ伸ばして仰向けに横になり、手のひらを下に向けて腕を脇につけます。息を吸い、骨盤を少し床から浮かせて、手のひらを下に向けたまま両手を尻の下に滑らせます。尻は手の甲の上にのせて、浮かせないようにします。肘を胴体側面近くに寄せます。

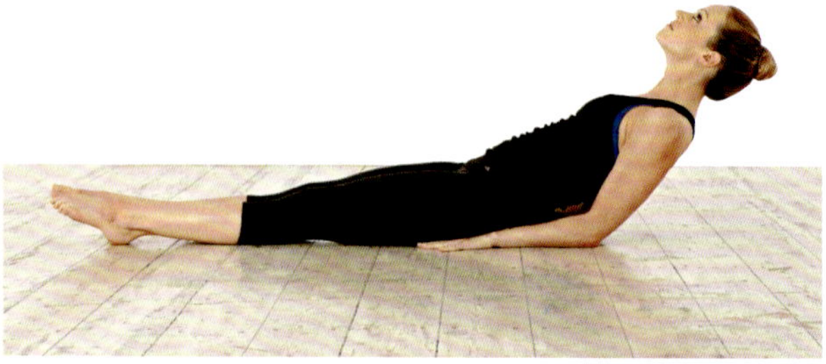

2. 息を吸って、前腕と肘をしっかり床に押しつけます。肩甲骨を背中に押し込み、もう一度息を吸いながら、胴体上部と頭を床から持ち上げます。

メリット

- 深股関節屈筋(腰筋)と肋間筋をストレッチ。
- 腹筋と首前面をストレッチと刺激。
- 腹部臓器と喉をストレッチと刺激。
- 上背部と首背面の筋肉を強化。

注 意

- 高血圧または低血圧の人、片頭痛の傾向がある人には勧められません。
- 腰または首に損傷がある場合はやめましょう。

解剖学的作用

上 半 身

- 大腰筋の働きによる脊椎の伸展。
- 僧帽筋、菱形筋、広背筋による肩甲骨の下方回旋と内転。
- 上腕二頭筋による肩の伸展と内転、肘の伸展、前腕の回内。

下 半 身

- 腰筋と腸骨筋による股関節の屈曲と内転。
- 大腿四頭筋による膝の伸展。

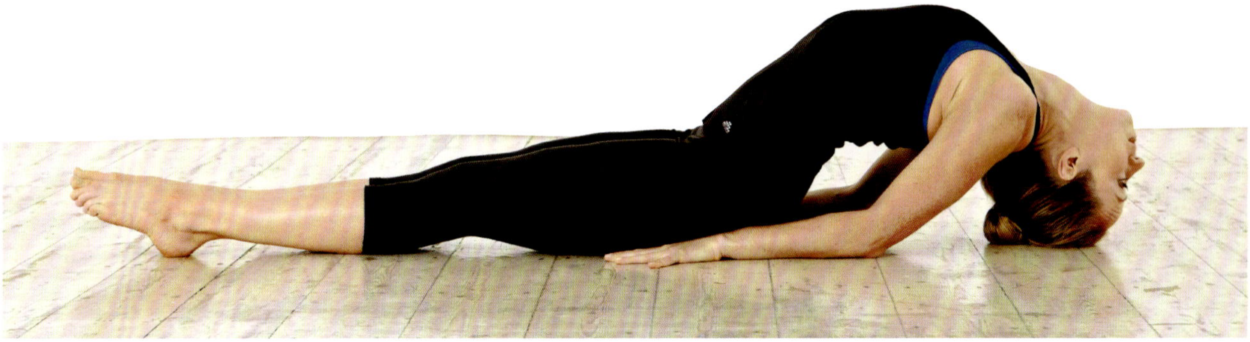

3. 次に頭を下ろしますが、胴体上部は床から離したままにしておきます。どれだけ背中を反らして胸を持ち上げられるかによって、後頭部か頭頂部が床につきます。頭にはできるだけ重みをかけないこと。穏やかに呼吸しながら、その姿勢を15～30秒間保ちます。息を吐きながら、胴体と頭を下げて床に下ろします。腿を腹のほうに引き上げ、押しつけます。

上級バージョン　しばられた魚

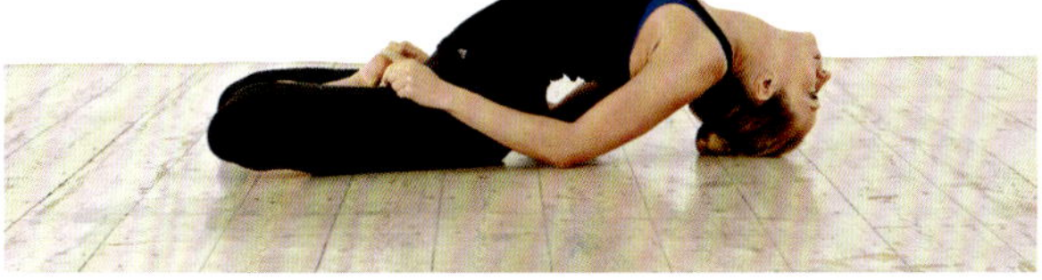

1. 仰向けに横になり、脚を蓮華座に組んで、腿を引き寄せます。次に前腕と肘を床に押しつけ、頭頂部を床につけて背中を反らせます。

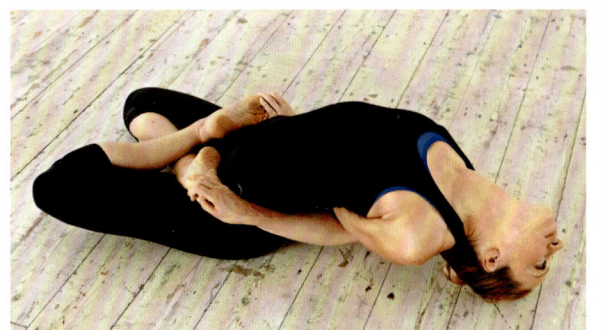

2. 右手を腰の後ろに回し、右足をつかみます。次に左手を背後に回し、左足をつかみます。両肘を引き寄せます。

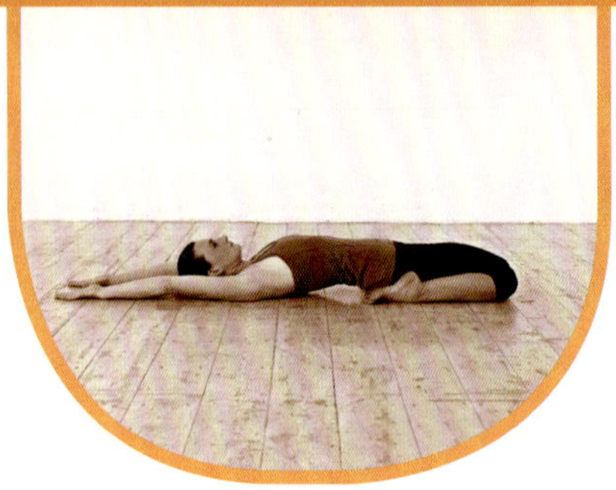

スプタ・ヴィラーサナ

Supta Virasana

横たわる英雄のポーズ

スプタは横たわる、ヴィラは英雄や戦士を意味します。
このポーズは腹部の臓器と骨盤部を伸ばし、
脚の痛みと疲れを緩和するのに役立ちます。

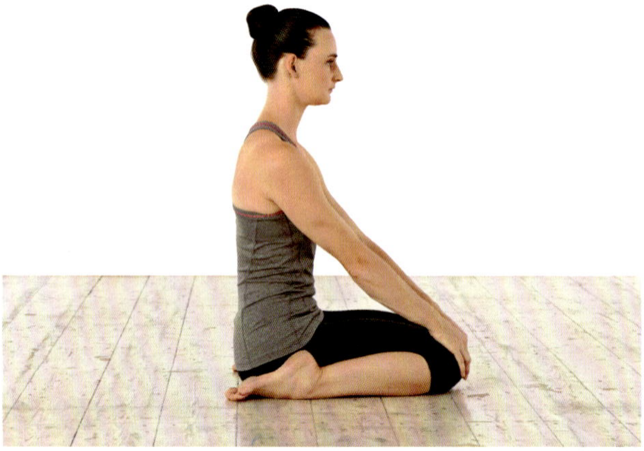

1. 両膝を合わせて床に膝をつきます。両足を腰幅より広く開き、尻を床に下ろします。

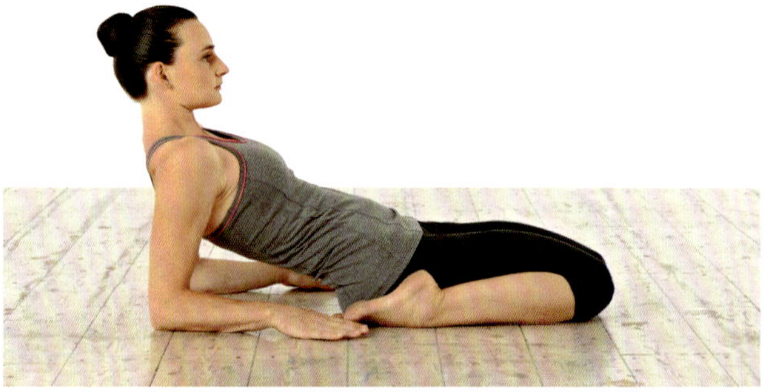

2. 両手を腰の脇の床につき、背中をゆっくり床のほうへ下ろしていきます。最初は両手に体重をかけ、次に前腕と肘にもたれて、だんだんに背骨、肩、後頭部を下ろします。

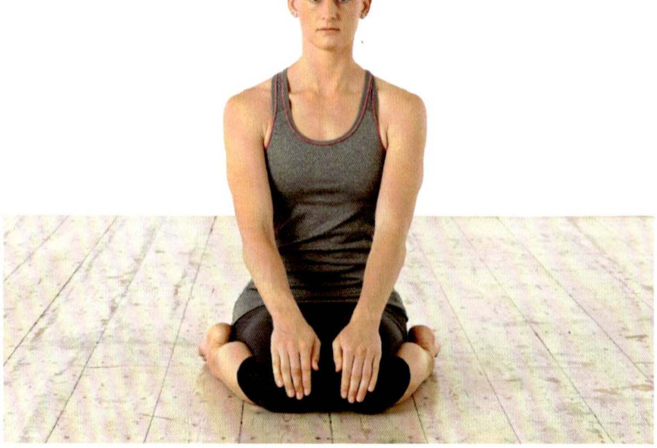

前から見たところ

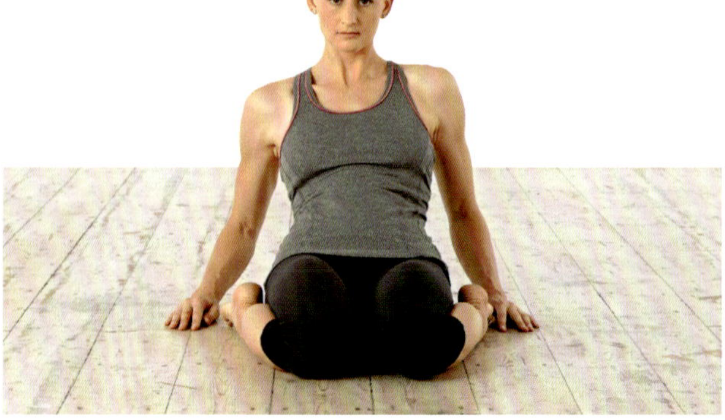

前から見たところ

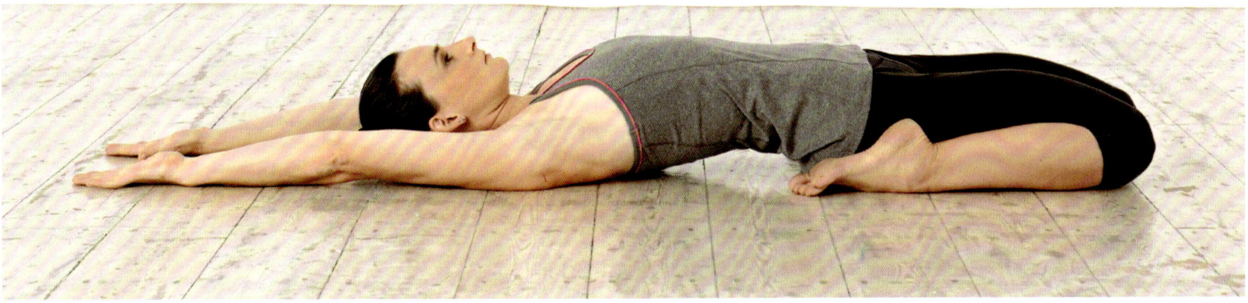

3. 下背部を伸ばして床のほうに下げ、手のひらを上にして両腕と両手を床に横たえます。体を下げると両膝が開きがちなので、きちんと閉じていることを確認しましょう。息を吸って、手のひらを上に向けたまま、両腕を頭上に床に向けて伸ばします。このポーズを保つか、両肘をつかんでもいいでしょう。その姿勢を30～60秒間保ちます。ポーズを解くために、前腕を床に押しつけて、両手に体重をかけます。そして両手を使って体を持ち上げます。

メリット

- 腹、腿、深股関節屈筋（腰筋）、膝、足首をストレッチ。
- 弓を強化。
- 脚の疲れを緩和。
- 消化機能を改善。
- 生理痛を緩和。

注 意

- 背中、膝、足首に深刻な問題がある場合、経験豊かな指導者の助けがないかぎり、このポーズはやめましょう。

解剖学的作用

上 半 身

- 三角筋が腕を頭上に挙上。
- 上腕三頭筋が腕をまっすぐに伸展。

下 半 身

- 腰筋の働きにより股関節が伸展。内旋と内転。
- 薄筋と大内転筋の働きにより膝が屈曲。
- 足首が底屈。

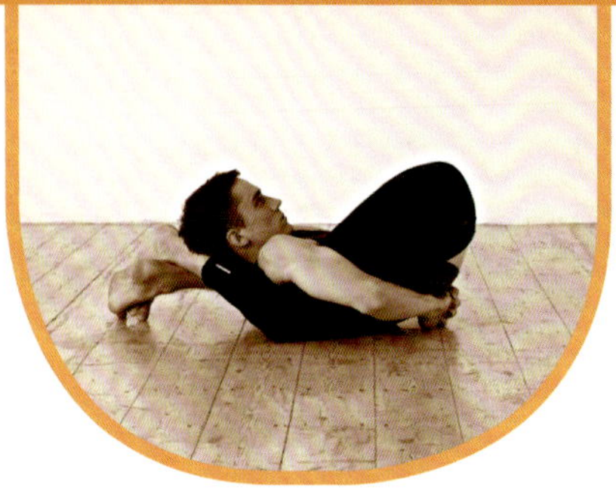

ヨーガ・ニドラーサナ
Yoga Nidrasana
ヨーガの眠るポーズ

ニドラは眠るという意味で、ヨーガ・ニドラーは眠りと目覚めの中間の状態です。このポーズでは、首の後ろで両脚の足首を交差させ、両手を背中の後ろで合わせます。

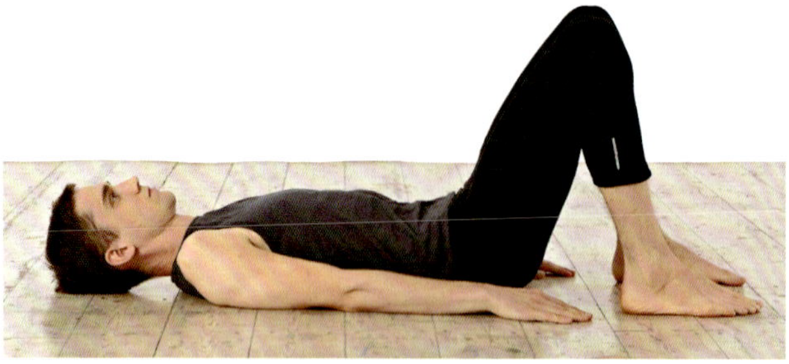

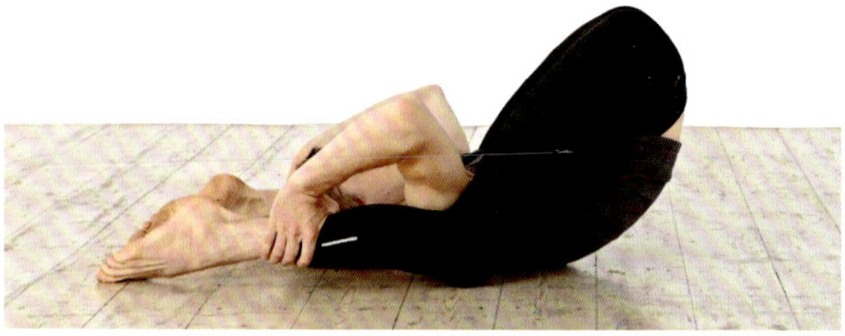

1. 床の上に仰向けに横になり、両膝を曲げます。両脚を頭の上に持っていき、両膝を肩の脇に持っていきます。

2. 足首の後ろを手でつかみ、両腕を使って脚を後ろに動かし、肩を持ち上げます。右脚を取り、エーカ・パーダ・シールシャーサナ（p.130参照）のように、首の後ろに動かします。左脚を持ち上げ、首の後ろの右脚の下に動かし、足首を交差させます。

3. 両肩を持ち上げ、両足をさらに首の後ろに持っていき、両腕を両脚の間から出して下に引っ張り、両手を背中の後ろで合わせます。普通に呼吸し、ポーズを30秒以上保ちます。

解剖学的作用

上半身

- 脊椎の頸部伸展。
- 両脚を後ろに保つために肩が外転と内旋。
  上腕二頭筋により肘が屈曲。

下半身

- 腰筋により股関節が深く屈曲。
  恥骨筋と内転筋により脚が内転と内旋。
- ハムストリングにより膝が屈曲、足首は背屈。

メリット

- 背骨と肩をストレッチ。
- 肝臓や腎臓などの腹部臓器を刺激し、消化機能を改善。

注意

- 喘息患者には勧められません。
- 妊娠中は勧められません。

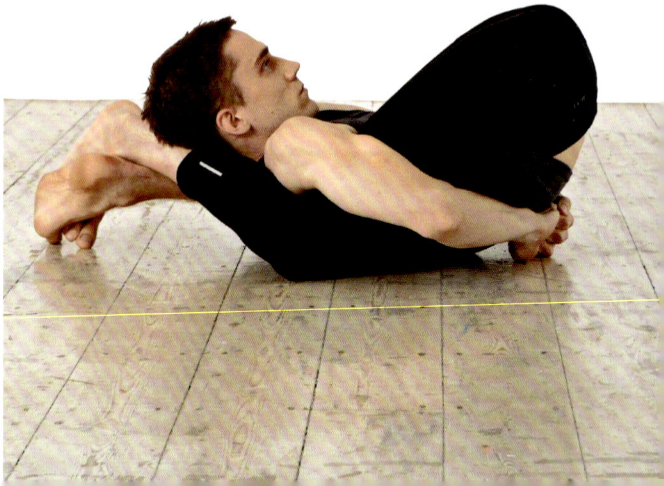

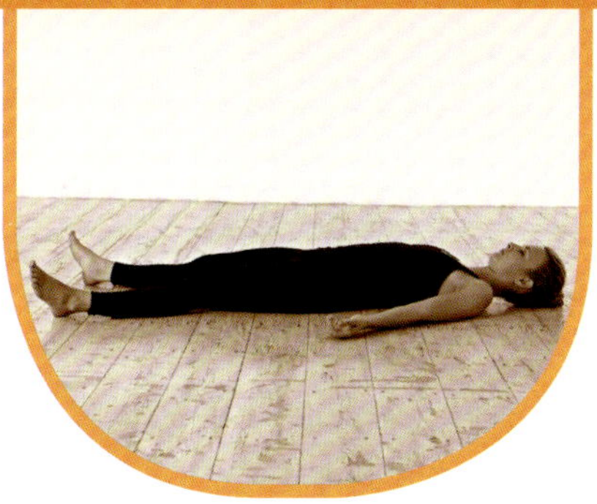

シャヴァーサナ
Savasana
屍のポーズ

意識的なリラクゼーションです。体と心の両方を元気づけ、リフレッシュさせるポーズで、易しそうに見えますが、ヨーギにとってとくに能力が試されるポーズです。動かないでいると同時に完全に意識をはっきりさせておきながら、心を静かに保つのは難しいのです。

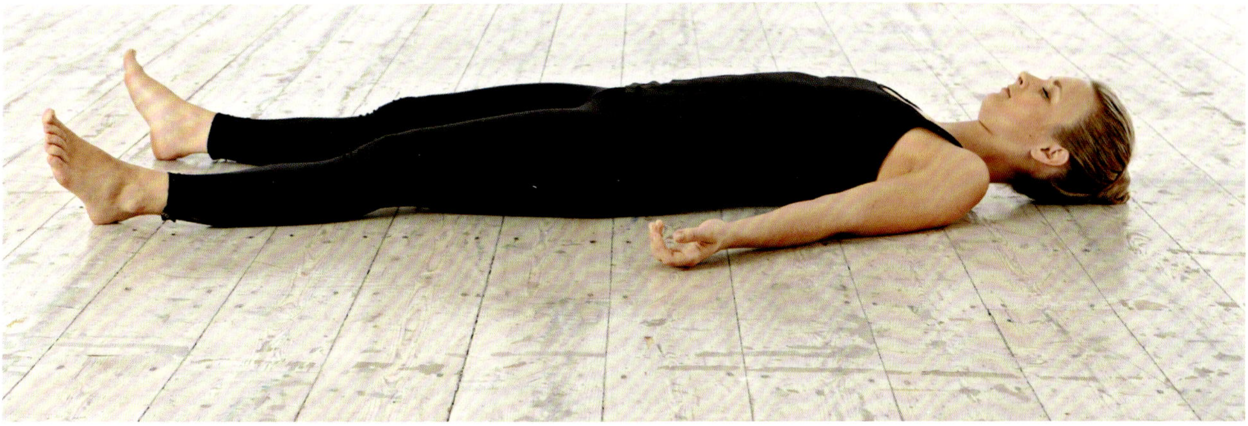

1. 屍のように仰向けに横たわります。手のひらを上にして両手を腿から離しておきます。両足を外に向け、両脚を離します。シャヴァーサナでは、体をニュートラルな姿勢にするのが重要です。

2. 全身を完全にリラックスさせます。呼吸のスピードを落とします。やさしくゆっくり呼吸しましょう。身体を静めるだけでなく、感覚器官も落ち着かせる必要があります。顔の造作すべて――頬、唇、目、眉、とくに眉間――をリラックスさせます。目を閉じます。好みで、アイマスクか畳んだ布を目にかぶせましょう。

3. アーサナを実践したあと、この姿勢を5分以上保ちます。10～15分間シャヴァーサナでいるのが理想です。ポーズを解くには、まず指と足先を動かし、息を吸い、両腕を頭の上に上げてから、両脚を伸ばします。両膝を胸に引きつけ、横に――できれば右側――に転がります。2～3回呼吸します。息を吐きながら、手を床に押しつけ、胴体を持ち上げて起き上がります。

メリット

- このポーズでは、体が完全に休みます。深い意識的なリラクゼーションは、このポーズを取っていると陥りがちな眠りとは違います。
- シャヴァーサナは体と心を元気づけ、リフレッシュさせます。安定した穏やかで深い呼吸をする間、体が神経を静めて心を落ち着かせます。体の神経にとって、現代を生きるストレスへの最適の対抗手段です。

注 意

- 胸部疾患による咳が出る場合、膝を曲げて右を下にして横になること。

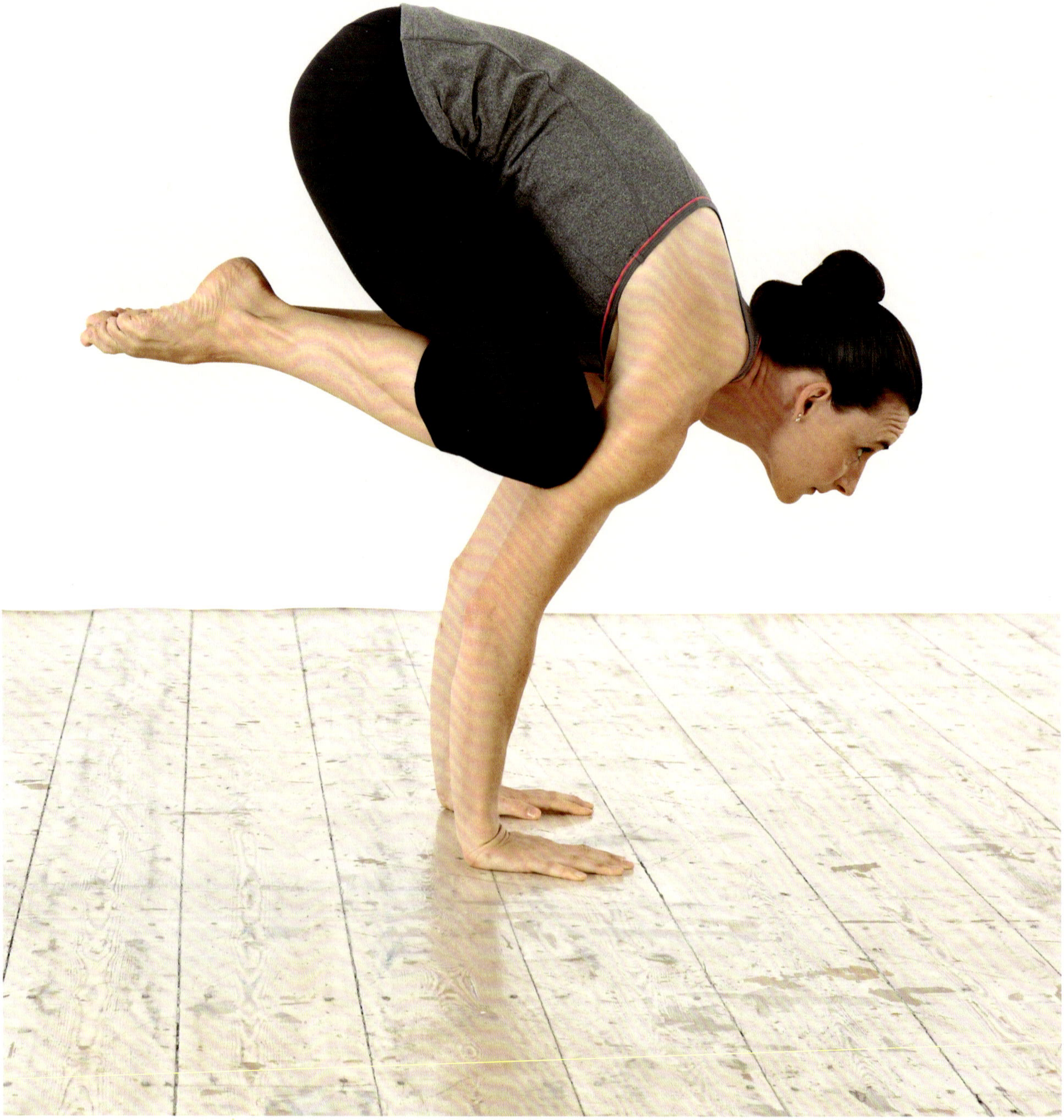

バランスのポーズ

バランスを取るポーズで静止するには、実践者は完全に集中して、今この瞬間を大事にする必要があります。体重を支える動きは骨を刺激し、手首、腕、脚、背骨を強めます。バランスと協調を改善するだけでなく、スタミナも高めるポーズです。バランスのポーズを保つのに必要な集中力は、落ち着いた心につながります。ポーズを長く保つために、呼吸をポーズに完全に統合し、より効率的な呼吸にしなくてはなりません。もっと深いレベルでは、このポーズを保つのに必要なバランスと集中力が、日常生活における深い気づきにつながります。

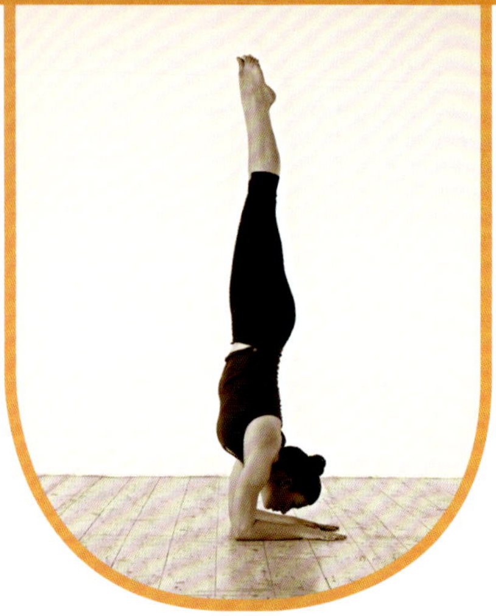

ピンチャ・マユーラーサナ
Pincha Mayurasana

クジャクの羽根のポーズ

このポーズで、床から持ち上げられた胴体と脚が前腕と手のひらの上でバランスを取っている様子が、ダンスを始めるクジャクに似ています。

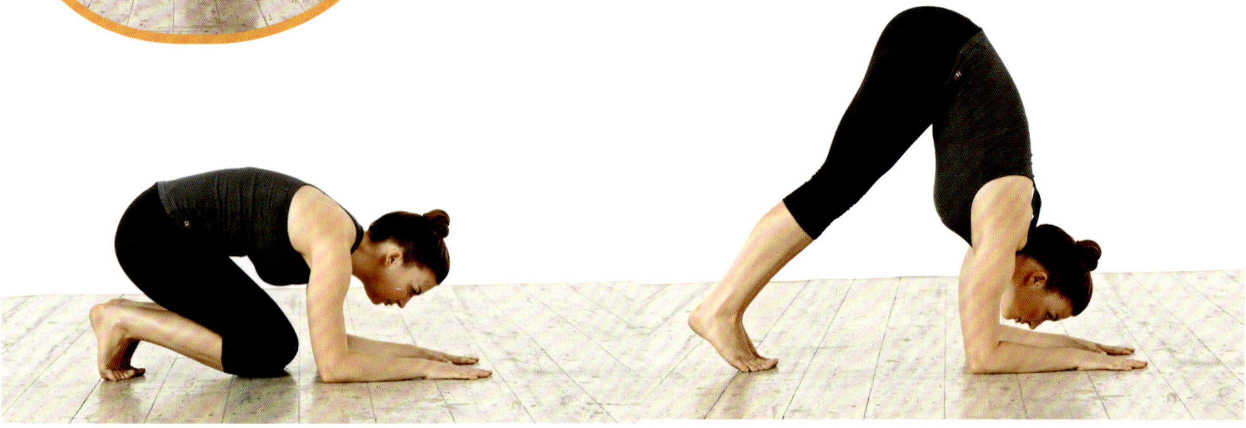

1. 床に膝をつき、つま先を立てて、肘と前腕を床につけます。両前腕を肩幅に開いて、互いに平行になるようにします。指を開き、手のひらを床にしっかり押しつけます。

2. 膝を持ち上げて脚をまっすぐに伸ばし、両足を少しずつ肘に向かって歩かせ、腰を持ち上げます。肩を前に出し、胸を持ち上げておきます。

ヒント

このポーズで肘が離れるのを防ぐために、ひもを輪にして結び、肘のすぐ上の上腕にかけます。あるいは、前腕の間にブロックを置いて、前腕の内側をそれに押しつけます。

解剖学的作用

上半身

- 頸椎が伸展。脊柱起立筋により背中がやや湾曲するのに腹直筋が対抗。腰方形筋が下背部を安定。
- 肩は前鋸筋を使って肩甲骨が上方回旋、挙上、外転。
- 前部三角筋と上腕二頭筋の働きにより肩が屈曲、内転。
- 上腕二頭筋により肘が屈曲。上腕三頭筋が顔の上に転倒するのを阻止。

下半身

- 腰筋と臀筋が骨盤のぐらつきを阻止して安定。
- 大腿四頭筋により膝が伸展。

メリット

- 肩、腕、背中の強化。
- 肩と首、胸と腹のストレッチ。
- バランス感覚の向上。

注意

- 肩か首に損傷がある場合、または心臓疾患、高血圧、頭痛の傾向がある場合、このポーズはやめること。

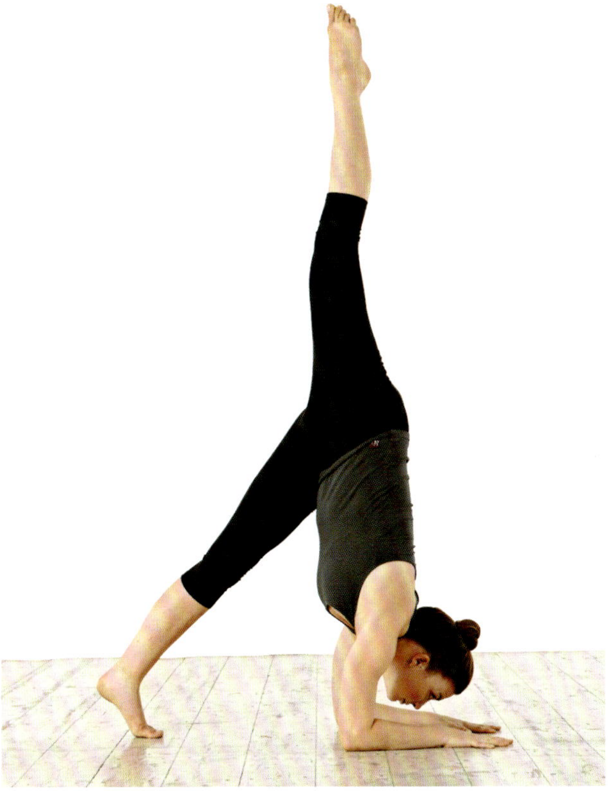

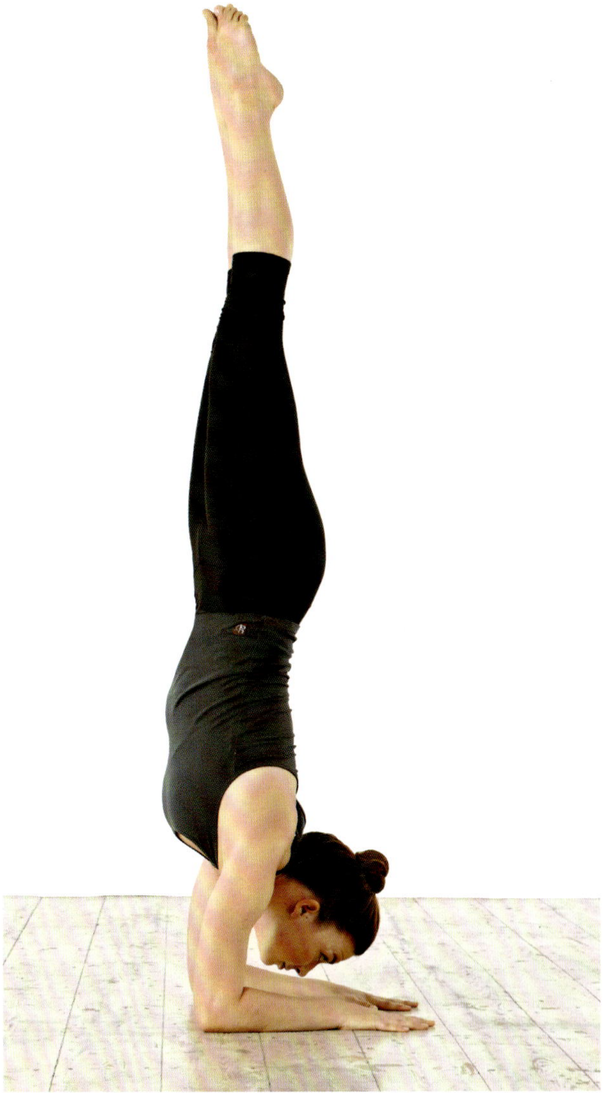

3. 息を吸い、片脚をまっすぐ伸ばしたまま上げます。息を吐いて、もう一方の脚を振り上げます。それが無理な場合は、膝を曲げ、かかとを持ち上げて、後側の足を跳ね上げます。

4. その姿勢を10～15秒間保ちます。だんだんに1分間まで延ばしましょう。息を吐くたびに片足ずつ下ろします。いつも同じ脚を蹴上げがちですから、左右交互にやるのを忘れないでください。

上級バージョン

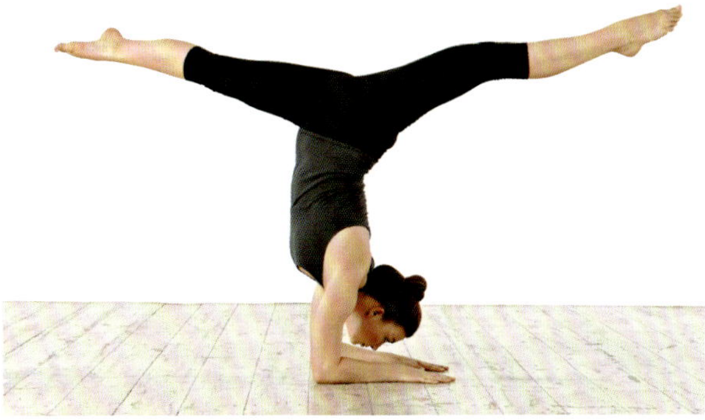

片脚を前に、もう片脚を後ろに持っていきます。

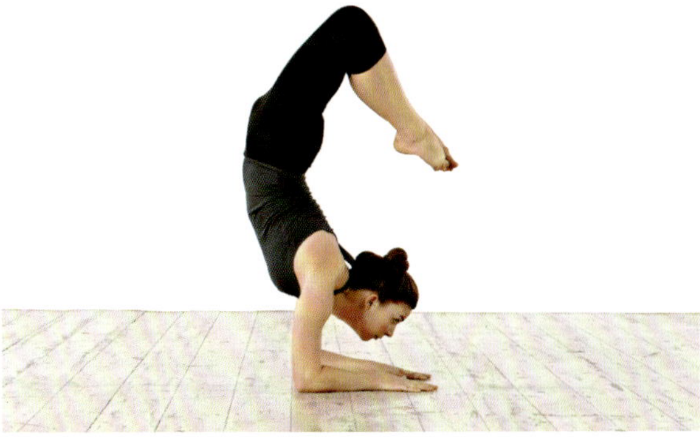

このバージョンでは膝を曲げ、背中を反らして、両足を頭の上に持っていきます。

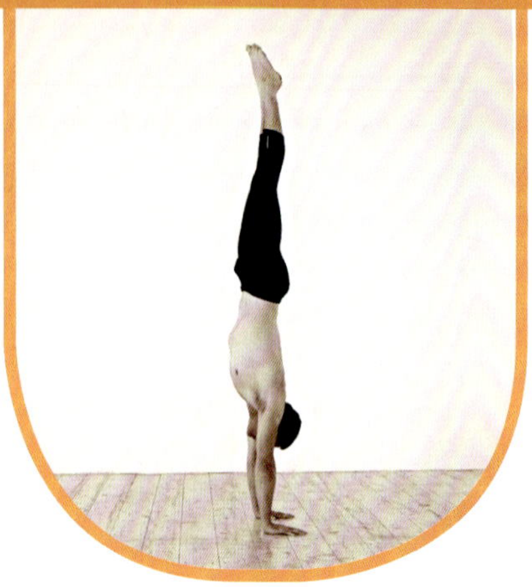

アドー・ムカ・ヴリクシャーサナ

Adho Mukha Vrikshasana

下向きの木のポーズ

逆立ちはバランスよりも自信と勇気と集中力の問題です。両脚を上げても転倒しないために必要な強さと勢いを養うために、初めのうちは壁に向かってポーズを練習するのがお勧めです。

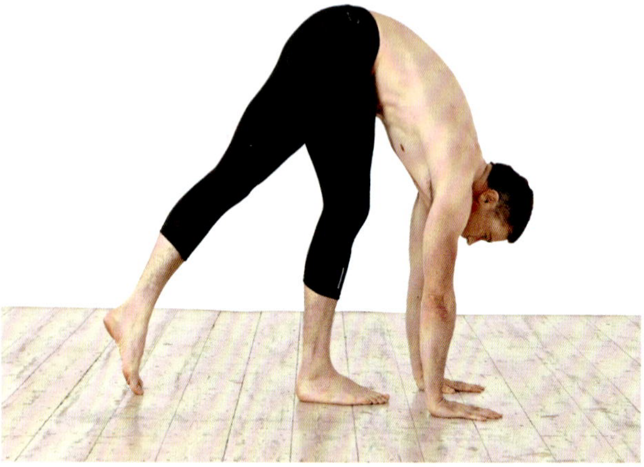

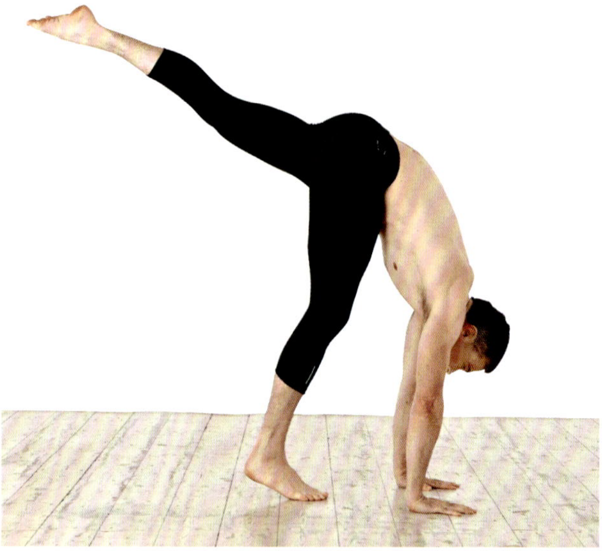

1. まず両手を肩幅に開いて、壁から30センチくらい離れた床につきます。両腕を伸ばしたまま、両手の間の空間を見下ろします。重心を前に移し、肩を手首の上に持っていき、肘をまっすぐにします。

2. 息を吸って片脚を上げ、息を吐いてもう片脚を振り上げます。両脚を壁まで持っていきます。肩が手首の上にあることを確認し、腹を引っ込めることで、背骨が湾曲しないようにします。

メリット

- 肩、腕、手首を強化。
- 腹部をストレッチ。
- バランス感覚を向上。
- 下背部を強化。

注 意

- 手首、肩、または首に損傷がある場合、心臓疾患や頭痛がある場合、または高血圧の場合、このポーズはやめましょう。
- 月経中はこのポーズを練習しないこと。

解剖学的作用

上 半 身

- 脊椎の伸展。腹直筋と脊柱起立筋が胴体をふらつかせずに保持。
- 肩の屈曲。前部三角筋が肩を頭の上に屈曲。下部僧帽筋が肩を引き下げ。
- 上腕三頭筋の働きで肘が伸展。

下 半 身

- 股関節の伸展――腰筋と大臀筋による股関節の安定と骨盤のバランス。
- 大腿四頭筋による膝の屈曲。
- 足首の底屈――長・短の腓骨筋による足首の外転。

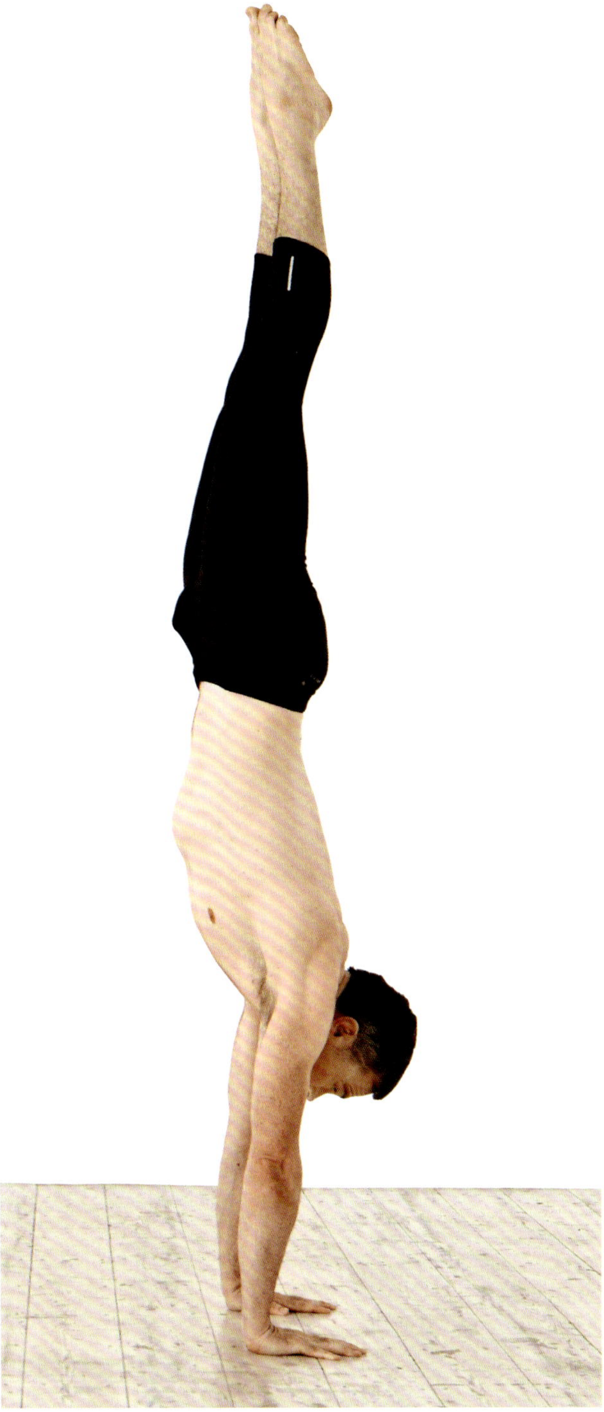

3. だんだんに片脚を壁から離して持ち上げ、次にもう片脚も壁から離すようにします。両足を壁から離してポーズができるようになったら、部屋の真ん中でやってみましょう。バランスを失ったときのために、マットに沿ってクッションか枕を並べます。

蓮華座バージョン

1. 逆立ちをします。右足を左腿の上に重ね、半蓮華座にしてから、その足を左股関節のほうに慎重に動かします。

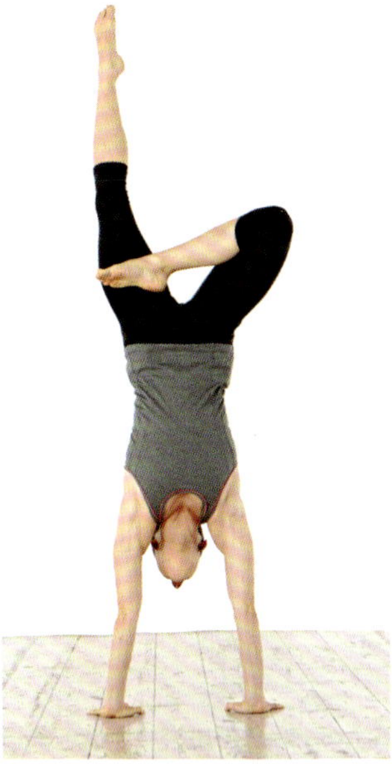

2. バランスを保ちながら、左足を右の脛の上に重ねます。両膝を押して寄せ、足を腿の付け根のほうへと押し上げます。

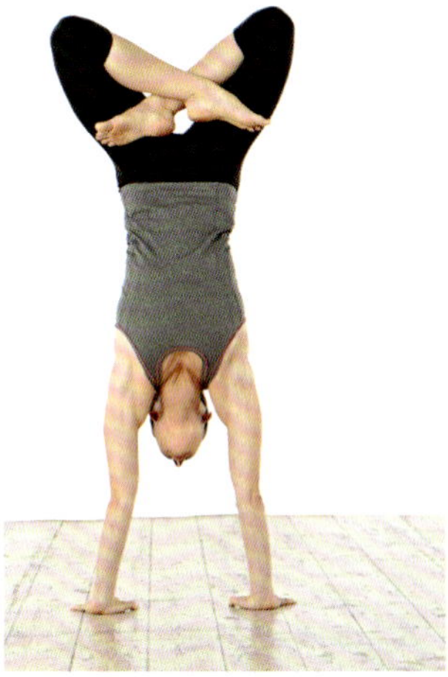

3. 両手を床に押しつけ、肘をまっすぐに保ちます。肩を持ち上げて、ゆっくり膝を上げます。手首、肩、腰、膝が一直線になるようにしましょう。

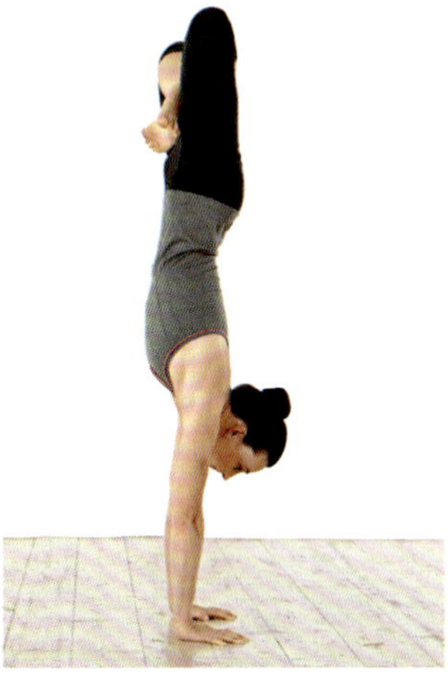

横から見たところ

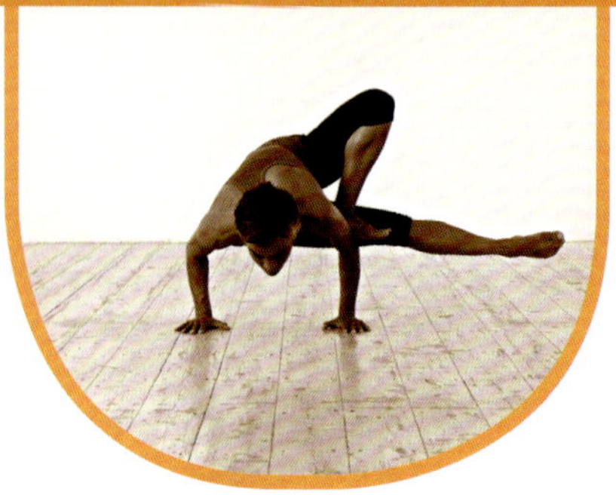

ビーラーサナ Beerasana

トンボのポーズ

トンボのポーズはハチドリのポーズとも呼ばれます。
このアームバランスのポーズは、上半身と体幹の筋肉を強化するとともに、股関節を開くエクササイズにもなります。

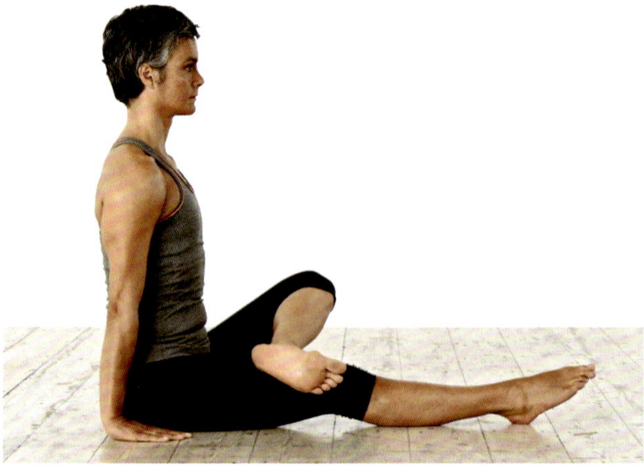

1. 脚を前に伸ばして座り、左脚を右脚の上に交差させ、左脛を右腿の上に置きます。

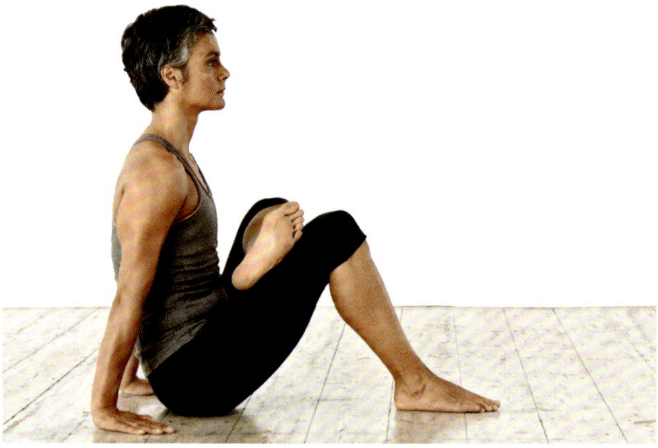

2. 右膝を立てて、右のかかとを右臀部のほうに滑らせます。

解剖学的作用

上半身

- 前鋸筋が肩甲骨を前に引っ張り、中部僧帽筋と菱形筋を伸張。
- 大胸筋と前部三角筋が肩を安定。
- 背中に広がる下部僧帽筋が肩甲骨を押し下げ。
- 棘下筋と小円筋が上腕を外に回し、肩の安定を強化。
- 上腕二頭筋が肘を屈曲。

下半身

- ハムストリング筋が左膝を屈曲。
- 内転筋が左足を左上腕に押しつけ、上肢と下肢を結合。
- 腰筋と腹直筋が連携して左股関節を屈曲。
- 大腿四頭筋が右膝をまっすぐに伸展。
- 腓腹筋とヒラメ筋の働きで右足首が底屈。

メリット

- 腕と足首を強化。
- 上背部をストレッチ。
- 腹筋を強化。
- 鼠径部を開放。
- 腹部の臓器を調整。

注 意

- 手根管症候群を患っている人には、問題を悪化させる可能性があるので、勧められません。
- 妊娠中はこのポーズを試さないこと。

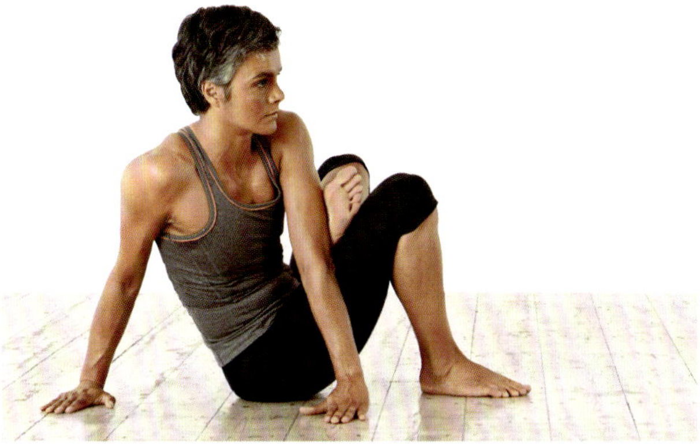

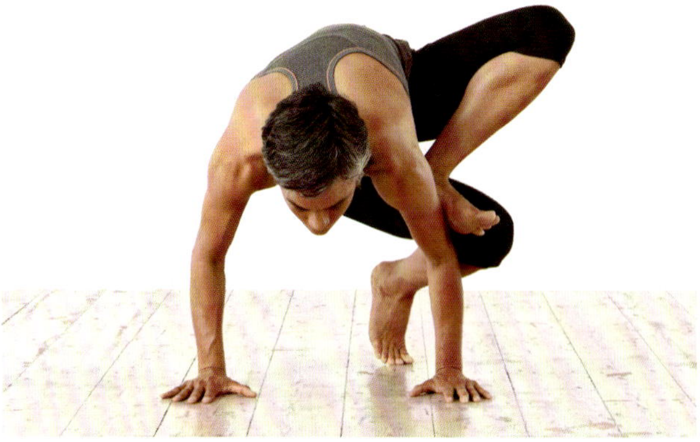

3. 右を向き、両手のひらを自分の右側の床につきます。両手をだいたい肩幅に開きます。左足を左腕の背面、肘の上に当てます。

4. 尻を床から持ち上げながら、体重を両手にかけます。左肘を曲げて、左腕の背面に左足がのる棚をつくります。右膝を左足首に押しつけて、足が滑り落ちるのを防ぎます。

5. 体を起こしたら、右脚をまっすぐに伸ばします。左足が左腕背面の高いところに上がっていれば、右脚を左腕背面にのせることができるはずですが、これには練習が必要です。ポーズを解くには、右膝を曲げて右脚を床にもどします。

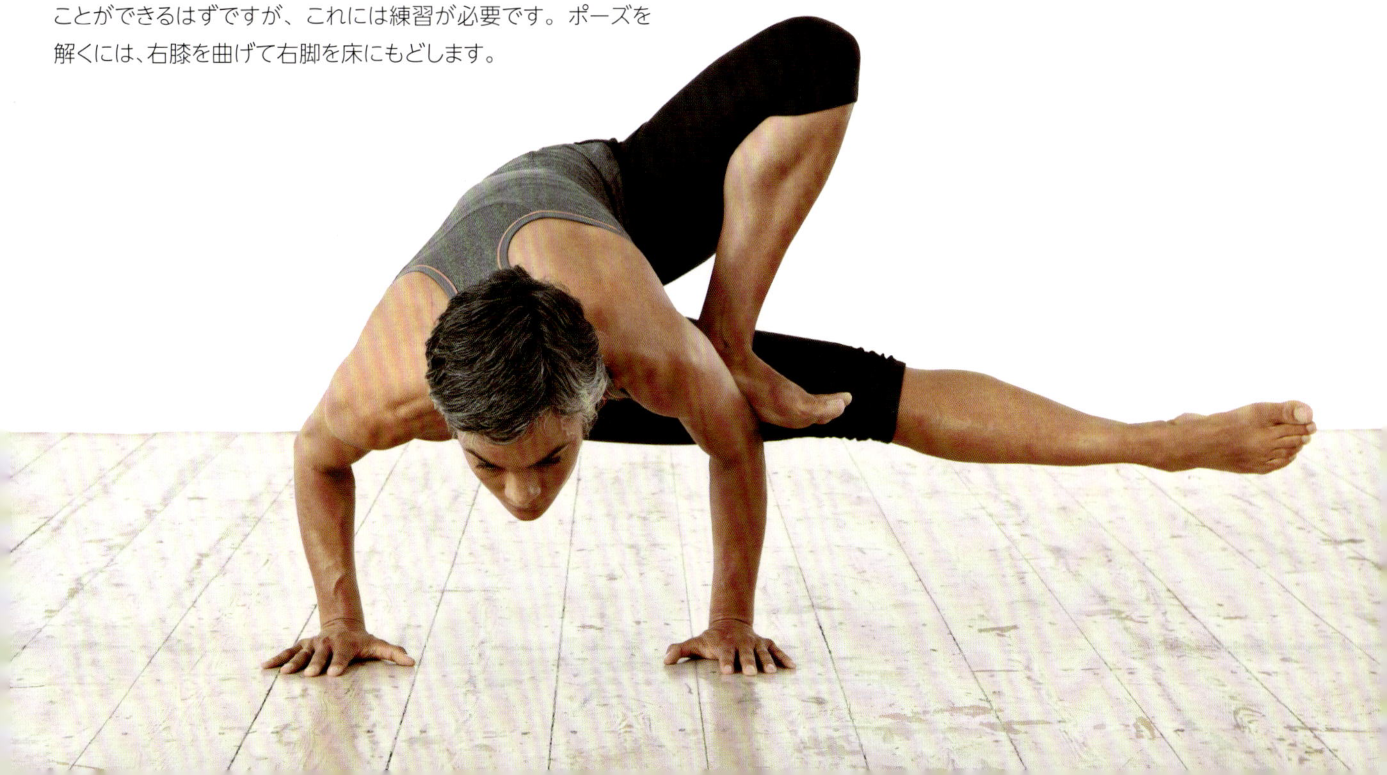

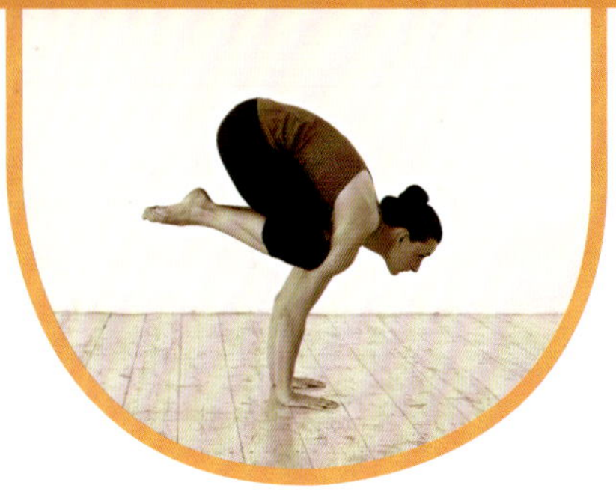

カカーサナ Kakasana

カラスのポーズ

カラスのポーズは見かけほど難しくありません。
必要なのは上腕の筋肉の強さより、協調と集中と意識です。
このポーズを取ると胸が動かなくなるので、
腹式呼吸しかできません。

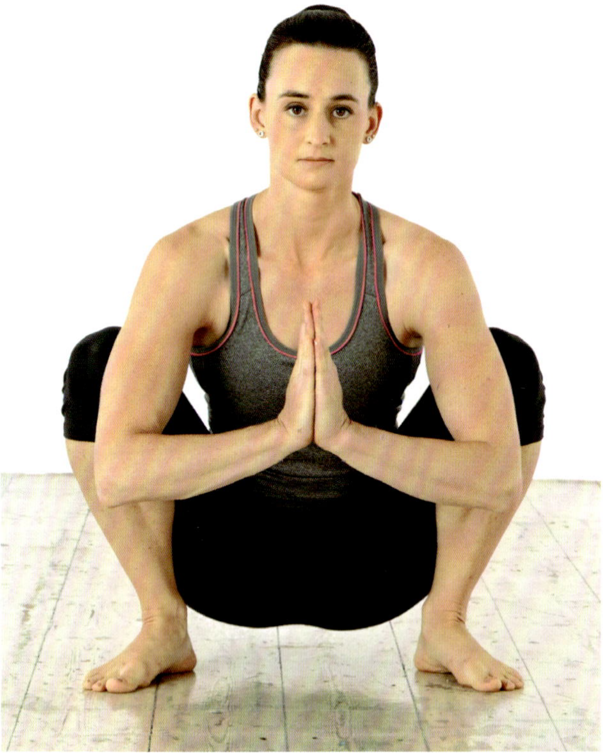

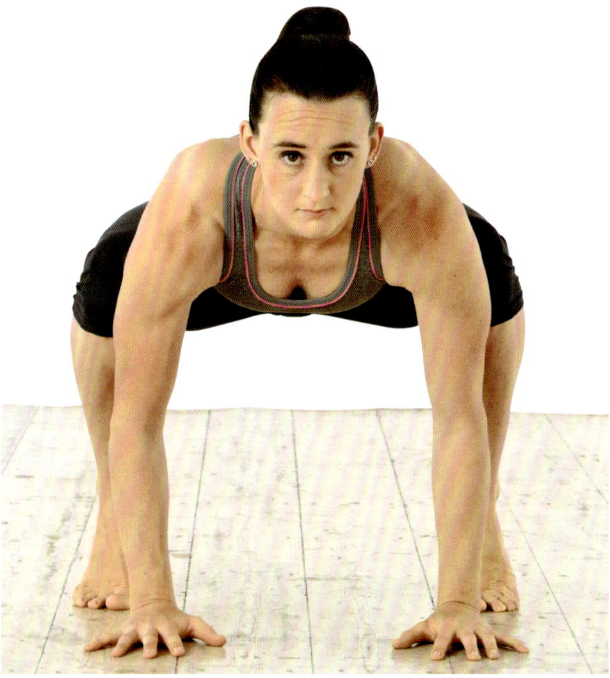

1. 両足を開き、かかとを床につけて、しゃがむ姿勢を取ります。両膝を離し、胴体を前に傾けて、上腕を膝の間に持ってきます。

2. 手のひらを床につけ、指を広げます。肘を曲げ、上腕背面に脛がのる棚をつくり、脛を傾けてのせます。

メリット

- 腕と手首を強化。
- 上背部をストレッチ。
- 腹筋を強化。
- 鼠径部を開放。
- 腹部の臓器を調整。

注 意

- 手根管症候群を患っている人には、問題を悪化させる可能性があるので、勧められません。
- 妊娠中はこのポーズを試さないこと。

解剖学的作用

上半身

- 前鋸筋が肩甲骨を前に引っ張り、胸筋と三角筋が肩を安定。
- 背中に広がる下部僧帽筋が肩甲骨を押し下げ。
- 上腕三頭筋が肘を伸展。

下半身

- ハムストリング筋が膝を屈曲。
- 内転筋が左足を左上腕に押しつけ、上肢と下肢を結合。
- 腰筋と腹直筋が連携して胴体と股関節を屈曲。

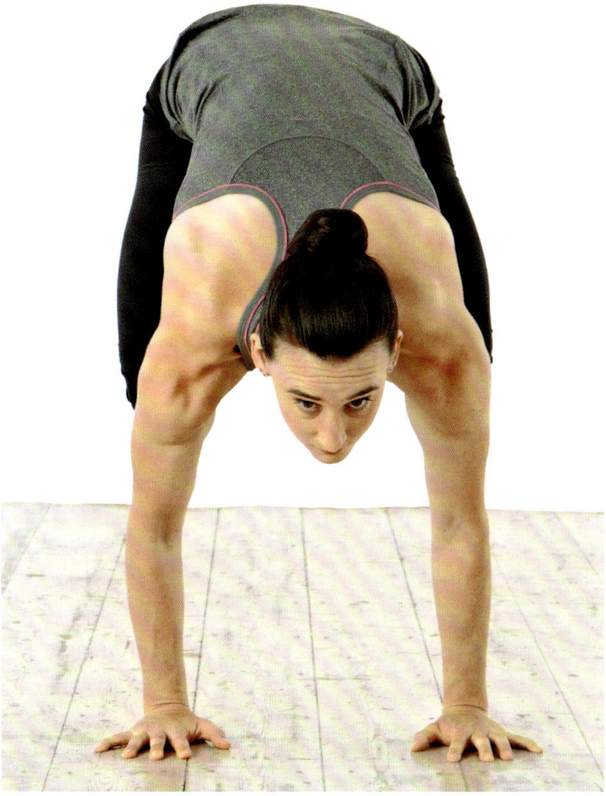

3. 息を吸って、前方を見て、かかとと尻を持ち上げ、肘を曲げていき、体重を腕の背面にかけます。息を吐いて、体重を前にかけていくことで、肘が手首の上に来て、足が片足ずつ、または両足一度に、床から持ち上がるようにします。安定を感じたら、かかとを臀部に寄せて、つま先を伸ばします。

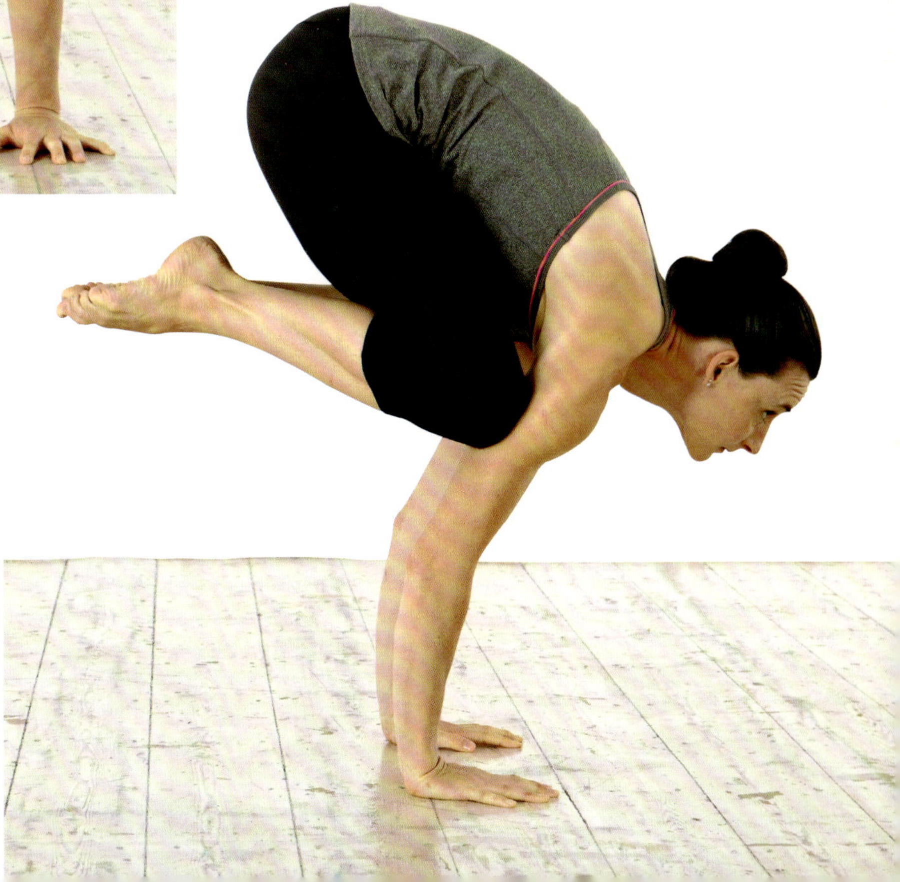

4. 呼吸を続け、ポーズを20～30秒間保ちます。ポーズを解くには、息を吐いて、ゆっくり足を床に下ろし、しゃがんだ状態にもどります。

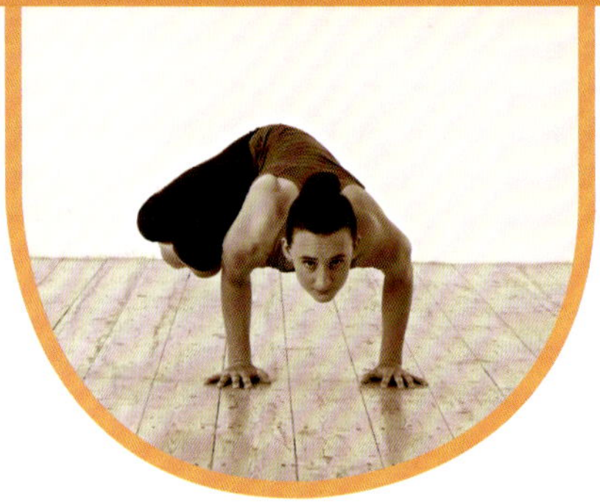

パールシュヴァ・カカーサナ

Parsva Kakasana

横向きのカラスのポーズ

パールシュヴァ・カカーサナでは、両脚が片方の腕の背面にのり、胴体が片側にねじられます。

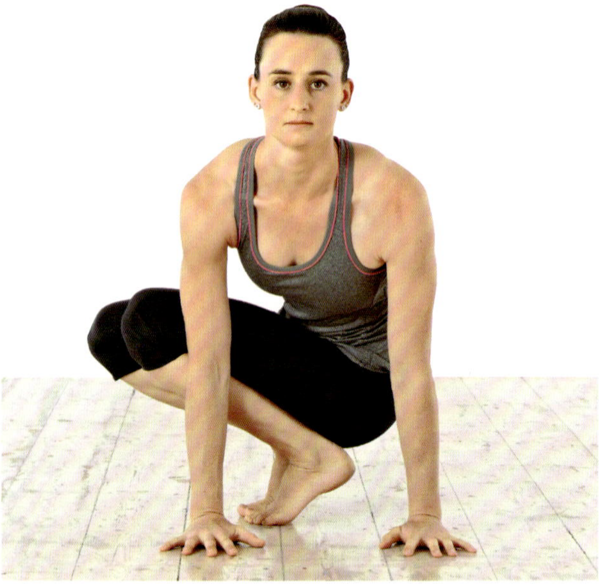

1. 膝を閉じてしゃがむ姿勢になります。膝と足を前に向けたまま、胴体を左に回して、両手を脇の床につきます。

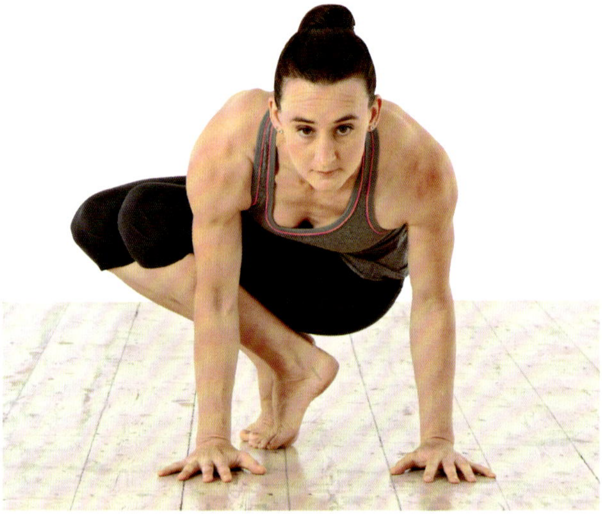

2. 左腿の側面が右腕の背面に当たるようにします。息を吸って、ゆっくり臀部を上げて、肘を曲げます。

メリット

- 腕と手首を強化。
- 上背部をストレッチ。
- 腹筋を強化。
- 腹部の臓器を調整。

注 意

- 手根管症候群を患っている人には、問題を悪化させる可能性があるので、勧められません。
- 妊娠中はこのポーズを試さないこと。

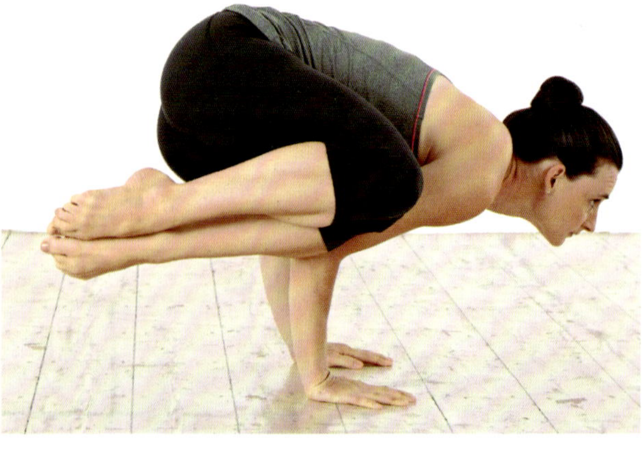

3. 肘を曲げると左腿の側面をのせる棚ができます。膝を閉じたまま、足を床から持ち上げます。

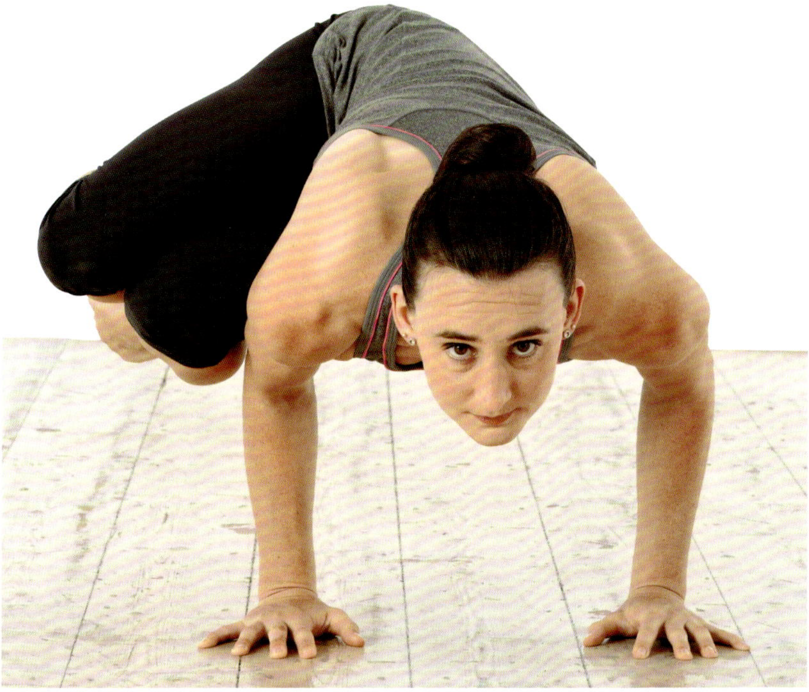

4. 息を吐いて、両脚を右腕背面にのせます。肘は手首の上に保ちます。その姿勢を20～30秒間保った後、肘を曲げることで足を床に下ろします。右側で繰り返します。

解剖学的作用

上半身

- 前鋸筋が肩甲骨を前に引っ張り、胸筋と三角筋が肩を安定。
- 背中に広がる下部僧帽筋が肩甲骨を押し下げ。
- 上腕三頭筋が肘を伸展。

下半身

- ハムストリング筋が膝を屈曲。
- 内転筋が左足を左上腕に押しつけ、上肢と下肢を結合。
- 腰筋と腹直筋が連携して胴体と股関節を屈曲。

変形バージョン

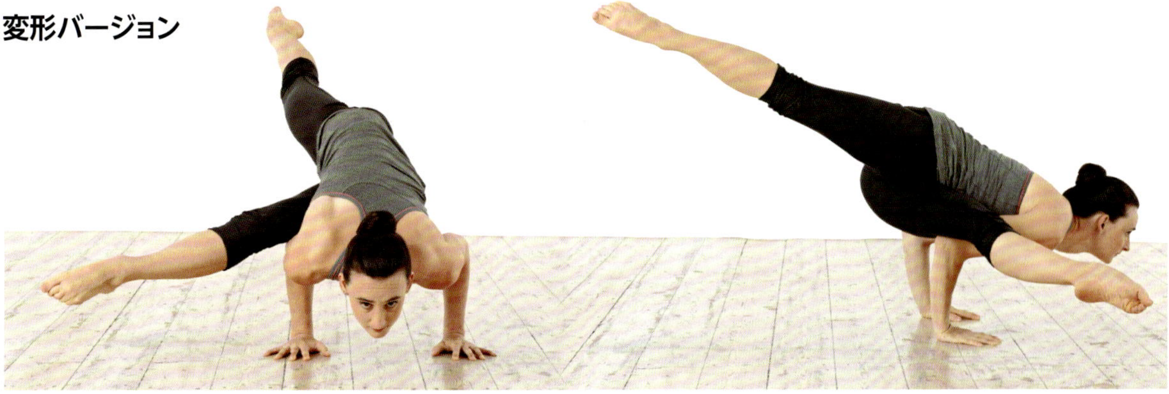

ポーズがうまくできるようになり、バランスが安定したら、開脚してみましょう。下側の脚を前に、上側の足を後ろに伸ばします。

横から見たところ

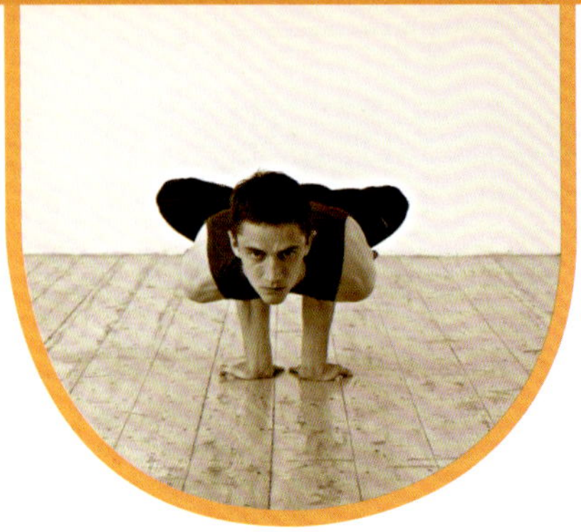

マユーラーサナ Mayurasana

クジャクのポーズ

ヒンドゥー教の言い伝えでは、クジャクは不死と愛情の象徴です。
このアーサナは腹部の調子を整えます。
肘からの圧力が腹部臓器の血行を刺激し、
消化機能と胃の不調を改善し、体内の毒素を取り除きます。

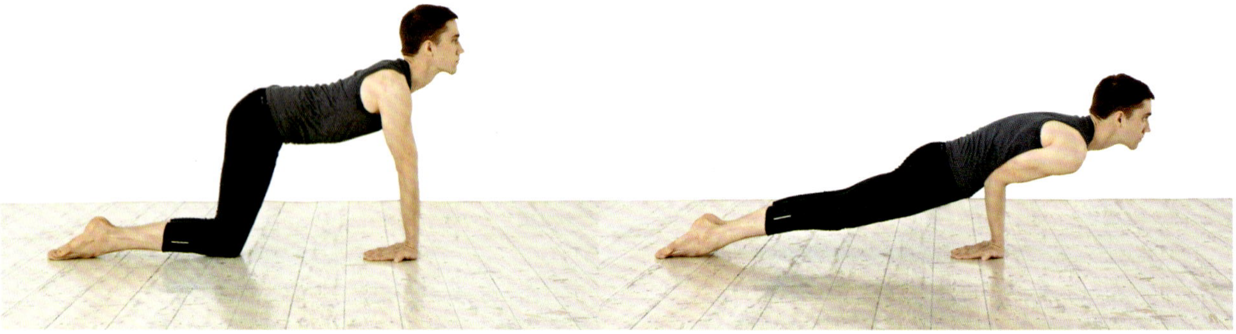

1. 両膝を離して床に膝を立てます。手のひらを前の床について、指が膝のほうを向くように手を回します。小指どうしが触れるように、両肘を引き寄せます。

2. 肘を曲げ、胸を上腕背面に当てて、肘で腹をへそに向けて押します。膝を持ち上げて、両脚をまっすぐ伸ばしながら、体重を手と手首に移していきます。両脚をまっすぐに保ちます。

解剖学的作用

上 半 身

- 脊椎の頸部伸展、胸部屈曲、腰部伸展。脊柱起立筋、腰方形筋、腹直筋が胴体をぐらつかないように保持。
- 前鋸筋と大・小胸筋の働きによって肩甲骨が外転。回旋腱板と三角筋が肩関節を保護。
- 肘が屈曲し、上腕二頭筋と三頭筋が肘を直角に保持。
- 回外筋により前腕が回内。
- 手首が背屈。

下 半 身

- ハムストリング、大内転筋、大臀筋の働きにより、股関節が伸展と内転。
- 大腿四頭筋により膝が伸展。
- ヒラメ筋により足首が底屈。

ヒント

必要に応じて、肘が離れないようにひもを使いましょう。つける位置は肘のすぐ上です。ステップ3のように完全なポーズを取れない場合、足を（脇に置いた）ブロックで支えます。

メリット

- 手首と前腕を強化。
- 腹部を調整。
- 胴体背部と脚を強化。

注 意

- 手首か肘に損傷がある場合、このポーズはやらないこと。

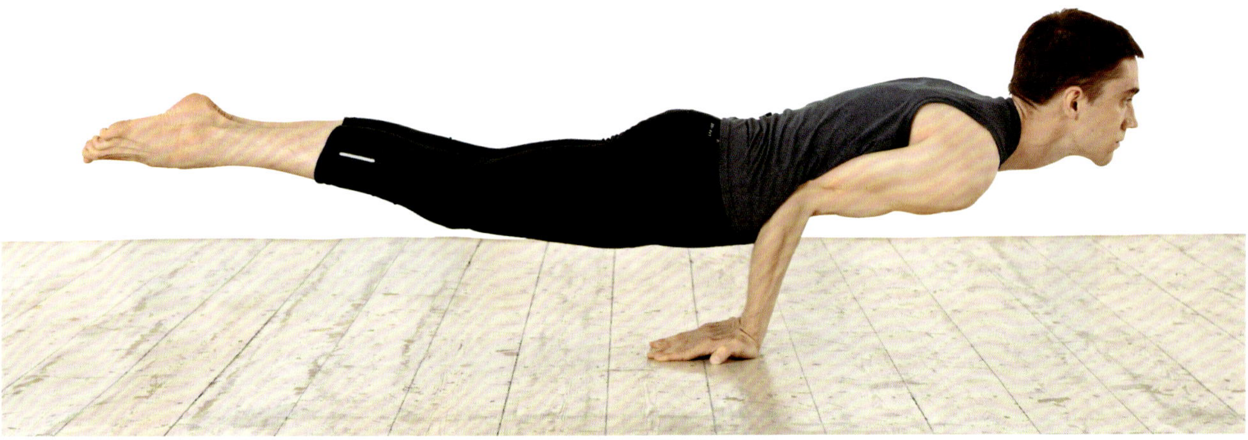

3. 息を吐いて、両脚一緒に、または片脚ずつ、脚を床から持ち上げます。体重をやや前にかけ、足を閉じて、胴体と脚を床と平行に保ちます。最初は10秒間くらいポーズを保ちます。ポーズの経験を積んで力がついてきたら、保つ時間をだんだんに30秒まで延ばします。ポーズを解くときは膝と足を床に下ろし、胴体を腕から持ち上げます。

上級バージョン　パドマ・マユーラーサナ

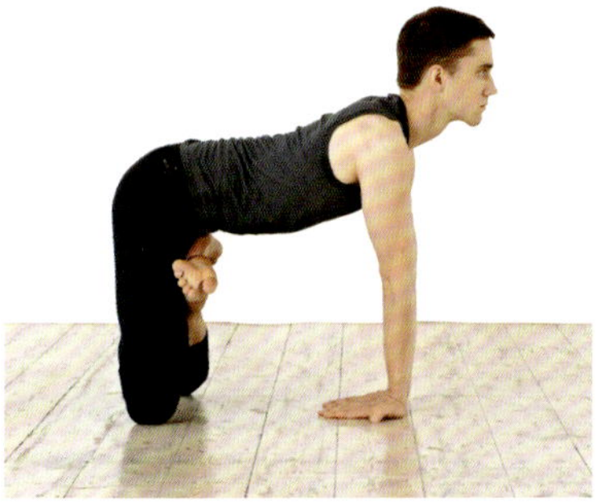

1. 蓮華座を組み、膝で立ちます。手のひらを床につけて、指が膝のほうを向くように手を回します。

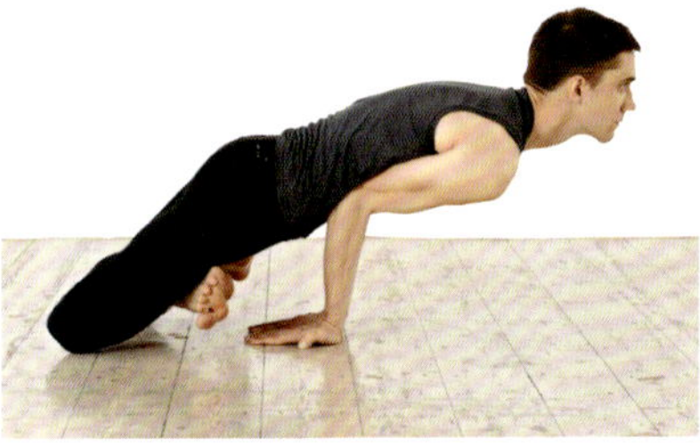

2. 肘を曲げて、胸を腕の背面に下ろします。

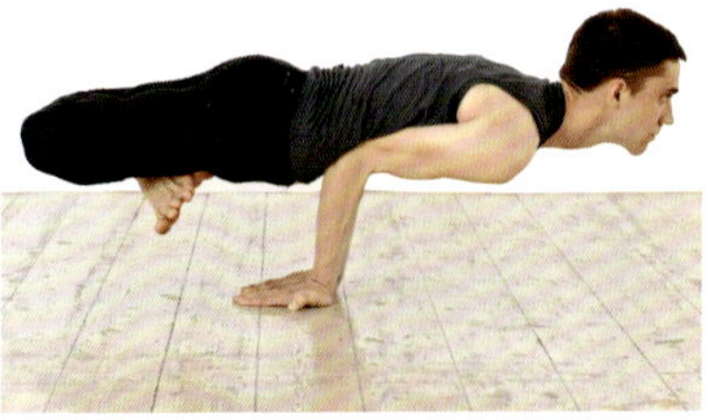

3. 体重を前に移し、膝を床から浮かせて、両手でバランスを取ります。

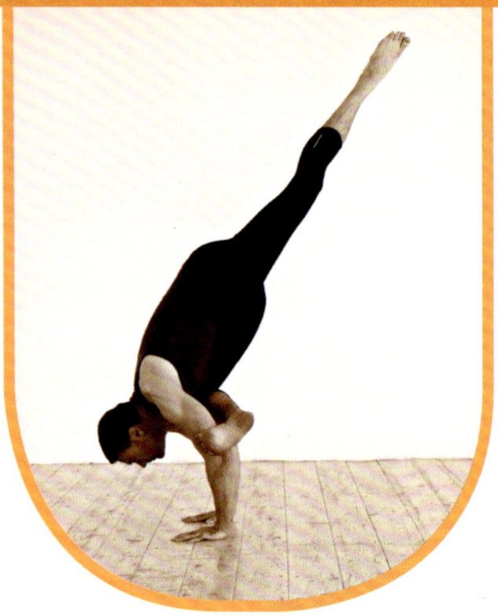

ガーラヴァーサナ Galavasana

聖仙ガーラヴァのポーズ

このポーズは聖仙ガーラヴァにちなんだ名前がついています。
股関節の柔軟性がそれなりに必要なので、中級レベルのポーズです。
手首を強め、体幹の力を高め、股関節を開きます。
腹部にかかる足の圧力が腹部の臓器をマッサージします。

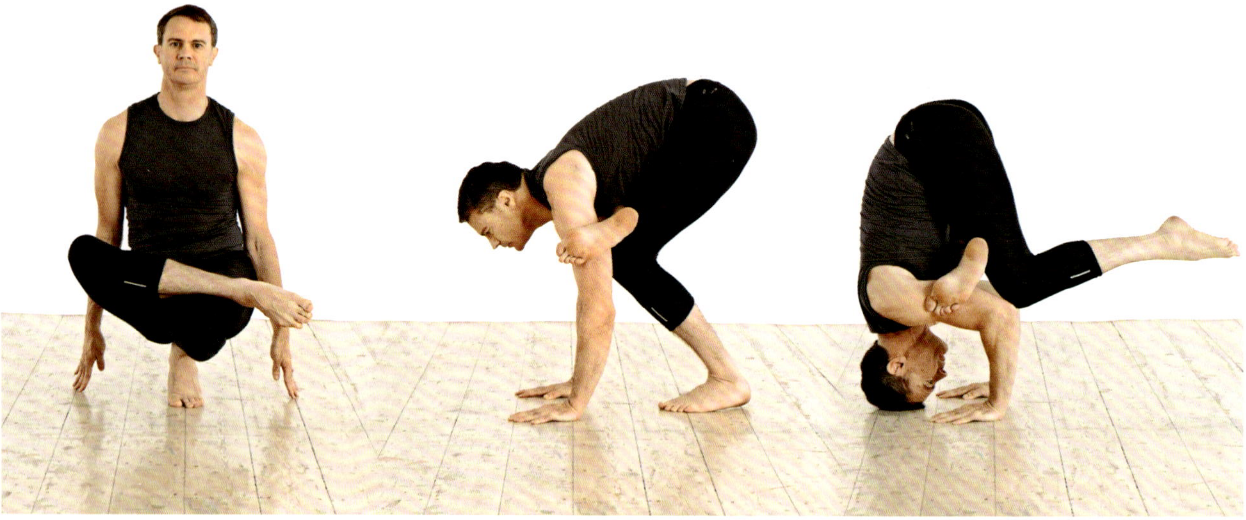

1. 立位から、右脚を上げて膝を曲げます。右脛の側面を左膝の上に当てて、右膝が90度曲がるようにします。次に左膝を曲げて、両手を床につけます。

2. 両手を肩幅に開いたまま、左脛前の床に持っていき、胴体を前に折り曲げて、右脛が両腕の背面に押しつけられるようにします。右膝を右脇の下に押し込むようにして、右脛を左脇の下に持ってきて、右のつま先を左腕に回します。

3. 両肘を曲げて、体重を前に移し、両腕の背面にかけます。腕の背面で右脛がのる棚をつくります。必要なら、額を床につけます。

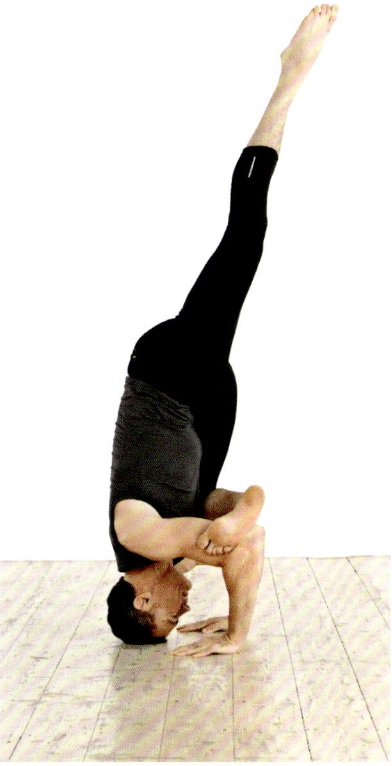

4. 体重を前に移しながら、左足を床から持ち上げます。左脚をゆっくり伸ばして、少し高く上げます。

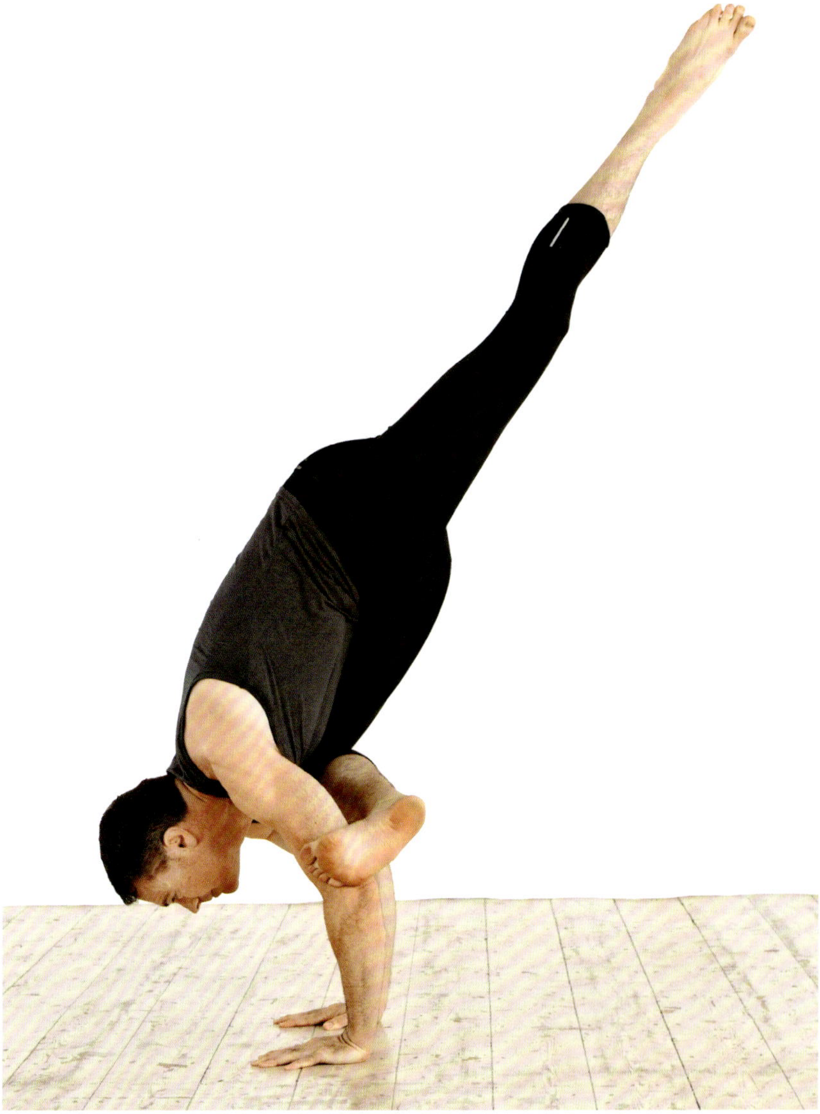

5. ゆっくり腕を伸ばし、床から頭を上げます。左脚をできるだけ高く伸ばしましょう。ポーズを15秒間保ってから、左足を床に下ろし、右脚を下げます。反対側でポーズを繰り返します。

メリット

- 腕と手首を強化。
- 腹部と背骨を調整。

注 意

- 手首か腰に損傷がある場合、このポーズはやらないこと。

解剖学的作用

上 半 身

- 脊柱起立筋、腰方形筋、腹直筋が胴体をぐらつかないよう保持。
- 肩甲骨外転に回旋腱板と三角筋が関与。
- 上腕二頭筋と三頭筋が肘を直角に保持。

下 半 身

- 前側の脚——腰筋、縫工筋、大腿深外旋筋によって外旋、ハムストリングにより膝が屈曲。
- 後側の脚——大臀筋が股関節を前に押し、骨盤を傾けて、大腿を伸展。大腿四頭筋が膝をまっすぐに伸展。

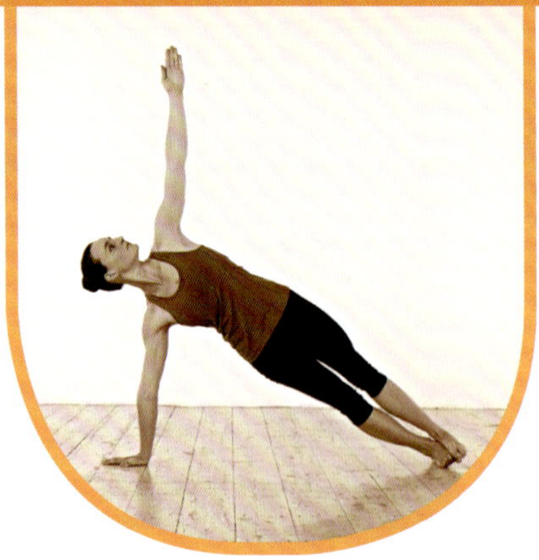

ヴァシシュターサナ

Vasisthasana

横向きの板のポーズ

ヴァシシュタは「最優秀、最高、最も豊か」を意味します。
ヨーガの伝統で有名な賢者の名前です。

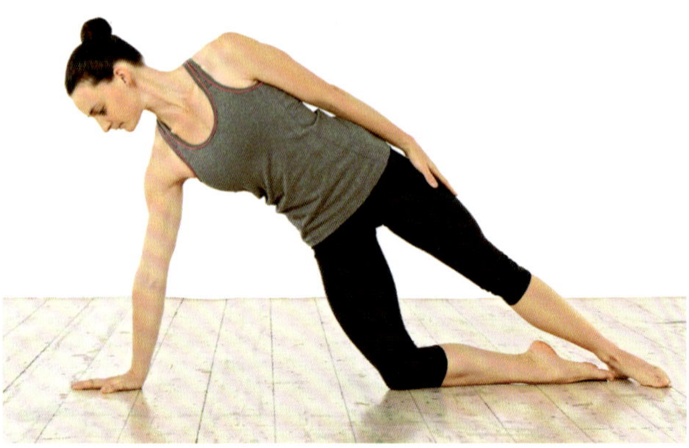

1. 右手と右膝を床につき、左脚を伸ばします。左手は左腿の脇につけます。

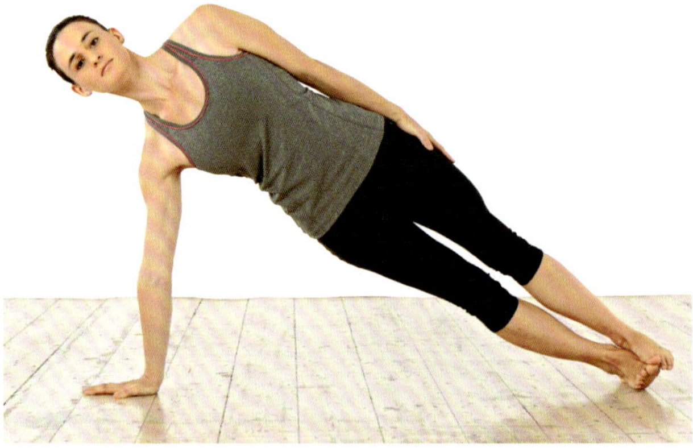

2. 右手を床に押しつけて、右膝を床から持ち上げます。左足を右足の上に重ねます。腿に力を入れ、かかとから頭頂まで体を1本の長い斜め線にします。

メリット

- 腕、腹、脚を強化。
- 手首をストレッチし強化。
- 脚の背面をストレッチ（次ページの変形バージョンの場合）。
- バランス感覚を改善。

注意

- 手首、肘、または肩に損傷がある生徒はこのポーズをやらないこと。

解剖学的作用

上半身

- 脊椎――脊柱起立筋と腹直筋が脊椎を安定。
- 上腕――肩の外転に三角筋が関与。
- 前腕――肘の伸展に上腕三頭筋が関与。

下半身

- 股関節がニュートラルな伸展と内転。
- 大腿四頭筋の働きによる膝の伸展。
- 足首の背屈に前脛骨筋が関与。

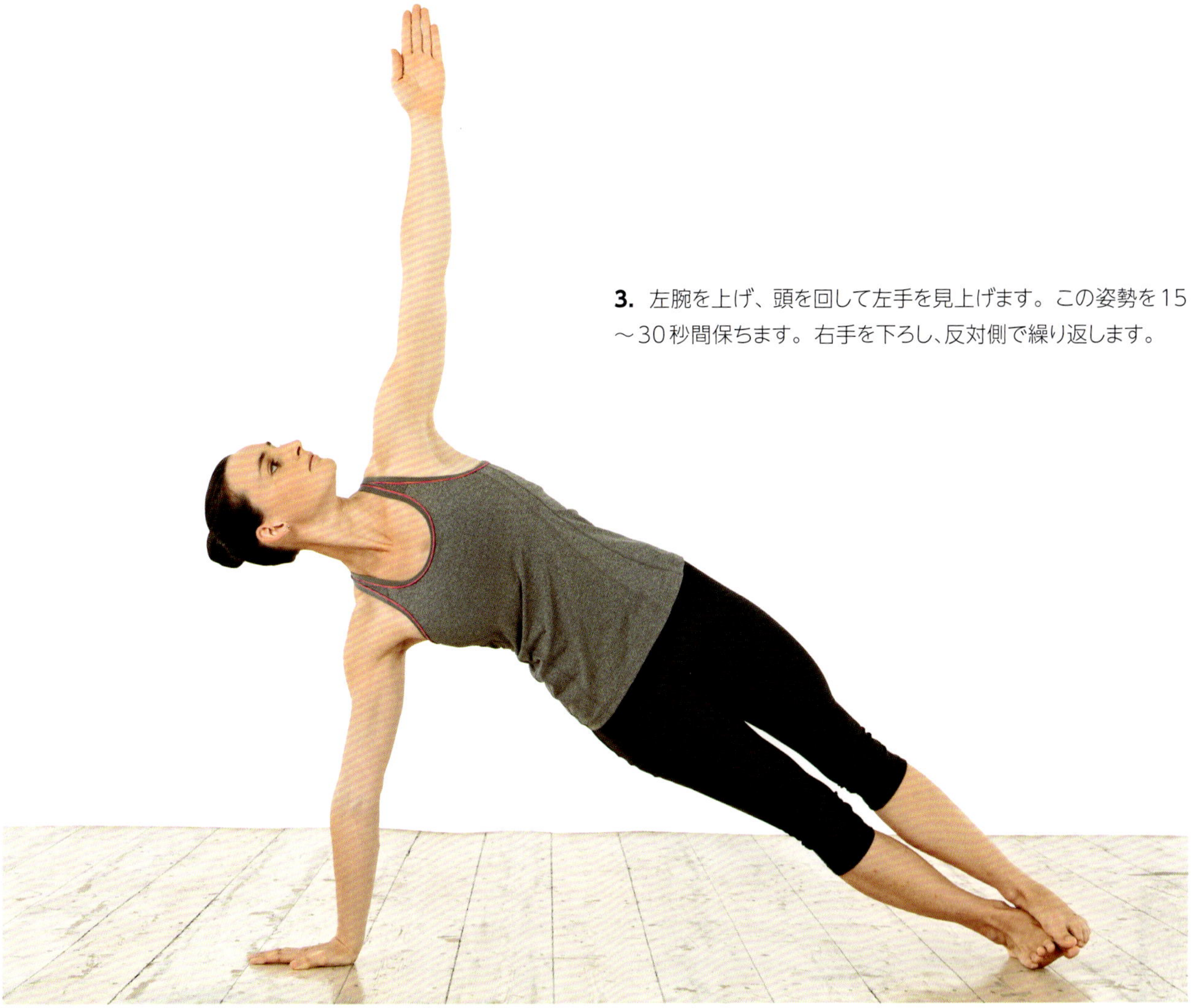

3. 左腕を上げ、頭を回して左手を見上げます。この姿勢を15～30秒間保ちます。右手を下ろし、反対側で繰り返します。

変形バージョン

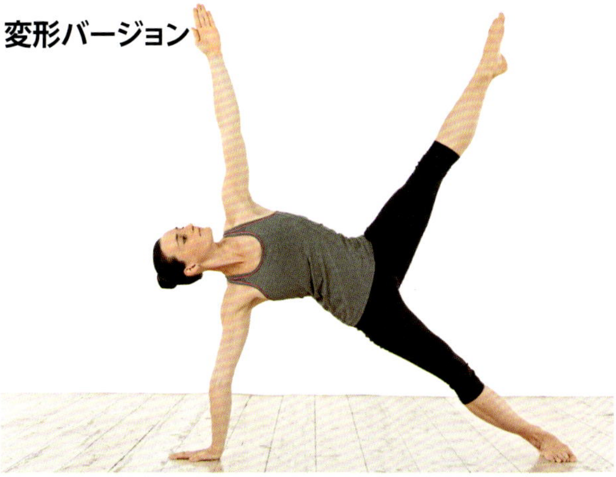

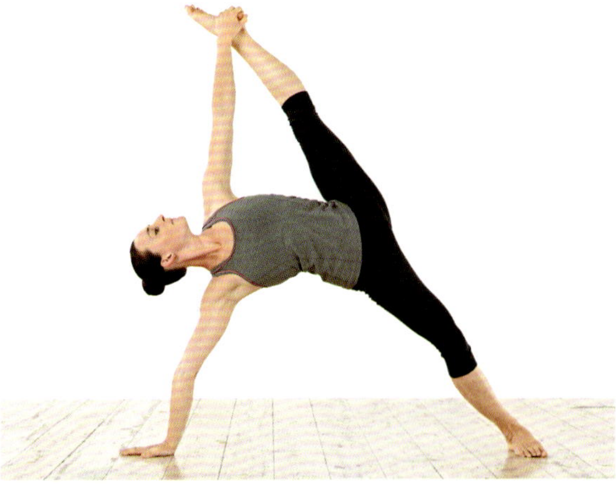

1. 左脚をできるだけ高く上げます。

2. 左脚をさらに上げて、かかとかつま先をつかみ、左脚を左に持っていきます。バランスを取るために左足の内側を床に向けて押します。

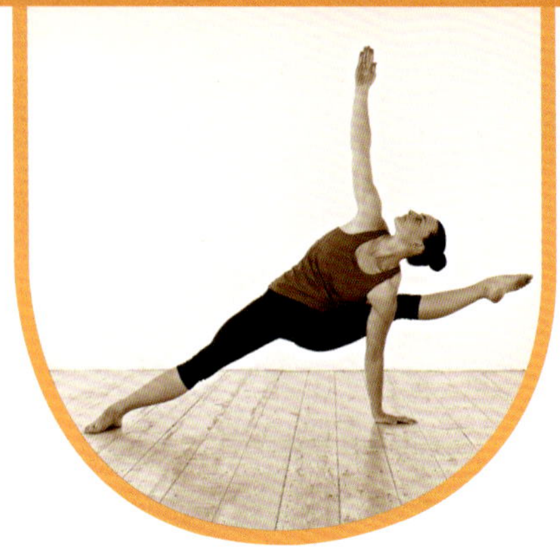

ヴィシュヴァーミトラーサナ
Vishvamittrasana
聖仙ヴィシュヴァーミトラのポーズ

手、腹部臓器、大腿を強化するポーズです。

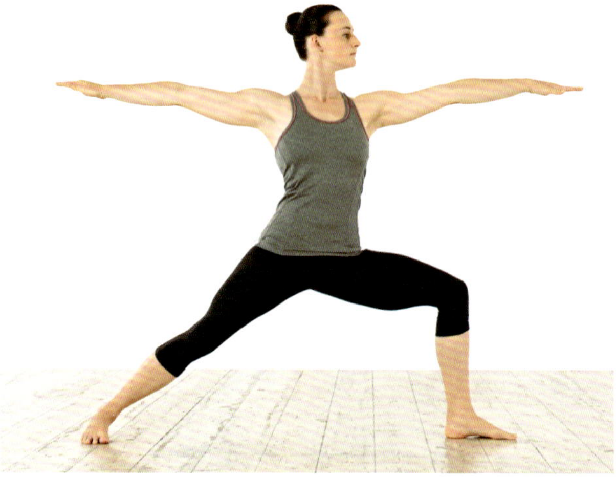

1. 左足を前に向け、膝を曲げ、右脚を後ろに引いて腕を伸ばし、ヴィーラバドラーサナ（p.88参照）を取ります。

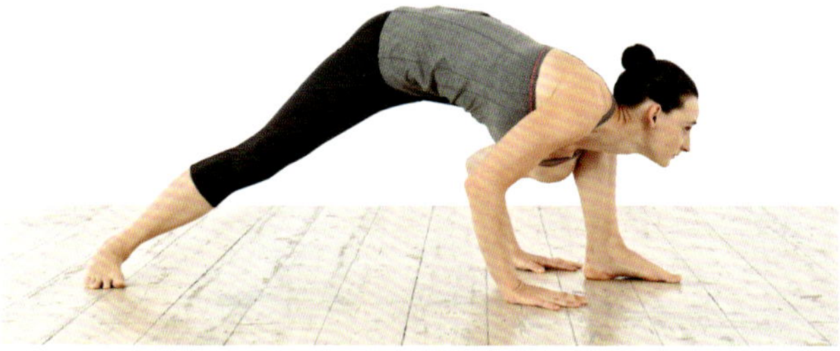

2. 前傾して、左肩を左膝の内側に持ってきて、両手を左足両側の床につきます。

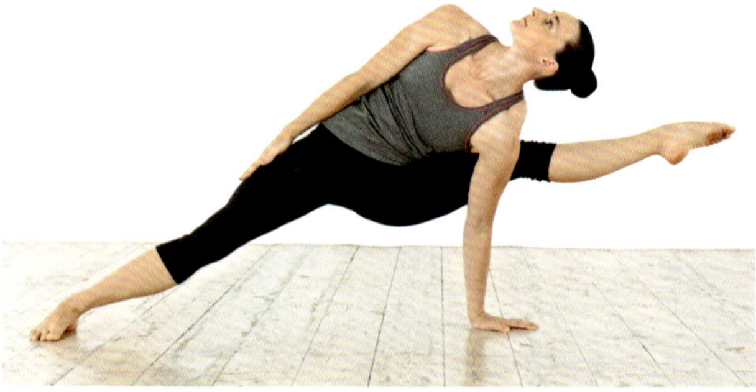

3. 左肘を軽く曲げて、左脚の重みを左腕背面にのせます。右足を床に押しつけます。左足が床から離れるはずです。右手を右腿にのせて、左脚をまっすぐに伸ばします。

解剖学的作用

上半身

- 前鋸筋が肩甲骨を前に引っ張り、中部僧帽筋と菱形筋を伸張。
- 大胸筋と前部三角筋が肩を安定。
- 背中に広がる下部僧帽筋が肩甲骨を押し下げ。
- 棘下筋と小円筋が上腕骨を外に回し、肩の安定を改善。
- 上腕三頭筋が肘をまっすぐに伸展。

下半身

- ハムストリングが膝を屈曲。
- 内転筋が膝を上腕に押しつけ、上肢と下肢を結合。
- 腰筋と腹直筋が連携して胴体と股関節を屈曲。

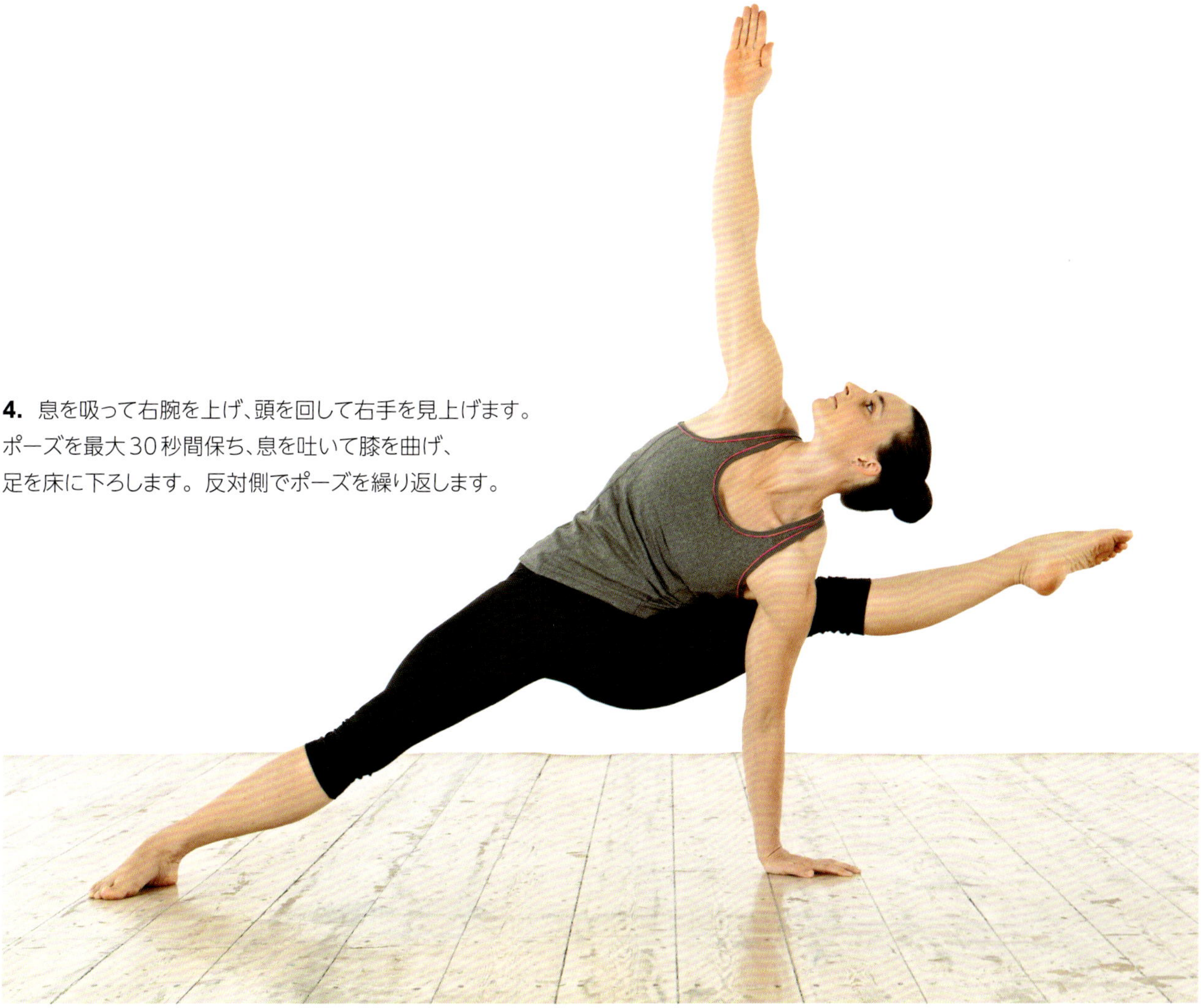

4. 息を吸って右腕を上げ、頭を回して右手を見上げます。ポーズを最大30秒間保ち、息を吐いて膝を曲げ、足を床に下ろします。反対側でポーズを繰り返します。

上級バージョン

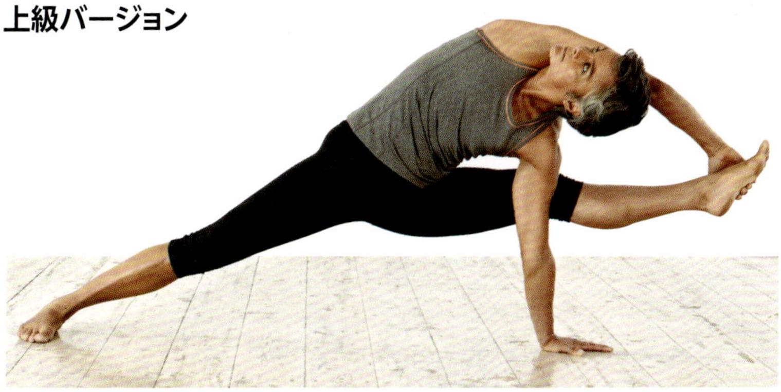

右手を伸ばして左足をつかみ、足をつかんだまま右腕を頭上に上げて、左脚をまっすぐにします。右足と左手を床に押しつけることでバランスを保ちます。

メリット

- 腕と手首を強化。
- 上背部をストレッチ。
- 腹筋を強化。
- 鼠径部を開放。
- 腹部の臓器を調整。

注 意

- 手根管症候群を患っている人には、問題を悪化させる可能性があるので、勧められません。
- 妊娠中はこのポーズを試さないこと。

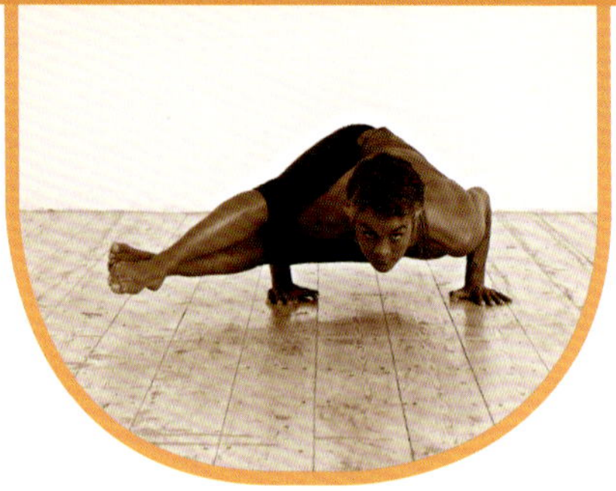

アシュタヴァクラーサナ

Astavakrasana

八曲がりのポーズ

腕で支えるこのポーズは、背骨に対してパールシュヴァ・カカーサナ(p.164参照)と似たような効果がありますが、回転はそれほどありません。

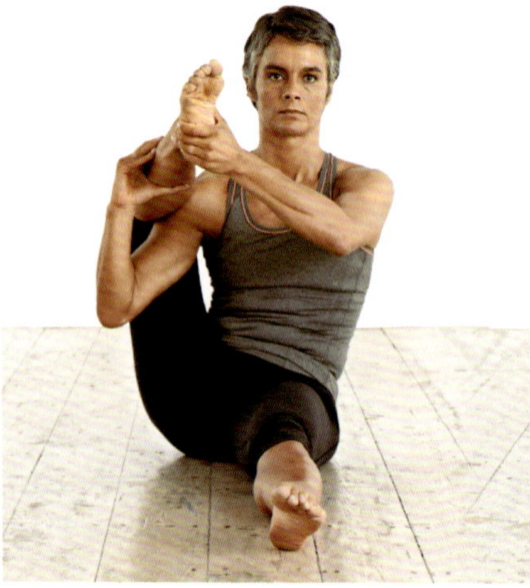

1. 脚を伸ばして床に座ります。右脚を上げ、左手で右足をつかみます。右膝を引き上げ、脚を右腕の背面にのせます。

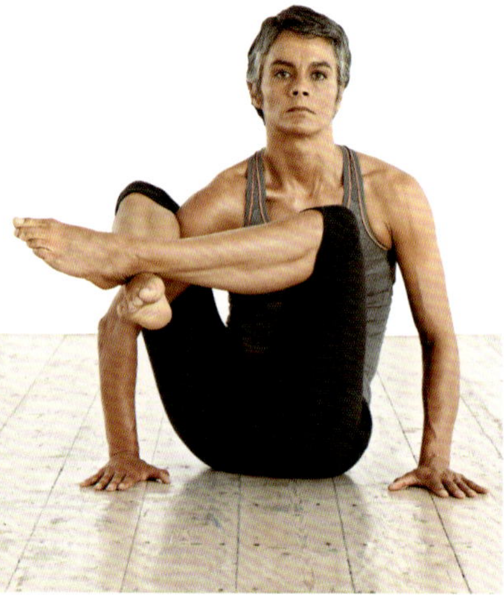

2. 両手を床につきます。右膝を肩に押し当て、左足首を右足首の上に交差させます。両手を床に押しつけ、肛門をやや収縮させます。息を吐いて、臀部を床から持ち上げます。

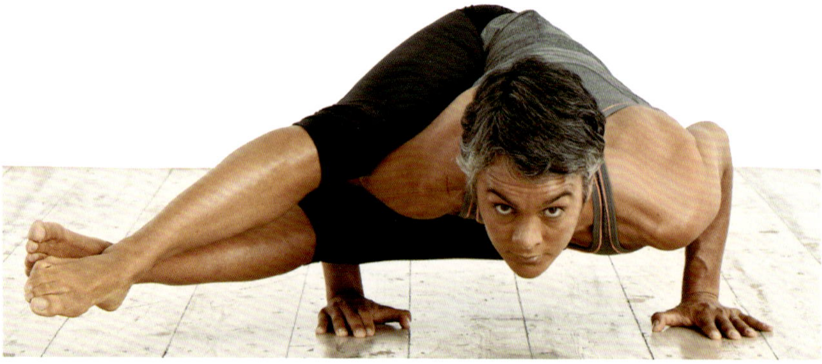

3. 肩で右脚を支えたまま、息を吐いて肘を曲げます。胴体を前傾させると同時に、両膝をまっすぐにして、脚を右側に伸ばし、床と平行にします。床か前を見ます。その姿勢を30～60秒間保ちます。次に両腕をゆっくり伸ばし、臀部を床に下ろし、足首をほどきます。左側で同じ時間、ポーズを繰り返します。

解剖学的作用

上半身

- 内腹斜筋と脊柱起立筋によって、頸椎の伸展と回旋。
- 肩の屈曲と内転、回旋腱板と三角筋が肩を保護。
- 上腕二頭筋の働きにより肘が屈曲。

下半身

- 大腰筋と腸骨筋、恥骨筋、長・短内転筋の働きにより、股関節が屈曲と内転。
- 大腿四頭筋により膝が伸展。
- 脛骨筋により足首が背屈。

メリット

- 手首と腕の強化。
- 腹部の臓器を調整。

注意

- 手首、肘、または肩に損傷がある場合、このポーズはやらないこと。

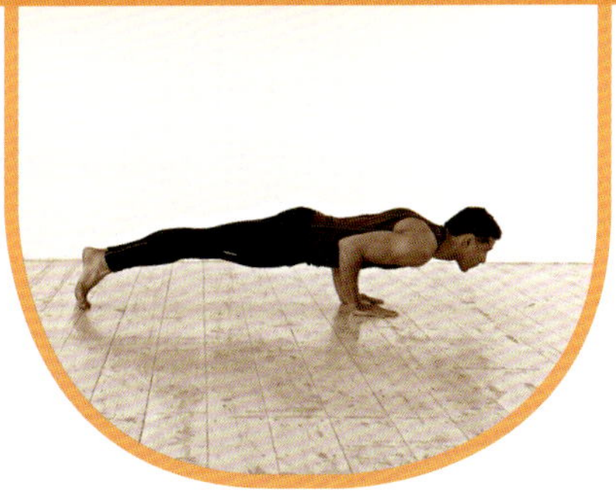

チャトゥランガ・ダンダーサナ
Chaturanga Dandasana
四肢で支える杖のポーズ

このポーズは一般に、ダイナミックなヴィンヤサの実践中に移行のポーズとして使われます。

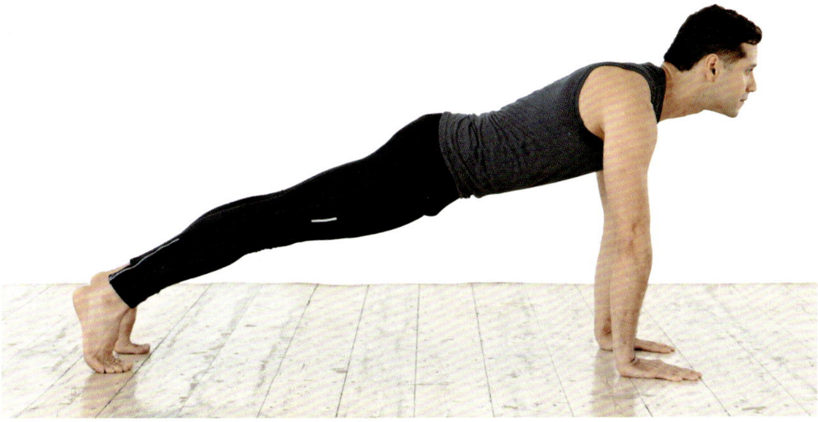

1. 腕をまっすぐにして肩を手首の上に持ってくる、高い腕立て伏せの姿勢で始めます。息を吐いて、ゆっくり肘を90度曲げ、上腕を床と平行にして、胴体を床と平行になるように下げます。

解剖学的作用

上半身

- 脊柱起立筋、大腿方形筋、腹直筋が胴体をぐらつかないように保持。
- 回旋腱板と三角筋により肩甲骨が外転。
- 上腕二頭筋と三頭筋が肘を直角に保持。

下半身

- ハムストリングと大内転筋により、股関節がニュートラルな伸展と内転。
- 大腿四頭筋の働きにより膝が伸展。

メリット

- 腕、手首、腹筋を強化。

注 意

- 手首または肩に損傷がある場合はやらないこと。

2. 胸骨を持ち上げ、肩甲骨の間の空間を広く保ちます。肘を胴体の脇に押し込み、かかとのほうに押します。頭を上げて前を見て、その姿勢を10〜30秒間保ちます。息を吐きながらポーズを解き、床に軽く横たわるか、強く背面を押し上げて、アドー・ムカ・シュヴァーナーサナ(下向きの犬のポーズ、p.179)に入ります。

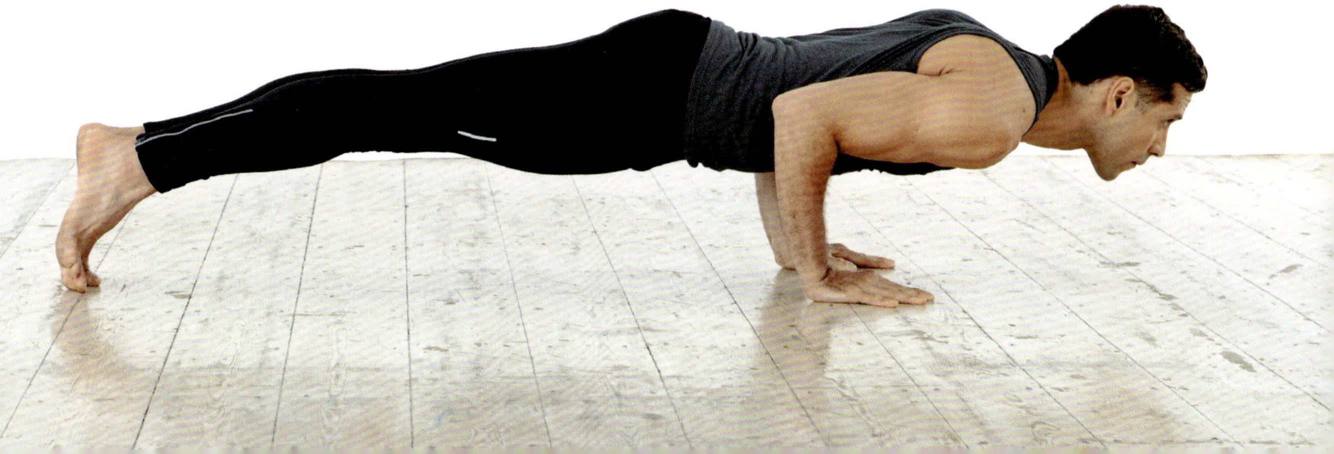

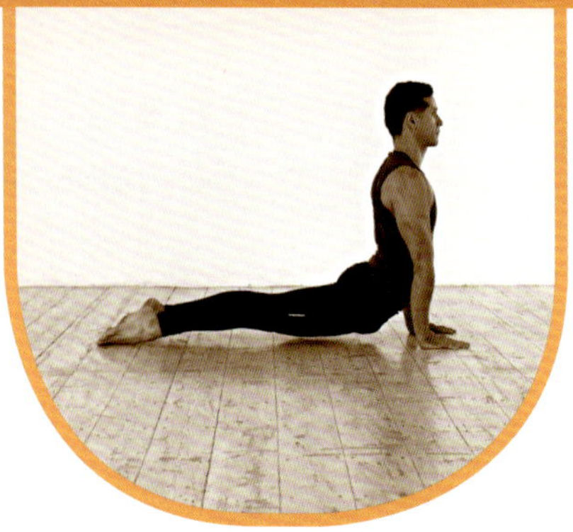

ウールドゥヴァ・ムカ・シュヴァーナーサナ

Urdhva Mukha Svanasana

上向きの犬のポーズ

左右対称の腕で支える後屈のポーズ、
ウールドゥヴァ・ムカ・シュヴァーナーサナは、
伝統的な太陽礼拝シークエンス（p.209参照）に入っている体位です。

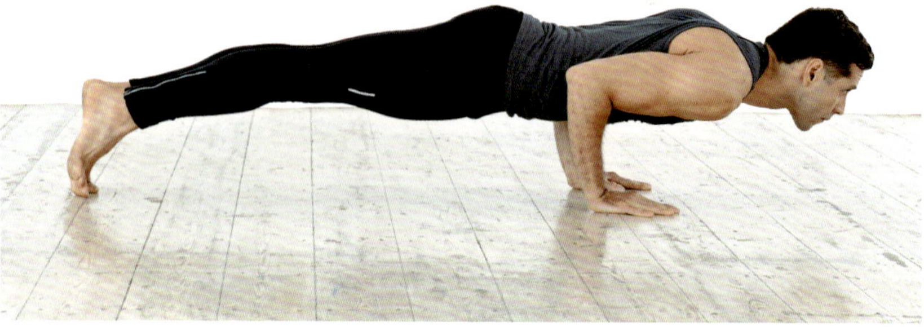

1. チャトゥランガ・ダンダーサナ（p.177参照）から、息を吸って胸を前に持ち上げ、腕をまっすぐ伸ばして、足の甲の上にのります。

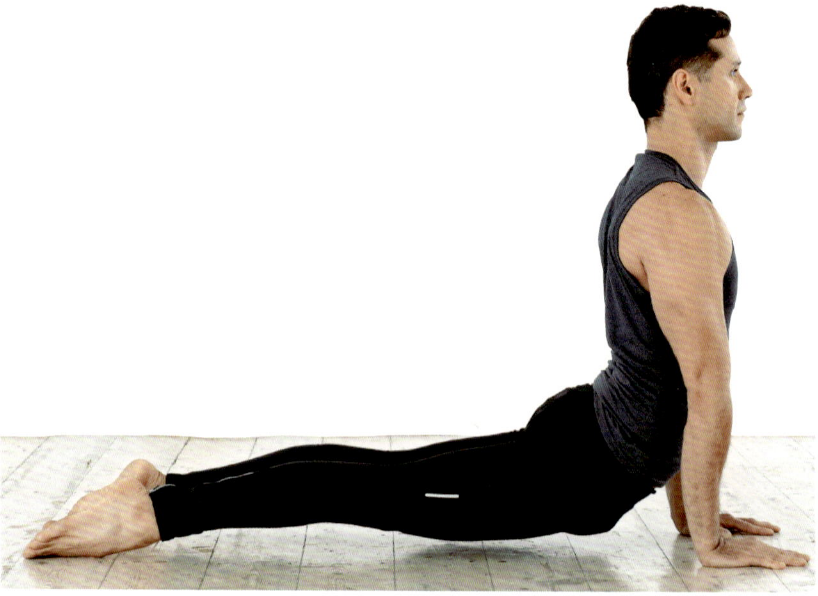

2. 息を吸って、胴体を持ち上げ、腕をまっすぐ伸ばし、膝を床から浮かせます。腿を引き締め、やや内側に回します。肩を後ろに伸ばし、胸を持ち上げて、まっすぐ前を見ます。息を吐きながら、ポーズを解いて床にもどるか、またはアドー・ムカ・シュヴァーナーサナ（下向きの犬のポーズ）に入ります。

解剖学的作用

上半身

- 脊椎の伸展。脊柱起立筋による背中の湾曲。
- 後部三角筋による肩の伸展と内転。
- 上腕三頭筋による肘の伸展。
- 方形回内筋と円筋からの前腕回内。

下半身

- ハムストリングと大内転筋による股関節屈曲と内転。
- 大腿四頭筋により膝が伸展。
- ヒラメ筋により足首が底屈。

メリット

- 背骨、腕、手首を強化。
- 胸と肺、肩と腹をストレッチ。
- 臀部を引き締め。

注意

- 手根管症候群を患っている人には、問題を悪化させる可能性があるので勧められません。

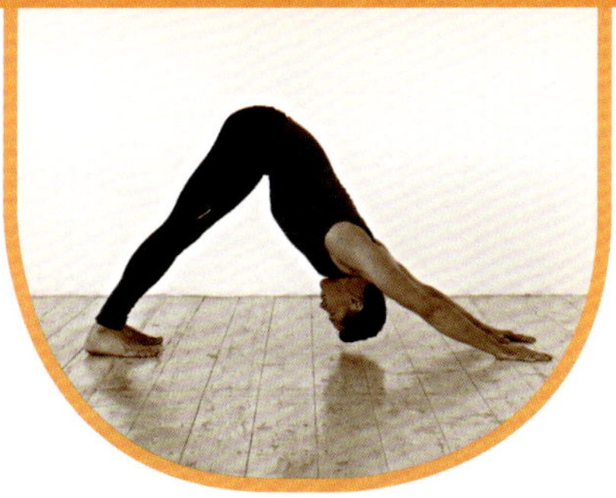

アドー・ムカ・シュヴァーナーサナ

Ardho Mukha Svanasana

下向きの犬のポーズ

伝統的な太陽礼拝シークエンスに入っているポーズですが、これだけでも素晴らしいヨーガのアーサナです。ダイナミックな実践では、元気回復のポーズであると同時に移行のポーズでもあります。

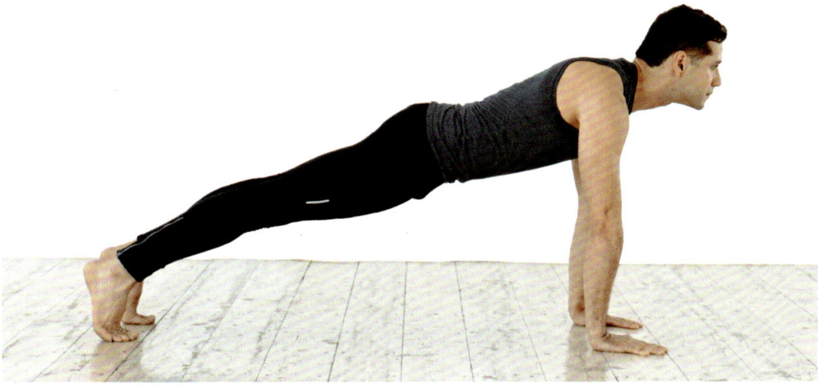

1. 両手と両膝を床につきます。膝は腰の真下、手は肩の少し前に来るようにします。手のひらを広げ、両手の人差し指を平行にし、つま先を立てます。息を吸って、膝を床から持ち上げ、両脚をまっすぐに伸ばします。

メリット

- 体を活性化。
- 肩、ハムストリング、ふくらはぎ、弓、手をストレッチ。
- 腕と脚を強化。
- 高血圧、喘息、偏平足、坐骨神経痛に効果。

注 意

- 手根管症候群を患う人には勧められません。
- 妊娠後期の人はこのポーズをやらないこと。

解剖学的作用

上 半 身

- 肩甲骨の上方回旋と肩の屈曲。前部三角筋が肩と腕を頭上に挙上。
- 肘の伸展。上腕三頭筋が肘をまっすぐに伸展。
- 回内方形筋と円筋により前腕が回内。
- 手首の背屈。

下 半 身

- 腰筋、恥骨筋、縫工筋、大腿直筋が関与する股関節の屈曲。
- 大腿四頭筋による膝の伸展。ハムストリングと、腓腹筋、ヒラメ筋が伸張。
- 前部腓骨筋による足首の背屈。

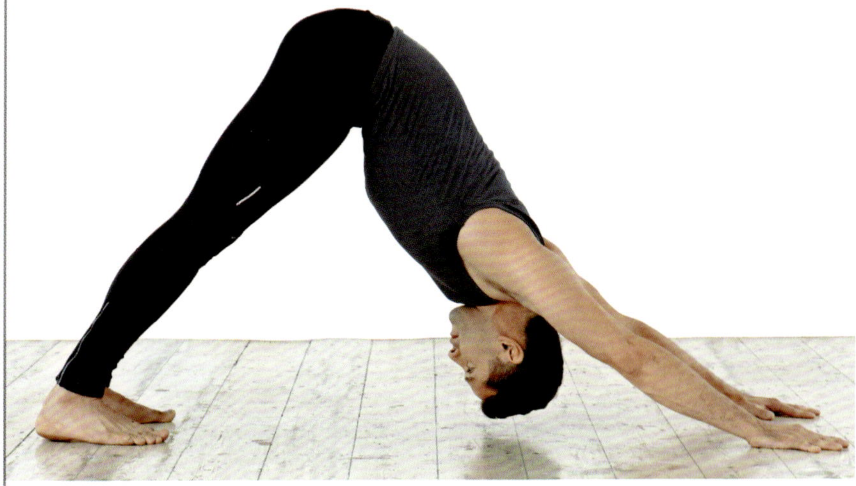

2. 息を吐いて、腰を肩から離すように持ち上げ、背骨を長く伸ばします。両手をしっかり床に押しつけ、前腕を外に回し、肩を手首から引き離します。かかとを床に押しつけることで脚の裏側を長く伸ばし、足の甲を脛のほうに持ち上げます。このポーズを1～3分間保ちます。息を吐きながら膝を曲げて床につけ、子どものポーズ (p.115参照) で休みます。

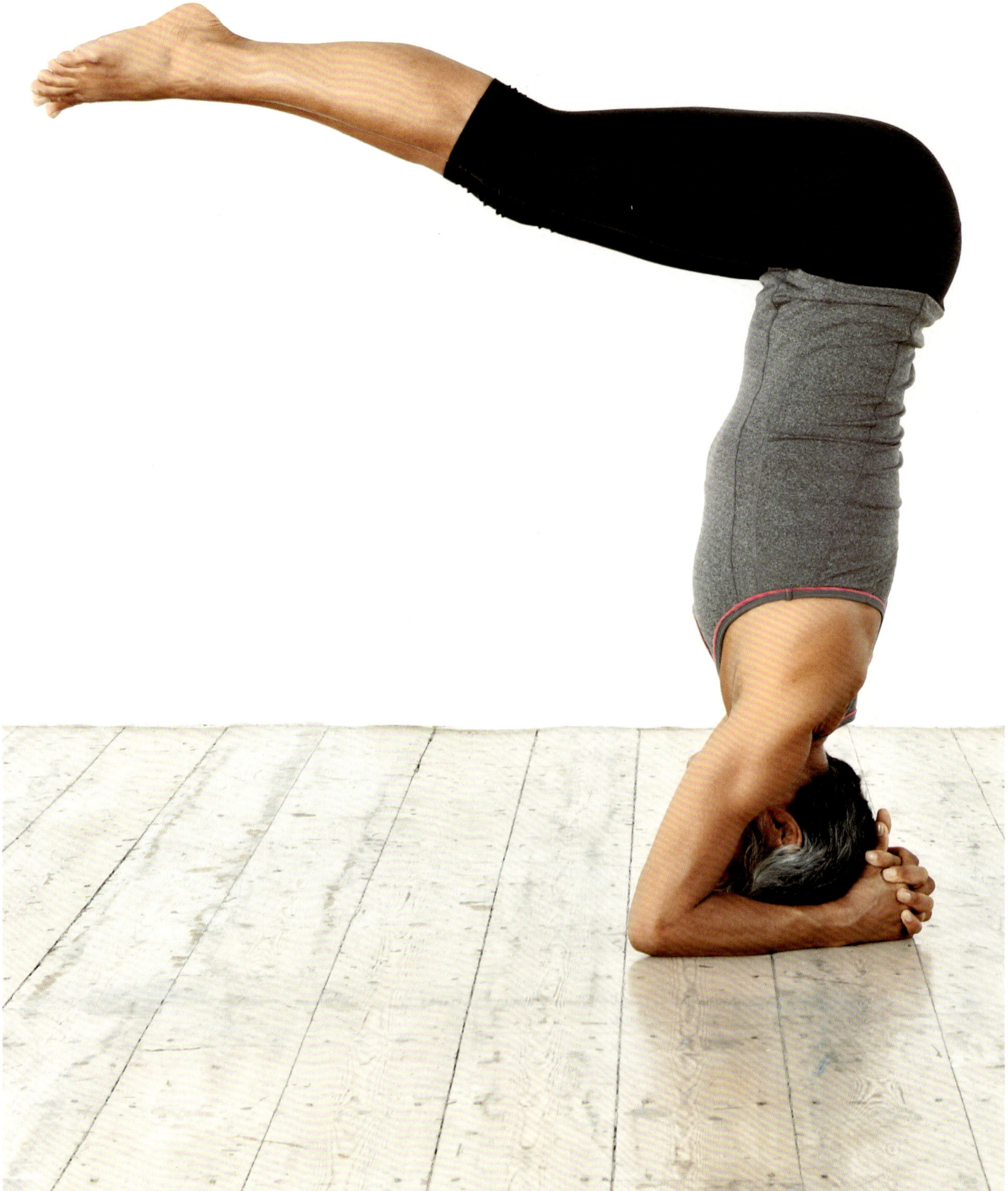

逆転のポーズ

世界を逆さまにすると、しっかりとした存在を保つことができます。逆転のポーズは体を活性化し、安定させます。身体に関して言えば、逆転は循環系と内分泌系にとってプラスになります。重力との関係を逆転させることで、新鮮で酸素豊富な血液を静脈と動脈に循環させ、停滞している血液と入れ替えることができるのです。心理的には、逆転は心をきれいにして、新たなバランス感覚と集中力を生み出すのに最適の方法です。

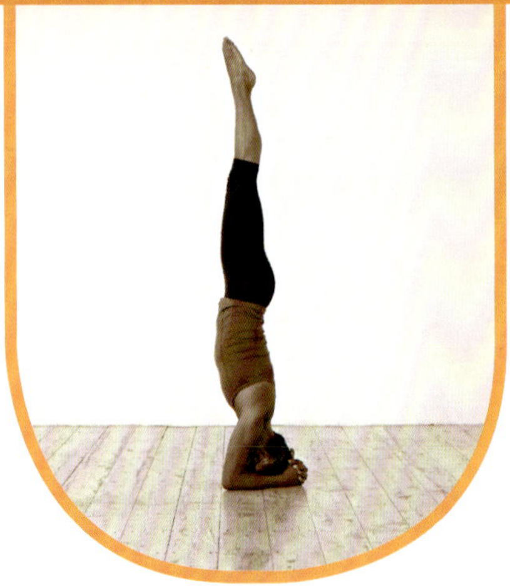

シールシャーサナ Sirsasana

頭立ちのポーズ

シールシャーサナは、一般に実践の最後に行われる
左右対称の逆転です。
ポーズの王であり、最も多くの恩恵をもたらすと言われています。

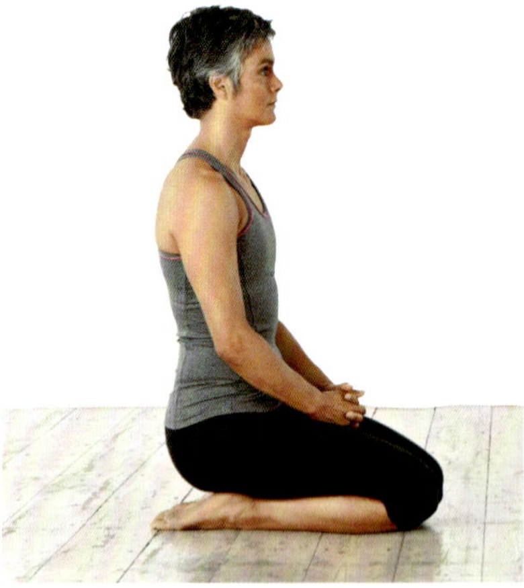

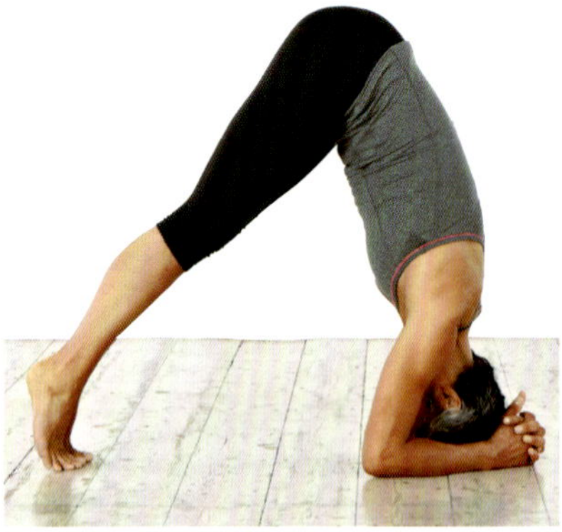

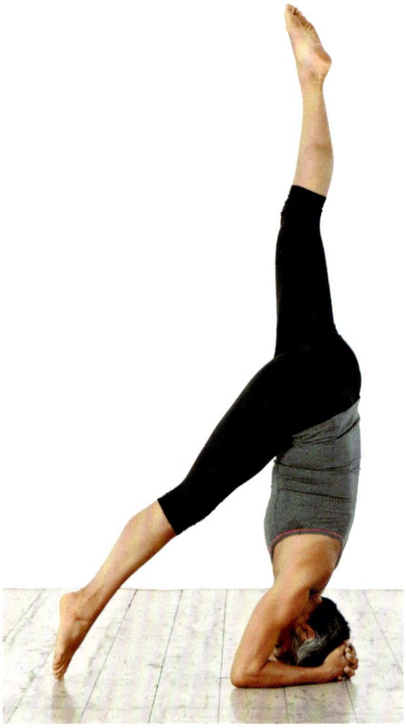

1. 床の上に正座します。両前腕を床につけ、右手で左肘、左手で右肘をつかんで、両肘を肩幅だけ離します。

2. 肘を放し、両手の指を組み合わせて、前腕を床に押しつけます。頭頂を床につけます。手のひらを広げ、後頭部を広げた手のひらに当てます。息を吸い、両膝を床から持ち上げます。脚をまっすぐに伸ばし、両足を少しずつ肘に向かって歩かせます。

3. 息を吐いて、片脚を上げ、次に反対の脚も上げます。必要なら、床についているほうの脚の膝を曲げ、足を軽く床に押しつけて跳ね上げます。大腿上部をやや内側に回転させ、かかとを天井に向けて能動的に押します（脚を上げるために膝を曲げた場合は、まっすぐにします）。

解剖学的作用

上半身

- 脊椎——脊柱起立筋が胴体を安定。腹直筋が腹部と胸郭を引き入れ。
- 前鋸筋の働きにより肩甲骨が上方回旋。肩の屈曲と内転に前部三角筋と僧帽筋が関与。
- 上腕二頭筋により肘が屈曲。

下半身

- 股関節の屈曲にハムストリング、大内転筋、大臀筋が関与。腰筋が骨盤のバランスを取ってまっすぐに保持。
- 大腿四頭筋による膝の伸展。
- 前脛骨筋により足首が背屈。

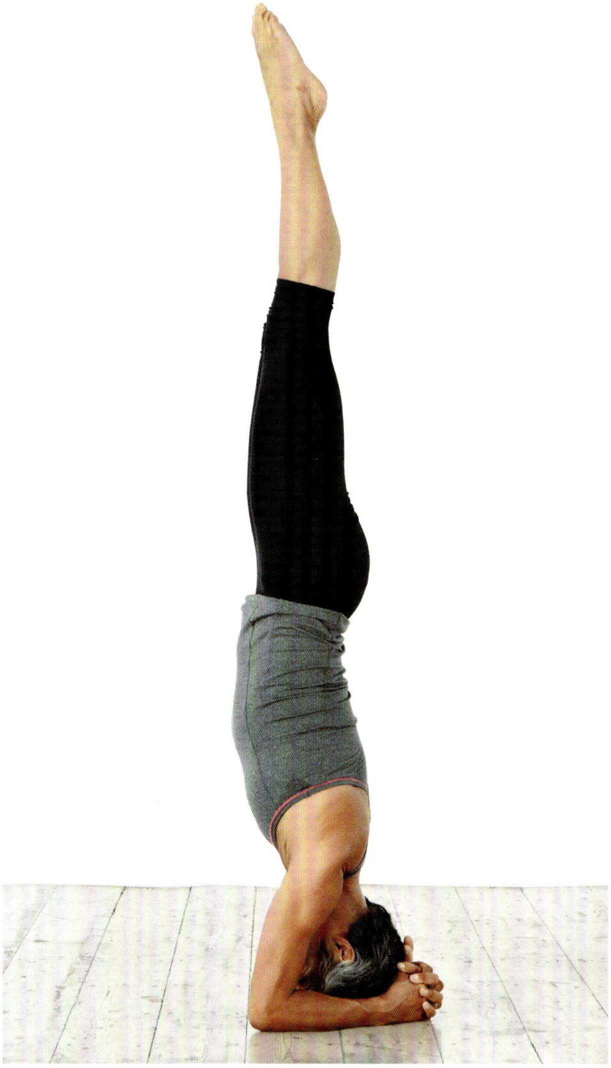

4. 体重を左右の前腕に均等にかけます。尾骨を持ち上げておき、肩を耳から離すように持ち上げます。両脚がまっすぐになったら、足の親指付け根を押し上げます。ポーズを３分間――上級の生徒はもっと長く――保つのが理想ですが、少しずつ延ばしていくことが大切です。無理をしてポーズを保ってはいけません。片足ずつ下ろしてポーズを解き、バラーサナ（子どものポーズ、p.115参照）で休み、２〜３回呼吸します。

上級バージョン

できる人は、両脚を蓮華座（p.142参照）に組みます。

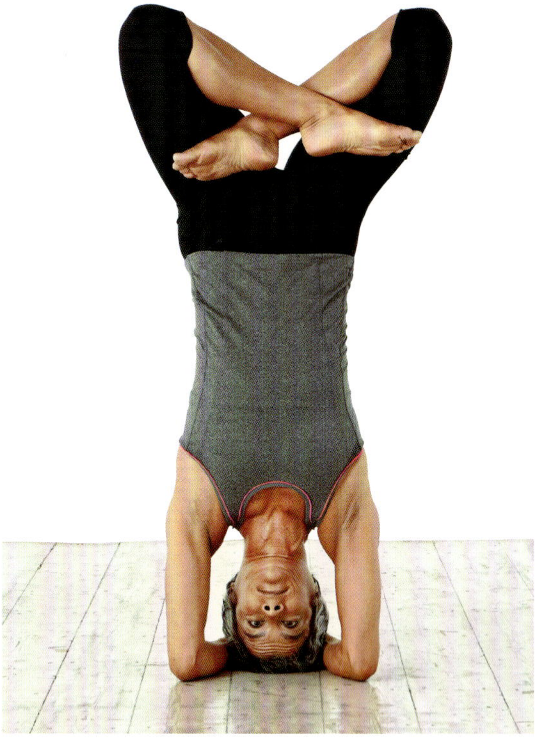

メリット

- ストレスと軽い鬱を緩和。
- 脳下垂体と松果腺を刺激。
- 腕、脚、背骨を強化。
- 腹部臓器を調整。
- 新鮮な血液を下肢と脳に供給。

注 意

- 背中または首の損傷、心臓疾患、あるいは高血圧がある場合は実践しないこと。
- 月経中はやらないこと。
- このポーズの経験が豊富で妊娠した場合は、妊娠中にも実践できます。

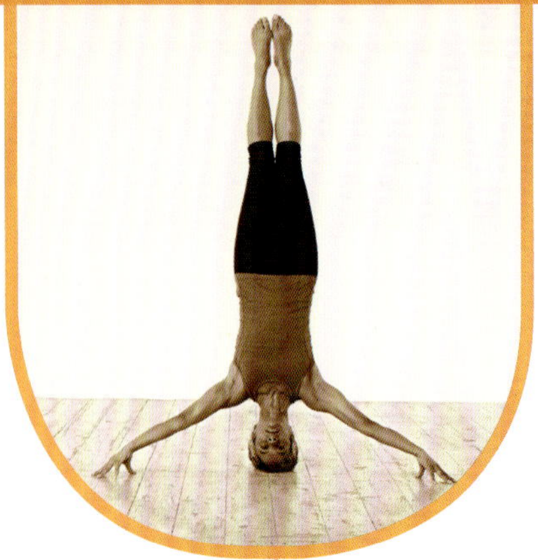

シールシャーサナの変形バージョン Sirsasana Variations

頭立ちのポーズの変形

頭立ちのポーズ（p.182参照）を長期間にわたって経験し、
変形バージョンを試したいと思っている、
上級の実践者にお勧めのポーズです。

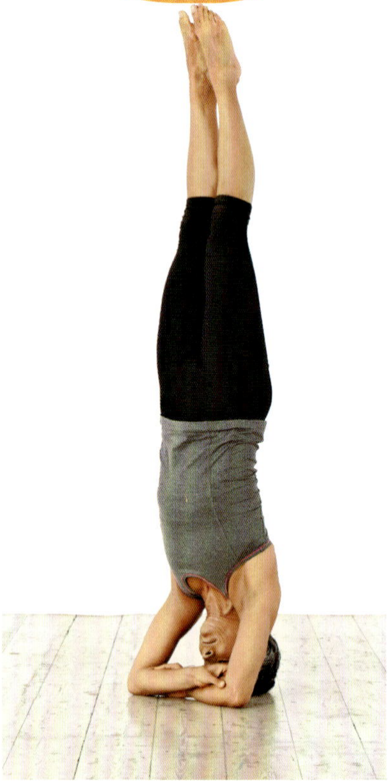

シールシャーサナから、腕を頭の前で組みます。まず、右腕を頭の後ろから放し、額の前に持ってきます。次に、左腕を頭の後ろから慎重に持ってきて、右腕の上に左腕を重ねて、肘と前腕を床に押しつけて支えます。

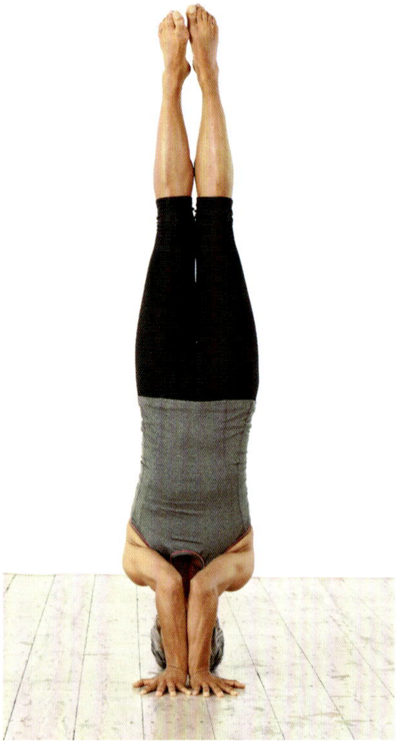

シールシャーサナから、両手を額の前の床につき、手のひらを下にして指先を頭と反対に向けます。肘をくっつけるか、できるだけ寄せるようにしましょう。

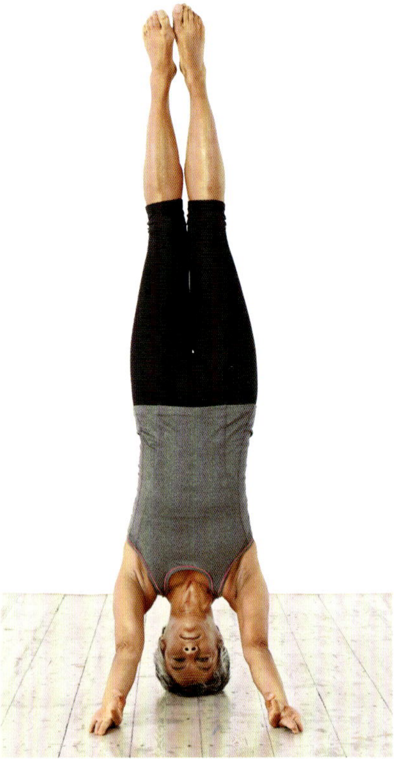

シールシャーサナから、両腕を肩幅に開いて前に伸ばし、手のひらを上に向けます。バランスを保つために、手の甲を床に押しつけます。

メリット

- 脳下垂体と松果腺を刺激。
- 腕、脚、背骨を強化。
- 腹部臓器を調整。

注 意

- 経験豊富な実践者にしか勧められません。

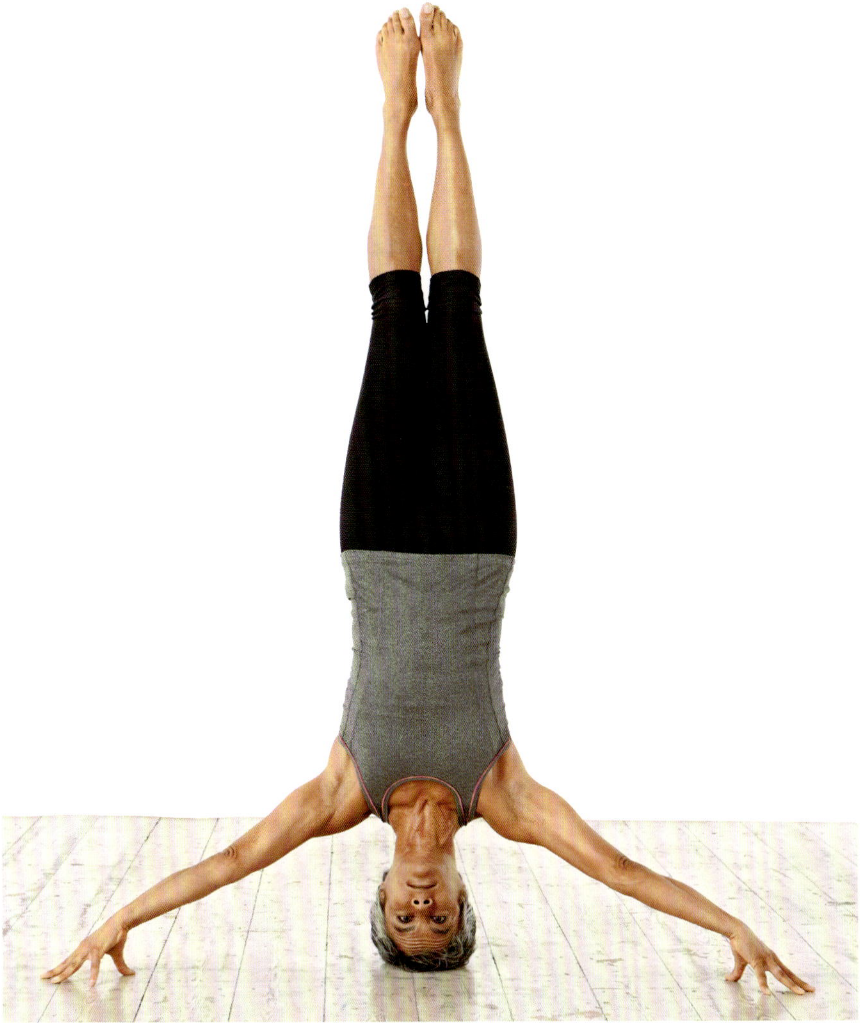

横から見たところ

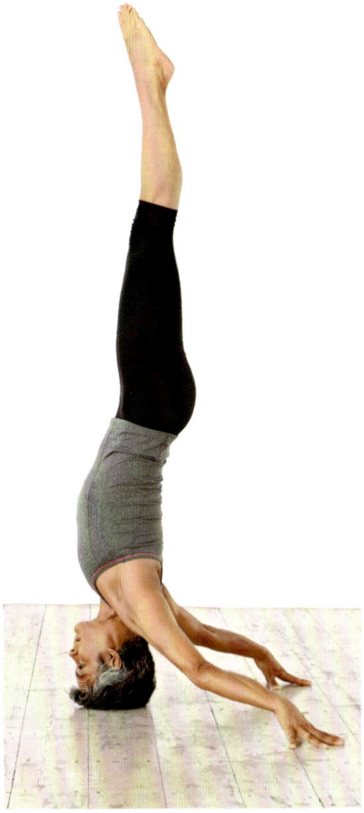

シールシャーサナから、両腕を外に移動させます。手のひらを床に平らにつけるか、上図のように、頭と指先でバランスをとってもかまいません。これには集中力と練習が必要です。

解剖学的作用

上半身

- 脊椎——脊柱起立筋が胴体を安定。腹直筋が腹部と胸郭を引き入れ。
- 前鋸筋の働きにより肩甲骨が上方回旋。肩の屈曲と内転に前部三角筋と僧帽筋が関与。
- 上腕二頭筋により肘が屈曲。

下半身

- 股関節の屈曲にハムストリング、大内転筋、大臀筋が関与。腰筋が骨盤のバランスを取ってまっすぐに保持。
- 大腿四頭筋による膝の伸展。
- 前脛骨筋により足首が背屈。

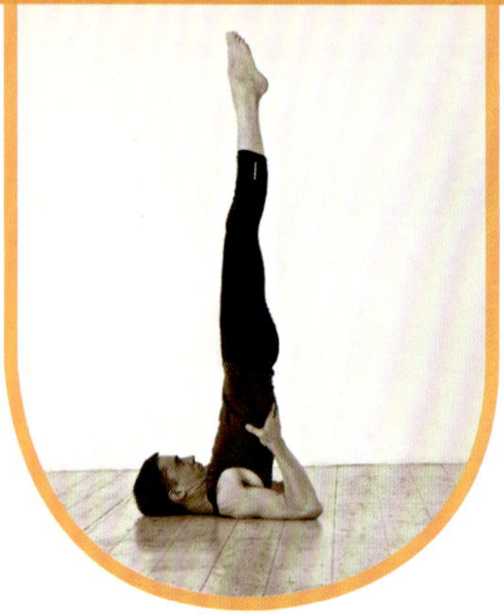

サルヴァーンガーサナ
Sarvanghasana

肩立ちのポーズ

元気を回復する逆転で、通常、実践の終盤に
頭立ち後のカウンターポーズとして行われます。

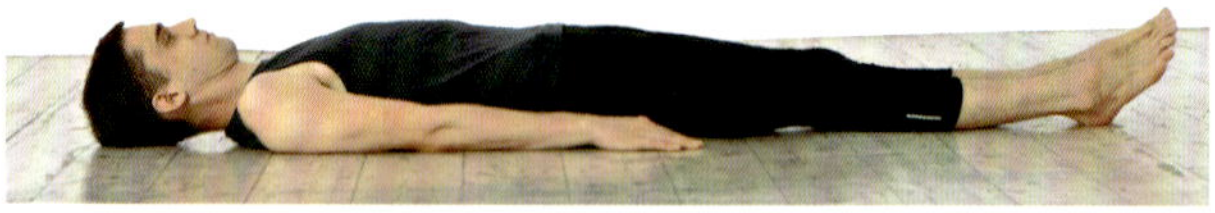

1. 脚をまっすぐ伸ばして仰向けに横になり、両腕を脇に手のひらを下に置きます。

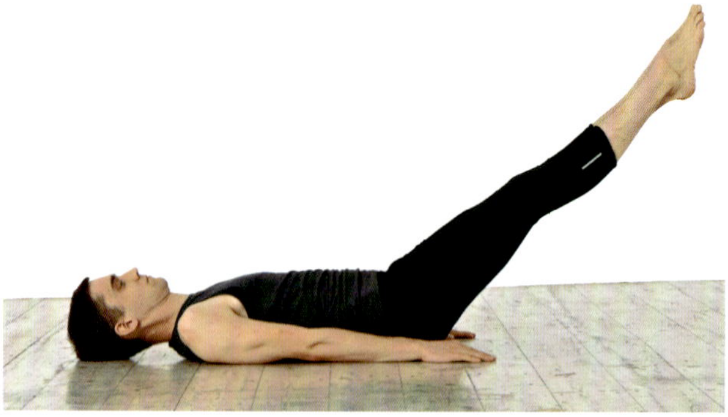

2. 腕の背面と手のひらを床に押しつけ、息を吐いて、両脚を上げます。

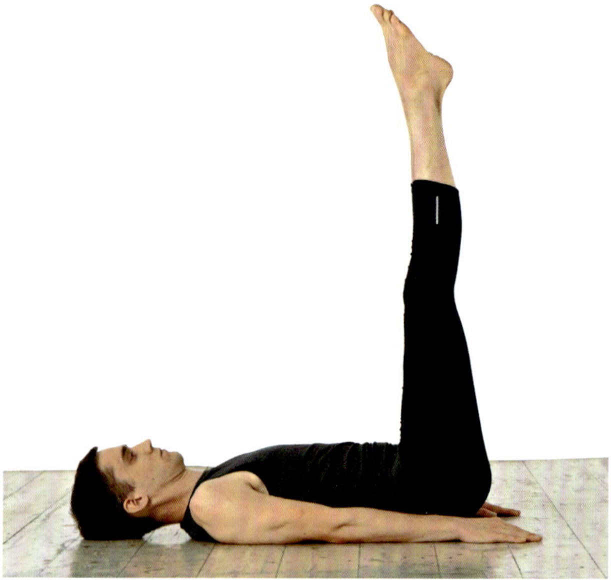

3. 脚を体に直角にします。息を吐きながら腕を押し下げ、臀部と下背部を床から持ち上げます。

メリット

- 脳下垂体、松果腺、腹部臓器を刺激。
- 肩と首をストレッチ。
- 脚と臀部を調整。
- 更年期障害の症状を緩和。
- 疲れを取り、不眠を緩和。

注 意

- 高血圧の場合、または首に損傷がある場合はやらないこと。
- 月経中はやらないこと。
- このポーズの経験が豊富で妊娠した場合は、妊娠中にも実践できます。

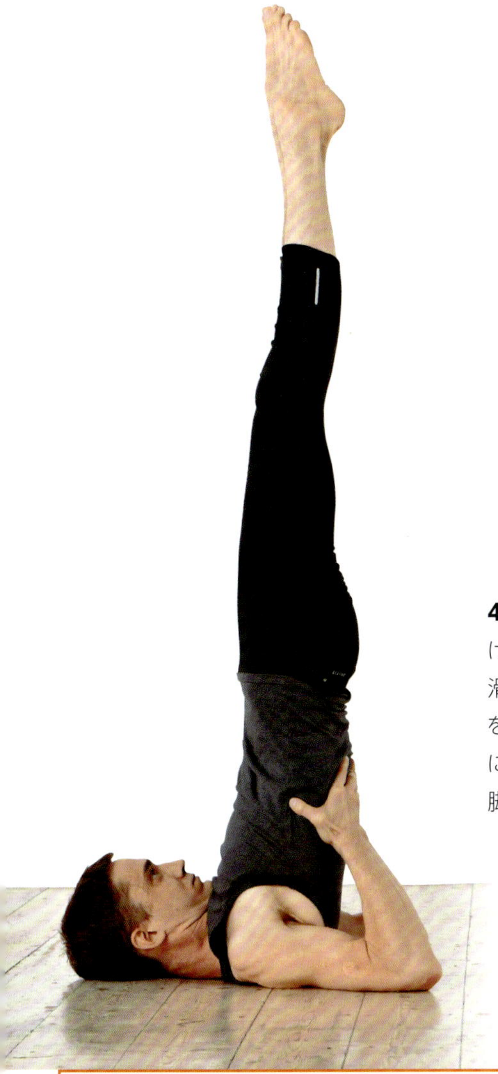

解剖学的作用

上半身

- 脊椎――頸部と上胸部の屈曲、下胸部と腰部の伸展。
- 菱形筋と肩甲挙筋による肩甲骨の内転、下方回旋、挙上。
- 上腕三頭筋、大円筋、後部三角筋による肩の伸展と内転。脊柱起立筋と腹直筋が胴体を挙上。

下半身

- 骨盤を支える大臀筋と腰筋の働きによる股関節の伸展、大内転筋と薄筋の働きによる内転。
- 大腿四頭筋の働きによる膝の伸展。
- 足首の背屈。

4. 次に肘を曲げ、手のひらを胸郭の後ろに持っていきます。上腕背面と肩は床につけたままにしておきます。両手を肩甲骨に向けて少しずつ背中を上らせます。両肘が滑って肩幅より広く開くことがないようにしましょう。喉と舌を柔らかくします。肩甲骨を背中に安定させ、胸骨をあごのほうに動かします。上腕の背面と肩の上面を能動的に床に押しつけ、背骨上部を持ち上げてみましょう。腿の裏側を引き締めることで、両脚をまっすぐ垂直に保ちます。

5. 初心者はポーズを30秒ほど保ちます。毎日5～10秒間延ばしていき、楽に3分間保てるようになったら、だんだんに5分まで増やしましょう。ポーズを解くために、息を吐いて、膝を胴体のほうに曲げます。後頭部を床につけたまま、慎重に背骨を緩めます。

上級バージョン

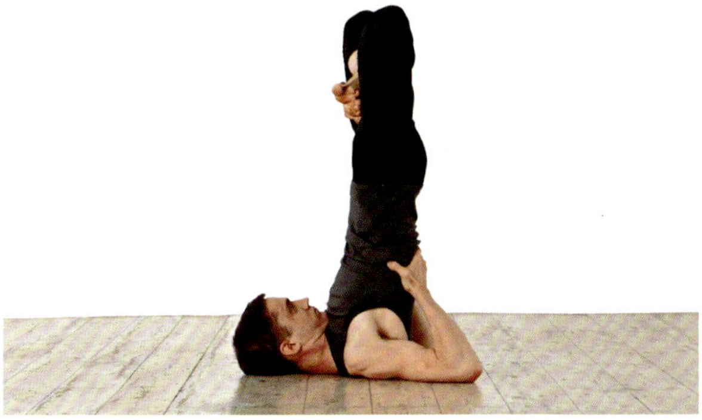

1. できる人は、脚を蓮華座(p.142参照)に組みます。

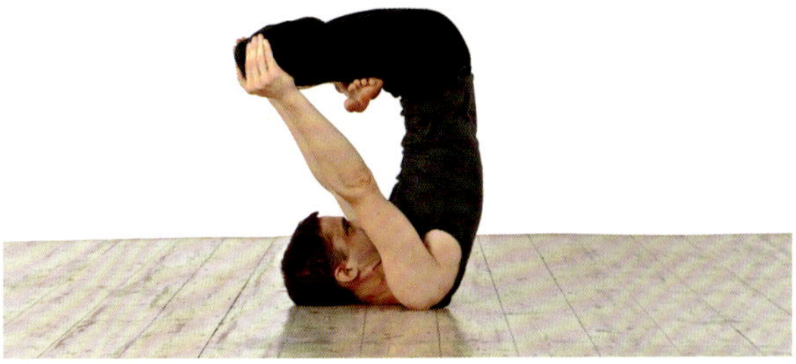

2. 股関節を曲げて膝を下げ、手のひらを膝に置きます。

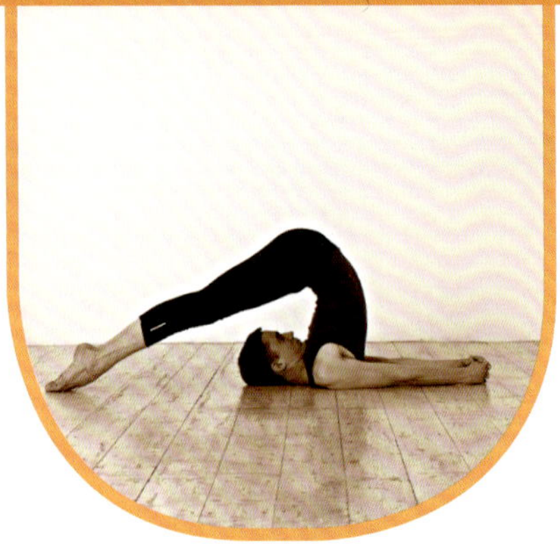

ハラーサナ Halasana

鋤のポーズ

通常、肩立ちのポーズ（p.186参照）の直後に行うこのポーズは、脳脊髄液の流れだけでなく心臓血管系にもプラスの効果があります。

解剖学的作用

上半身

- 菱形筋と肩甲挙筋による肩甲骨の内転、下方回旋、挙上。上腕二頭筋による肘の屈曲。

下半身

- 腰筋と恥骨筋による股関節の屈曲と、長・短内転筋による内転。
- 大腿四頭筋の働きによる膝の屈曲。
- 前脛骨筋による足首の背屈。

メリット

- 腹部の臓器と甲状腺を刺激。
- 肩と背骨をストレッチ。
- ストレスと疲労を軽減。

注意

- 月経中はこのポーズを実践しないこと。
- 首に損傷がある場合はやらないこと。
- 喘息または高血圧を患っている場合は、道具で脚を支えてハラーサナを実践すること。
- このポーズの経験が豊富で妊娠した場合は、妊娠後期まで実践を続けられます。

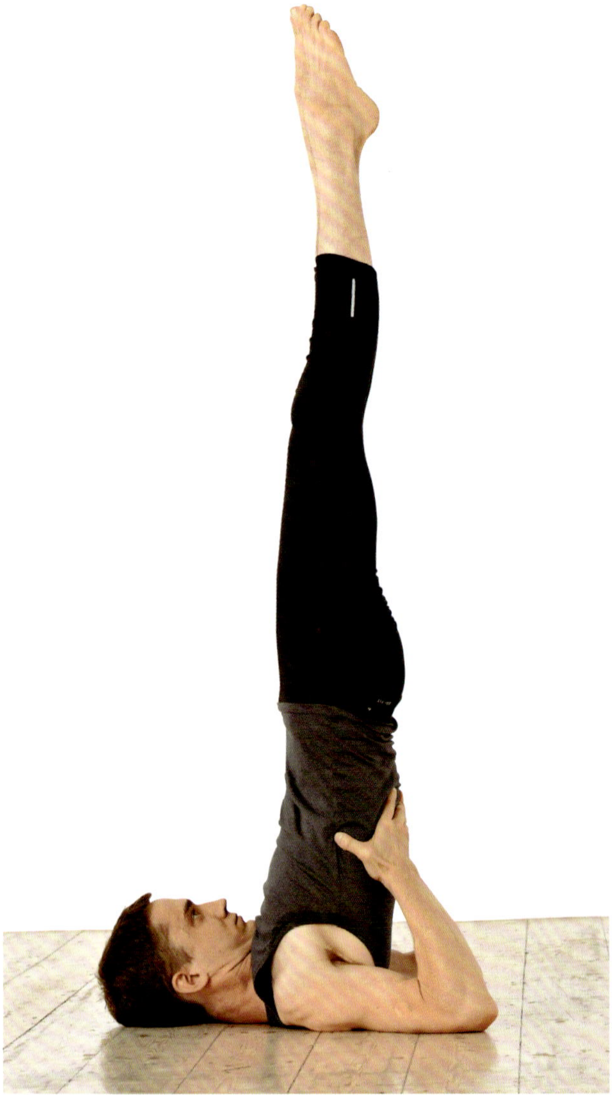

1. サルヴァーンガーサナから、息を吐いて股関節からゆっくり胴体を床のほうへ、頭の上へと曲げます。できるだけ胴体を床と垂直に保ち、脚を十分に伸ばします。

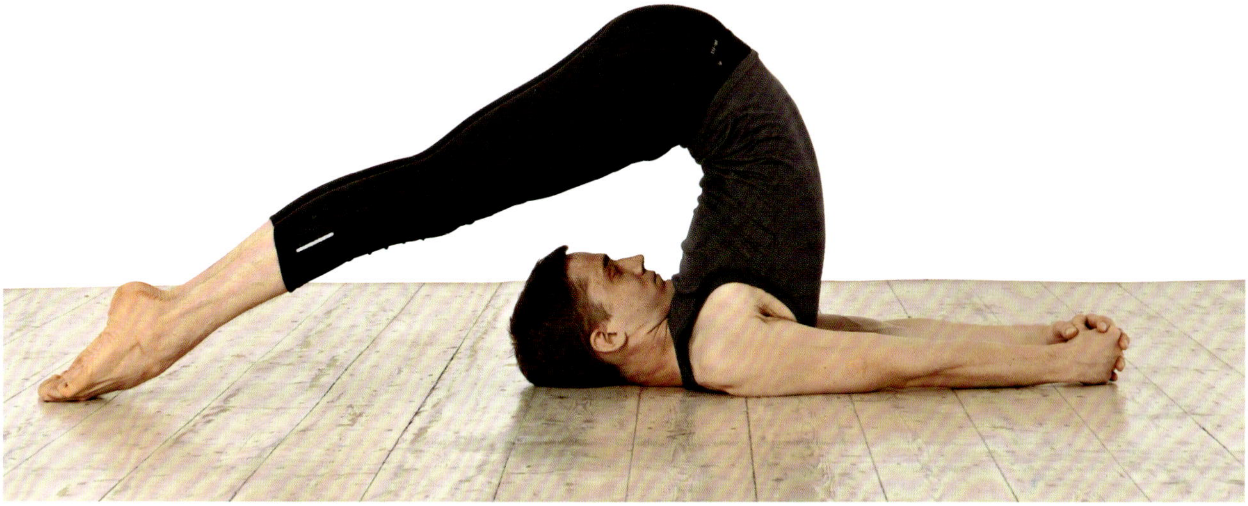

2. つま先を床につけて、尾骨を天井に向けて持ち上げます。あごを引いて胸骨から離し、喉を柔らかくします。引き続き両手を背中に押しつけ、上腕の背面を押し下げながら腰を持ち上げましょう。あるいは、手を背中から放して、両腕を背後の床の上、脚と逆方向に伸ばしてもかまいません。両手を合わせ、腿を天井に向けて持ち上げながら、両腕を能動的に支えに押しつけます。ハラーサナは通常、サルヴァーンガーサナの後に、1分から5分までの好きな時間行います。ポーズを解くために、両手を再び背中にもどし、息を吐きながら脚を上げてサルヴァーンガーサナにもどり、脊椎骨1つずつ体を下げていき、仰向けになります。あるいは、単純に息を吐きながら脊椎骨1つずつ体を伸ばしてポーズを解きます。

上級バージョン

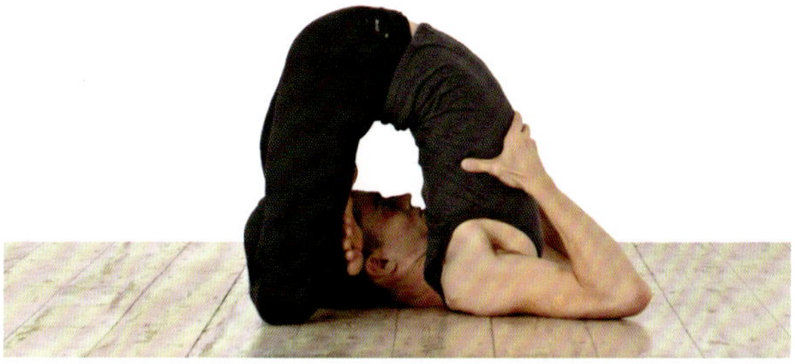

1. できるなら、脚を蓮華座(p.142参照)に組み、背中を支えたままで両膝を床のほうに下げます。

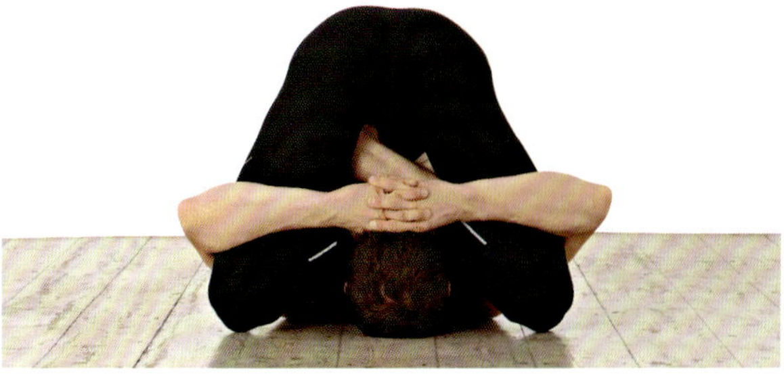

2. 両腕を腿の裏側に回して、膝を床まで引っ張ります。

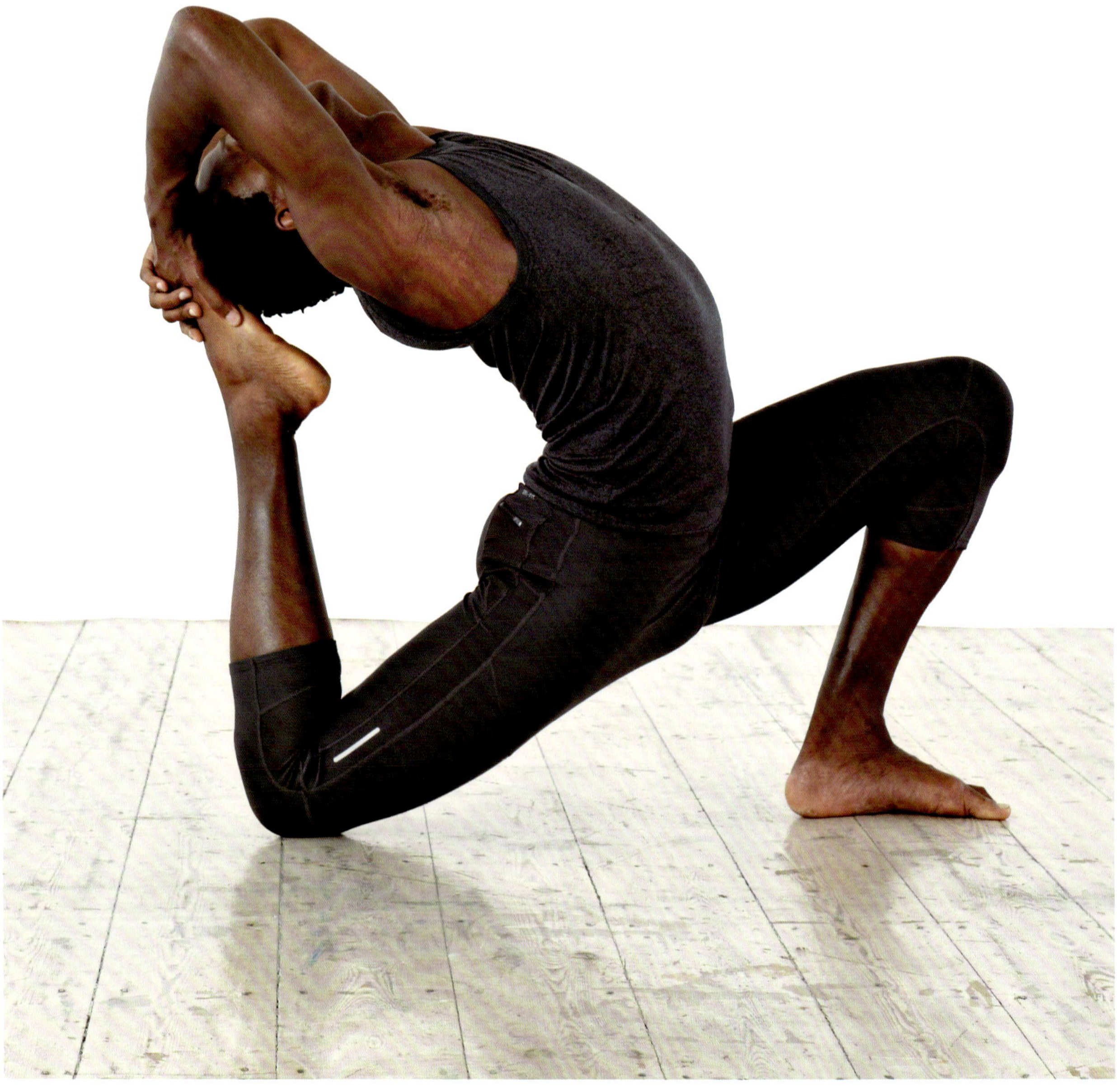

後屈のポーズ

活発で外を向く後屈のアーサナは開放的なので、私たちは人生を十分に受け入れるように、心を開き、体を外に向けることができます。後屈のポーズは、呼吸が自由に動けるような空間を胸のなかにつくり、吸息を促します——身が軽くなる感覚を生み出すだけでなく、何であれこの宇宙で私たちを待ち受けているものに対応するための、頼みの綱を与えてくれるのです。

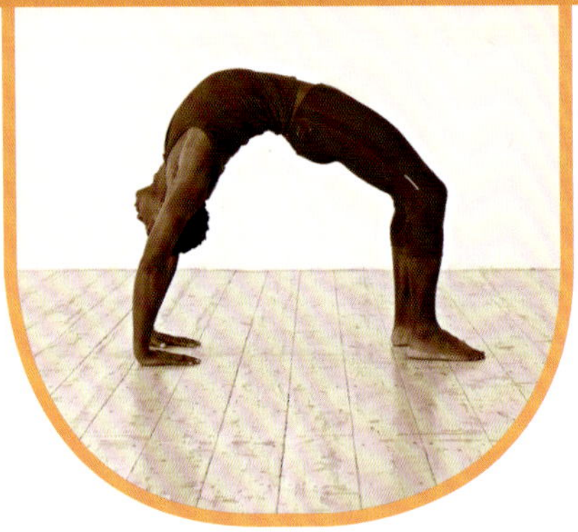

ウールドゥヴァ・ダヌーラーサナ
Urdhva Dhanurasana
上向きの弓のポーズ

チャクラーサナ、または車輪のポーズとも呼ばれ、元気になる後屈です。
胸と心臓のセンター（アナーハタ・チャクラ）を開くポーズで、
この心臓のセンターの拡張が活力をもたらすのです。
後屈は、体を外に向けて世界と向い合せ、
物事を違う視点から見るのに役立ちます。
それは人生を受け入れることにつながる行為なのです。

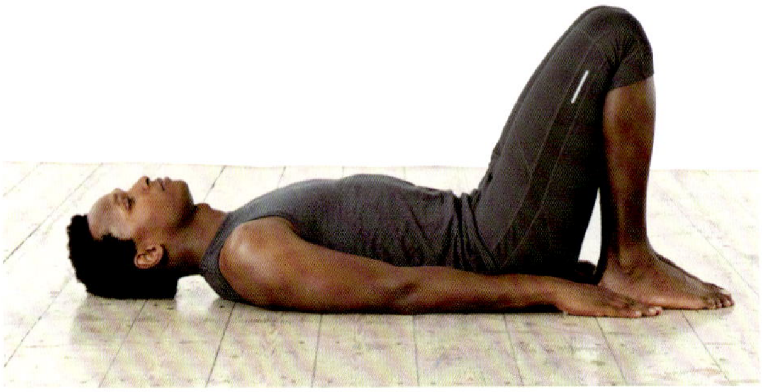

1. 床に仰向けに寝て、膝を立て、足を床につけて、かかとをできるだけ臀部に近づけます。

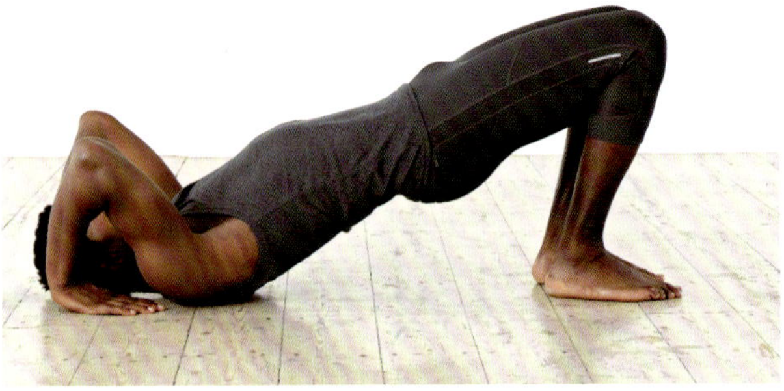

2. 両腕を頭上に上げ、肘を曲げます。手のひらを頭の脇の床に、指を肩のほうに向けて広げます。前腕を床と垂直にしましょう。両足を能動的に床に押しつけ、息を吐いて、臀部を持ち上げます。左右の腿と足の内側を平行に保ちましょう。2～3回呼吸します。

メリット

- 胸と肺をストレッチ。
- 腕と手首、脚、臀部、腹部、背骨を強化。
- 甲状腺と脳下垂体を刺激。
- 鬱を緩和。

注 意

- 背中に損傷がある場合、または手根管症候群か心臓疾患を患っている場合、このポーズはやめること。
- 頭痛がする場合はやめること。

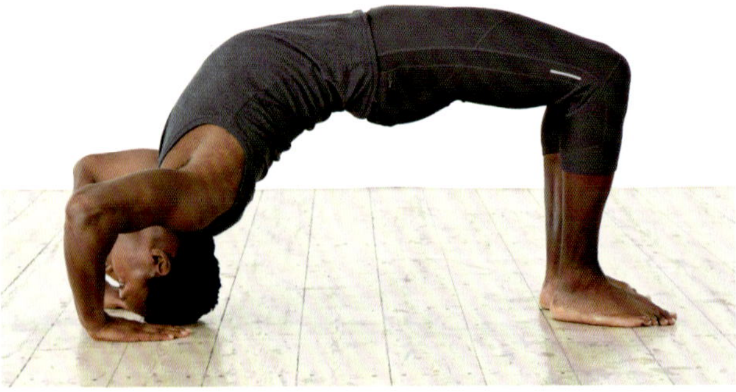

3. 両手を床に、肩甲骨を背中にしっかり押しつけ、頭頂部を床につけたまま、体を持ち上げます。両腕を平行に保ちましょう。2～3回呼吸します。

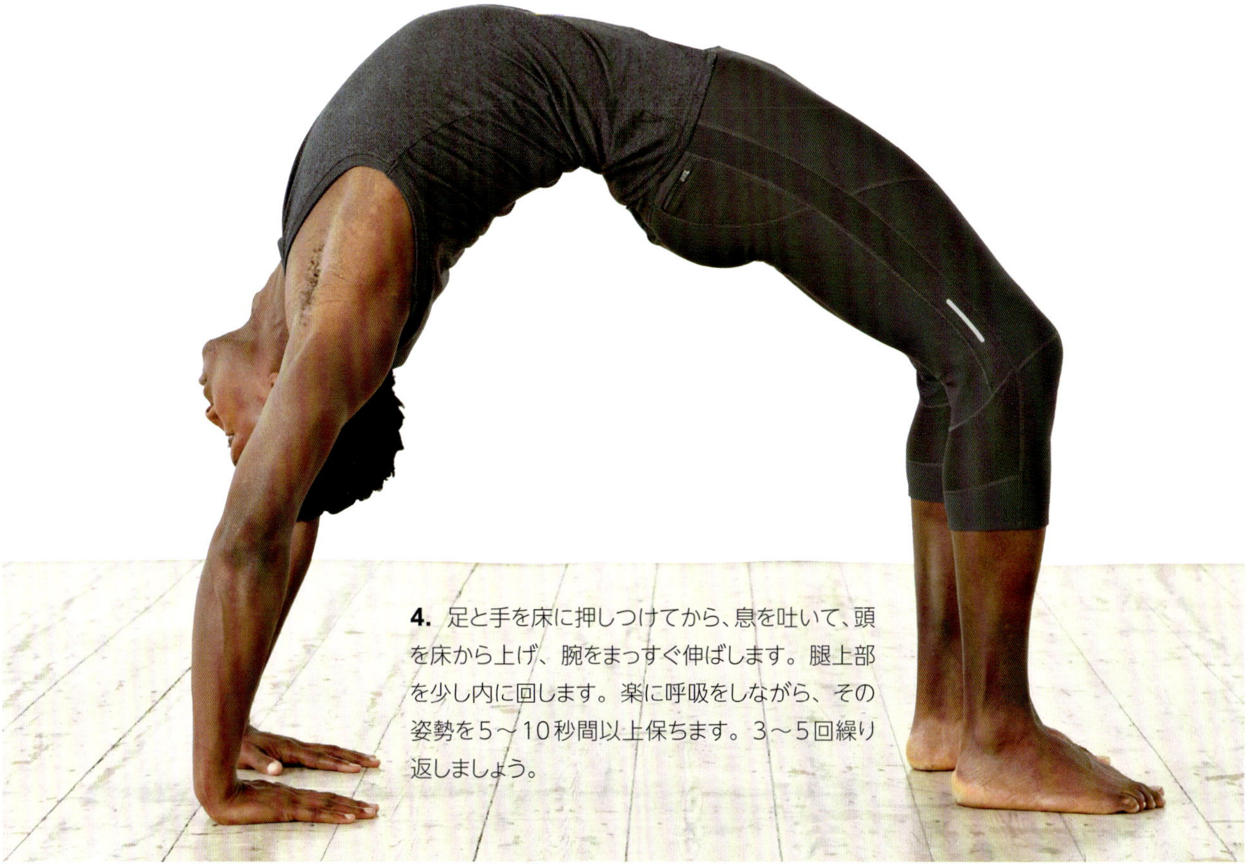

4. 足と手を床に押しつけてから、息を吐いて、頭を床から上げ、腕をまっすぐ伸ばします。腿上部を少し内に回します。楽に呼吸をしながら、その姿勢を5〜10秒間以上保ちます。3〜5回繰り返しましょう。

上級バージョン

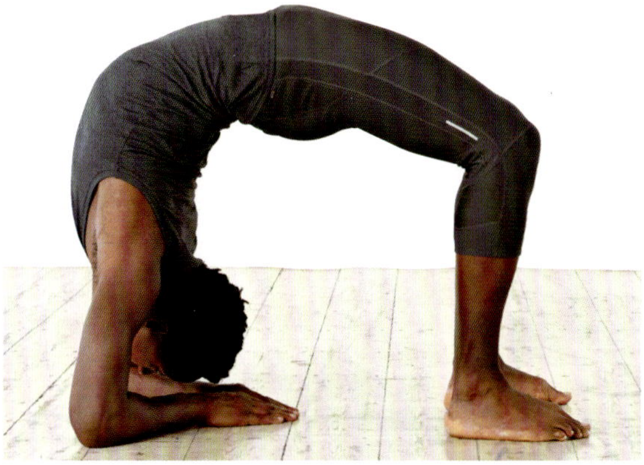

ドゥヴィ・パーダ・ヴィパリータ・ダンダーサナ

ウールドゥヴァ・ダヌーラーサナから、頭と次に肘を床に下ろします。手のひらを広げて、かかとを持ち上げ、頭を持ち上げて後ろの足のほうを見てみましょう。前腕を下に押し、肩を持ち上げながら、かかとを床に下ろします。

解剖学的作用

上半身

- 脊柱起立筋が背部を湾曲。腰方形筋が腰筋および腹直筋と連携して、下背部を安定。
- 前鋸筋の働きにより肩甲骨が上方回旋と挙上。
- 前部三角筋と上腕二頭筋により肩が屈曲。
- 肘の伸展に上腕三頭筋が関与。
- 回内方形筋と円筋の働きにより前腕が回内。
- 手首の伸筋によって手首が背屈。

下半身

- 股関節の屈曲と内転にハムストリングと大臀筋が関与。
- 膝の屈曲に大腿四頭筋が関与。

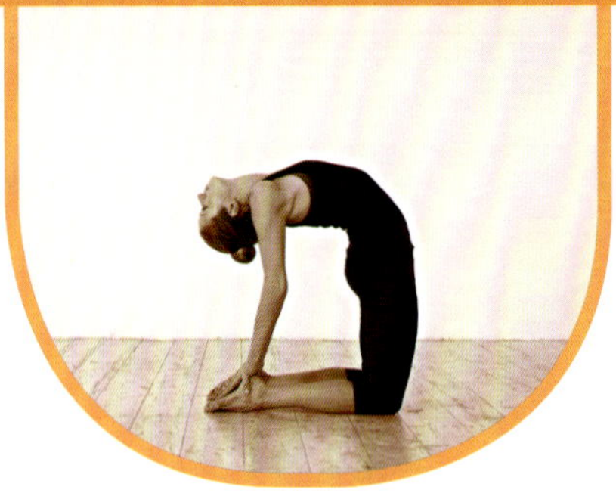

ウシュトラーサナ Ustrasana

ラクダのポーズ

ウシュトラーサナは深い後屈のポーズで、
最初は難しいかもしれません。
手と足が上下の付属骨格をつなぎます。

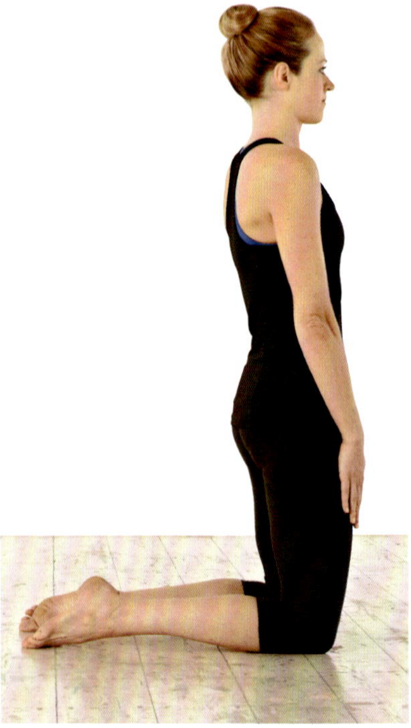

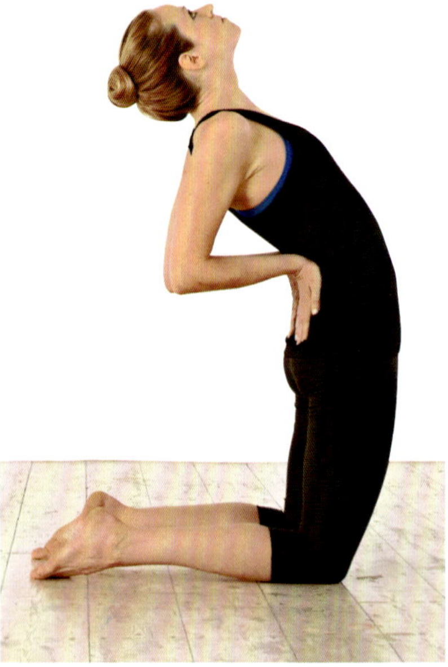

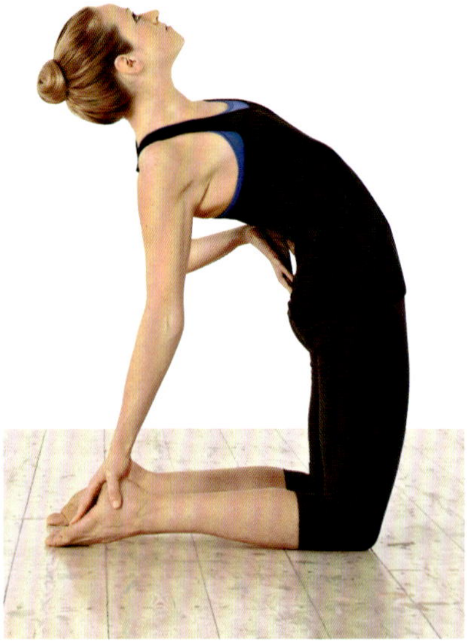

1. 床に膝をつき、両膝を腰幅に開いて、腿を床と垂直にします。腿を少し内側に回転させ、脛と足の甲をしっかり床に押しつけます。

2. 手を背中に回し、指を下に向けて手のひらを臀部のすぐ上に当てます。

3. 次に右手を右のかかとに、左手を左のかかとに伸ばします。息を吸い、胸を持ち上げて、肩を後ろに回して下げ、腿を床と垂直にしたまま、頭を後ろに垂らします。

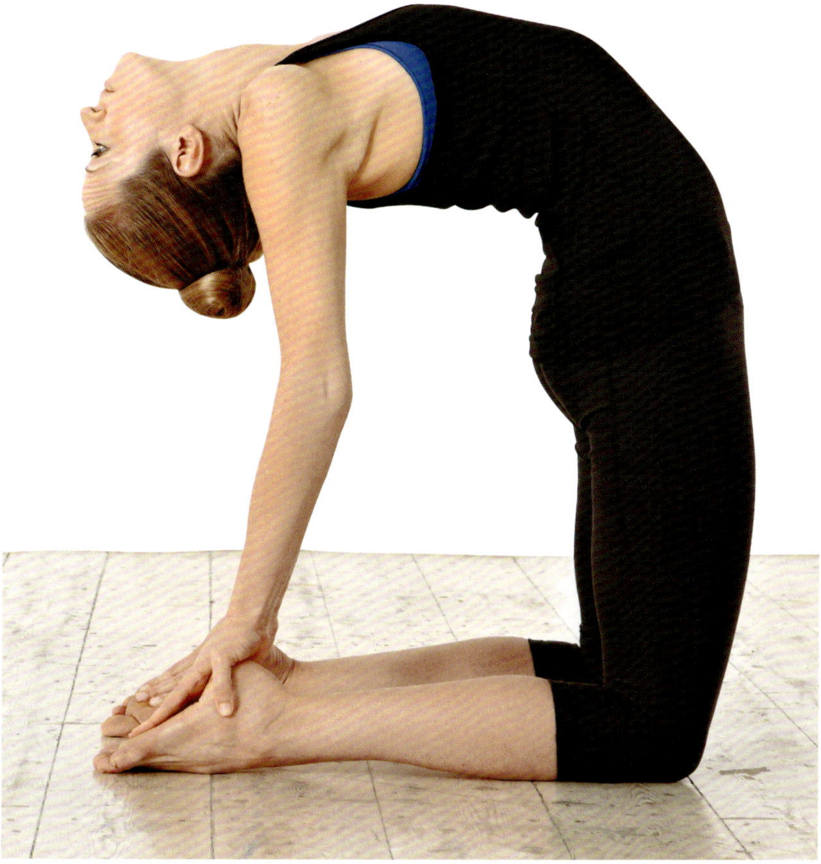

解剖学的作用

上半身

- 菱形筋と僧帽筋の働きによる肩甲骨の内転と下方回旋。
- 肩背面の後部三角筋の働きによる肩の伸展。
- 肘の伸展に上腕三頭筋が関与。
- 腰筋と腹直筋が肩の動かし過ぎを防止。

下半身

- 大臀筋とハムストリングによる股関節の屈曲と内転。
- 腓腹筋とヒラメ筋による膝の屈曲と足首の底屈。

4. 手のひらの付け根をかかとにのせ、指をつま先のほうに向けて、手のひらをしっかりかかとに押しつけます。胸骨を持ち上げ、腿を垂直にしたまま、骨盤を前に押し出し、その姿勢を30～60秒間保ちます。ポーズを解くために、両手を腰に持ってきます。息を吸い、頭と胴体を持ち上げてから、かかとの上に座り、額を床につけて、2～3回呼吸します。

メリット

- 体の前面全体、足首、腿、鼠径部をストレッチ。
- 深股関節屈筋（腰筋）をストレッチ。
- 背筋を強化。
- 腹部臓器を刺激。

注 意

- 高血圧または低血圧の人、片頭痛を起こしがちな人には勧められません。
- 腰または首に深刻な損傷がある場合、このポーズはやめること。

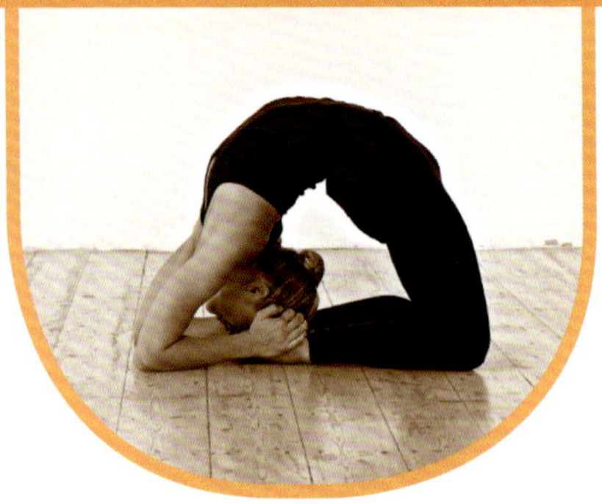

カポーターサナ Kapotasana

鳩のポーズ

カポータは鳩を意味し、
このポーズの胸を突き出すところが鳩に似ています。
背骨を調整し、心臓をマッサージして強化し、
生殖器官を刺激して健康に保ちます。

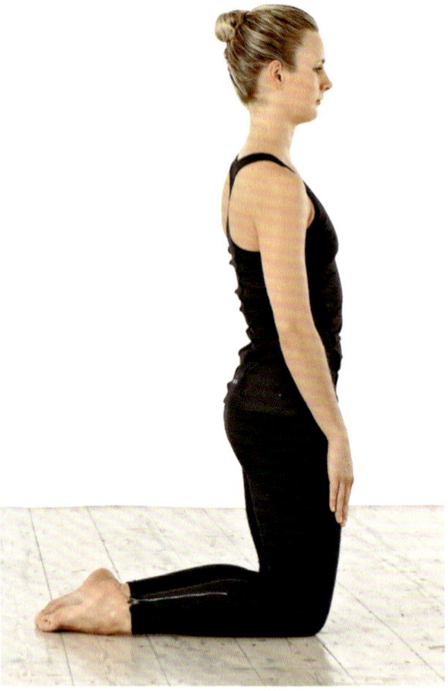

1. 両膝を腰幅に開いて膝立ちをして、腰、肩、頭が膝の上に並ぶようにします。両手を腿の前面に当てます。

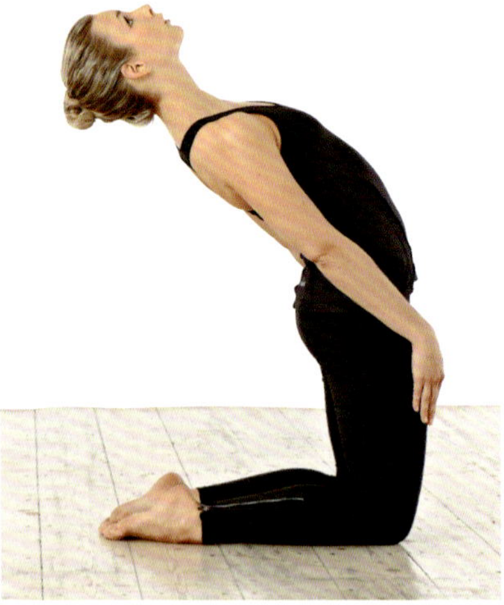

2. 息を吸って、あごを胸骨のほうに引き、腰を前に押し出さずにできるかぎり、頭と肩を後ろに傾けます。

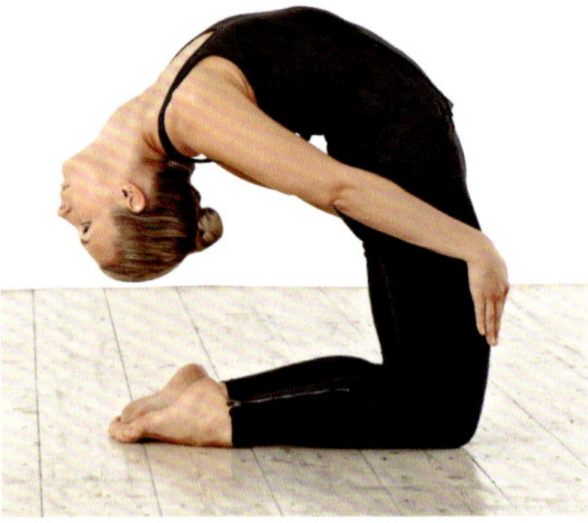

3. 肩甲骨を背中に押しつけて下げ、胸を持ち上げます。胸を持ち上げたまま、だんだんに頭を後ろに垂らします。

メリット

- 体の前面全体、足首、腿、鼠径部、腹、胸、喉をストレッチ。
- 深股関節屈筋（腰筋）をストレッチ。
- 背筋を強化。
- 腹部臓器を刺激し、心臓を強化。

注 意

- 高血圧または低血圧の人、片頭痛を起こしがちな人には勧められません。
- 腰または首に深刻な損傷がある場合、このポーズはやめること。

4. 両腕を頭上に上げ、後ろの床のほうに伸ばします。胴体上部と頭が後ろに向かう動きに釣り合うように、腰を前に押し出します。頭を下げる間も、できるだけ腿は床に対して垂直に保ちます。指を足のほうに向けて手のひらを床につき、頭頂部を床まで下げます。

解剖学的作用

上半身

- 前鋸筋と上部僧帽筋による肩甲骨の上方回旋と外転。
- 回旋腱板、大胸筋、前部三角筋による肩の屈曲、内転、外旋。
- 脊柱起立筋により胴体が伸展、それにより長く伸びる腹直筋が、腰椎を守るために収縮。

下半身

- 股関節の伸展——大臀筋が股関節を前に押し、骨盤を傾けて、腿を伸展。
- ハムストリングが膝を曲げ、さらに股関節を伸展。

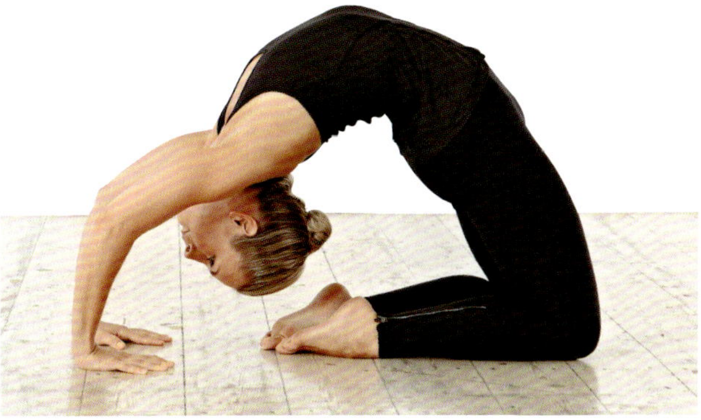

5. 手のひらを床に押しつけ、頭を床から持ち上げて、腰を上げ、できるだけ骨盤を高くします。背骨上部を長く伸ばして、両手を少しずつ足のほうに動かします。そうするうちに、前腕を床に下ろします。できれば足首を（あるいは体がとても柔らかい人はふくらはぎを）つかみましょう。両肘を肩幅まで引き寄せてから、しっかりと床に押しつけます。首を伸ばし、額を床につけます。深く息を吸って、胸を開きます。次に息を吐きながら、脛と前腕を床に押しつけ、尾骨を膝のほうに伸ばして、胸を持ち上げます。その姿勢を30秒以上保ちます。ポーズを解いて、胴体を直立姿勢にもどします。子どものポーズ（p.115参照）で2～3回呼吸します。

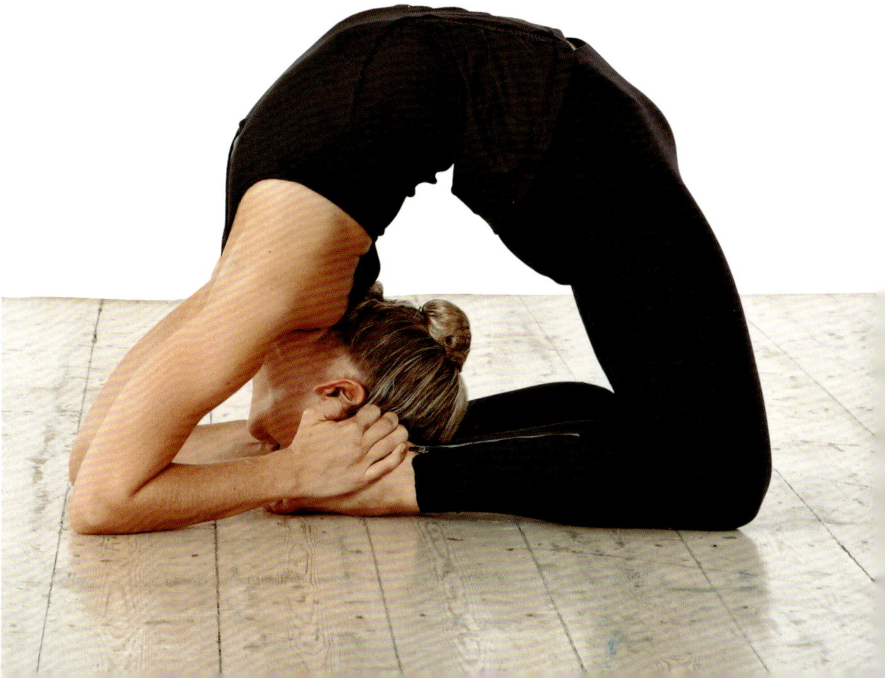

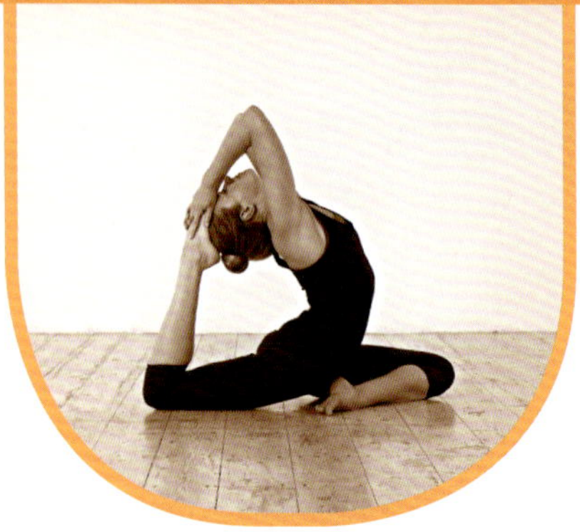

エーカ・パーダ・ラージャ・カポーターサナ I

Eka Pada Raja Kapotasana I

鳩の王のポーズ I

ラージャカポータは鳩の王を意味します。
このポーズは片脚の鳩のポーズで、胸を鳩のように前に突き出します。

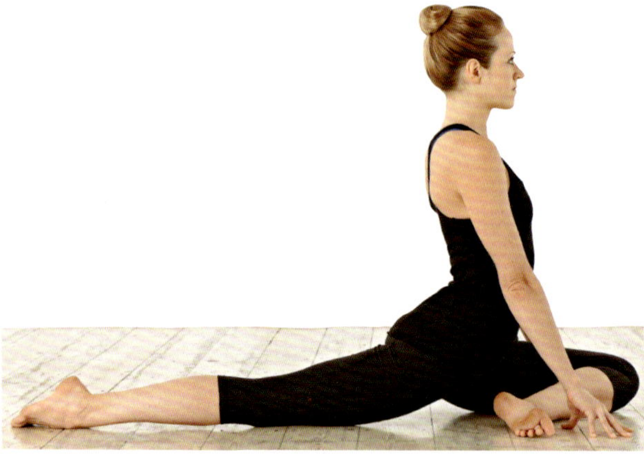

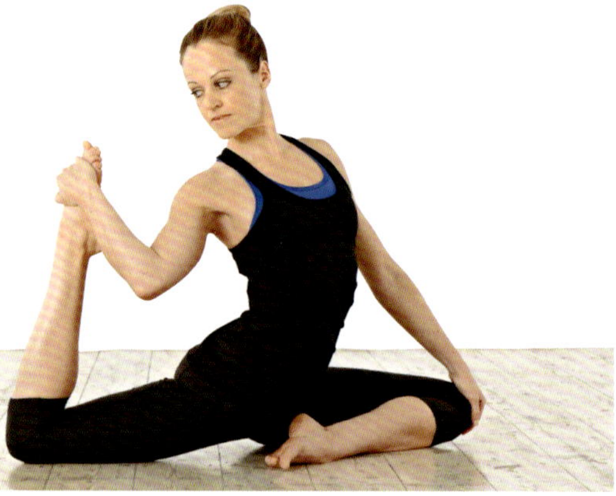

1. 床に座り、左膝を曲げて、左のかかとと右腰をそろえます。左膝を床につけたまま、ふくらはぎの側面を押し下げます。右脚を後ろに引いてまっすぐに伸ばします。右の腿、膝、足の甲が床から浮かないようにします。

2. 両手のひらをウエストに当て、胸を前に突き出し、肩を後ろに持ち上げて、頭を後ろに落とします。そのまま2～3回呼吸します。次に両手を床につき、右膝を曲げて、足を頭のほうに持ち上げます。右腿の筋肉に力を入れておきます。右手を後ろに伸ばし、右足を肩のほうに引きます。

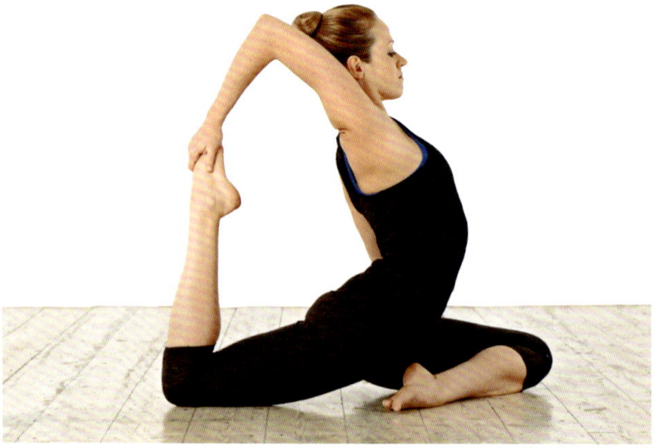

3. 慎重に右肘を上げて、右足が頭の後ろの中心に来るようにします。ここで2～3回呼吸してから、左腕を頭上に上げて、右足をつかみます。

メリット

- 腿、鼠径部、腹、胸、肩、首をストレッチ。
- 腹部臓器を刺激。
- 肩と胸を開放。

注 意

- 仙腸関節、足首または膝の損傷がある場合や、
股関節や腿が硬直している場合、
このポーズは実践しないこと。

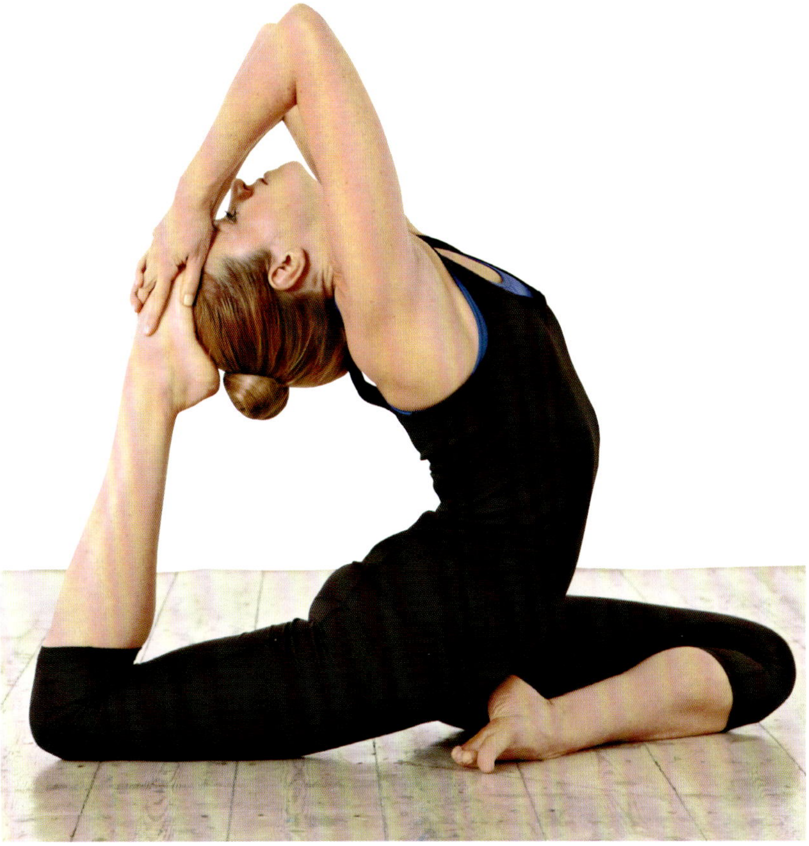

4. 足を後頭部につけて、頭を足に押しつけます。その姿勢を10～15秒間保ってから、足を放して下ろします。次に右脚を前に持ってきて、反対側に切り替え、左足を頭の後ろに持ってきて、両手で足をつかみます。

解剖学的作用

上半身

- 肩甲骨の上方回旋と内転と挙上に前鋸筋と上部僧帽筋。肩の屈曲と内転と外旋、前腕の回外に回旋腱板、大胸筋、前部三角筋、上腕二頭筋。
- 脊柱起立筋により胴体が伸展、それにより長く伸びる腹直筋が、腰椎を守るために収縮。

下半身

- 前側の脚――股関節の屈曲と外旋、膝の屈曲、足首の底屈、足の回外。前側の脚は腰筋、縫工筋、腿の深外旋筋によって回転、ハムストリングによる膝の屈曲。
- 後側の脚――股関節の伸展と内旋と内転、膝の屈曲、足首の底屈。大臀筋が股関節を前に押し出し、骨盤を傾けて腿を伸張。ハムストリングが膝を屈曲させ、さらに股関節を伸展。

中級バージョン

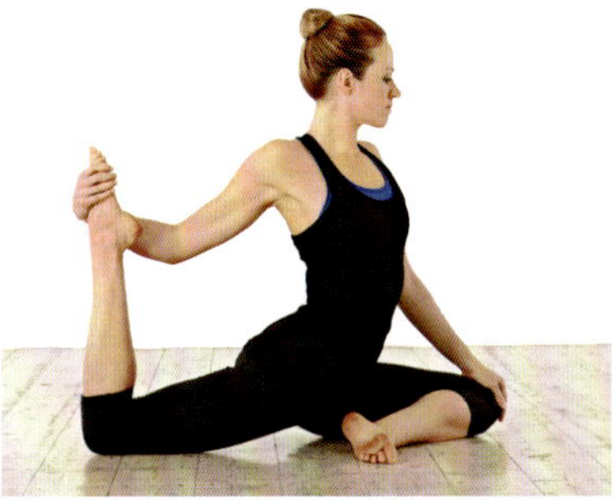

1. 右足を右手でつかみます。

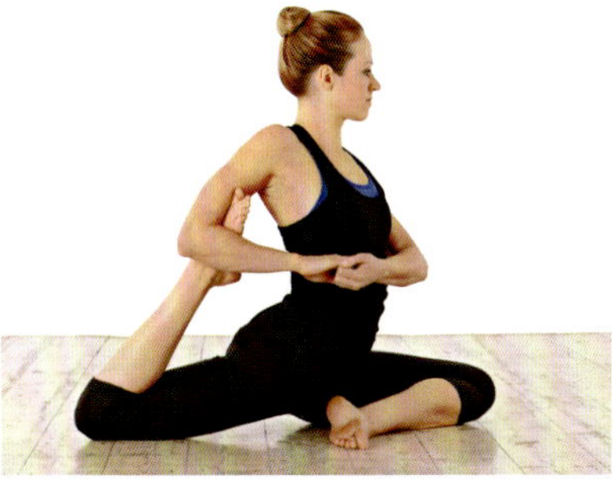

2. その足を右肘の内側に押し込み、両手をつなぎます。

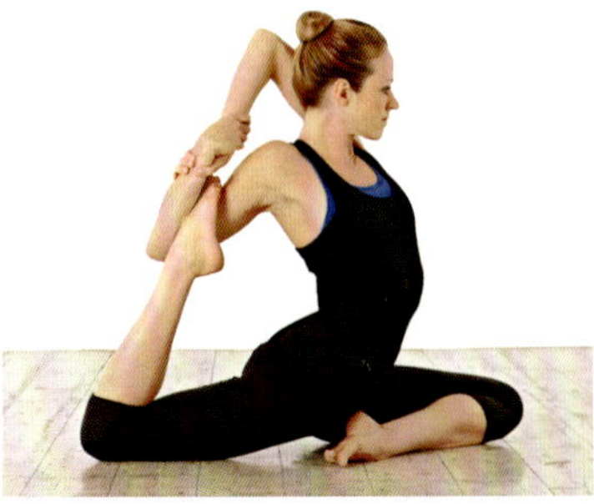

3. 両手をつないだまま、左肘を頭の後ろに持ち上げます。

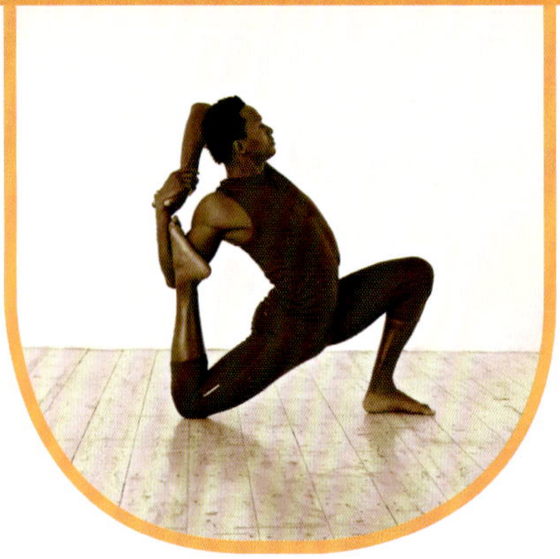

エーカ・パーダ・ラージャ・カポーターサナ II

Eka Pada Raja Kapotasana II

鳩の王のポーズ II

片脚の鳩のポーズ(p.198参照)の変形で、
後側の足を持ち上げ、両手を頭の後ろでつなぐポーズです。

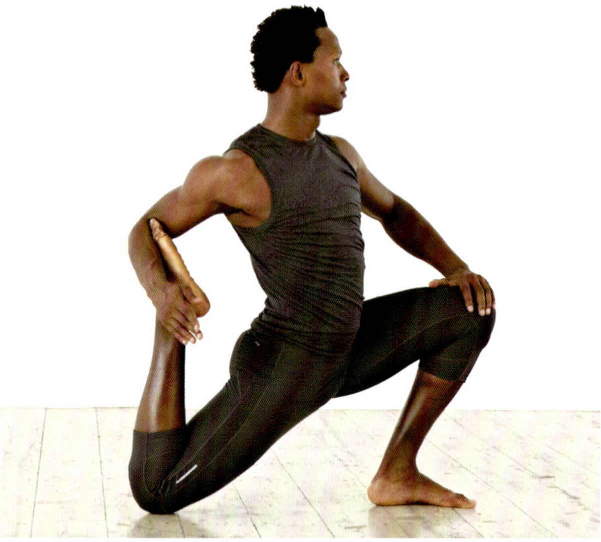

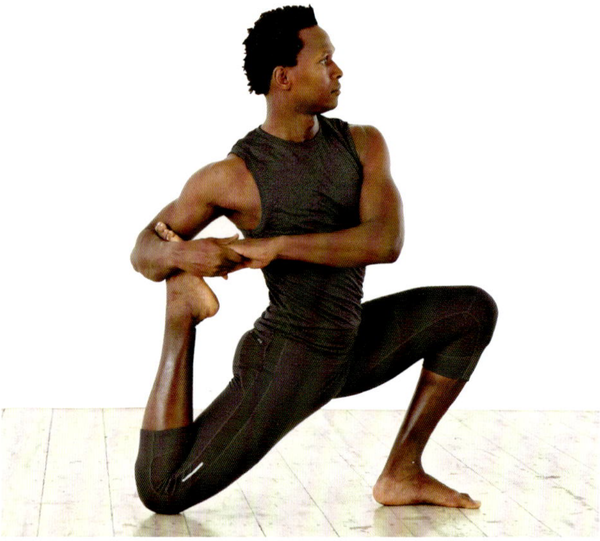

1. 左脚を前に出し、右脚を後ろに引いて、ランジの姿勢を取り、右膝を床に下ろします。右膝を曲げて、脛を床とほぼ垂直に上げます。体重は左足と右膝に均等にかかります。右足を右臀部のほうに近づけて、右肘の内側に押し込みます。

2. 左手を胸の向こう側に伸ばし、両手をつなぎます。姿勢を安定させるために、左膝を左足首より前になるまで押し出し、右膝が床のほうに沈み、股関節が緩んで下がるようにします。

メリット

- 腿、鼠径部、腹、胸、肩、首をストレッチ。
- 腹部臓器を刺激。
- 肩と胸を開放。

注意

- 仙腸関節、足首または膝の損傷がある場合や、股関節や腿が硬直している場合、このポーズは実践しないこと。

解剖学的作用

上半身

- 肩甲骨の上方回旋と内転と挙上。肩の屈曲と内転と外旋、前腕の回外。
- 脊柱起立筋により胴体が伸展、腹直筋が腰椎を守るために収縮。

下半身

- 前側の脚——腰筋による股関節の屈曲。ハムストリング筋の働きにより膝が屈曲。
- 後側の脚——股関節の伸展と内旋と内転、膝の屈曲、足首の底屈。大臀筋が股関節を前に押し出し、骨盤を傾けて腿を伸張。ハムストリングが膝を屈曲させ、股関節を伸展。

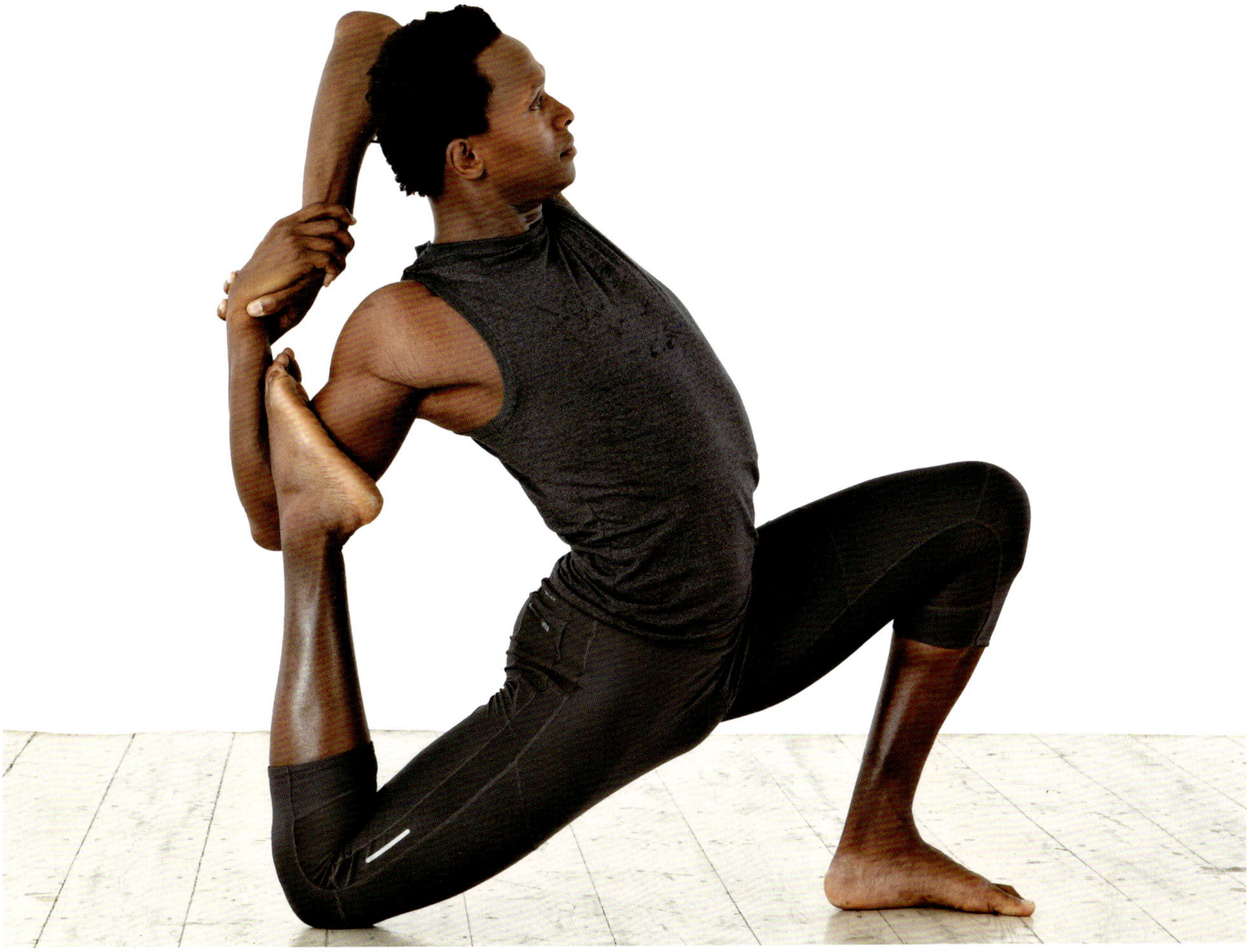

3. 次に左肘を頭上に上げて頭の後ろに回し、胸と腰がまっすぐ前を向くように、右肩を前に出します。できるだけスムーズに呼吸しながら、その姿勢を15～30秒間保ちます。息を吐いて、右足を放し、床にもどします。左脚を頭の後ろにして、ポーズを繰り返します。

上級バージョン

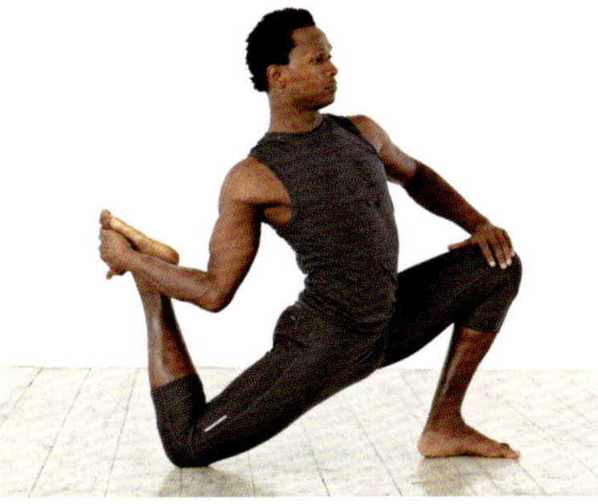

1. 右足を右手でつかみます。

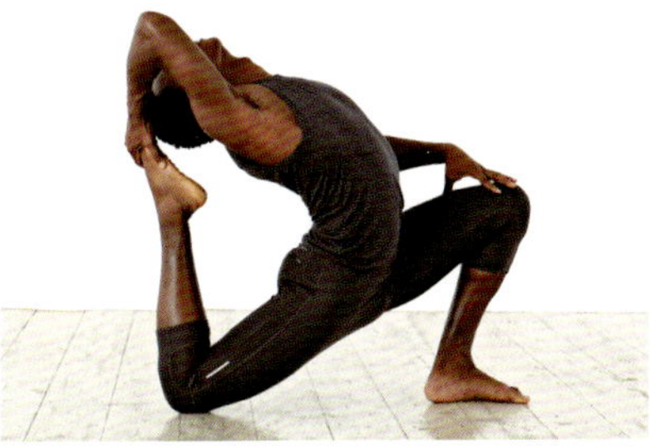

2. その足を肩に引き寄せ、頭のほうに持ってきます。

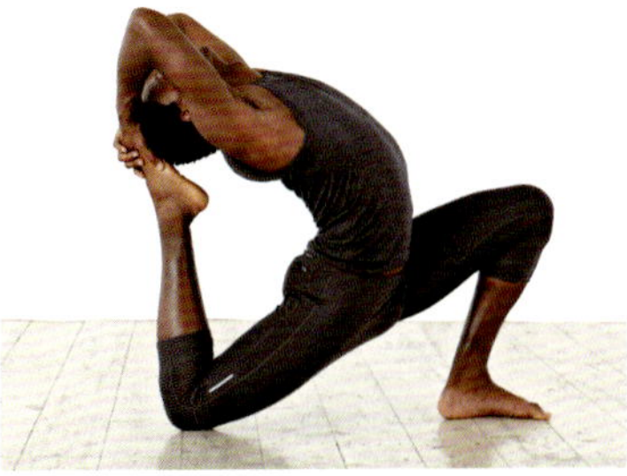

3. 左手を後ろに伸ばして、右足をつかみます。

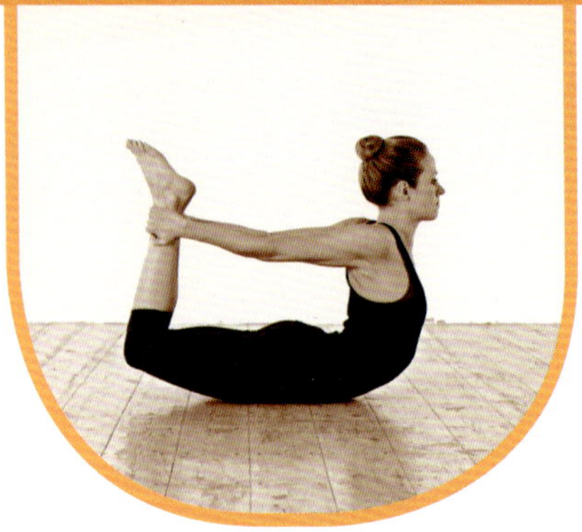

ダヌーラーサナ Dhanurasana

弓のポーズ

このポーズは弓に似ているところから、こう呼ばれています。胴体と脚が弓の本体、腕が弦を表しています。

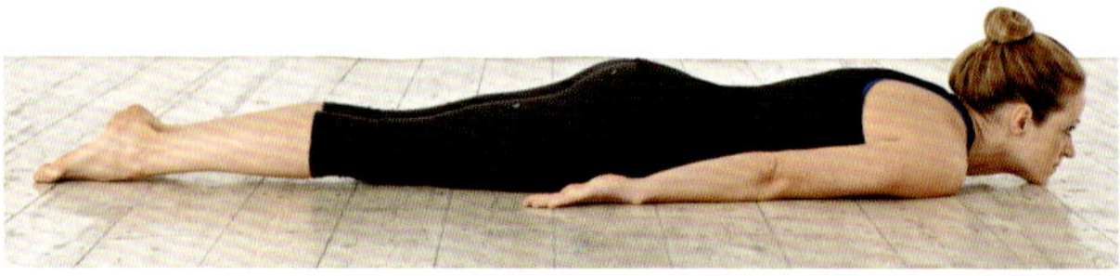

1. 腹ばいに横になり、両手のひらを下に向けて、両腕を胴体の脇に置きます。

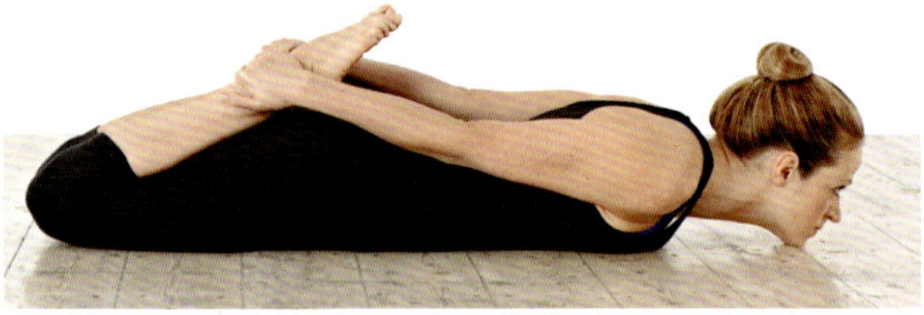

2. 息を吐いて、膝を曲げ、両手を後ろに伸ばして足首をつかみます。ポーズを取る間、両膝を腰幅に開き、それ以上広がらないようにしましょう。

メリット

- 体の前面全体、足首、腿、鼠径部、腹、胸、喉、深股関節屈筋をストレッチ。
- 背筋を強化。
- 姿勢を改善。
- 腹部の臓器と首を刺激。

注 意

- 高血圧または低血圧の人、片頭痛のある人には勧められません。
- 腰または首に深刻な損傷がある場合はやめましょう。

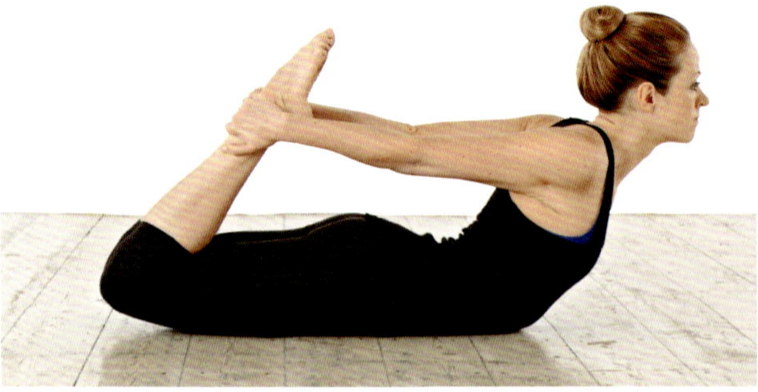

3. 息を吸って、かかとを臀部から持ち上げます。そして脚をまっすぐに伸ばそうとして、腿を床から持ち上げます。これが胴体上部と胸を床から持ち上げる効果を生みます。背筋は緩めておきます。

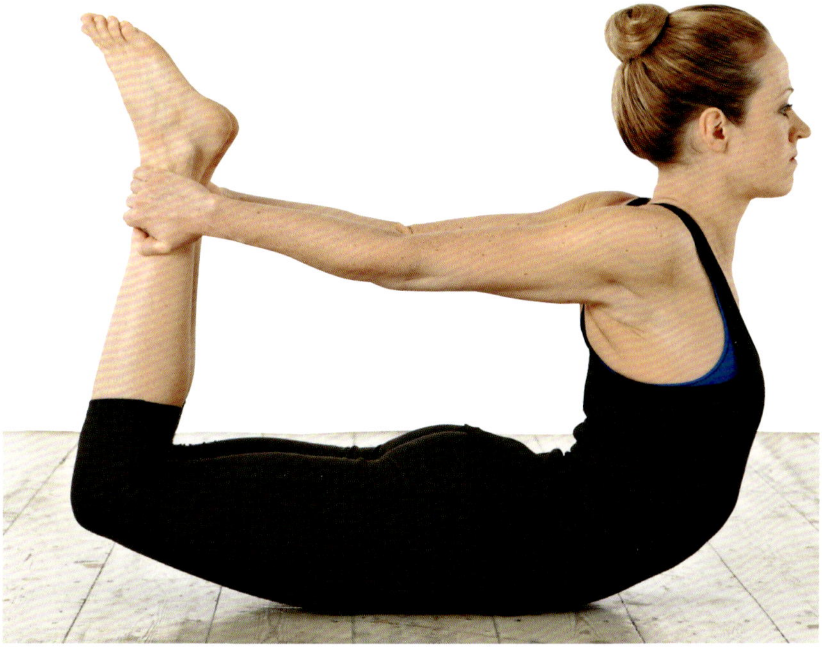

4. かかとと腿を高く持ち上げ続けながら、肩甲骨を引き寄せて胸を開きます。肩の上面を耳から引き下げて、前を見ます。その姿勢を20～30秒間保ちます。息を吐きながらポーズを解いて、静かに横になって2～3回呼吸します。もう1～2回繰り返してもいいでしょう。

解剖学的作用

上半身

- 脊柱起立筋と腰方形筋による脊椎伸展。
- 下部僧帽筋と菱形筋による肩甲骨内転、肩の伸展と内旋。後部三角筋と上腕三頭筋による肘の伸展。

下半身

- 股関節の伸展と内転。股関節屈筋と腹直筋の伸張。
- ハムストリングの働きによる膝の屈曲。
- ヒラメ筋による足首の底屈。

上級バージョン

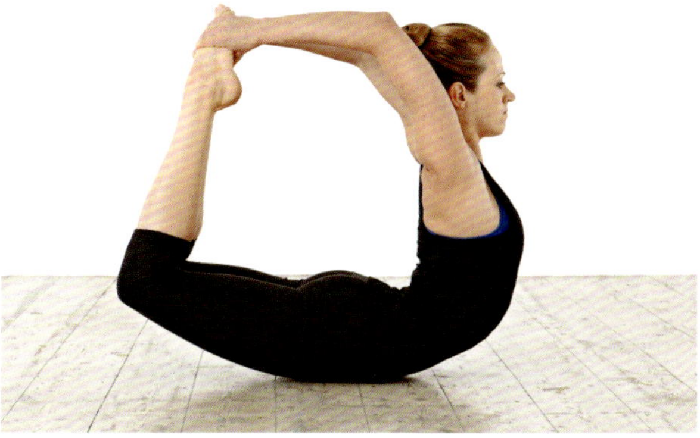

1. 腹ばいに横になり、膝を曲げてから、両腕を上げて後ろに伸ばし、足の甲かつま先をつかみます。

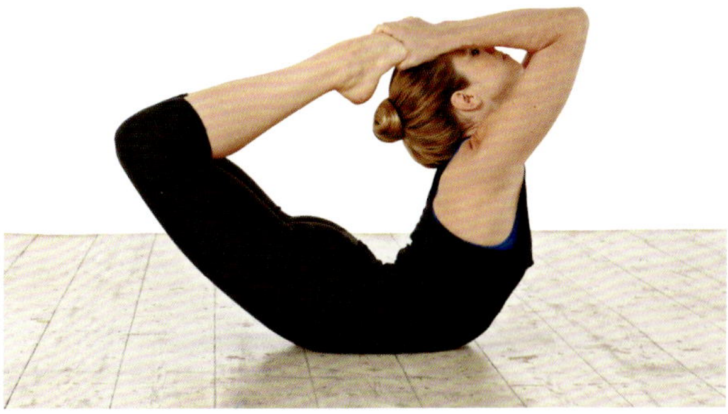

2. 肘を引き上げて、足を頭の後ろに持ってきます。

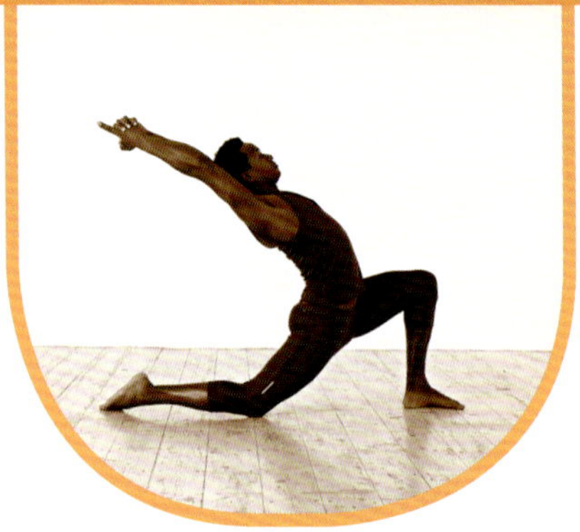

アシュヴァ・サンチャラーサナ

Ashva Sanchalasana

三日月のポーズ

このポーズは胸、胃、肩、腕、腰を開き、
背骨を長く伸ばし、
弓なりに反らせて開きます。

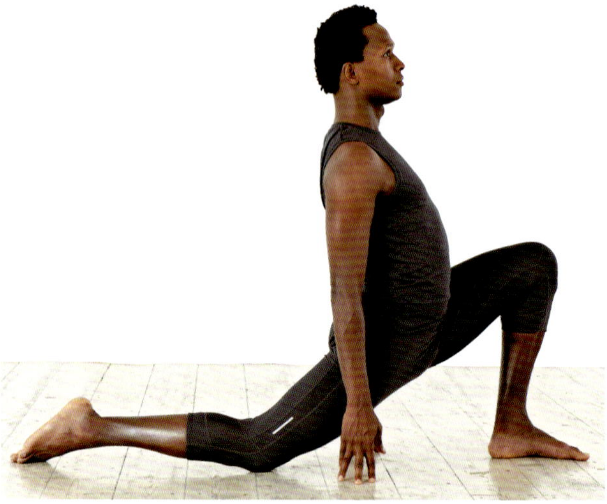

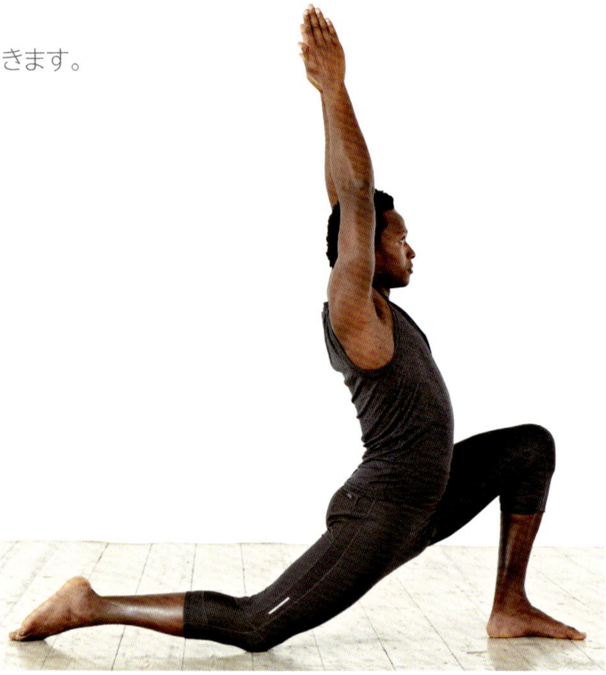

1. 左膝を曲げ、右脚を後ろに伸ばして膝を床につけ、腕を胴体の脇に下ろして、深いランジのポーズを取ります。

2. 右腿を床に向けて沈め、股関節を緩めて下げます。息を吸って、両腕を頭上に上げ、手のひらを合わせます。

メリット

- 胸と肺をストレッチ。
- 肩と腕を強化。
- 脚、臀部、腹部、背骨を強化。

注 意

- 背中または肩に損傷がある場合、
このポーズはやめましょう。

解剖学的作用

上 半 身

- 脊柱起立筋による背部の湾曲。腰方形筋が腰筋および腹直筋と連携して下背部を安定。
- 前鋸筋の働きによる肩甲骨の上方回旋と挙上。
前部三角筋と上腕二頭筋の働きによる肩の屈曲。
回旋腱板と三角筋が肩関節を安定。
- 肘の伸展に上腕三頭筋が関与。

下 半 身

- 股関節の伸展と内転にハムストリングと大臀筋が関与。
- 腰筋の働きにより前側の脚の股関節が屈曲、
大腿四頭筋の働きにより膝が屈曲。

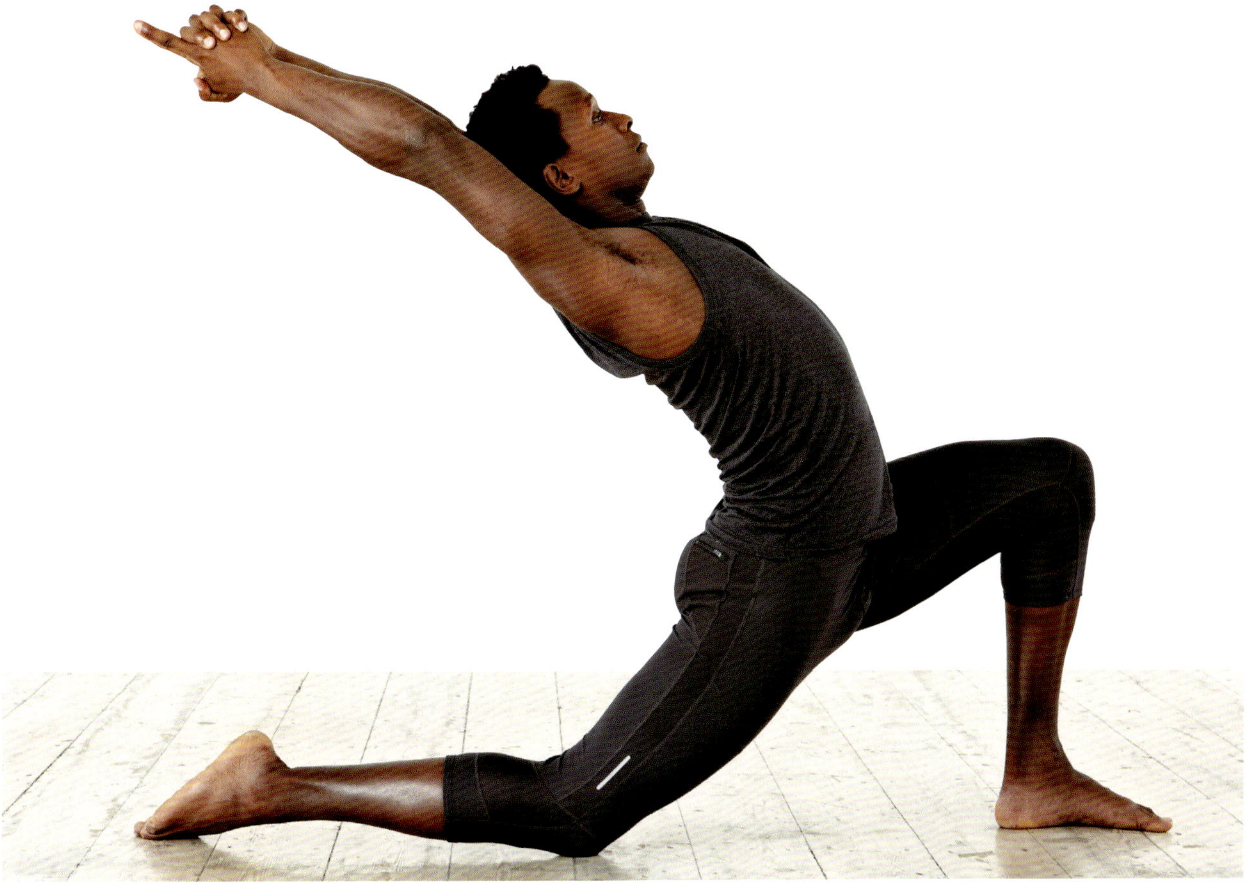

3. 指を組み合わせ、親指を交差させて、両腕を頭の後ろに伸ばします。両肩を左右に動かして、緩めて引き下げます。両手を右足のほうに伸ばすところを想像しましょう。その姿勢を15〜30秒間保ちます。ポーズを解くために、手のひらを床に下ろし、左足を後ろに引いて両膝立ちになり、次に右足を前に踏み出すことで、反対側を繰り返します。

上級バージョン

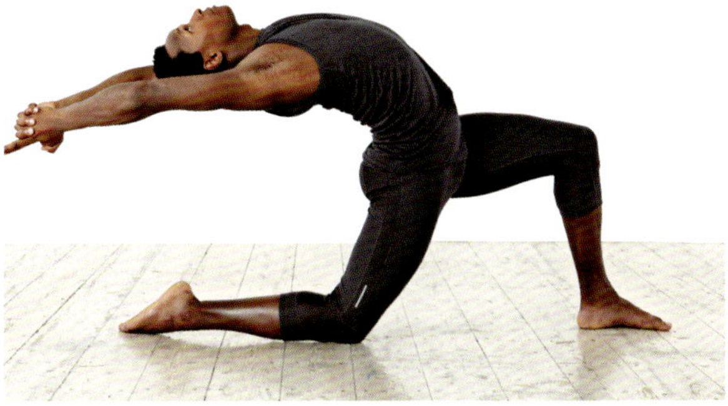

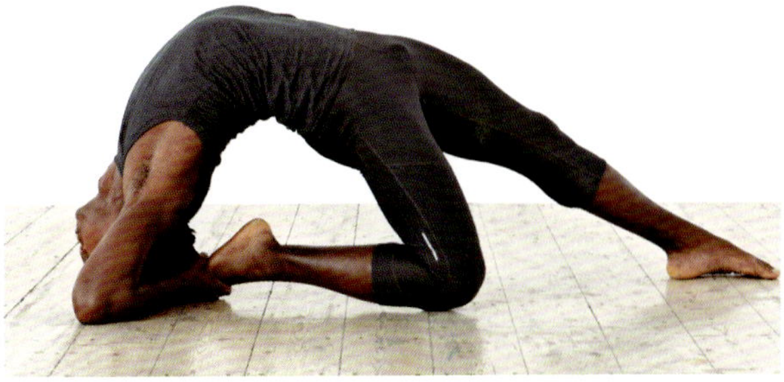

続けて両腕を後ろに持ち上げ、背骨をさらに反らせて、右足のほうに伸ばします。これは非常に高度なポーズなので、背骨にかなりの柔軟性が必要です。

場合によっては、後側の足に手を伸ばして、つかむことも可能です。これには通常、経験豊かな指導者の監督が必要です。

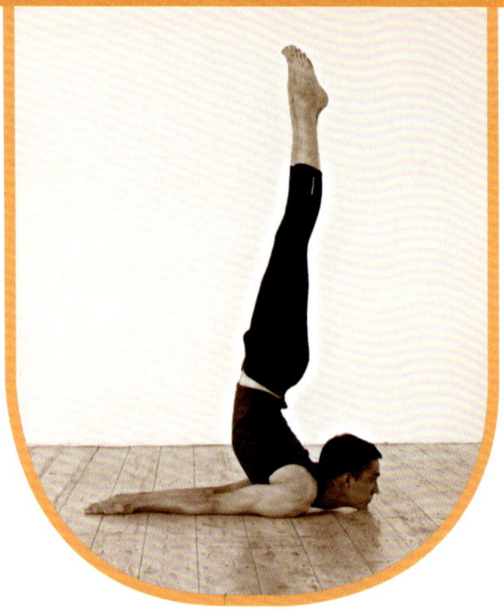

シャラバーサナ Salabhasana

バッタのポーズ

このアーサナは高度なうつぶせの後屈ポーズで、背中の筋肉（脊柱起立筋、腰方形筋、下部僧帽筋）を強めます。

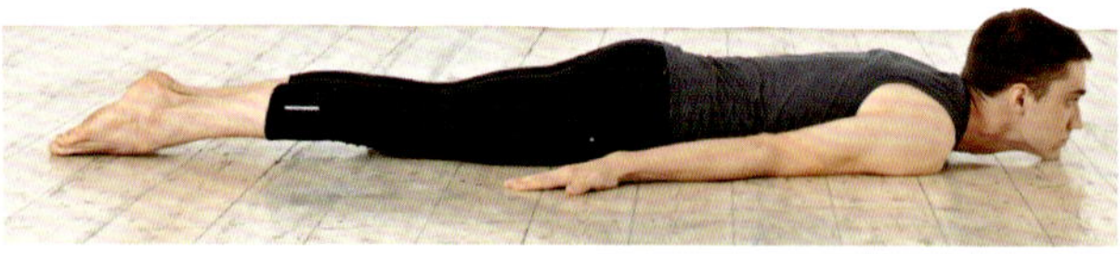

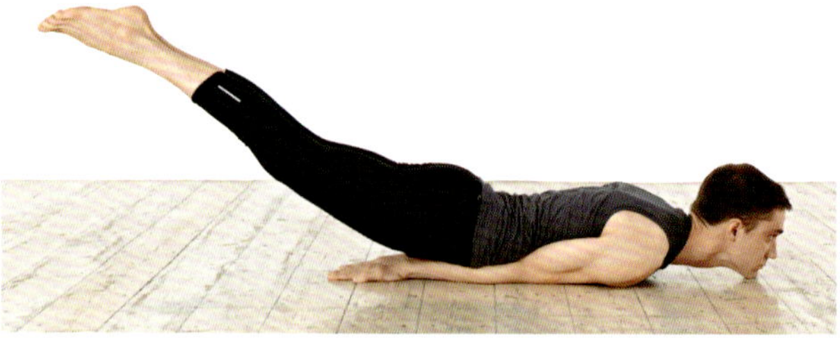

1. 腹ばいに横になり、脚をまっすぐ伸ばして、手のひらを下に向けて腕を脇につけます。首を伸ばし、あごを床につけます。

2. 両手を体の下でくっつけますが、上図のように手のひらを平らにしておくか、指を絡み合わせてこぶしをつくります。息を吸って、両脚を上げます。手のひら、前腕、上腕、肩を、しっかり床に押しつけます。多くの人にとって、このポーズではここまでの進歩が限界です。

解剖学的作用

上半身

- 脊柱起立筋による脊椎の伸展で背中が湾曲。
- 下部僧帽筋と菱形筋による肩甲骨の下方回旋と内転。上腕三頭筋による肘の伸展。胸筋が胸を開放。

下半身

- 大臀筋による股関節の伸展と内転筋による内転。
- 大腿四頭筋による膝の伸展、ハムストリングと内転筋による内転。
- ヒラメ筋による足首の底屈。

メリット

- 背骨、臀部、腕と脚の背面の強化。
- 肩、胸、腹、腿のストレッチ。
- 姿勢を改善。
- 腹部臓器を刺激。

注意

- 頭痛を起こしがちな人には勧められません。
- 背中に深刻な損傷がある場合はやめましょう。
- 首に損傷がある生徒は、床を見下ろすことによって、頭を本来の姿勢に保つこと。

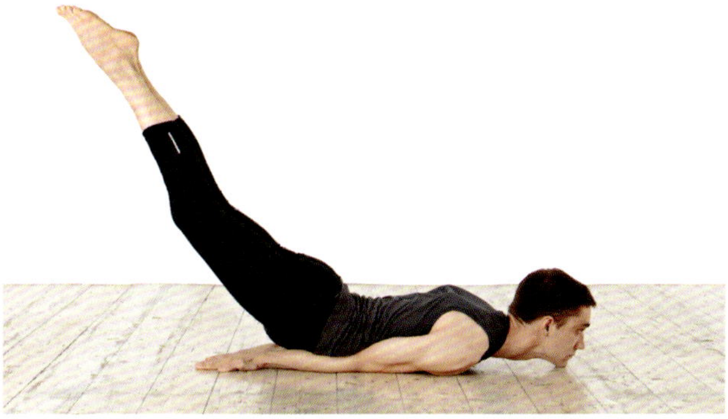

3. 腕を床に押しつけ続け、脚をさらに高く上げるよう試みます。脚を振り上げることで、腿、股関節、鼠径部を床から持ち上げます。

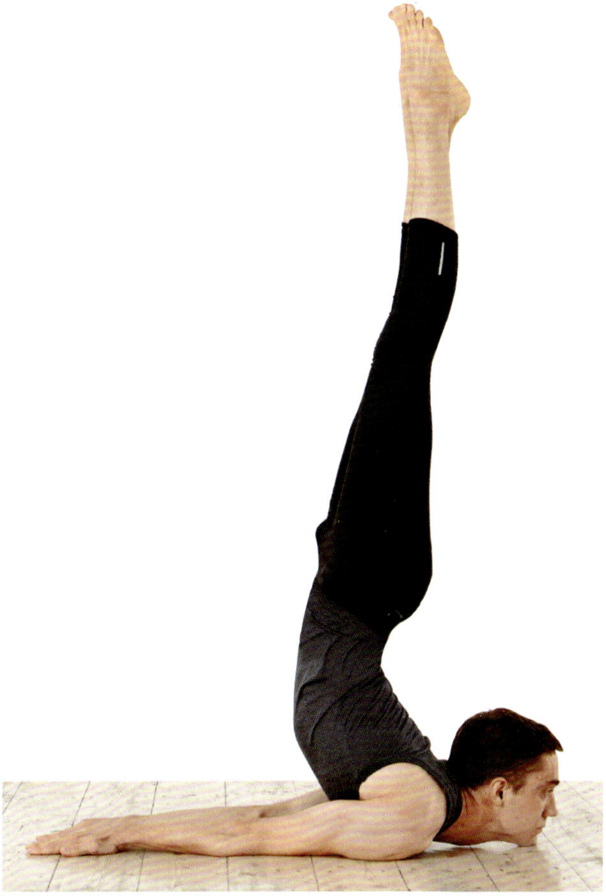

4. 完全なポーズは非常に高度なので、ほとんどの人にとって不可能ですが、胸が床から持ち上がり、股関節が完全に上に伸び、脚が上を指します。その姿勢を10～30秒間保ってから、胴体をゆっくり床に下ろして、片脚ずつ下げます。

上級バージョン

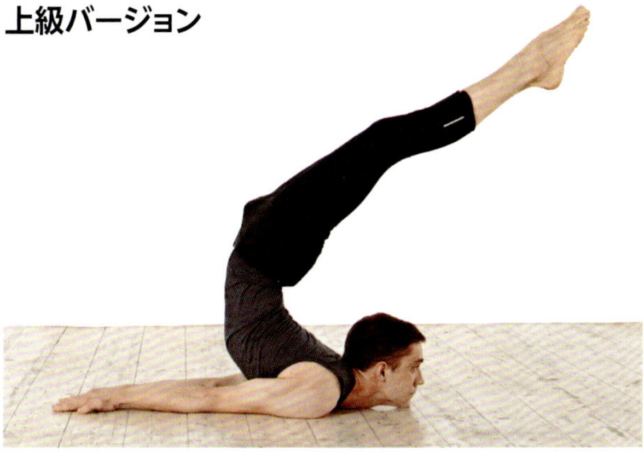

1. 胴体と脚を十分に高く上げられる場合、両脚を頭の上に持ってくることができます。

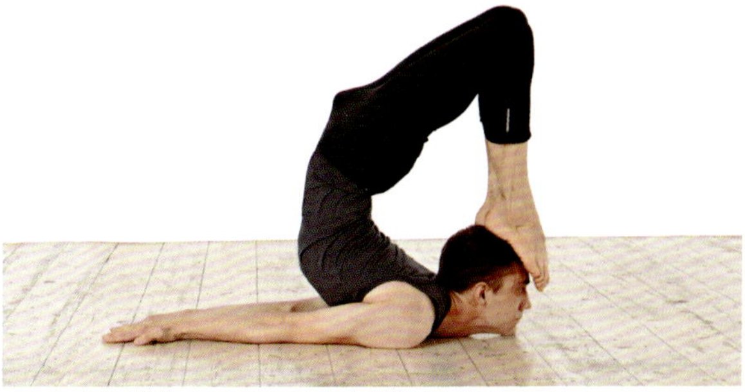

2. 両膝を曲げることで、足を頭頂部に下ろすことができます。これはきわめて高度なポーズです。

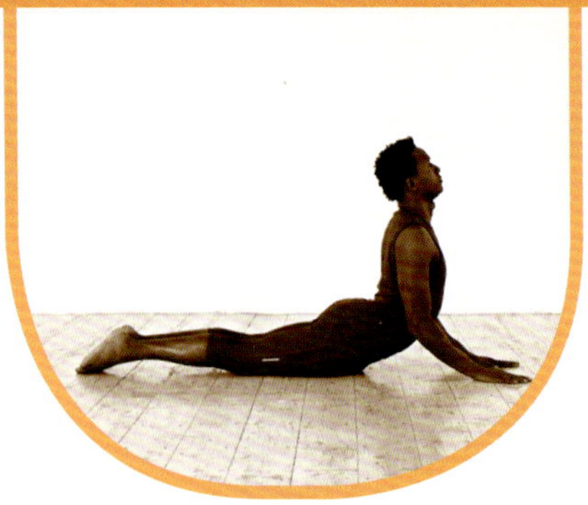

ブジャンガーサナ Bhujanghasana

コブラのポーズ

サンスクリット語でブジャンガは蛇を意味します。
このポーズでは、攻撃しようとしている蛇のように、
胴体を床から持ち上げて、頭を後ろに反らします。

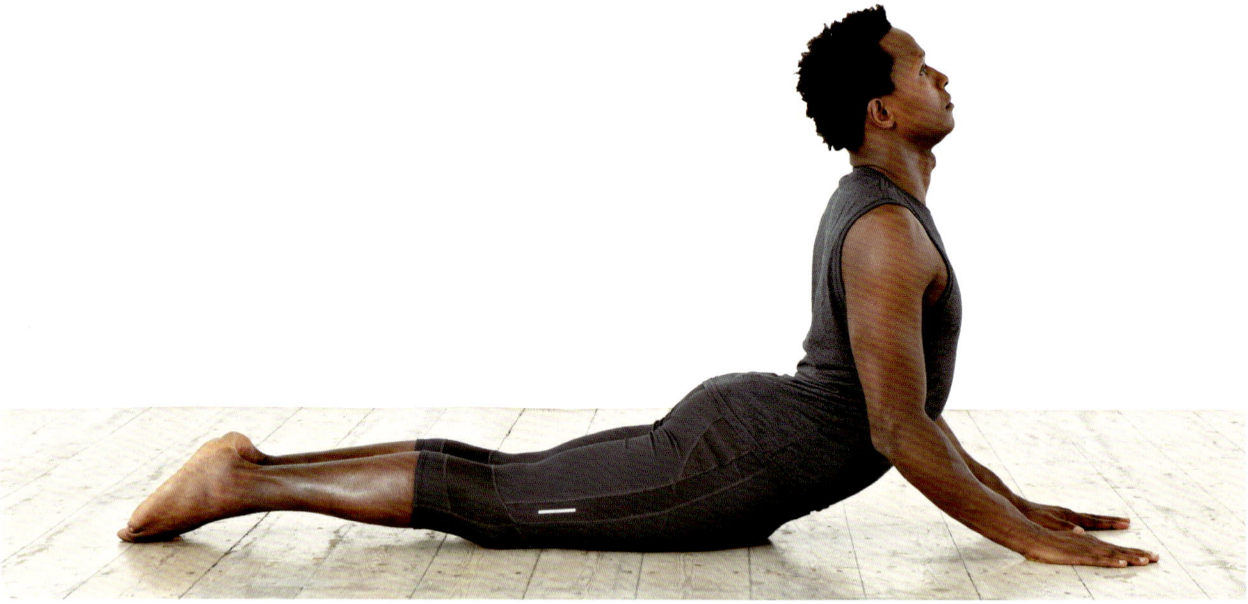

1. 腹ばいに横になり、両脚をまっすぐ伸ばして、足の甲を床につけます。両手を肩の下の床に広げます。肘を肋骨の脇に保ちます。息を吸いながら、両腕をまっすぐに伸ばしていき、胸を持ち上げますが、恥骨と腿は床につけておきます。

2. 肩甲骨を背中に引きつけます。前部肋骨を前に突き出さずに、胸骨を持ち上げます。背骨全体を均等に後屈しましょう。楽に呼吸しながら、その姿勢を15～30秒間保ちます。息を吐きながら、力を抜いて床にもどります。

解剖学的作用

上半身

- 脊柱起立筋による脊椎の伸展。
  下部僧帽筋が肩を後ろに引き下げ、大胸筋が胸を開放。
- 上腕三頭筋の働きにより肘が伸展、回内方形筋により前腕が回内。

下半身

- 大臀筋の働きで股関節が伸展と内転、深股関節屈筋が腰筋、恥骨筋、長内転筋を伸張。
- 大腿四頭筋により膝が伸展、ヒラメ筋により足首が底屈。

メリット

- 背骨を強化。
- 胸と肺、肩と腹をストレッチ。
- 臀部を引き締め。
- 腹部の臓器を刺激。

注意

- 背中に損傷がある場合はやらないこと。
- 妊娠中はやらないこと。

スーリヤ・ナマスカーラ Surya Namaskara

太陽礼拝

スーリヤは太陽を意味し、古代には霊的意識の象徴であり、毎日拝まれていました。
ナマスカーラはあいさつという意味です。
スーリヤ・ナマスカーラ(「太陽礼拝」)はダイナミックなひと続きのアーサナで、
体をウォームアップし、筋肉と関節と内臓をストレッチし、調整し、緩めるための効果的な方法です。

太陽礼拝は身体に効果があるだけでなく、より深い気づきを誘発し、実践者にとって霊的悟りの準備になります。太陽礼拝は本質的に、アーサナ、プラーナーヤーマ、マントラ、そして瞑想からなる完璧な行法です。シークエンスを構成する12のアーサナ（次ページ参照）はプラーナ・エネルギーを生み出し、それが体内の霊的経路を活性化します。安定したリズミカルなシークエンスは、宇宙のリズム――24時間で1日の周期、占星術の暦、人体のバイオリズム――に対応しています。

いつ実践するか

スーリヤ・ナマスカーラを実践するのにお勧めなのは、日の出の時刻です。体内のピンガラー・ナーディーを流れる太陽エネルギーが活性化し、定期的な実践によって、このナーディーが整えられて、心身両レベルでのエネルギー系のバランス、さらには、より充実してエネルギッシュに生きている感覚につながります。

スーリヤ・ナマスカーラを完全に丸1周するには、まず12の段階を右側で（ピンガラー・ナーディーを活性化するため）、ステップ4は右足を後ろに、ステップ9は右足を前に踏み出して行い、次にもう一度12段階をすべて、ステップ4で左足を後ろ、ステップ9で左足を前に踏み出して行います。集中力を高めるため、あるいは瞑想目的のためには、左側から始めてもかまいません。

ほかのアーサナを行う前に、少なくとも2周、最大12周を行うべきです。そうすれば、ほかのアーサナ実践のために十分に体の準備が整います。特殊なケースでは、浄化のために108周行うことがあり、現代社会では、慈善目的の資金を集めるために、しばしば個人がスポンサーの支援を受けます。

従来、スーリヤ・ナマスカーラの12ステップそれぞれに1つのマントラが割り当てられていて、各ラウンド中に唱えることもできます。

1. オーム　ミトラヤ　ナマハ(万物の友に)
2. オーム　ラヴァエー　ナマハ(光り輝くものに)
3. オーム　スーリヤーヤ　ナマハ(闇を晴らすものに)
4. オーム　バーナヴェー　ナマハ(天照らすものに)
5. オーム　カガーヤ　ナマハ(万物に広がるものに)
6. オーム　プシュネー　ナマハ(力を与えるものに)
7. オーム　ヒランヤガルバーヤ　ナマハ
(素晴らしい宇宙の自己に)
8. オーム　マリーチャエー　ナマハ(暁の神に)
9. オーム　アディティヤー　ナマハ
(宇宙の母、アディティの息子に)
10. オーム　サヴィトレー　ナマハ(創造主に)
11. オーム　アルカーヤ　ナマハ
(賛美と栄光にふさわしいものに)
12. オーム　バスカラーヤ　ナマハ(悟りへと導くものに)

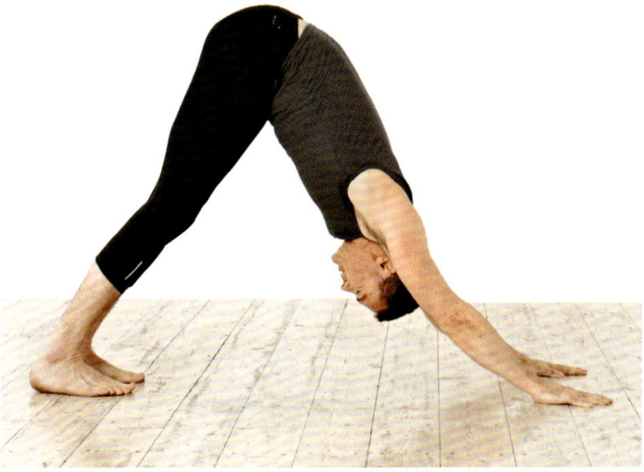

スーリヤ・ナマスカーラには12のステップがあります。各ポーズは前のポーズから続いていて、流れるようなダイナミックなシークエンスをつくり、体にアーサナ実践の準備をさせます。

呼吸の技

私たちが毎日実践するハタ・ヨーガは、1万年以上前にインドなどで栄えたタントラ文明の一部として生まれました。2000年前、アーサナはパドマーサナ（蓮華座）やシッダーサナなど、少数の座位のポーズでした。座を意味するアーサナという用語は、これらのポーズに由来しているのです。アーサナは時とともに進化・拡大し、現在では、体を強くして柔軟性を高める目的で、体を伸ばしたり、曲げたり、ねじったり、反転させたりするポーズが数えきれないほどたくさんあり、形而下の存在の領域からもっと微細な領域への旅へと、私たちをいざなってくれます。

プラーナーヤーマ

呼吸と神経電流、そして内面のプラーナ（生命力）の制御には、密接な関係があります。プラーナーヤーマは、ヨーギが自分個人の体内にある、全宇宙の本質を認識しようと努め、宇宙のあらゆる力を獲得しようと試みるための手段です。

スワミ・シヴァナンダ

プラーナーヤーマという言葉は、2つの要素で成り立っています。プラーナは、万物の内部に存在する必須のエネルギー（生命力）であり、アヤーマは拡張または上昇と定義されます。したがってプラーナーヤーマは、生命力の拡張または上昇を意味します。それはつまり、通常の限界を超越するためにプラーナを整えることなのです。そのためには吸息、止息、呼息を意識的に制御する必要があります。プラーナーヤーマの実践によって、私たちは最適な健康を回復・維持し、心を制御するために、プラーナを引っ張って導くのです。

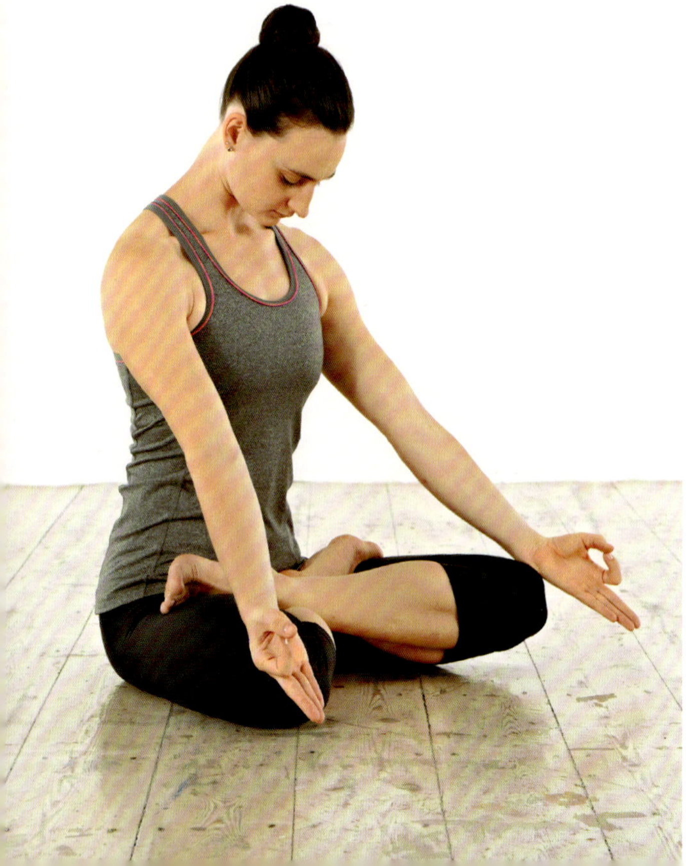

プラーナーヤーマの目的は、体と心と知性を浄化するための門であり、あらゆる動物の生命を維持するために不可欠な、呼吸系の機能を向上させることです。食べ物や水がなくても、私たちは2～3日生き延びられますが、呼吸が止まったら命も止まります。呼吸は体内のあらゆる細胞の活動に影響し、さらに重要なこととして、脳の能力と密接に関連していて、活力と知覚を促し、知力を研ぎ澄まします。効率的な呼吸は循環系の機能を高めます。それがないと、消化と排泄の作用が弱まり、毒素がたまり、病が全身に広がります。プラーナーヤーマの定期的な実践は血行の維持にも役立つので、神経、脳、脊髄、心筋の調子を整え、その能力を維持できます。

呼吸系は意識と潜在意識をつなぐ架け橋であり、心の状態と呼吸の間には明確な関係があります。人が興奮したりストレスを感じたりすると呼吸は速くなり、リラックスすると深く穏やかになります。呼吸を制御することで、私たちは自分の存在の状態をコントロールできるのです。定期的なプラーナーヤーマの実践は肺を強め、肺活量と酸素摂取量を増やします。

平均すると、人間は1分間に15回呼吸します。息を吸うたびに酸素が体内に引き込まれ、栄養素から燃料への変換が誘発されます。そして新鮮な酸素を含んだ血液が、動脈によって心臓の左側から送り出されます。心臓は平均毎分70回鼓動し、体内のすべての細胞に血液を送り出し、生命のもとである酸素を補給します。息を吐くたびに、静脈血内の二酸化炭素その他の毒素が放出されます。この処理には肺が不可欠の役割を果たしていて、プラーナーヤーマは肺を細菌性の病気から守り、血液とリンパ液の循環を高めます。

ほとんどの人はまずアーサナの実践からヨーガに入りますが、体内のプラーナ・エネルギーの流れを促進するプラーナーヤーマを取り入れることは、バランスの取れたハタ・ヨーガ行法の要です。

プラーナーヤーマは痛み、緊張、そして病を消し去るのに役立ちます。呼吸法の律動性は腺の機能を高めます。呼吸は酸素とグルコースの燃焼を促し、筋肉の収縮、腺からの分泌、そして精神の働きを作動させるエネルギーを生み出します。さらに呼吸法は、心を落ち着け、それによって魂のバランスを取ります。それがひいては健康を約束し、神経系を浄化します。ひとたび神経系と感覚が調和すると、欲求や欲望は小さくなります。

吸う息は長く、深く、リズミカルで、均等でなくてはなりません。空気に含まれるエネルギーのもととなる材料が、肺の細胞に浸透し、生命を活性化します。息を止めることによって、私たちはエネルギーを十分に吸収し、血液の循環を経由して系全体に分配します。吐く息は毒素を除去し、息を吐いて止めることによってストレスと緊張が取り除かれます。

これらのステップのうち最も重要なのはクンバカ、すなわち止息ですが、それを実行するためには、呼吸の過程を調整しなくてはなりません。これは徐々に行う必要があります。プラーナーヤーマ実践の初期段階では、肺と神経系にクンバカの準備をさせるために、吸息と呼息に重点を置きます。

プラーナーヤーマは、呼吸を使ってナーディー内のプラーナの流れに影響をおよぼし、エネルギー体であるプラーナマヤ・コーシャのエネルギー経路を浄化し、整え、刺激します。それが身体および精神の安定につながります。プラーナマヤ・コーシャとそのプラーナ（p.67参照）は、ライフスタイルに大きく影響されます。運動、仕事、睡眠、飲食、そして性交渉はすべて、体内のプラーナの動きと分配に影響しますし、感情やストレス、悪い生活習慣もまたしかりです。プラーナの流れの不整は、臓器と四肢の活力喪失につながり、ひいては病気を引き起こすおそれがあります。プラーナーヤーマはこの過程を逆転させ、プラーナマヤ・コーシャ内のプラーナにバランスを取りもどさせ、再活性化します。

ヨーガの呼吸法

技法は基本的に4つのパートからなっています。

プラカ——吸息

アンタラ・クンバカ——吸息後の止息

レチャカ——呼息

バーヒャ・クンバカ——呼息後の止息

実践のための一般的な注意

呼 吸

指示がないかぎり、つねに鼻で呼吸すること。鼻孔をきれいにするために、定期的にジャラ・ネーティ（p.69参照）を実践しましょう。

いつ実践するか

プラーナーヤーマに最適の時間は早朝、体が元気で心が自由なときです。毎日同じ時間、同じ場所で、15分以上実践するよう心がけてください。伝統的にプラーナーヤーマはアーサナの後、瞑想の前に実践されますが、アーサナの前にプラーナーヤーマを行う流派もあります。

どこで実践するか

静かで、清潔で、十分に換気されていて、隙間風のない部屋を選びましょう。暑くなりすぎるのを防ぐため、直射日光の下では実践しないこと。

座る姿勢

床か、畳んだ毛布か、クッションの上に座ります。背骨をまっすぐに、床と垂直に保ちます。体が安定して呼吸を妨げないよう、楽な姿勢でいることが大切です。お勧めの姿勢としては、パドマーサナ（p.142参照）、シッダーサナ、スカーサナ（p.141参照）だけでなく、ひざまずく、イスに座ることも挙げられます。

消 化

プラーナーヤーマは胃を空っぽにして実践しなくてはなりません。食事から少なくとも2時間は空けてください。満腹だと横隔膜に圧力がかかり、呼吸の深さに影響するおそれがあります。

禁 忌

病気にかかっている場合、プラーナーヤーマを実践してはいけません。妊娠中は、長い止息や腹部を収縮させる深く強い呼吸は避けましょう。

アーサナの実践と同じように、能力の向上を急ぎすぎないことが大切です。経験豊かな指導者のアドバイスにしたがいましょう。止息は無理のない範囲で行います。肺は繊細な臓器なので、必要以上の負担をかけてはいけません。同様に、無用な力は精神面・情緒面に害をおよぼすおそれがあります。

プラーナーヤーマの実践

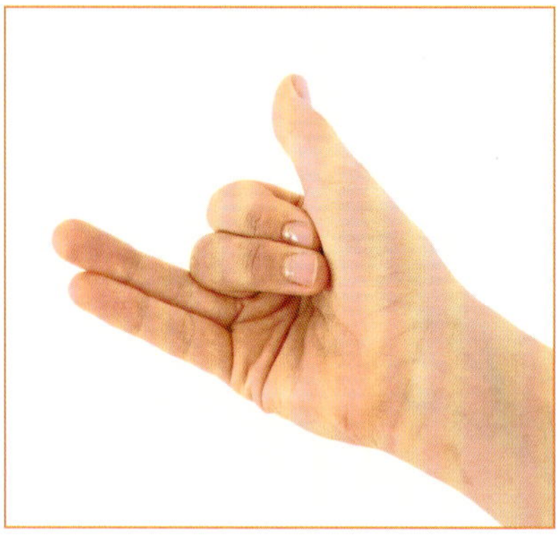

1

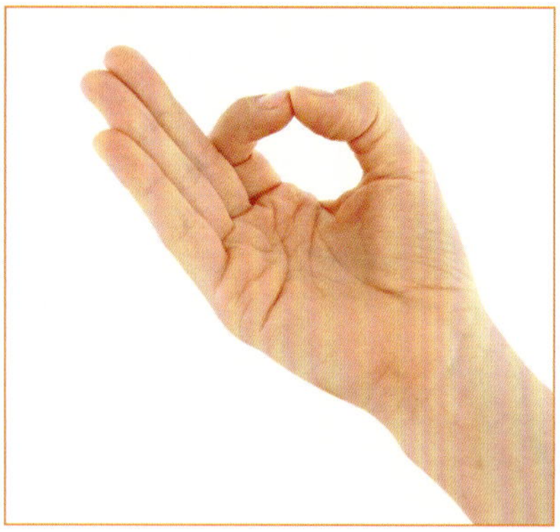

2

プラーナーヤーマの間は、右手をヴィシュヌ・ムドラー**(1)**、左手をジュニャーナ・ムドラー**(2)** に結びます。ヴィシュヌ・ムドラーの親指は右の鼻孔を閉じるのに使い**(3)**、薬指と小指は左の鼻孔をふさぐのに使います **(4)**。止息(クンバカ) の間、親指、薬指、小指を使って両方の鼻孔をふさぎます**(5)**。

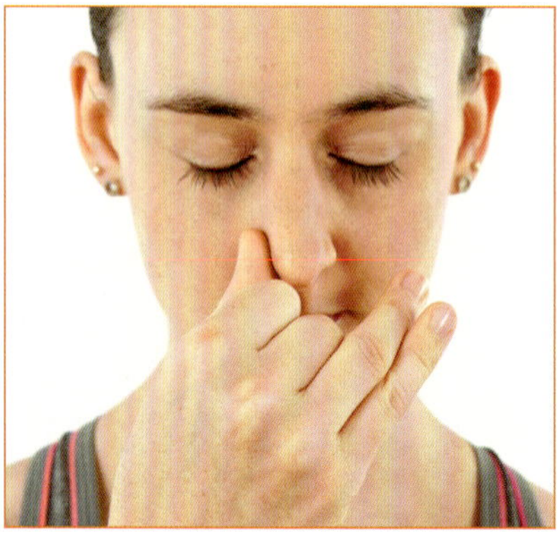

3

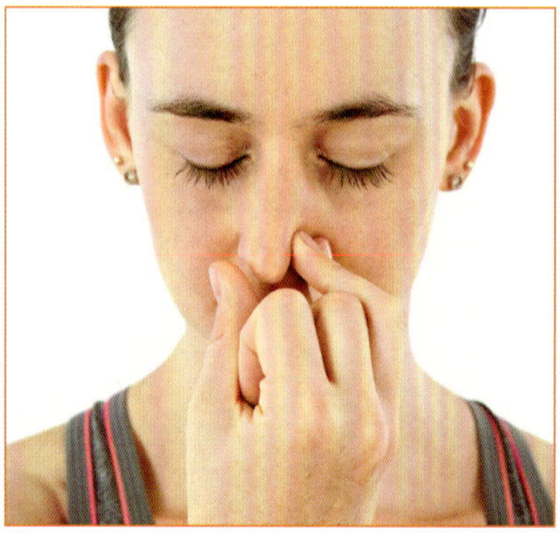

4

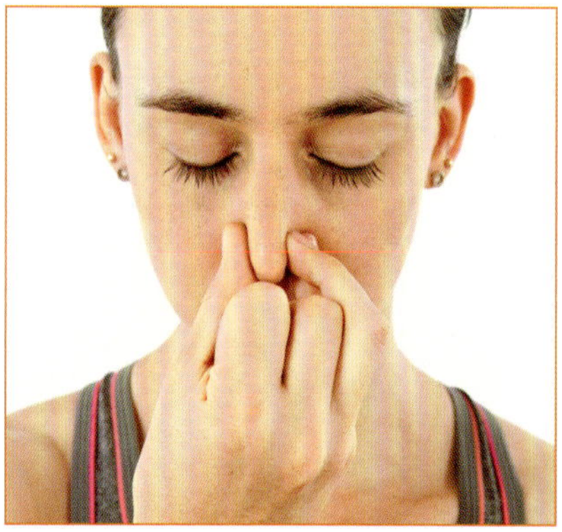

5

クンバカなしの
ナーディー・ショーダナ・プラーナーヤーマ

止息なしの交互鼻呼吸

ナーディー・ショーダナはナーディーと霊的経路を浄化するために使われます。息を止める必要はないので、心臓に問題がある人や高齢者にお勧めです。右手をヴィシュヌ・ムドラー、左手をジュニャーナ・ムドラーにして、自分の能力に応じて左の鼻孔からゆっくり息を吸います。薬指で左の鼻孔を閉じて、すぐに親指を放して右の鼻孔を開きます。息を吐き、吸い、そして右の鼻孔を閉じて、左の鼻孔から息を吐きます。これで1周です。

クンバカを入れた
ナーディー・ショーダナ・プラーナーヤーマ

止息を入れた交互鼻呼吸

右手をヴィシュヌ・ムドラー、左手をジュニャーナ・ムドラーにします。右手親指で右の鼻孔を閉じ、ゆっくり左の鼻孔から息を吸います。次に右手薬湯部で左の鼻孔を閉じ、両方の鼻孔を閉じて、息を吸ったまま止めます。右の鼻孔を開き、ゆっくり息を吐きます。右の鼻孔から息を吸ったあと、右手親指でそれを閉じ、息を止め、右の薬指を放して左の鼻孔を開き、左の鼻孔から息を吐きます。これで1周したことになります。

これを毎日15分以上、実践します。最初の1カ月は、吸息(プラカ)で6数え、止息(クンバカ)で4数え、呼息(レチャカ)で6数えます。次の月は8-8-8に増やします。

メリット　この実践は全身に酸素を行きわたらせます。血液を浄化して、毒素を除去し、脳を刺激して効率的に機能させ、集中力を高め、ストレスを軽減し、活力を強めます。

禁忌　息を止めるということは、このエクササイズは心臓病の患者には勧められないということです。

カパラバーティ

このエクササイズをプラーナーヤーマとする人もいれば、クリヤー(p.68参照)と考える人もいます。2回ふつうに呼吸してから、ゆっくり息を吸い、強く吐いて、腹部を背骨のほうに引っ込めます。吸息よりも2～3倍速く息を吐きます。呼息の力により吸息は受動的になります。

初心者は能力に応じて呼息10回または10回を3周から始めて、徐々に1分に120回(以下)の呼息を最大2分間まで増やしましょう。カパラバーティのあと、無理のない範囲で息を止めます。止息の間はジャランダーラまたはムーラのバンダを用います(初心者が実践できるのはアシュヴィニー・ムドラーのみ、p.227参照)。

メリット　強制的な呼息は肺下部からよどんだ空気を一掃し、新鮮で酸素豊富な空気が系全体を浄化するための空間をつくります。このエクササイズは心を刺激し、高揚感を生み、集中力を高め、神経系のバランスと強化を実現し、消化器を調整します。

禁忌　心臓病または高血圧の患者、あるいは妊婦は実践しないこと。

交互鼻呼吸のカパラバーティ

カパラバーティと同様、このエクササイズには力強い呼息と直後の受動的吸息が必要です。右手をヴィシュヌ・ムドラーにします。右手の親指と薬指を使って鼻孔の開閉をコントロールします。まず左の鼻孔から息を吸い、次に右の鼻孔から勢いよく吐きます。そのあと右の鼻孔から受動的に息を吸い、左から強く吐きます。これで1周です。

続けて15秒間、またはゆっくり10周、交互鼻呼吸を行い、最後に左の鼻孔から息を吐きます。両方の鼻孔で息を吸い、息を止めます。ジャランダーラとムーラのバンダを行い、楽にできる間だけ保持し、意識をへその領域に集中させます。最後にゆっくり右の鼻孔から息を吐きます。

注

以下の技法で使われているヴィシュヌ・ムドラーとジュニャーナ・ムドラーの説明はp.224のハスタ・ムドラーを、各種バンダはp.222を参照。

バストリカ

ふいご呼吸

バストリカはふいごを意味し、このエクササイズでは、吸息も呼息もふいごのように活発で、熱を生み出します。他のタイプのプラーナーヤーマはすべて、吸息がリズムを決めるのに対し、バストリカでは呼息がペースを決めます。このエクササイズはカパラバーティに似ていますが、吸息でも呼息でも力を使い、肺を安静時換気量より大きく拡張したり、小さく収縮したりします。

両方の鼻孔から同じスピードで力強く息を吸ったり入ったりして、徐々にスピードを速めます。言ってみれば鼻をクンクン鳴らす犬のように、できるだけ早く呼吸します(初心者はこれを20秒間行い、徐々に最長2分まで延ばします)。息を吸って、楽にできる間だけ息を止め、ジャランダーラとムーラのバンダを行います。締めつけを解き、両方の鼻孔からゆっくり息を吸います。

メリット　急速な肺内の換気と血流の酸素と二酸化炭素の交換が代謝率を刺激し、それが熱を生み、毒素を一掃します。バストリカは消化系を調整し、神経系のバランスを取って力を強め、平静と集中(エカグラタ)を生み出します。

禁忌　心臓病患者、高血圧の人、および妊婦は実践しないこと。

チャンドラ・スーリヤ・クンバカ・プラーナーヤーマ

月と太陽の止息

このかたちの交互鼻呼吸はアヌローマ・ヴィローマとも呼ばれています。左の鼻孔はイダー・ナーディー、チャンドラ(月)の経路とも呼ばれます。右の鼻孔はピンガラー・ナーディー、スーリヤ(太陽)の経路です。したがって、月と太陽の止息のプラーナーヤーマと名づけられています。チャンドラ・スーリヤ・クンバカ・プラーナーヤーマの実践を繰り返すことで、多くの熱が生まれます。

始めと終わりは優勢の鼻孔を使いましょう。両方の鼻孔が同じくらい活発な場合は、左から吸います。左手をジュニューナ・ムドラー、右手をヴィシュヌ・ムドラーにします。右手を上げ、親指を右の鼻孔の脇に、薬指と小指を左の鼻孔の脇に持ってきます。親指で右の鼻孔をふさぎながら、左の鼻孔から息を吸って、4数えます。両方の鼻孔を閉じて息を止め、16数えます。薬指と小指で左の鼻孔を閉じたまま、右の鼻孔から息を吐いて8数えます。次に左の鼻孔を閉じたまま、右の鼻孔から息を吸って、4数えます。両方の鼻孔をふさいで、息を止めて16数えます。右の鼻孔を閉じたまま、左の鼻孔から息を吐いて8数えます。これで1周です。

初心者の場合、数える数を4-2-4にします。中級の実践者は、最初の1カ月は6-4-6、2カ月目は3-12-6に延ばします。短時間の止息に締めつけは行いません。

正しい比率は実は1対4対2（止息は吸息の4倍、呼息は吸息の2倍の長さ）です。3-12-6まで進んだら、ジャランダーラ・バンダとムーラ・バンダを使って胴体を封印します。3-12-6が易しいと思うようになったら、4-16-8に増やし、さらに5-20-10まで増やします。実践を積むと、6-24-12や7-28-14まで到達する可能性があります。指導者のアドバイスにしたがって、自分の能力に応じてだんだんに間隔を延ばしましょう。

メリット　このエクササイズは呼吸の自然なリズムを回復させ、体内を流れるプラーナのバランスを取ります。最終的に、中央のナーディーであるスシュムダーをプラーナが上昇することになります。

スクハ・プールヴァカ・プラーナーヤーマ

簡単で楽な呼吸法

チャンドラ・スーリヤ・クンバカの簡易バージョンで、心を落ち着けてリラックスするために考えられたものです。右手をヴィシュヌ・ムドラーにして鼻孔の開閉を行います。左の鼻孔から息を吸い、できるだけ長く息を止めて、心のなかでオームを繰り返したあと、ゆっくり右の鼻孔から息を吐きます。右の鼻孔から息を吸い、できるだけ長く息を止めて、ゆっくり左の鼻孔から息を吐きます。止息の間、鼻孔を閉じておく必要はないので、手は膝の上に置いてかまいません。これを一度に15分間実践してみましょう。

ウジャイー

サンスクリット語のウジャイーは「勝利」あるいは「成功につながるもの」を意味します。ウジャイーは微細な心の状態につながるので、よく霊的呼吸と言われます。このプラーナーヤーマの加熱効果は神経系を落ち着かせ、心を穏やかにします。開かれた胸によって肺が十分に拡張します。この呼吸では、声門で喉の奥が部分的に閉じられることによって、喉から穏やかな柔らかい音が出ます。

息を吸い、胸を持ち上げて、肛門を引き締めながら（アシュヴィニー・ムドラー）、2秒間息を止めます。意識的に喉を少し収縮させて空気を押し出して、息を吐きます。ウジャイー呼吸は、たいがいのポーズを取る間も、一連のヴィンヤサを行う間も、実践することができます。2秒後、再びこのプロセスを行い、最大12回繰り返します。

メリット　ウジャイーは肺に空気を入れ、神経系を静めて調整します。痰を取り除き、胸の痛みを和らげます。

禁忌　生まれつき内向的な人には勧められません。

プールナ・ウジャイー

完全なウジャイー

このプラーナーヤーマは、両方の鼻孔から息を吸いますが、喉の奥を声門で部分的にふさいで、喉から音を出します。息を止めている間、胸を持ち上げ、背筋を伸ばしてジャランダーラおよびムーラのバンダを行います。楽にできる間だけ息を止めます。これは体を温めるプラーナーヤーマなので、息を吐く鼻孔は冷却効果のある左に限定され、ヴィシュヌ・ムドラーにした右手の親指で右の鼻孔を閉じておきます。息を吐いた後は止息を行いません。

メリット　肺活量を増やし、下方のチャクラを刺激します。

禁忌　心臓病を患っている人や妊婦には勧められません。

スーリヤ・ベーダ・クンバカ・プラーナーヤーマ

ベーダは「壊すもの」という意味です。右手をヴィシュヌ・ムドラーにして、左の鼻孔を右の薬指で閉じ、右の鼻孔から息を吸います（このエクササイズでは、つねに右の鼻孔から吸って、左の鼻孔から吐きます。太陽を意味するスーリヤは、ピンガラー・ナーディーの経路である右の鼻孔を指します）。次に右の親指と薬指で両方の鼻孔を閉じて、楽にできる間だけ息を止め、ジャランダーラおよびムーラのバンダを行います。右の薬指を左の鼻孔から放し、締めつけを解いて、息を吐きます。初心者は2～3周から始めて、だんだんに5～10分まで延ばしていきます。

メリット　右の鼻孔だけで息を吸うことによって熱が生じ、消化の火（アグニ）が高まり、プラーナの流れを妨げる不純物が取り除かれます。このエクササイズはとても刺激的で、心を機敏にし、倦怠感を取り除きます。低血圧の人にお勧めです。

禁忌　心臓病やてんかんを患っている人や妊婦には勧められません。

ブラーマリーで生じるハミング音は心を落ち着かせますが、耳を閉じるときは十分に注意してください。傷つきやすいので、外耳道に指を突っ込まないこと。

プラーヴィニー

プラーヴィニーは「浮かぶ」という意味です。このプラーナーヤーマを行うと浮くことができるので、溺れる危険があるときに、とくに役立ちます。胃が完全にいっぱいになるまで、少しずつ素早く空気を飲みこみます。プラーヴィニーはクリヤー（p.68参照）でもあります。

ブラーマリー

ブラーマリーは「ハチ」を意味し、このプラーナーヤーマの名前は、実践することで生まれる音が雌のミツバチが立てる音と似ていることに由来します。その音が意識を内側に向けることによって、瞑想状態を引き起こします。

人差し指以外の指をすべて手のひらのなかに折りたたみ、曲げた腕を上げ、肘を後ろに引き上げて、外耳道への入り口を人差し指の指先でそっとふさぎます（回復不能な傷をつけてしまうおそれがあるので、指を外耳道の奥に押し込みすぎないようにしてください。このエクササイズは外耳道の入り口をふさがないで行うこともできます）。息を吐き切ってから、息を吸って肺を満たします。鼻から息を吐きながら、唇を閉じて高いハミング音を立てます。目を閉じて、心の目を額の後ろ、眉間に集中させます。3周以上、大きな音と長い呼吸で行って、1点集中を促します。

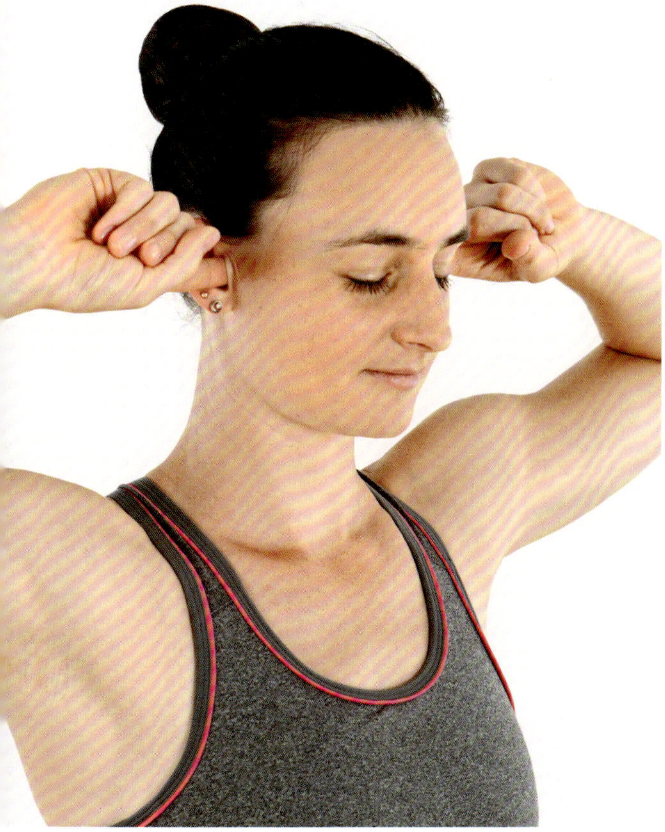

メリット　音の振動には神経系を静める効果があるので、不安やストレスにお勧めです。声の質も高め、喉の病気の治療にも役立ちます。

禁忌　耳の感染症を患っている人には勧められません。

シータリー

これは冷却効果のあるプラーナーヤーマで、他とは違って鼻からではなく口から息を吸います。

舌を少し突き出し、両側を上に丸めます。その周囲で唇を丸めます。その舌をストローのように使って、口から息を吸います。次に口を閉じ、舌を口蓋上部に持っていき、そこに当てたまま、舌がもたらす冷たさに集中します。静かに両方の鼻孔から息を吐きます。冷たさの感覚が消えたと思った瞬間、再び丸めた舌から息を吸います。3～5回、あるいは必要なだけ繰り返します。

メリット　このエクササイズは体と心を冷やし、食欲を制御して飢えと渇きを緩和すると考えられています。血圧を下げ、心と筋肉をリラックスさせ、眠りを誘うのに役立ちます。

禁忌　低血圧または呼吸器障害を患っている人には勧められません。冬季や寒い気候帯に住んでいる場合はやらないこと。

シートカリー

シータリーと同様に冷却効果のあるプラーナーヤーマで、鼻からではなく口から息を吸います。目を閉じ、唇を開き、歯を閉じます。舌先を口蓋に押しつけながら、ゆっくり口から息を吸い、シューという音を立てます。できるだけ長く息を止め、鼻からゆっくり吐きます。3～5回、あるいは必要なだけ繰り返します。

メリット　このエクササイズは体と心を冷やし、食欲を制御して飢えと渇きを緩和すると考えられています。血圧を下げ、心と筋肉をリラックスさせ、眠りを誘うのに役立ちます。歯茎と歯の健康維持にもお勧めです。

禁忌　低血圧または呼吸器障害を患っている人には勧められません。冬季や寒い気候帯に住んでいる場合はやらないこと。

バンダ

ヨーガのバンダ（締めつけ）は、生命力を胴体内に閉じ込めて刺激することを目的として、体を操る手法です。バンダによって、プラーナは体内で毒素がエネルギーの流れを妨げている場所に向かうので、プラーナーヤーマの浄化作用が強まります。

バンダは「縛る、結びつける」あるいは「閉じる」という意味です。バンダを用いることで、霊的目覚めのためにプラーナをスシュムナー・ナーティーに向け直すことができます。

実際には4つのバンダがありますが、ふつう言及されるのは3つだけです。ジャランダーラ・バンダは首と脊椎上部を使い、ウッディヤーナ・バンダは横隔膜、胃、腹部臓器の領域に重点を置き、ムーラ・バンダは骨盤体と肛門の領域に集中します。4番目のマハー・バンダは実際には他の3つの組み合わせです（マハーはサンスクリット語で「偉大な」という意味です）。定期的に実践すると、主要なチャクラすべてのプラーナを完全に目覚めさせることができます。

3つのグランティ

グランティは物質的身体、微細体、そしてエネルギー体に存在する霊的な結節と考えられています。プラーナの自由な通り道をつくるために、突き刺して消さなくてはならないところが、チャクラとは違います。グランティを突き刺すのはクンダリニーの力だと言われているので、グランティが消されるには、クンダリニーが上昇する必要があります。この霊的な結節はチャクラの活動も妨げ、スシュムナー・ナーディーを通るプラーナの流れをふさぎます。

3つのバンダは3つのグランティに対応します。ムーラ・バンダはブラフマー・グランティに、ウッディヤーナ・バンダはヴィシュヌ・グランティ、ジャランダーラ・バンダはルドラ・グランティと関係しています。さらにブラフマー・グランティはムーラーダラーおよびスヴァディシュターナのチャクラ、ヴィシュヌ・グランティはマニプーラおよびアナーハタのチャクラ、ルドラ・グランティはヴィッシュッダとアージュニャーのチャクラと、それぞれ対応しています。各グランティが突き刺されると、クンダリニーは対応するチャクラの先に上がることができます。

ムーラ・バンダ

これはハタ・ヨーガで最も重要なバンダです。身体のことを言えば、骨盤底筋を働かせて行いますが、微細なレベルでは、内面に作用してムーラーダーラ・チャクラを活性化し刺激します。基本的には会陰の収縮ですが、肛門括約筋とへそより下の領域も関与します。男性の場合、収縮する範囲は肛門と睾丸の間、女性の場合は子宮頸管の後ろにあります。ムーラ・バンダは肺を満たしても空っぽにしてもできますが、いずれにしても、肛門とへそがくっつくような感じを覚える必要があります。このバンダは、会陰体を分離するのが難しいので、最初は個別に行いましょう。そのあと、他のバンダ、アーサナ、プラーナーヤーマ、ムドラーに組み込むことができます。

ウッディヤーナ・バンダ

サンスクリット語のウッディヤーナは「上に飛ぶ」という意味で、へその領域で始まるこの締めつけは、横隔膜が胃のほうに上がることから、しばしば胃の挙上と表現されます。太陽神経叢とマニプーラ・チャクラを刺激します。この領域は全身のエネルギー分配に影響し、この締めつけを行うことで、最終的にサハスラーラ・チャクラへとつながるスシュムナー・ナーディー

バンダとムドラー

古代のテキストでバンダはムドラー（p.224参照）の一部に分類されています。実際、バンダは通常ムドラーやプラーナーヤーマに組み込まれますが、締めつける動作のおかげでアーサナ実践中にも効果があります。ムーラとウッディヤーナのバンダを特定のアーサナに応用する流派もありますので、現在ではバンダはそれ自体、重要な行法と見なされています。

にプラーナを向けることができます。

ウッディヤーナ・バンダは、胃と膀胱を空にして、座位または立位で行います。まず、息を吐いて肺を完全に空っぽにします。次に腹の力を抜いて喉を閉め、息を吸って胸を持ち上げ、腹部の臓器を胸腔へと引き上げます。息を吐いて締めつけを解きます。これで強い吸引力を感じられます。この実践は消化の火を刺激し、腹部臓器をマッサージして調整し、胴体への血行を強めます。

ジャランダーラ・バンダ

この締めつけは喉の収縮によって行います。ジャランは「網」、ダーラは「流れ」を意味します。この締めつけはナーディー、身体の言葉で言えば首の血管と神経を、コントロールすると言われています。

あごを喉元に押しつけ、胸を引き上げ、最終的にあごを胸につけます。同時に、舌を口蓋に当て、舌先を上の歯の裏につけます。そして飲みこむように声門を収縮させます。この締めつけを行うとき、無理をしてはいけません。

マハー・バンダ

マハー・バンダは内分泌系を調節し、体内の消化作用を減速し、細胞の再生を増やします。初めのうちは、解放される力が大きすぎて手に負えなくなる可能性もあるので、このバンダをやりすぎないようにしてください。

両脚を伸ばして座ってから、左膝を曲げて、かかとの側面が会陰に押しつけられるようにその上に座って、曲げた膝の外側が脇の床に当たるようにします。右膝を曲げて右足を左腿の上、左股関節のそばにのせます（半蓮華座のように）。両手を膝の上に置き、背骨をまっすぐに伸ばし、その長さに沿って深く呼吸します。肺活量の3分の2まで息を吸い、ジャランダーラ、ウッディヤーナ、そしてムーラのバンダを行います。楽にできる間だけ息を止めて、スシュムナー・ナーディーに集中します。そして息を吐き、静かにポーズを解いて、脚を伸ばし、膝をマッサージします。すぐに反対側で繰り返します。つねに背骨はまっすぐに保つこと。

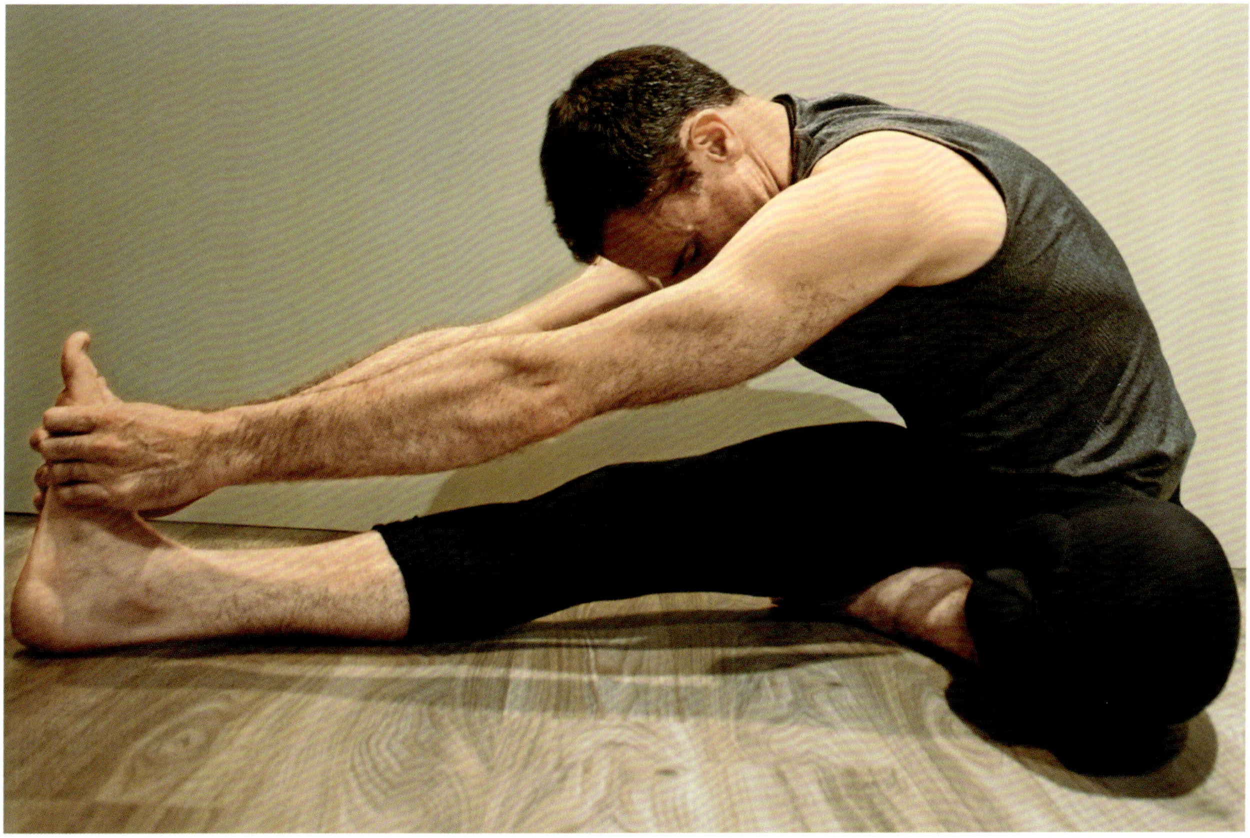

ムドラー

バンダ(締めつけ)がプラーナの上向きの力とアパーナの下向きの力を、へその領域で結びつけるのに対して、ムドラーは封印の役割を果たします。ムドラーとバンダが組み合わさると、電流を扱うのに使われる変圧器とスイッチのような働きをします。

一般に「印」と訳されるムドラーは、「仕草」や「態度」という意味もあります。ムドラーは、意識と集中を深めることを目的とした微細な体の仕草です。ムドラーには、ハスタ、マナ、カーヤ、バンダ、アダーラの5種類があります。全身を使い、アーサナ、プラーナーヤーマ、そしてバンダと組み合せるムドラーもありますが、ほとんどは手と指で行います。

アーサナ、プラーナーヤーマ、バンダの実践が熟練レベルに達すると、体が生成してナーディーとチャクラを通るプラーナが増えます。このプラーナは通常、体から逃げて大気中に消散してしまいます。そこでムドラーの上級テクニックが導入されるのです。ムドラーはプラーナの方向を変えるバリアーのような役割を果たし、プラーナが逃げていくのを阻止して、より深い集中の状態を誘発し、クンダリニー覚醒の可能性を高めます。

ムドラーはそれぞれ異なる影響を体と心とプラーナにおよぼします。これらの仕草の不変性と反復性は、脳の原始的な部分から生じる本能的で無意識の習慣的パターンを壊すことを目的としています。

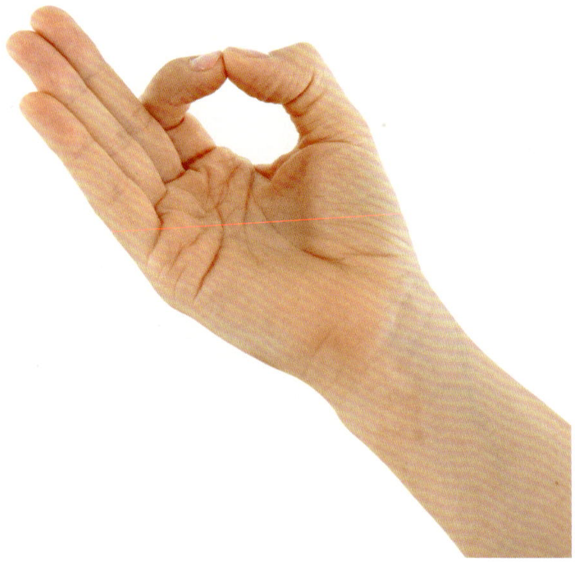

多くの彫像に見られるジュニャーナ・ムドラーは、知恵の印です。この仕草が膝の上に手の甲を置いて行われるとき、チン・ムドラーと呼ばれます。

ハスタ・ムドラー

ハスタ、すなわち手のムドラーは瞑想的で、手から逃げていくプラーナを体内にもどすことを目的としています。手のムドラーはアーサナ実践中にも使われます。たとえば、カリ・ムドラーは三日月のポーズ(p.204参照)で行われます。

ジュニャーナ・ムドラー

知恵の印

人差し指と親指の指先を触れ合せて輪をつくり、他の指は伸ばします。このムドラーはエネルギーを閉じ込めるのに役立ち、多くの伝統的なアーサナで用いられるほか、プラーナーヤーマ(p.214参照)および瞑想の実践中に、しばしば片手か両手で結びます。他の3本の指は意識の3つの状態、すなわち覚醒、夢を見ている睡眠、そして夢のない深い睡眠を表していると考えられています。人差し指は個々の意識を表すのに対し、親指は至高の意識を表します。2本が触れて輪をつくるとき、それは自己認識の超意識状態(トゥーリヤ)を表します。

チン・ムドラー

知識の印

チンは「意識」を意味するチットの派生語です。したがってチン・ムドラーは意識の仕草です。ジュニャーナ・ムドラーと同じように行いますが、手のひらを上に向けて手の甲を膝の上に置くところだけが違います。これはヨーガにつながる究極の合一を象徴しています。このハスタ・ムドラーは座位の集中や瞑想(p.226参照)の最中につねに両手で行います。

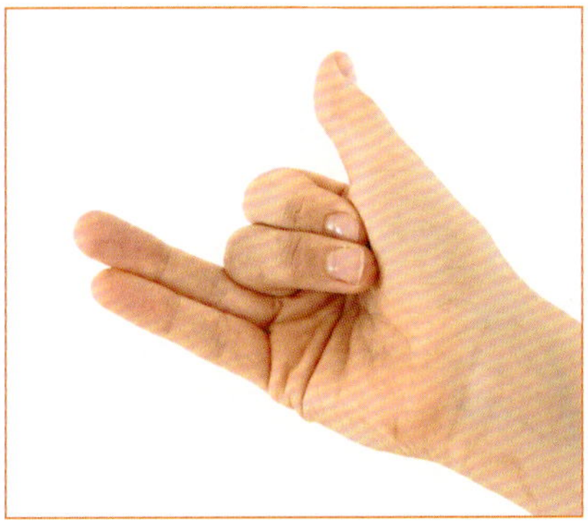

ヴィシュヌ・ムドラー

この仕草は通常、一部のプラーナーヤーマのために右手で行います。人差し指と中指を手のひらの中央に折りたたみます。この２本を鼻に触れさせないこと。人差し指は自我を、中指は知性を表し、どちらも霊的成長を妨げるのです。手のひらが口のほうに向き、親指は右の鼻孔をふさぐのに使われ、薬指と小指は左の鼻孔をコントロールします。

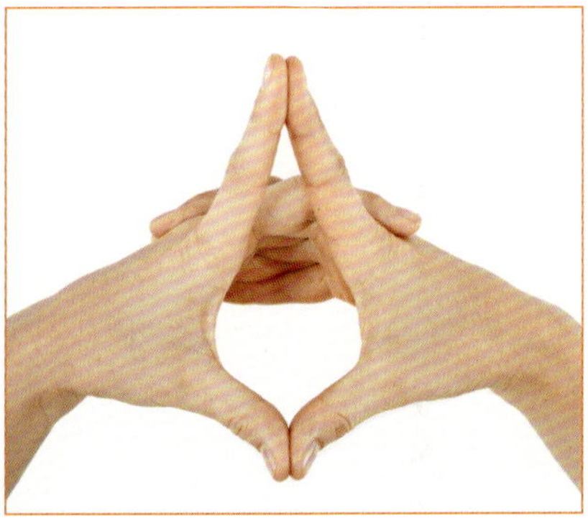

ヨーニ・ムドラー

ヨーニは「子宮」を意味し、このムドラーは創造の源に固有の原始エネルギーを呼び覚ますと信じられています。指を体と反対方向に向けて手のひらを合わせます。中指、薬指、小指は組み合わせますが、人差し指と親指はまっすぐにしておきます。そして親指を体のほうに向けましょう。これで集中力が高まります。人差し指と親指の指先を合わせると、プラーナの流れが強まります。

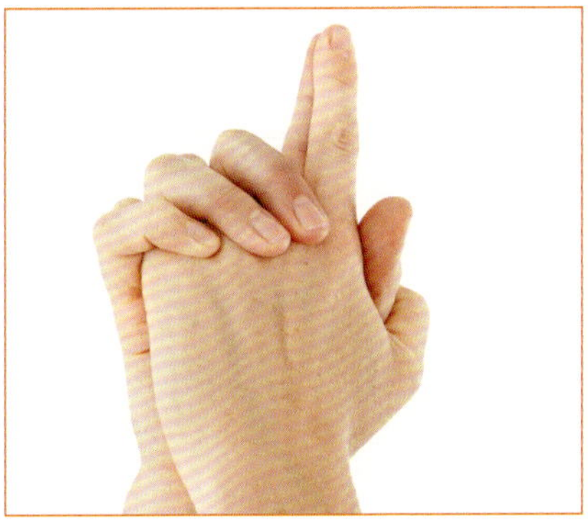

カリ・ムドラー

カリ・マーはヒンドゥー教の破壊と再生の女神です。新しい命や考えが生まれて成長する機会をつくるには、しばしば古いものを壊さなくてはなりません。カリ・ムドラーは、アーサナの実践中に肩と胸を開いて伸ばすのに役立ちます。腕をまっすぐにして、両手のひらを合わせて指を組み合わせてから、人差し指を伸ばして押し合わせます。

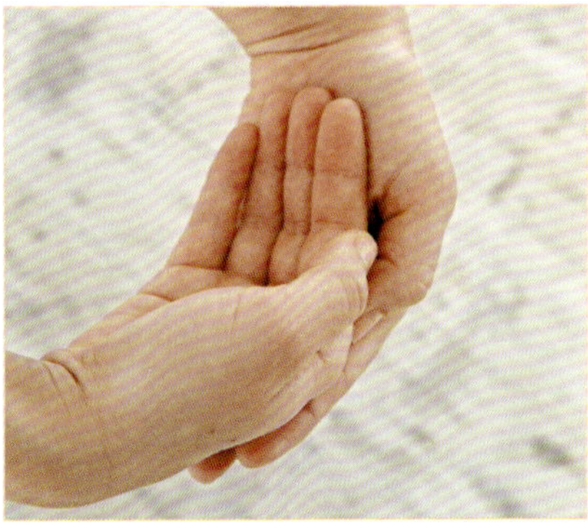

バイラヴァ／バイラヴィ・ムドラー

荒々しい、または恐ろしい印

瞑想のための楽に座った姿勢で、手のひらを上にして、右手を左手の上に重ね、両手を腿の上に置きます。これがバイラヴァ・ムドラー、男性形です。左手を右手の上に置くと、女性形のバイラヴィ・ムドラーになります。２つの手はイダーとピンガラーのナーディー、そして個人と至高の意識の合一を表しています。

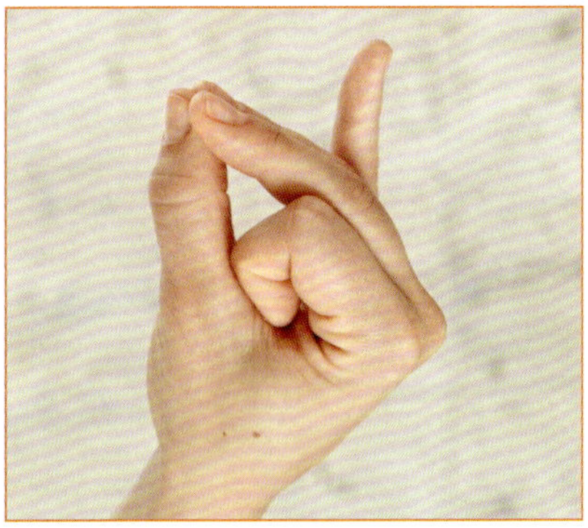

フリダヤ・ムドラー

心臓の仕草

このムドラーは、プラーナの流れを手から心臓の領域に向けます。楽な瞑想の姿勢で座り、手のひらを上にして膝の上に置きます。人差し指を親指の付け根に向けて折り曲げます。次に中指と薬指を親指の指先に合わせて、小指はまっすぐに保ちましょう。中指と薬指は心臓につながるナーディーに相応し、親指はプラーナの回路を閉じて、プラーナの流れを手からナーディーへと向けます。このムドラーは感情的につらいとき、抑圧された感情を解き放つために実践することができます。

ムドラーには５種類あります。
ハスタ、すなわち手のムドラー
マナ、すなわち頭のムドラー
カーヤ、すなわち体位のムドラー
バンダ、すなわち締めつけのムドラー
アダーラ、すなわち会陰のムドラー
スヴァートマーラーマが15世紀に著した古典的論文であり、ハタ・ヨーガについての現存する最古のテキストとされている『ハタ・ヨーガ・プラディーピカー』には、23のムドラーが挙げられています。本書では、とくに一般的に使われている、またはよく知られているムドラーを取り上げています。

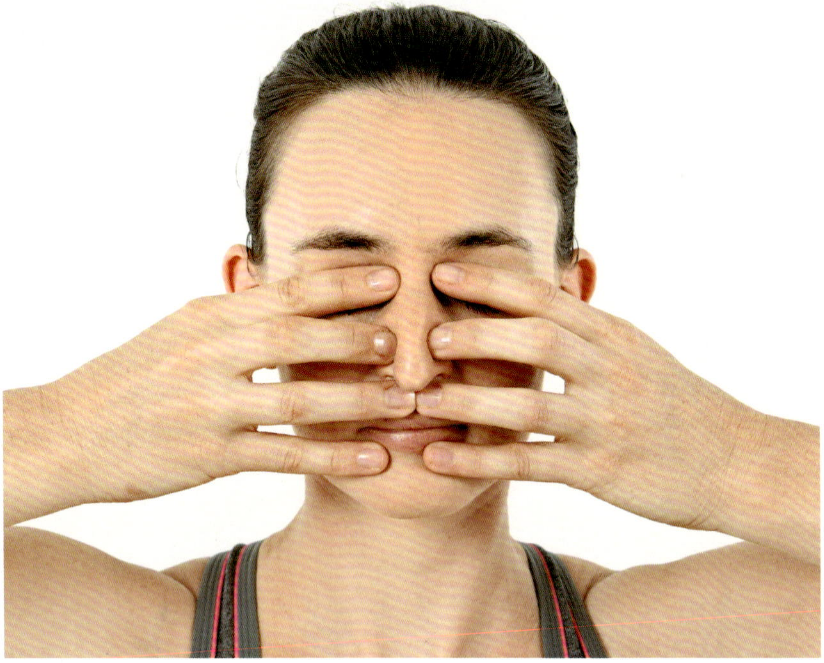

目、耳、口を物理的に閉じることで、シャーンバヴィー・ムドラーはプラティヤーハーラ（制感）につながり、注意を内側に引き寄せるので、素晴らしい内面認識の感覚を生みます。

マナ・ムドラー

マナ、すなわち頭のムドラーは、目、耳、鼻、舌、唇を使います。

シャーンバヴィー・ムドラー

偉大な縛る印

親指で両耳をふさぎ、目を閉じて、人差し指をそっとまぶたに当てます。中指を使って鼻孔を閉じ、薬指を上唇、小指を下唇に当てて口を閉じます。唇を押し合わせ、鼻孔を開き、ゆっくり息を吸います。楽にできる間だけ息を止めるクンバカを、してもしなくてもかまいません。この動作は感覚の7つの門――耳道、目、鼻孔、口――を閉じます。止息が楽でなくなったら、鼻孔を開放し、息を吐いて吸います。

カーヤ・ムドラー

カーヤ、すなわち体位のムドラーは、ポーズと呼吸および集中を組み合わせます。

ヨーガ・ムドラー

パドマーサナ（蓮華座）で座り、腕をまっすぐにして背後で両手の指を組み合わせます。息を吸って背中を反らせ、あごを上げて胸を持ち上げます。次に息を吐き、額が床につくまで前屈します。背後の腕をできるだけ高く上げます。息を吸ってから、ジャランダーラ・バンダ（p.223参照、喉を収縮させ、舌を口蓋に押しつける）とムーラ・バンダ（p.222参照）を使って、約5秒間息を止めます。止息の時間をだんだんに20秒まで延ばしましょう。ムドラーを解くには、息を吐いたあと、息を吸いながら、背骨の根元から椎骨1つずつ徐々に起き上がります。2～3回呼吸して休み、あと2回繰り返します。

このムドラーは、アルダまたはスクハのパドマーサナでもできます。

ヴィパリータ・カラーニ・ムドラー

別名シールシャーサナ、ヴィパリータ・カラーニ・アーサナ、逆転の心的姿勢

この実践はシャクティを上昇させ、志ある人を魂の至福に導くと言われています。通常、太陽の力は太陽神経叢に、月の力は命の蜜が放出される口蓋に宿っています。頭立ち（シールシャーサナ）ではこれが逆転し、老化過程が一時停止します。15秒間、口蓋に太陽を視覚化し、次に15秒間、へその領域に月を視覚化すると、その効果が高まります。初日には、このプロセスを1分間行います。だんだんに15分まで延ばしましょう。

6カ月間、着実に実践したら、顔のしわと白髪が消えるでしょう。毎日3時間、このやり方で実践するヨーギは、死を克服すると信じられています――が、この主張を裏づける証拠はありません。胃の火（アグニ）が増すので、これを長時間実践する人は、ポーズを解いた後に10分間リラックスしてから、軽食を取りましょう。

注　このムドラーは肩立ちと視覚化の組み合わせによって実現するものと主張する流派もたくさんあります。私の導師は彼の導師から頭立ちで受け継ぎました。彼はどちらのポーズもヴィパリータ・カラーニ・ムドラーだと教えています。

バンダ・ムドラー

バンダ、すなわち締めつけのムドラーは、ムドラーとバンダを組み合わせます。

マハー・ムドラー

偉大な印

両脚を伸ばして座ってから、左膝を曲げて、かかとの側面が会陰に押しつけられるようにその上に座って、曲げた膝の外側が脇の床に当たるようにします。右脚の上に前屈し、両手の人差し指で足の親指をつかみます。肩と頭を右足から離すようにして、背骨をまっすぐにします。2～3回深呼吸した後、肺が半分いっぱいになるまで息を吸い、息を止めてジャランダーラとムーラのバンダ（p.222～3参照）を行います。楽にできる間だけ息を止めた後、徐々に息を吐いて、ポーズを解きます。背骨をまっすぐに保ったまま、反対側で繰り返します。

このムドラーは、息を吐いた後に止息して、ウッディヤーナとジャランダーラのバンダを両方使うこともできます。解放される力が大きすぎて手に負えなくなる可能性もあるので、初めのうちはやりすぎないようにしてください。

マハー・ヴェーダ

ヴェーダはクンダリニーがチャクラを貫通することを意味します。できれば蓮華座か半蓮華座、またはスカーサナ（p.141～3参照）で両脚を交差させて座り、両手を腰のそばの床につきます。肺が半分いっぱいになるまで息を吸います。息を止めている間、尻を持ち上げて、苦しさを感じない範囲でできるだけ長く、リズミカルに床で尻を弾ませましょう。この動作は7万2000のナーディーすべてを震わせて刺激し、プラーナ・シャクティをスシュムナー・ナーディーに引き入れることができます。止息がつらくなったら、弾むのを止めて、ゆっくり息を吐き、ポーズを解きます。

アダーラ・ムドラー

アダーラ、すなわち会陰のムドラーは、エネルギーを下方のセンターから脳に向けるもので、性エネルギーを昇華させるのによく使われます。

ヴァジローリー／サハジョーリー・ムドラー

男性はヴァジローリー、
女性はサハジョーリー

ヴァジローリーは「雷電」や「稲妻」を意味するサンスクリット語のヴァジラに由来し、サハジョーリーは「自然発生」を意味するサハジに由来します。ヴァジラは生殖器官と脳を結ぶナーディーです。

楽な瞑想の姿勢で座り、背骨をまっすぐに伸ばし、両手をチンまたはジュニャーナ・ムドラーにして膝の上に置きます。尿道を意識し、排尿を止めるように収縮させます。これで男性の場合は睾丸が、女性の場合は陰唇が、少し引きつります。楽にできる間だけ収縮を保ちます。これを最初は3回繰り返し、だんだんに15回まで増やしましょう。このムドラーは泌尿生殖系を調整します。男性の場合、テストステロンと精子数も調節し、早漏のコントロールにも役立ちます。

アシュヴィニー・ムドラー

馬の印、あるいは馬の仕草

瞑想の姿勢で座り、意識を肛門に持っていき、肛門括約筋を繰り返し収縮させます。

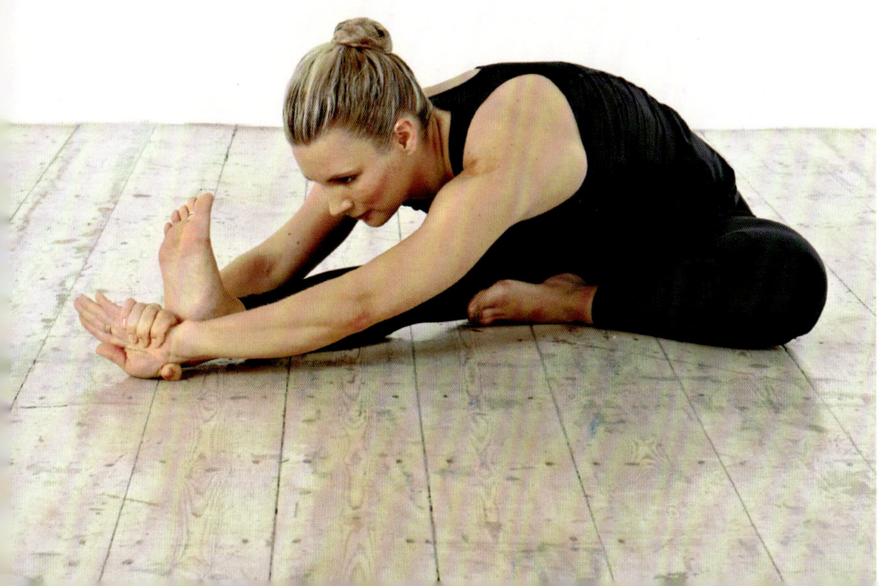

マハー・ムドラー（偉大な印）は、ジャランダーラとムーラ・バンダを組み合わせて行う片脚の背面ストレッチで、骨盤と呼吸器の隔膜を封印します。背骨を長く伸ばすのが目標です。

瞑想

瞑想は最も強力な精神と神経の強壮剤です。
瞑想中の熟練者に向かって神聖なエネルギーがふんだんに流れ、
心、神経、感覚器官、そして体にプラスの影響を与えます。

瞑想は、直観的知識と永遠の楽園につながる扉を開きます。心は穏やかに落ち着いて、目的意識と意志の強さが増すのがわかり、思考がより明晰になり、より集中して、それがあなたのやることすべてに影響します。瞑想を定期的に実践することで、心を完璧に制御できるようになります。毎日30分間瞑想すれば、心穏やかに強い精神力をもって、人生と向かい合うことができます。

瞑想と八支則

パタンジャリの八支則は私たちを発見の旅へといざないますが、その旅は外の世界を観察するところから始まります。最初の２つの支則、ヤマとニヤマは、社会でどう生きるかについての指針を示します。３番目のアーサナは物質的身体を維持する方法、４番目のプラーナーヤーマは呼吸を制御する方法、５番目のプラティヤーハーラは、内面世界の探究を始められるように、外部感覚を支配する方法について、それぞれ指針を示しています。ヨーギの旅はこの段階に到達してようやく本当に内面を探るプロセスが始まり、私たちは瞑想の実践、すなわちディヤーナを研究することができます。

多くの人が瞑想と考えるものは、八支則の６番目になる集中（ダーラナー）で始まります。対象に集中することで、私たちは流動的な思考の波をすべて排除することを覚えます。これが最終的に、経験的な瞑想状態につながります。その一番の特徴は、途切れることのない集中の流れを、干渉や妨害をされることなく、一定の点または領域に保つことです。

瞑想は教えられるものではありません。眠ることを学べないのと同じように、瞑想は学べないのです。その代り、辛抱強く根気よく定期的に実践しなくてはなりません。座って目をつぶったら、すぐに瞑想状態になると期待してはいけません。練習を積むことではじめて、集中が最終的にもたらす報いを得ることができるのです。その報いとは、瞑想者と瞑想対象の間の切れ目ないつながりです。ほとんどの場合、心が何かに完全に没入したときに感じられる満足は、その活動そのものより、集中している間は他の心配事から気持がそれるという事実から、感じるものなのです。

瞑想するとき、私たちは心の奥深くに入り込み、時間と空間は意味を失います。体の意識は超越され、軽さが感じられます。そして心は不動になります。集中の対象に向かう認識の流れはスムーズで安定していて、１本の管から別の管に注がれる油のようです。この意識的な気づきは一点集中から始まり、具体的に説明できない状態へとつながります。

瞑想はアーサナやプラーナーヤーマ中にも実行できます。アーサナ実践は注意と熟考をたえず持続する、動きながらの瞑想です。プラーナーヤーマでは、吸息と呼息の流れを観察し評価することから、自己への完全な没入と関与が生まれます。

心を静める

ヨーガは心を落ち着かせて静めることであり、瞑想の集中によって、私たちは心を観察することができます。湖は水面が静かなとき、底まではっきり見ることができますが、水面が波で乱されると、それが不可能になります。同様に、心が静かで何の考えも欲望もないとき、私たちは自己を見ることができるのです。

ほとんどの人にとって、心は１つの考えから別の考えへと揺れ動き、つねに幸福を求めて、願望や嫌悪、感情、あるいは記憶と格闘しています。欲求が満たされたとき、心は静かになりますが、それはほんのつかの間にすぎません。すぐに同じパタ

集中と瞑想はパタンジャリの八支則の６番目と７番目です。８番目のサマーディは、個人の意識と至高の意識の合一が起きたときの、時間、空間、体、心を超越した超意識状態です。これがヨーガなのです。古代の『ヴェーダ』によると、１回の集中は私たちが心を１つの考えに12秒間固定させたとき、１つの集中が生まれます。１つの瞑想は12（約２分半）の集中に相当し、サマーディは12（30分弱）の瞑想に相当します。

ーンが再び始まります。なぜなら、満足への欲求はつねに外に向かっていて、本質的にはかない外界の対象に付着しているからです。そのため心そのものは変わらないままで、真の欲求はかなえられません。

持続する幸福と絶対的な平和の状態を実現するためには、まず心を落ち着かせ、集中し、最終的に心を超越することを覚えなくてはなりません。焦点を内に、自己に向けることによって、私たちは完全な集中の経験を深めることができます。これが瞑想なのです。注意を内側に向けると、すでに自分の内側にある喜びと知恵の源が見つかります。それは心が静かなとき、頼ることができる静寂の海です。

心を制御するための効果的な手段は、自分を感情、考え、そして行為に重ね合せるのをやめることです。その代り1歩退いて、誰か他の人を見ているように、目撃者になることが必要です。そうやって自分自身を観察すれば、考えと感情に自分を支配されることがなくなります。そして心と体の両方を、自分が制御できる道具として見るようになります。エゴの駆け引きと一切かかわらないことによって、私たちは自分自身に責任を持つことを覚えます。私たちに経験できる瞑想に最も似ている状態が深い睡眠で、そこには時間も空間も因果関係もありません。しかし瞑想が深い眠りと違うのは、心の動揺を抑えて静めることで精神に働きかけ、心の平和をもたらすところです。

身体のことを言えば、瞑想は体の成長や回復につながる同化作用を引き延ばし、異化作用、すなわち衰える過程を抑制します。一般に、同化作用が優勢なのは18歳までです。18歳から35歳までは両者が均衡していて、35歳以降は異化作用が取って代わります。

体内の細胞はすべて、本能的な潜在意識に支配されています。さらに、あらゆる細胞に個別意識と集合意識の両方があります。考えと欲求が生まれるとき、細胞は活性化して体が反応します。ポジティブな考えが体内の細胞にポジティブな影響を与えることは、科学的に証明されているのです。瞑想は持続するポジティブな心の状態を生み出すので、体細胞を若返らせ、ひいては衰える過程を抑制します。

瞑想のメリット

- 緊張と不安の軽減
- ストレスへの抵抗力を増強
- 記憶力と集中力の向上
- 学習能力の向上
- エネルギーの増大
- 健康の改善
- 不眠症の緩和
- 生活を楽しむ能力の向上
- 自尊心の向上
- 人間関係の改善
- 生物学的老化の抑制

瞑想にはさまざまな形がありえます。集中する対象はイメージ、音、あるいは抽象的な概念でもかまいません。自宅でも、自然のなかを散歩しているときでも、実践することができます。

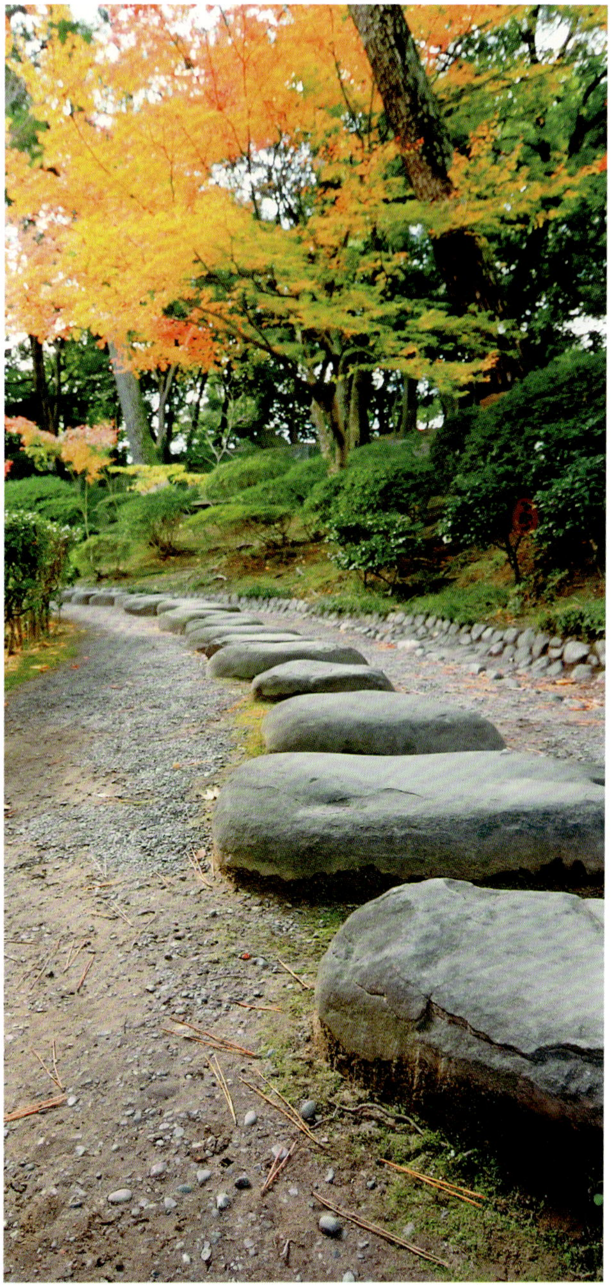

瞑想を実践するための指針

- 最善の結果を出すために、同じ瞑想を毎日、同じ時間と場所で実践します。
- 瞑想のための予備の部屋がない場合、清潔で散らかっていない自宅の一部を、実践のために確保しましょう。同じ場所で実践すると、強い振動が生じて、平和でサトヴィックな雰囲気が生まれます。
- 実践に最適な時間は午前4時から6時の間です。この時間帯はブラフマムフルタ（ブラフマーの時間）と呼ばれていて、大気に霊的な力が充満します。心は無意識の状態から目覚めて穏やかなので、楽に瞑想に移行します。この時間に座って瞑想することができない場合は、邪魔の入る可能性がない時間を選びましょう。最初は1回につき5～10分間座ります。
- 可能なら、地球の磁場の微細な影響からの恩恵を享受するために、北か東を向きましょう。背骨をまっすぐにして、脚を交差して安定した楽な姿勢で座ります。脚を交差して座れない場合、背のまっすぐな椅子に座ります。
- 意識的に呼吸を整えましょう。ゆっくり3秒間息を吸い、3秒間息を吐く、というふうに呼吸をリズミカルに保ちます。呼吸を整えることが、プラーナ、すなわち必須のエネルギーの流れを整えます。
- 心を落ち着けられる焦点を選びましょう。通常、眉間に注意を集中するのがお勧めです。「体の目を閉じると、心の目が開き、真実の光が輝き出します」
- 心がひどく落ち着かない場合は、外部の対象に集中してみましょう。神か導師の像など、心を惹かれるものを選びます。同じ対象に30日間続けて取り組みます。その期間、進歩がほとんど、またはまったくない場合、次の30日間は別の対象に切り替えましょう。
- 導師から個人的なマントラを与えられている場合は、それを心のなかで呼吸と連携させて繰り返します。個人的なマントラがない場合は、オームを使いましょう。心のなかで繰り返すほうが強いのですが、眠くなったらマントラを声に出して繰り返してもかまいません。マントラを変えてはいけません。
- 実践と献身と忍耐によって、サマーディ（三昧）が達成されます。サマーディで人が経験する至福の状態では、知るもの、知識、そして知られるものが一つになります。

瞑想の種類

瞑想には主に2種類あります。サグナは形についての瞑想で、注意を対象、イメージ、またはマントラに固定します。サグナ瞑想は、瞑想者が自分自身を瞑想対象とは別ものとして見るので、二元的と言えます。この種の瞑想は万人に適していますが、とくに感情の起伏が激しい人に向いています。

ニルグナは形のない瞑想です。注意の対象は、絶対的存在や形容しがたい概念のような、抽象的考えです。この場合、瞑想者は自分を対象と同一と見ているので、二元論はありません。ニルグナは知的なタイプの人に適していると考えられています。ほとんどの瞑想の実践はサグナで始まります。具体的なものに集中するほうが、抽象的な概念に集中するよりはるかに容易だからです。

瞑想の技法

瞑想の技法にはさまざまな選択肢があります。マントラというかたちの音を使うものもあれば、目に見える象徴や呼吸を用いるものもありますが、すべてに共通の目的があります。心を一点に固定し、瞑想者を自己認識の状態に導くことです。

第三の目の瞑想

楽に座り、注意を眉間に向けます。この領域はトリクティ、または第三の目、あるいは心の座と呼ばれています。手始めに明るい光、鮮やかな色、または何かのイメージを思い浮かべてかまいません。安定した内面の視線を眉間に保ちます。これにより、脳の奥深くで第六感を制御する脳下垂体が刺激されます。この第六感の活性化により、神性の気づきの達成に近づきます。

ジャパ瞑想

ジャパは「低い声で繰り返す」という意味で、ジャパ瞑想ではマントラや神の名前を繰り返します。瞑想中に繰り返されるマントラは、本人をより高い意識の状態に導きます。唱えられる各マントラの音は、特定のエネルギーを解き放ち、それが特定の思考パターンを心のなかに生み出します。音によって生み出されたエネルギーは、思考パターンによって生み出されたエネルギーと融合し、心と感覚を浄化して、合一の状態をもたらします。

ソー・フーム瞑想

ソー・フームは「私はそれであり、それは私である」というサンスクリット語で、「それ」とは至高の自己を表しています。これはすでにあらゆる生きものの呼吸に含まれているので、とくに力強く効果的なマントラです。ソーは吸息に不可欠の要素であり、フームは呼息に本質的な要素です。私たち人間は無意識のうちに、それを毎日2万1000回ほど唱えているのです。

目を閉じて楽に座り、注意を呼吸に向けます。息を吸うたびに、ソーという音が聞こえて、息を吐くたびにフームという音が聞こえると想像しましょう。このマントラは「私はあなた、あなたは私」とも解釈できます。

オーム・ジャパ瞑想

ヨーギにとって、オームは最強の象徴であり音節です。サンスクリット文字で、下の長いほうの曲線は夢幻状態を表し、上の曲線は覚醒状態を表します。中心から出ている曲線は深い夢のない睡眠を象徴しています。三日月の形はマヤ、すなわち錯覚のベールを表し、点は超越した状態を表しています。人間に宿る個別の魂がベールを通り抜けて超越状態にあるとき、その人は3つの状態とその属性から解放されているのです。

オームの音をゆっくり唱えましょう。これは神の名を呼んでいるのであり、聖なる3音の音節、プラナヴァ（オームのサンスクリット語名）を使っています。これは全マントラのなかで最高と考えられています。神を表す音振動なのです。オームを3回だけ唱えることから始め、5分間まで延ばしましょう。この実践は心拍数に影響し、感覚を落ち着かせます。

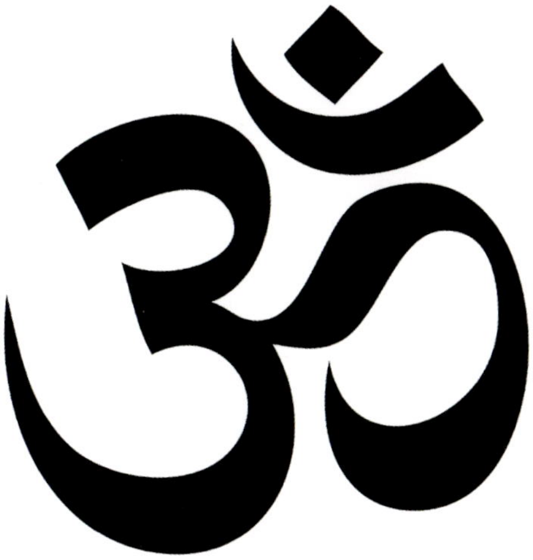

オームを表すサンスクリット語の文字は、瞑想の焦点になりえます。オームの音を唱えるか、文字そのものを瞑想の対象にすることができます。

トラータカ瞑想

トラータカは「凝視」という意味で、トラータカ瞑想では、目を閉じたとき像が心の目に焼きつけられているようになるまで、視線を対象か一点に固定します。対象に視線を固定することで、落ち着かない心を制御することができます。この実践は集中力を高め、記憶力を高め、意識の高まりにつながります。トラータカは視力を改善し、脳下垂体を刺激すると考えられています。

トラータカ瞑想は、ロウソクの炎を対象に行うのが最も一般的です。目を閉じたとき、心のなかでロウソクの炎の像を描きやすいからです。このトラータカはp.70に説明されているクリヤー技法とは異なります。

ロウソクを1メートル前の目の高さに置きます。ロウソクの炎が揺らがないように、隙間風がないことを確認してください。視線を炎に集中しながら、まぶたを少し下げておきます。1～2分間炎を見つめ、その像を心に焼きつけましょう。次に目を閉じ、ロウソクの炎が眉間に見えるよう、心のなかで視覚化します。炎の像が消えたら、目を開けて、また焼きつけます。初心者は5分ほど実践し、その後10分まで延ばし、さらに15分まで延ばします。

オームのシンボルを使ったトラータカ

オームのシンボルの絵や影像を瞑想の対象として使います。シンボルを目で反時計回りに探り、それ自体を心に刻みます。同時に、オームの意味とそれが表していることを考えましょう。目を閉じ、シンボルとその意味を心に引き込み、目を開けて、対象を再び見つめて、イメージを固めます。目を閉じ、シンボルの心像とその意味を維持します。この実践は、心に刻まれた遍在する全知全能の存在――万物を支配するもの、神――の本質によって、絶対的な至福を実現します。

花のトラータカ

これも一種のトラータカですが、集中する対象が美しい花です。花の細部、花びら、色、その他の明らかな特性をすべて観察します。目を閉じ、花のイメージを心のなか、眉間に引き込みます。イメージが弱くなったら、目を開けて実践を繰り返します。

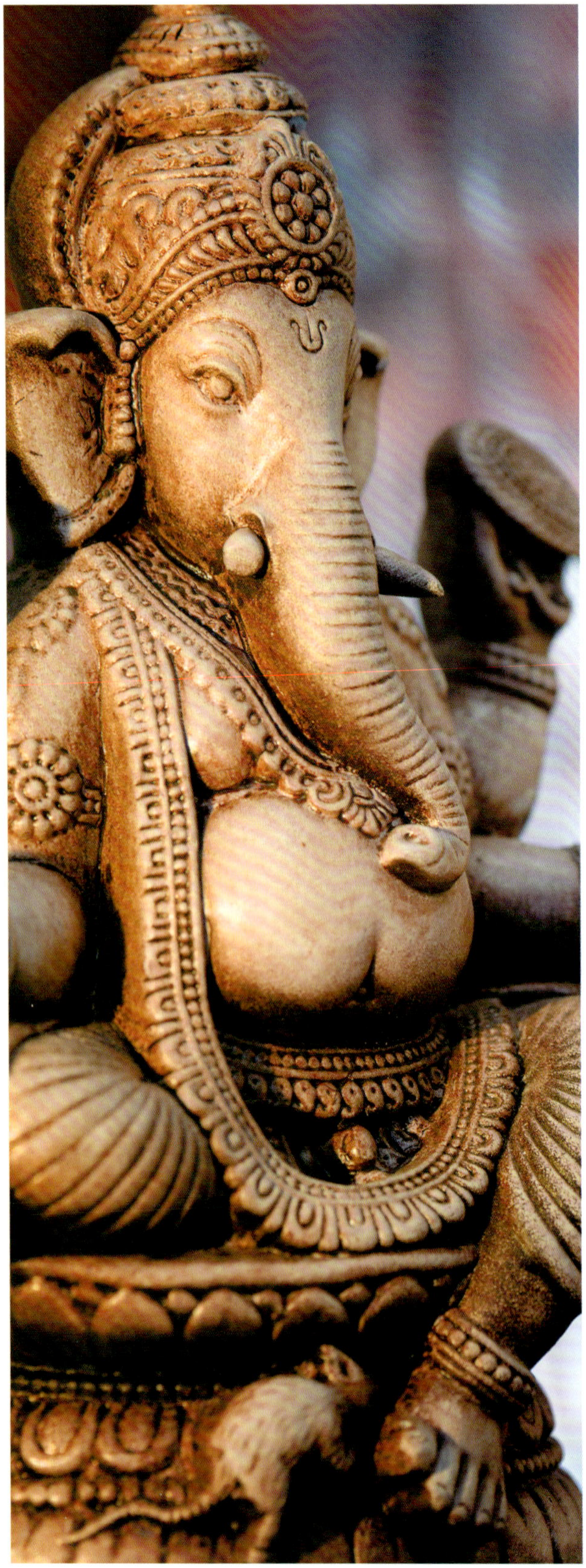

悟りを開いた存在のトラータカ

信仰のある人たちは、聖人の絵や彫像を集中の対象に使うことができます。イエス・キリスト、シヴァ神、ブッダ、クリシュナ、モーゼ、あるいはあなたが感化を受けている悟りを開いた導師を選んでもかまいません。

その像を凝視し、心の目に視覚化しようと試みます。そして、その見かけに集中しながら、徐々にその悟りを開いた存在の本質を感じようと努めます。自分が凝視している対象と一つになり、その知恵を共有することが目的です。

音の瞑想

音が集中の対象になるとき、心は目でなく耳によって集められる情報にひたすら集中します。水路や川のそばに住んでいる場合、目を閉じて座り、心を自然の音に向けましょう。音が不変の途切れることのないオームに溶け合うのを聞きます。あるいは、木々の葉が風を受けてサラサラ鳴る音や雨の音に集中しましょう。静まりかえっているなら、ただ自分の呼吸の音に耳を傾けます。

このかたちの集中は、タンブーラの音楽やチベット笛の音など、耳が引きつけられる切れ目ない音や繰り返される音でも実践できます。

歩きながらの瞑想

この実践は、両手を合わせて腕を胴体の前か後ろに伸ばしてリラックスさせ、足の一歩先を見つめながら少し歩きます。まず左足をできるだけゆっくり慎重に地面から離します。体重が右足に移り、左足が最終的に地面を離れてスローモーションで空中を進み、右足の一歩先の地面に再び少しずつ下りていきます。立ち止まらずに体重を右足から移動させ、先ほどのプロセスを反対側で繰り返します。意識的で途切れることのないスローモーションを10～15分間続けた後、両足をそろえて立ち、目を閉じて、ゆっくり落ち着いて呼吸します。心が完全に没入するにつれ、呼吸はゆっくりになり、思考が消えていきます。

少しの間じっとしてから、目を開けます。この瞑想は1日のいつ実践してもかまいませんが、早朝に静かな場所で、できれば庭か近所の公園でやるのがお勧めです。

悟りを開いた存在のトラータカは、聖人、神、または導師の像を、集中の対象として用います。このインドのガネーシャ像はその一例で、始まりと関係するヒンドゥー教の神です。

マーラーのマントラ・ジャパ

マーラー（数珠）を使って言葉を繰り返す実践法は、心を瞑想に集中させ、没入の着実な流れがそれるのを阻止するのに役立ちます。昔ながらのやり方では、指導者を敬い、指導者とつながり、そして精神的恩恵を得る道として、導師から与えられた個人のマントラを静かに唱えます。一般的なマントラを唱えてもかまいません。「オーム　ナマ　シヴァヤ（オーム、そしてシヴァへのあいさつ）」、「オーム　ナモ　ナラヤナヤ（オーム、そしてヴィシュヌへのあいさつ）」など、マントラにはさまざまな選択肢があります。マーラーの首飾りには108個の数珠玉と、数に入っていない他とは離れている玉が1つあります。これはスメルと呼ばれる先頭の玉で、導師を象徴しています。108は、108のウパニシャッドを表し、全宇宙の基礎となる数字と考えられているので、ヴェーダ体系で最も神聖な数字です。実践の最初に、スメルの隣の玉を右手の親指と中指でつかみ、へそより高い位置に保ちます。数珠玉1つにつきマントラを1回、心のなかで唱え、数珠を玉1つ分手前に動かします。マントラと呼吸のリズムに合わせて、次の玉に移ります。108個の玉を完全に1周することが大切で、好きなだけ何周でも繰り返せます。多ければ多いほど良いのです。

- **マーラーの玉**は、伝統的に特徴の異なる3種類の木でつくられます。
- **ルドラクシャ玉**は「シヴァの涙」と呼ばれています。菩提樹の実で、さまざまな治癒力があります。シヴァの涙は本質的に信心深く、シヴァ神を崇拝する人たちに用いられます。
- **サンダルウッド玉**は希少なサンダルウッドの木からつくられます。非常に純粋で、サトヴィックで、心地よいかぐわしい香りがします。サンダルウッドのマーラーを使ったジャパは、穏やかさとポジティブな心の状態をつくり、瞑想を支えます。
- **トゥルシー玉**はホーリーバジルという植物からつくられるもので、そのサトヴィックな特性で選ばれています。トゥルシーは神経系を浄化して正常にする効果があります。インドでは神聖な植物とされていて、何千年も前からアーユルヴェーダで用いられています。トゥルシーでつくられた祈りの数珠玉は、精神修養を行うカルマ・ヨーギに最適です。トゥルシー・マーラーはクリシュナ神の信者にも好まれています。

数珠は瞑想中に数を数え続けるために、そして集中を助けるものとして、使うことができます。108個あるマーラーの玉1つにつき1回、マントラを唱えるか、心のなかで繰り返します。

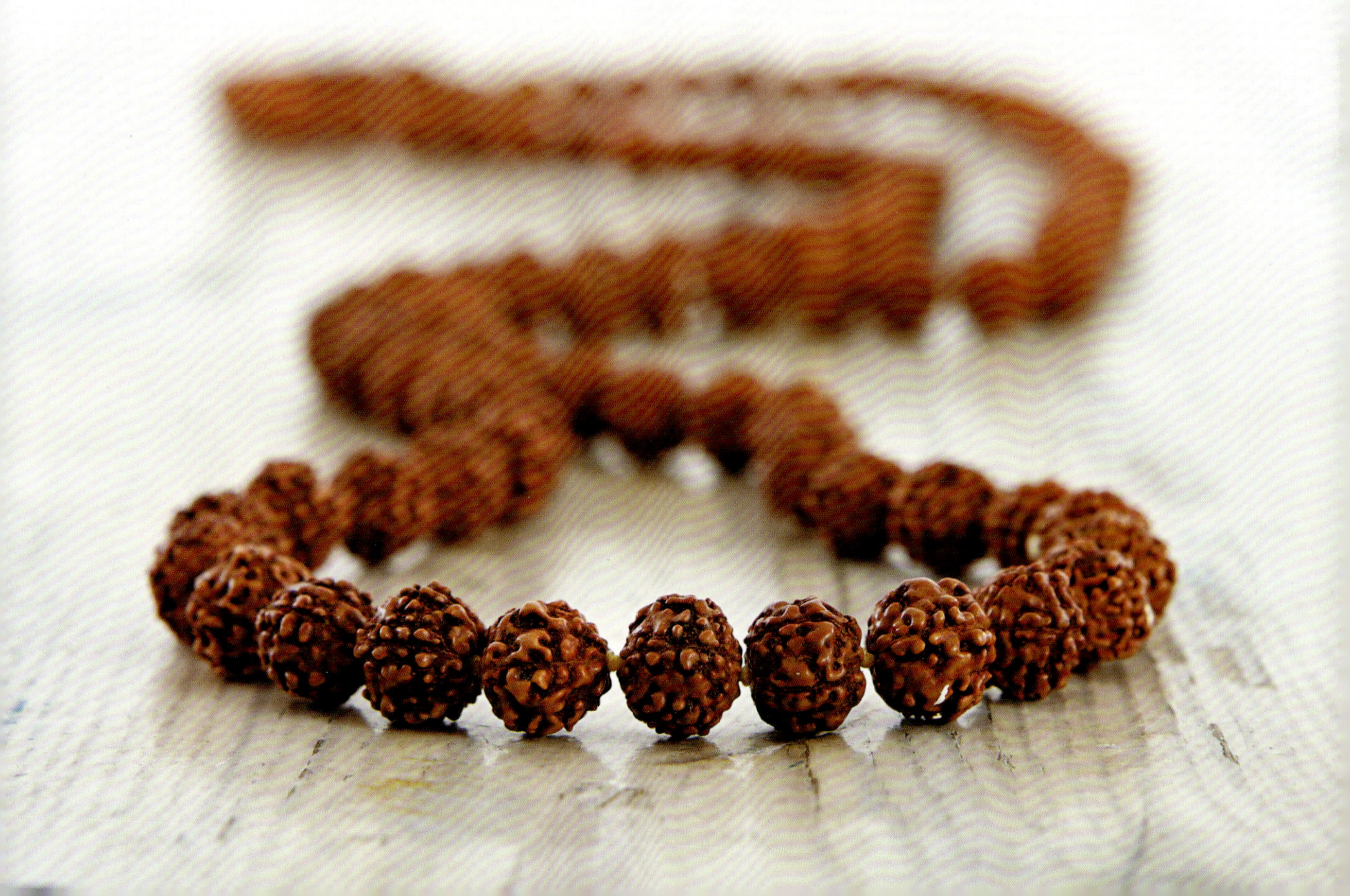

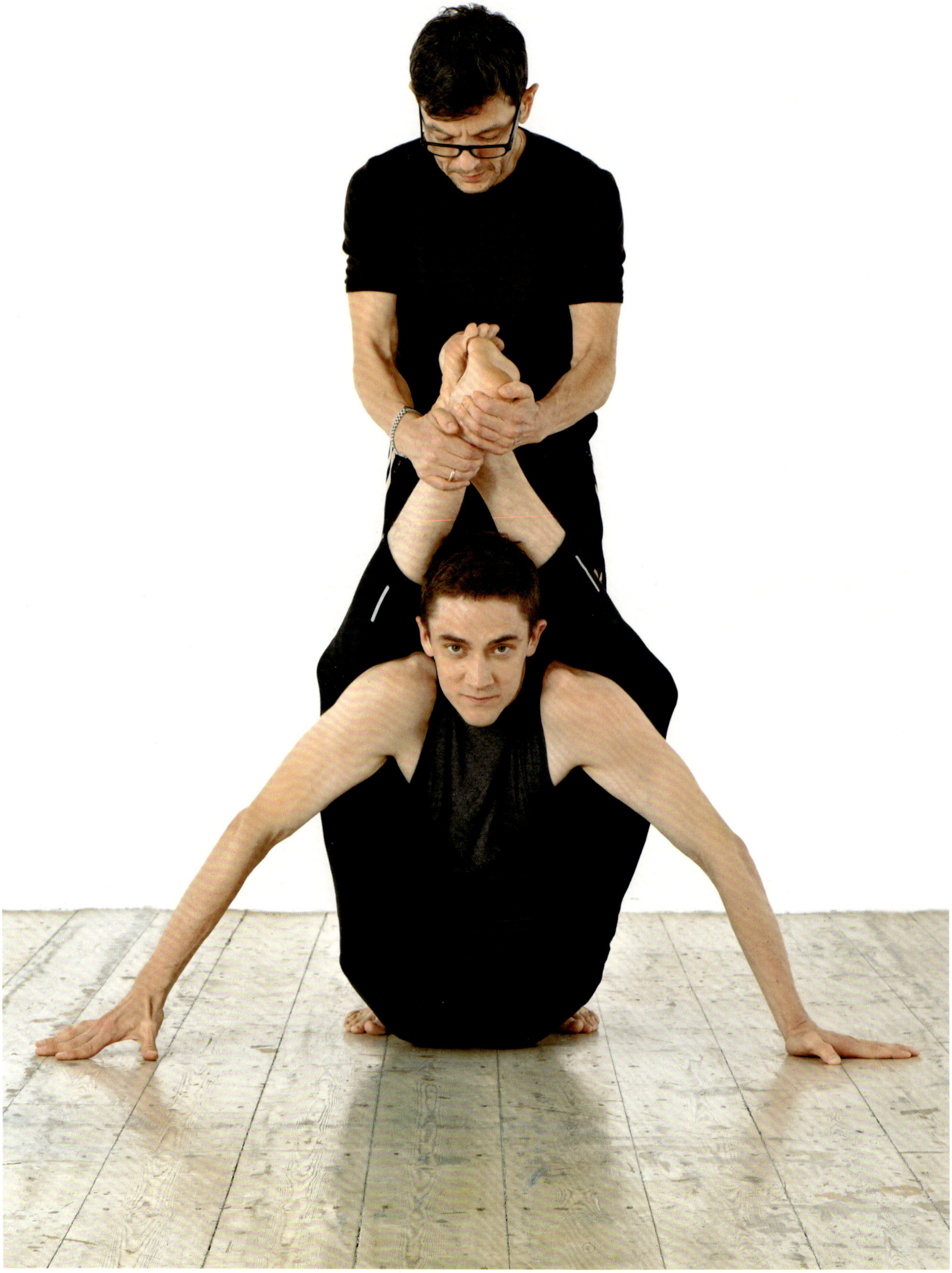

ヨーガを教える

指導者養成プログラムの卒業生は、つねに真のヨーギとして生きるための手段、知識、そして手本を与えられます。しかしこの知識を自分のクラスで応用するときにはじめて、真の研修が始まるのです。

ヨーガ指導者

ヨーガの指導者として、あなたには生徒に対する責任があります。手本を示して指導し、高い精神性を伝える者から連想される資質を体現することが期待されるのです。

パタンジャリの八支則の１番目、ヤマは、５つの道徳的規律あるいは禁戒を示しています。具体的には非暴力、正直、不盗、禁欲、不貪です。ヨーガはこの禁戒を枠組みとする生き方を求めていて、それを守ることは本人だけでなく本人が代表する一族にも、高い評価をもたらします。

このような道徳的規律を守った生活を送るよう、現代のヨーガ指導者も心がけるべきです。他人を自己認識への道に導くために必要な責任を引き受けるとき、あなたは公私にわたるあらゆる考え、言葉、行動、行為に完璧を求めなくてはなりません。

とはいえ、現代社会の複雑さに対して現実的になる必要もあります。つまり、もともと近代以前のインドのヨーギに信奉されたこれらの禁戒を、現代の西洋人の生き方に合わせて変えていく必要があるのです。私たちが現在目の当たりにしている世界的な環境危機を考えると、私たちはより持続可能なライフスタイルに向けても取り組むべきです。

指導の指針

ここでざっと説明する指針は、指導者としてのあなたを導くためのものです。現代の世界観を反映するように改変されていますが、それでも伝統的ヨーガの知恵にのっとっています。

このような行動規範が定められているのは、ヨーガ指導者として避けられない難関や難題に備えるためです。生徒たちはアーサナ実践に関する身体的・実用的レベルでの指導を求めるだけでなく、自己発見の道に導いてくれる人としてもあなたを頼ってきます。それは決して容易な仕事ではありません。生徒たちから見れば、あなたはロールモデルであることを忘れないでください。あなたの行い、意見、そして言葉は、にわかに注視されるようになるのです。

それを考えると、ヨーガを教えることは非常にやりがいのある充実した役割です。クラスに来る生徒たちの人生に積極的に貢献するのは、とても名誉なことです。生徒たちのアーサナの進歩だけでなく、言動の微妙な変化にも気づくのは、とても励みになる経験です。

行動規範

- ヨーガ指導者は、生き方としてヨーガを実践し、その倫理的・道徳的指針（ヤマとニヤマ）を生活全般で順守し、この知識を生徒と共有することに尽力します。
- ヨーガ指導者は、ヨーガの指導が古代の高名な指導者たちから綿々と受け継がれている、高潔で高尚な試みであることを理解し、尊重します。
- ヨーガ指導者は、最高水準のプロとしての能力と品位を維持することに尽力します。
- ヨーガ指導者は、自分が教える流派を中心に、ヨーガの理論面および実用面の徹底的かつ継続的な研究と実践に尽力します。
- ヨーガ指導者は、あらゆる生きものに敬意を表し、肉食を控えるべきです。
- ヨーガ指導者は、正直、忍耐、従順の手本を示します。
- ヨーガ指導者は、とくに生徒に対して寛容かつ公平な態度で接し、横暴、残酷、貪欲、あるいは辛辣な行動を、自制することに尽力します。
- ヨーガ指導者は、品性、勇気、寛容をはぐくみ、臆病な行動、依存する態度、あるいは情緒不安定な振る舞いを避けます。
- ヨーガ指導者は、食事、睡眠、娯楽、性交渉、快感の節度を守ります。
- ヨーガ指導者は、薬物やアルコールに依存しないよう尽力します。もし何らかの理由で屈した場合、その薬物依存がなくなるまで指導の中止に応じます。そして全力を尽くして再発を阻止します。

生徒のポーズを修正するときは、ポーズの完璧さよりも生徒の体の健康のほうが大切であることを、決して忘れてはいけません。

- ヨーガ指導者は、行き当たりばったりで教えることも生きることもしません。
- ヨーガ指導者は、必要な資格を有していないかぎり、医学的な助言や、そのように解釈される可能性のある助言をすることを控えます。
- ヨーガ指導者は、つねに「私」と「私のもの」にとらわれないように心がけ、評判、名声、特権、あるいは個人的成功への関心を持ちません。
- ヨーガ指導者は、人種、国籍、性別、性的指向、社会的地位、財政状況、身体障がいの有無にかかわらず、すべての生徒を歓迎します。
- ヨーガ指導者は、自分の受けた教育、訓練、そして経験を、正確に誠実に示します。
- ヨーガ指導者は、生徒と自分自身の体、心、そして精神の健康を高めることに尽力します。
- ヨーガ指導者は、師弟特有の関係を理解し、生徒の信頼や潜在的依存を悪用しません。
- ヨーガ指導者は、どんなかたちであれ、生徒へのセクシャルハラスメントを避けます。
- ヨーガ指導者は、現または元の生徒と合意の上で性的関係を持ちたいと思う場合、そうする前に同僚に意見を求めるべきです。本人が自分の動機を十分にわかっていることを確認するためです。
- ヨーガ指導者は、どんなヨーガ流派にも、伝統にも、ヨーガ指導者にも、批判的にならないよう心がけます。批判しなければならないときは公正に行い、事実に焦点を合わせるべきです。
- ヨーガ指導者は、決して自分の意見を生徒に押しつけず、個人はみな自分自身の世界観、考え、そして信条を持つ権利があることを、尊重しなくてはなりません。同時に、ヨーガ指導者は生徒に対し、ヨーガは態度や考えを含めた人格の深いレベルでの変容を追求していることを、伝えなくてはなりません。生徒が変化を受け入れない場合、あるいは生徒の意見がヨーガの教えを伝えるプロセスを深刻に妨げる場合、ヨーガ指導者はその人への指導を辞退し、可能であれば、師弟関係を終らせる友好的な方法を見つけましょう。

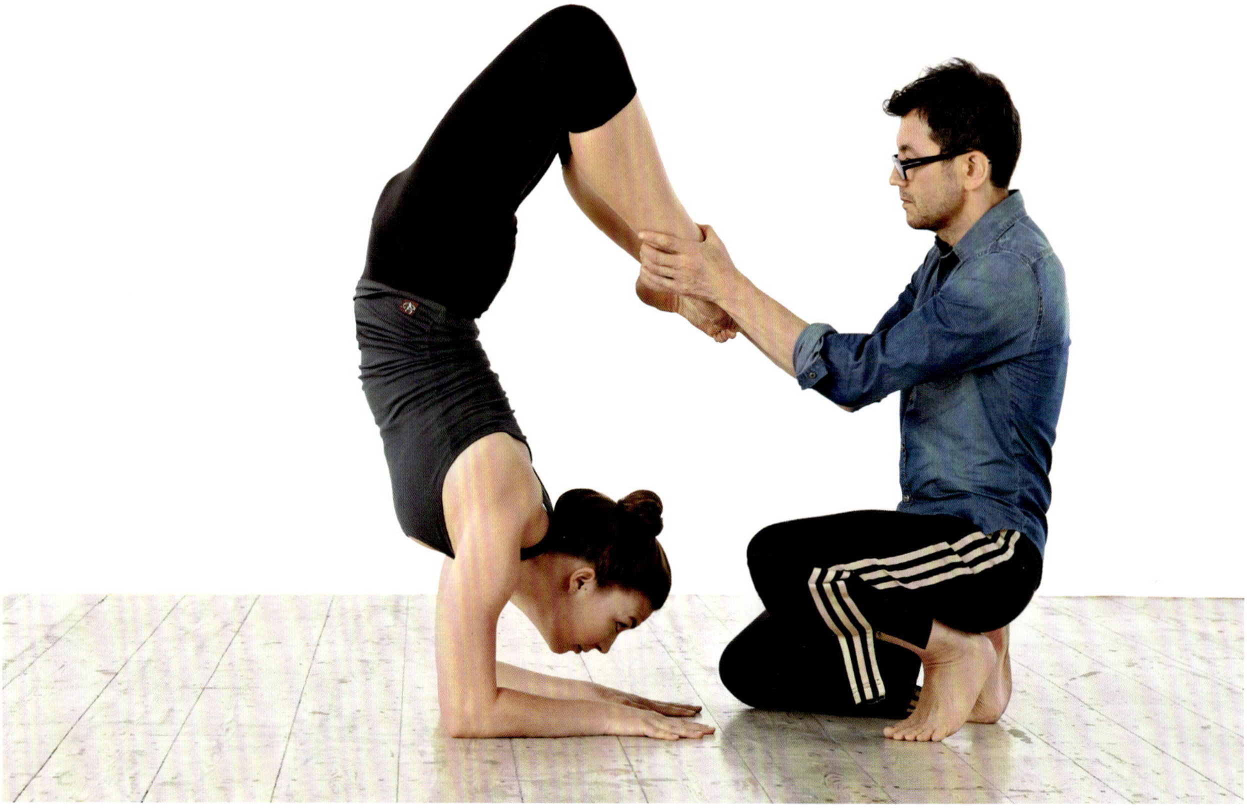

始める

ヨーガ指導者の仕事を始めると決心し、指導者研修を終えたのなら、ふつうは徐々に移行していくものだとわかるでしょう。最初から生計を立てられるほどのクラスが見つかる指導者はほとんどいませんので、本業を辞めてはいけません。新しいキャリアを確立する時間を稼ぐために、パートやフレックスタイムの勤務にする交渉を試みましょう。

いきなり教える立場になるのは難しいかもしれません。資格を取ったばかりの指導者を雇うスタジオはほとんどないかもしれませんが、履歴書を送って代替要員のリストに加えてほしいと頼む価値はあります。代替でクラスを教えるのは、自信をつけて経験を積む絶好の道です。ソーシャルネットワーキングサイトは、自分が代替要員になれることを他の指導者に知らせるのにうってつけです。実際に代替でクラスを教えたときには、クラスのコーディネーターに、自分がその仕事を楽しんだこと、そして代替要員リストに入れてほしいことを、必ず伝えるようにします。自分が教えたクラスに関する意見も聞きましょう。

友だちに教えるのも経験を積む方法です。自宅にスペースがあるなら、数人を招いて教室を開き、自分の教え方や手法について意見を求めましょう。まだ勤めている場合には、オフィスの会議室を使って、就業時間後に同僚向けにレッスンをやってもいいかどうか、上司に聞いてみましょう。地元のコミュニティ・センターで無料教室を開くことも考えられます。これは経験を積むだけでなく、地域に奉仕する良い機会にもなります。

開業する

ヨーガ・スタジオやフィットネス・センターで教えるか、自宅で教えるか、人の家を訪問して教えるか、どのやり方に決めるにせよ、規制と保険の問題に対処する必要があります。イギリスでは、健康、安全、設備、消費者を対象とする、順守するべき法律が少なくとも17あります。教える場所が自宅であろうと、他のどこであろうと、これらの法律は適用されます。

自分のヨーガ・スタジオを開くのには、かなりの投資が必要になりそうですし、常連の生徒を獲得するまでは、事業が成功するほど十分な利益を生まないリスクがあります。自分の施設を持つつもりなら、それを借りるか買うかを決める必要がありますし、そのスペースがすでにヨーガ・スタジオとして設計されていないのであれば、「用途変更」の許可を申請する必要があるかどうか、確認しなくてはなりません。賃借りする場合、一定期間の契約を結ばなくてはならない可能性があるので、それより早くスタジオを閉めることになった場合、また貸しできるかどうかを確認しましょう。

自宅で教える場合には、住宅保険会社に知らせる必要があり、それで保険料が上がる可能性もあります。同様に、税金についても考える必要があるでしょう。イギリスでは、自宅の一部を事業目的に使用していた場合、家を売るときに、資本利得税を支払う義務を負う可能性があります。

専門職保険と登録

保険に関する法定要件は地域によって異なりますが、補完療法士として、たとえ週に1クラスしか教えなくても、保険に入ることは倫理的に絶対必要です。すべてのヨーガ・スタジオおよびフィットネス・センターからも求められます。

あなたが十分に保険をかけているとわかったほうが、顧客はあなたのプロ意識を信頼するでしょう。何かというと訴訟になる昨今の傾向を考えると、あなたもあなたの顧客も、損害賠償

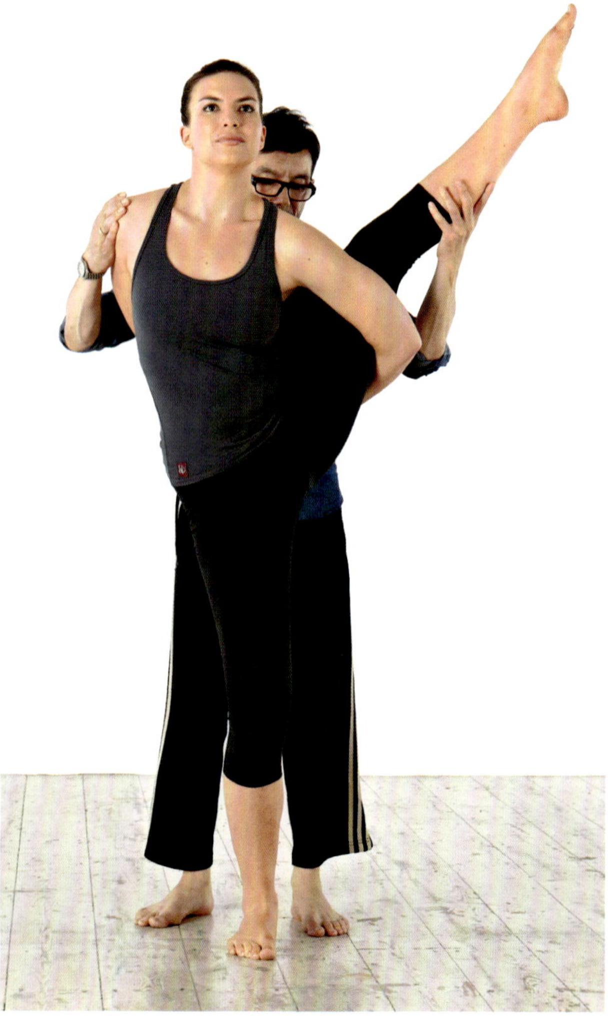

修正は決して強引に行ってはいけません。ヨーガ指導者として、生徒をポーズに押し込むのではなく、導くことを目標とするべきです。

責任だけでなく専門職賠償責任と過失責任に関しても、十分に保護されているようにする必要があります。

- **専門職賠償責任および過失責任保険** ヨーガ・セッションであなたが行う練習すべてを、保険がカバーしていることをチェックしましょう。変更はすべて保険会社に告知すること。たとえば、新しい資格や顧客基盤の変化などです。顧客の大部分がプロのスポーツ選手やダンサーの場合、高い保険料を請求する保険会社もあります。
- **損害賠償責任保険**は、たとえば顧客が濡れた床で滑るなど、マットの外で起こる可能性のある事故をカバーします。

自宅で教えるにせよスタジオで教えるにせよ、両方のタイプの保険が必要です。あなたが生徒である間はあなたをカバーし、資格を取ったらアップグレードできる保険に入ることも可能です。

推奨最低補償範囲は非常に多額のように思えるかもしれませんが、あなたに対して訴訟が起こされ、法廷で争わなければならない場合、高額な訴訟費用をカバーする必要があることを忘れてはいけません。たとえあなたの行動にまったく非がなくても、その事実を証明するためにお金を使わなくてはならないので、保険は安心を与えてくれます。もし法廷が相手への賠償金支払いを裁定した場合、十分な保険に入っていなければ、あなたは自宅などの個人資産を失うおそれがあります。

考慮してもいい別のタイプの保険は、収入の担保です。あなたが病気やけがで働けなくなった場合に資金を提供し、家賃や住宅ローンの支払いの助けになります。顧客宅やスタジオへの行き来のための営業車にも保険をかける必要があります。

ヨーガの指導が自分の望む生計の立て方だと確信したら、自分のスタジオを開くことを将来的に考えることになるかもしれません。あるいは、スペースを週払いまたは月払いで借りたいと思うかもしれません。地元の教会のホールやコミュニティ・センターをチェックしましょう。たいてい貸しスペースがあります。ヨーガ教室にスペースを貸すダンス・スタジオもたくさんあります。

一方、フィットネス・センターやヨーガ・スタジオで教える場合、フリーランスの契約者として雇われて、毎月自分が教えたクラスや時間について明細書を提出しなくてはならないこともありえます。イギリスでは、個人事業主として歳入関税庁に登録する必要があり、申告納税と国民保険の責任を負うことになります。

マーケティング

ひとたび個人事業主として登録し、十分な保険に入ったら、個人またはヨーガ・スタジオをターゲットに、顧客基盤を広げるところから始めましょう。ヨーガをビジネスと考えることは、ヨーガの哲学と矛盾しているように思えるかもしれませんが、現実的にならなくてはいけません。法律から見ればそれはビジネスであり、運勢を好転させるのに運命に頼ってばかりもいられません。

マーケティングとは、自分自身を宣伝し、自分は何もので、自分と自分が教えるヨーガの何が優れているかを、人々に知らせることです。時間を取ってマーケティング戦略を立てましょう。まず、名前と連絡先を印刷した名刺をつくります。ヨーガ指導者としての自分を表現すると思う書体と色を選び、自分が研修を受けた学校を載せることも考えましょう。定期的なクラスを持っている場合、そのスケジュールを裏面に載せてもいいでしょう。

ウェブサイト

最近、ウェブサイトは簡単にデザインできますし、多くのインターネット・サービス・プロバイダーが、ウェブサイトのテンプレート、メールアドレス、そしてサイト名を含むパッケージを手ごろな価格で提供しています。訪問者を確保するために、定期的にサイトをアップデートするか、ブログに記事を書きましょう。

ネットワーキング

主なソーシャル・ネットワーク・サイトの1つに自分のヨーガのページをつくり、友だちになってほしいと誘いをかけましょう。これはあなたのクラスを宣伝するのにとっておきの方法です。ビジネス・ネットワーキング・サイトを利用すれば、大手企業内でクラスを教えられるかもしれません。最近、昼休みや就業時間後に社内で社員にヨーガをやらせることに賛成する会社が増えています。

ヨーガ・アライアンスやブリティッシュ・ウィール・オブ・ヨーガの認定を受けているなら、認可指導者として登録し、詳細を自分のウェブサイトに加えることができます。

教えるときは必ずノートを用意しておき、生徒にメールアドレスを記入してもらいましょう。あなたの連絡先リストに加えて、クラスやワークショップについて知らせることができます。

既存の顧客

常連の顧客を獲得したら、その人たちを大切にすることを忘れないでください。彼らが指導してくれるあなたを評価しているのと同じくらい、あなたも彼らの問題をよく理解していることをわかってもらいましょう。彼らをメーリングリストに入れてください。しばらくあなたのクラスに来ていない場合、来るきっかけとして役立つかもしれません。個人顧客が前もってたくさんクラスを予約してくれたら、値引きを提案するのもいいでしょう。10クラス分前払いしてくれたら1割引きにするか、11クラス目を無料にしましょう。

クラスの準備

毎回事前にクラスの計画を立て、どのポーズをどの順番で教えたいかを頭に入れ、予想よりもクラスのレベルが上または下だったときに備えて、予備の計画を用意しておくようにしましょう。上級の生徒には上級バージョンを、あまり経験のない生徒には簡単なバージョンを考えておきます。タイミングも重要です。必ずクラスのレベルに合ったペースで教え、完璧な実践になるよう、さまざまなアーサナを取り入れるのに十分な時間を確保しましょう。一連の内容を自分ですべてやってみて、どれくらいの時間が必要かを確認すること。

つねに時間を守り、清潔で見苦しくない身なりを心がけましょう。遅刻はプロのすることではありません。クラスの予定開始時刻より10分以上前に着くようにしてください。息は爽やかに。息ににおいが残るコーヒー、あるいはニンニクやスパイスのような食べ物は避けましょう。生徒に接近することになるので、気を散らして人を惑わすおそれのある強い香水もつけないこと。

クラスで音楽を流す場合は、ボリュームを自分の声より小さくしてください。音楽で生徒の注意が実践からそれてはいけませんので、あたりさわりのない曲を選択するようにします。失恋した後や、不安や鬱に悩んでいて、ヨーガを始める人もいるので、音楽の選択が彼らの状況を悪化させるおそれがあります。

代替でクラスを教える場合、いつもの指導者のほうがいいと思っている生徒から、敵意を向けられる覚悟をしておきましょう。あなたが何か悪いことをしているのではなく、自分の師を慕っている生徒の目には、正しいことをしていないように映るだけなのです。もしそういうことになったら、自分の立場を弁解しようとしないこと。礼儀を尽くし、プロらしい態度を保って、あなたを受け入れようとしている人たちに集中しましょう。

応急処置

クラスの最中に、たいていは生徒の意欲が強すぎる結果として、事故やけがが起こることもあります。そうなった場合にどう行動すべきか知っておき、応急処置を経験しておくことが不可欠です。ヨーガ指導者向けの応急処置講座があります。

個人レッスン

個人レッスンを生徒の自宅でやってほしいと頼まれるかもしれません。具体的なことを準備できるように、相手がそのレッスンに何を期待しているかきちんと確認し、ヨーガ用のマットを持っているかどうかなど、ごく基本的なことをチェックしましょう。いくら請求するかを考えるときは、相手の家への交通費とかかる時間も考慮すること。1時間のレッスンでたいてい2時間以上の時間を取られるので、それも料金に含めましょう。

さらなる研修

資格が取れても学びは終わりません。ヨーガのあらゆる面を網羅する指導者研修プログラムはほとんどありません。ヨーガの科学、哲学、そして実践について、運営組織の最低限の要件を満たす程度の、一般的な入門講座と大差ないことしか教えない場合もあります。さらに研修を積むかどうかはあなた次第です。解剖学についてさらに深く研究し、ヨーガの科学の知識を深め、高名なヨーギによるワークショップに参加することもできます。知識が増えれば増えるほど、指導者としての自信も高まり、生徒の目から見たあなたの信頼度も上がります。

子どもにヨーガを教えるのはとてもやりがいがあって楽しい経験ですから、教えるのは大人だけと限定してはいけません。あらゆる年齢の生徒に教えるという考えを受け入れましょう。

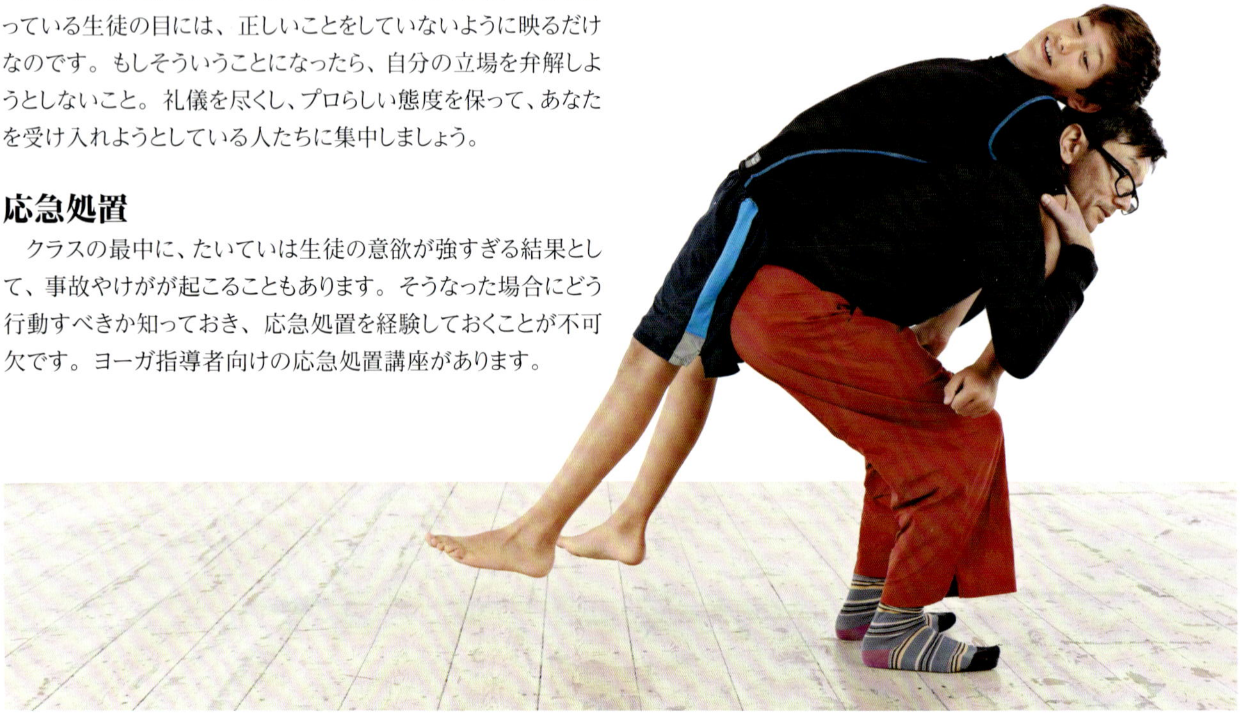

妊娠中のヨーガ

妊婦向けの出産前クラスもありますが、通常のアーサナ実践を続けて、妊娠が進むにしたがってポーズを変更するほうを好む人もいます。

定期的に教えている場合、ある時期、クラスに妊娠している生徒がいることもありえます。ヨーガを実践する妊婦は、体の緊張を和らげ、出産に必要な精神集中を高めるポーズに取り組むことができます。修正版のアーサナ、呼吸、リラクゼーション法を組み合わせて教えることは、彼女が出産日に自信をもって向き合うのに役立ちます。

指導者としてのあなたにとって、通常のクラスか、もっと穏やかで元気回復の効果があるクラスか、妊婦の生徒にとって何が最善かを判断することが重要です。生徒の全般的な健康状態、妊娠の段階、初めての妊娠かどうか、そしてヨーガの経験を評価すれば、どのポーズは彼女が実践して安全か、どれは修正が必要かを判断できます。たとえば、ヨーガを定期的に実践している妊娠2回目の女性は、初めての妊娠でヨーガをやったことのない人よりも、できることがはるかにたくさんありますから、両者にどんな修正をするべきかがわかるはずです。

忘れないでください。妊婦は病人でもけが人でもありません。一部のポーズを変更する必要はありますが、それでも彼女は強くて有能な人間です。いくつか選択肢を用意して、彼女が自分にとっていいと感じる方法で実践させましょう。体内で何が起こっているのか、実際に感じられるのは本人だけですし、彼女は自分自身の直観を信じることを学ぶ必要があります。

妊娠初期

妊娠初期の3カ月間、外面にはほとんど兆候が見られませんが、体は胎児の命を支えるシステムを築くのに忙しく、体内で行われている活動はすべて体力を消耗する可能性があります。

妊娠初期の女性はごく基本的なポーズはできるはずですが、彼女が自分の体の声に耳を傾けて、運動する必要があるときと休むべきときを認識することが大切です。生徒は無理をしがちですが、あまりに動きが激しいものはやらないようにしましょう。

- 基本のポーズを少し修正して実践しましょう。よく知っているポーズで力をつけ、柔軟性を高めてください。
- 生徒がアンバランスや疲れを感じる場合に備えて、利用できる道具を入手しましょう。
- 逆転、深いねじり、後屈は避けましょう。子宮を圧迫したり、腹筋を伸ばしすぎたりするおそれのあることを、妊婦の生徒がやってはいけません。
- 妊娠中、リラキシンというホルモンが女性の関節を柔らかくするので、伸ばしすぎると簡単に脱臼してしまいます。
- クラスの最後に長いリラクゼーションを勧めましょう。集中して呼吸法を実践し、心をすっきりさせるのに最適の時間です。

ごく簡単なポーズに見えるものでも、妊婦にとっては難しいかもしれません。妊婦の背筋と腹筋にはかなりの負担がかかっているのです。つねに用心しましょう。

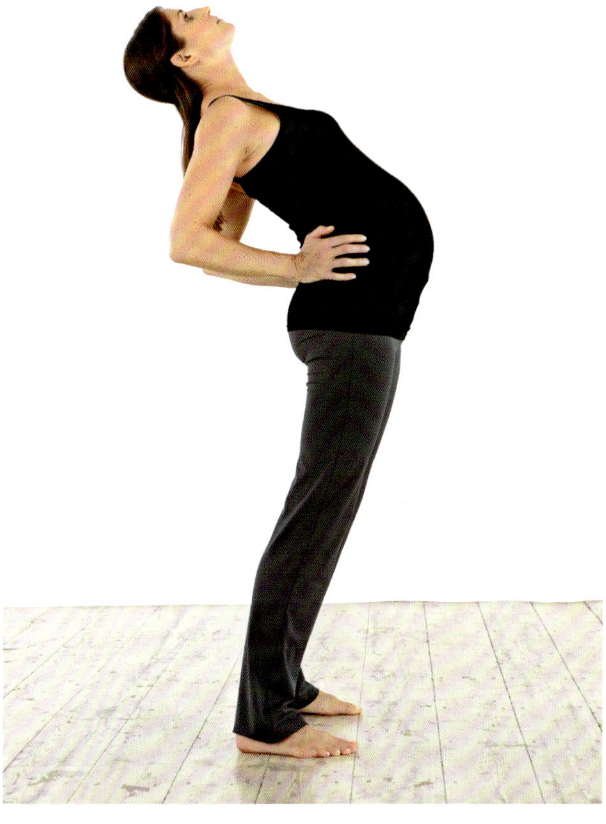

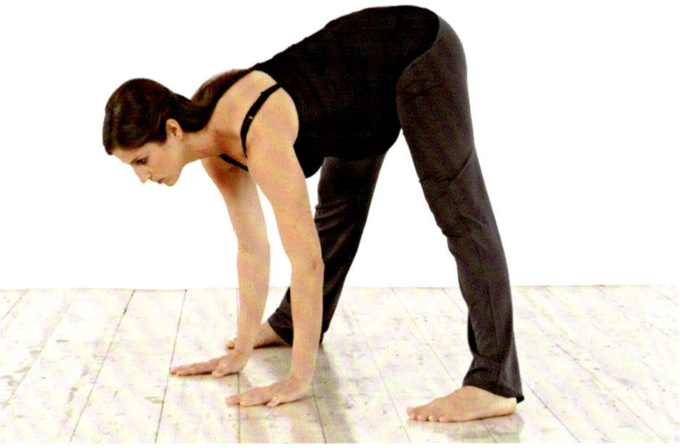

逆転の代案としてプラサーリタ・パドッターナーサナ（開脚前屈）を提案しましょう。

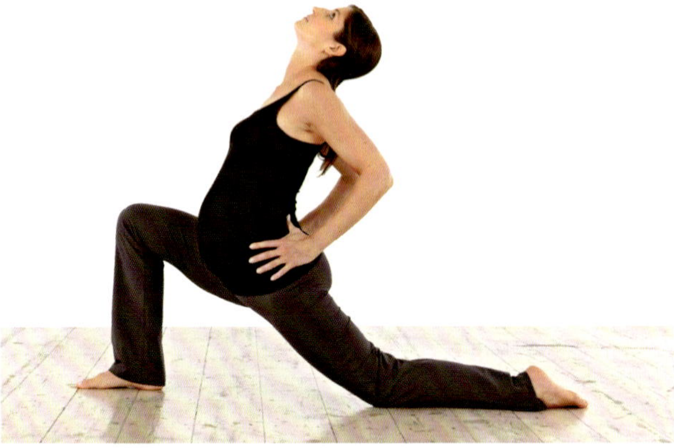

大部分の後屈は腹筋を伸ばしすぎますので、三日月のポーズに専念します。

注 意

逆転は血行を子宮と反対に向けるので、避けなくてはなりません。さらに、妊婦はよく低血圧になるので、逆転は目まいを引き起こすおそれがあります。それでも、アドー・ムカ・シュヴァーナーサナ（下向きの犬のポーズ）は短時間なら問題ありません。

妊娠中期

妊娠中期の生徒は、長い時間、仰向けに寝ることができないはずです。子宮と胎児の重さが、下半身から心臓へと血液を運ぶ静脈にかかるからです。マラーサナのようなポーズは、脚への血行を増やし、股関節を開き、背中の負担を軽くするのに役立ちます。

妊娠中期は、ウジャイーやナーディー・ショーダナのようなプラーナーヤーマ（p.218、220参照）を導入するのに適した時期です。妊娠中の生徒はリラックスするために呼吸に集中する方法を覚え、その手法は出産中にも役立ちます。止息（アヌローマ・ヴィローマ）や空気の流れの変更を含むプラーナーヤーマ（カパラバーティ）は避けること。胎児への酸素供給に悪影響がおよぶのです。

おなかが大きくなるにつれ、腹部の筋肉と靭帯が伸びるので、ナヴァーサナ（舟のポーズ）のような、とくに激しい腹筋のポーズや脚を上げるポーズは避けましょう。

生徒の体形が変るため、体を折り曲げたりねじったりするポーズはさらに修正が必要になります。前屈で腹部を圧迫するのを避けるため、両脚を少し広げて、股関節で体を曲げなくてはな

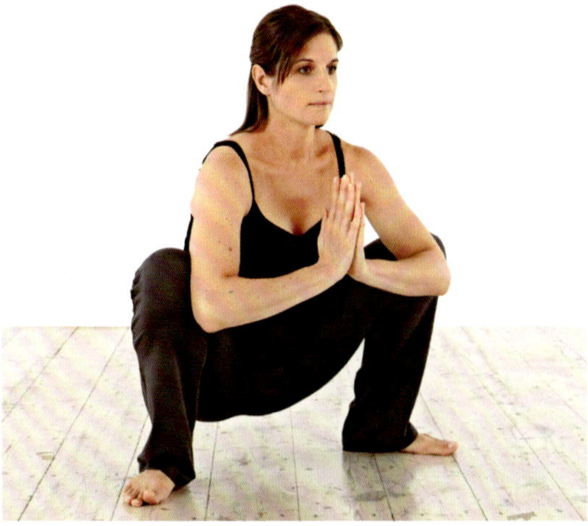

マラーサナの定期的な実践は股関節を柔軟に保ち、骨盤の領域を開くので出産の準備に適しています。

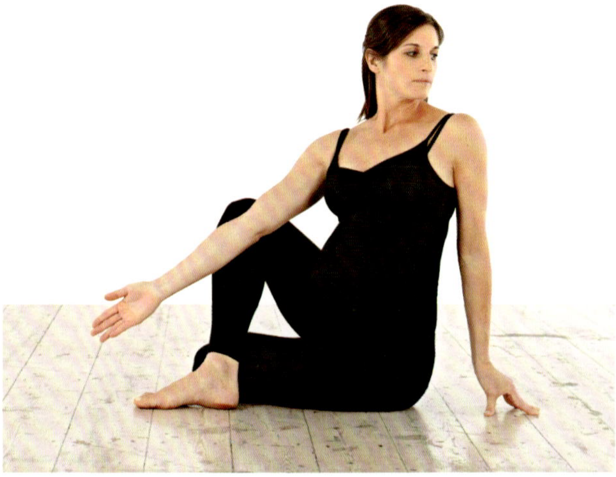

腹筋と背筋に負担をかけないように、ねじりはすべて単純なものにしましょう。

りません。体を開いてのねじりは、腰痛をある程度和らげる可能性がありますが、ねじりをあまり深くしないこと。生徒のおなかの大きさが動きをかなり制限するので、ほとんどの禁忌は自明ですが、どのポーズが修正できて、どのポーズをやってはいけないか、本人が確実に知っているようにしてください。

妊娠後期

妊娠最後の3か月には、妊婦は体内の赤ん坊をつねに意識します。おそらく10～15キロ体重が増えて、この増えた体重がかなりの不快感を引き起こすおそれがあります。いっぱいになった子宮が内臓にかける圧力で、胸やけ、頻尿、腰痛、腹と脇腹の痙攣、そして息切れが起こるのです。大きくて曲がらない腹部のせいで眠りが妨げられ、動きにくくなり、動作がぎごちなくなります。リラキシンは出産できるように骨盤を広げるホルモンですが、そのせいで関節が不安定になります。プロゲステロン・ホルモンによって血の巡りが悪くなるせいで、目まいだけでなく手や足のむくみも生じる場合があります。

この段階のアーサナの最優先事項は、関節を保護してバランスを保つことです。経験豊富な実践者でさえ、短期間での体重増とバランスの悪い体形に適応しなくてはなりません。妊娠中ずっと、基本の立位とバランスのポーズが脚力をつけ、背骨の正しい姿勢を取りもどし、血行を促進するのに効果的です。

ウパヴィシュタ・コーナーサナ（座位の開脚前屈）のような股関節を開くポーズは、腰の痛みを和らげ、骨盤周辺に空間をつくるのに役立ちます。腰椎を解放して、股関節を開くのにも役立ち、出産中の体位としても使えます。

妊娠後期の生徒は動きが制限されるので、アーサナよりも呼吸法に重点を置くべきです。プラーナーヤーマの実践は、心身をリラックスさせるだけでなく、集中力を高めるのにも役立ちます。プラーナーヤーマだけでも、アーサナ実践中でも、出産準備への集中を高めるために行うことができます。

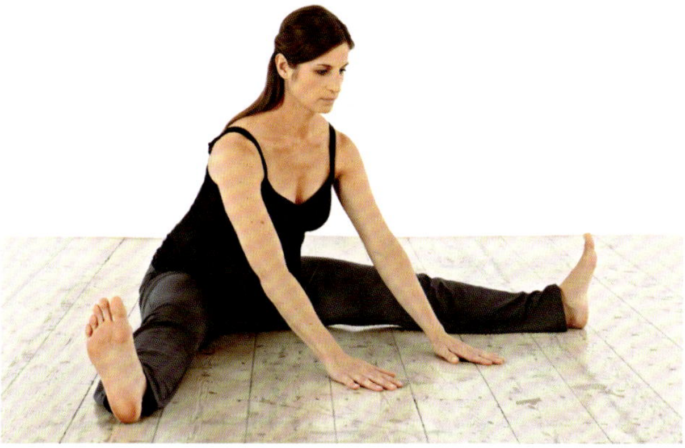

ウパヴィシュタ・コーナーサナの軽いバージョンは、股関節の柔軟性を高め、腰痛を和らげます。

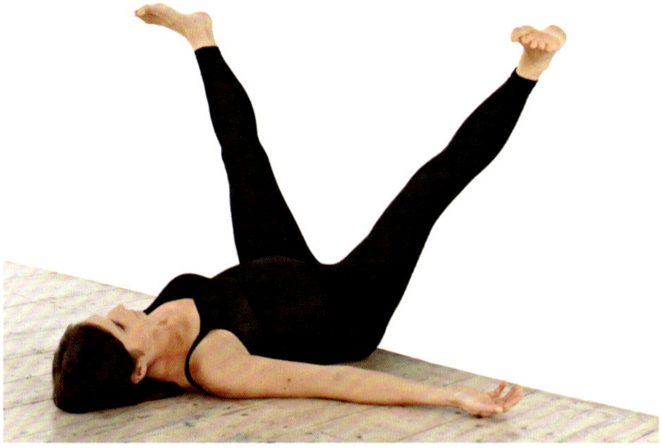

この肩立ちの代案には脚の静脈をリラックスさせる効果があります。

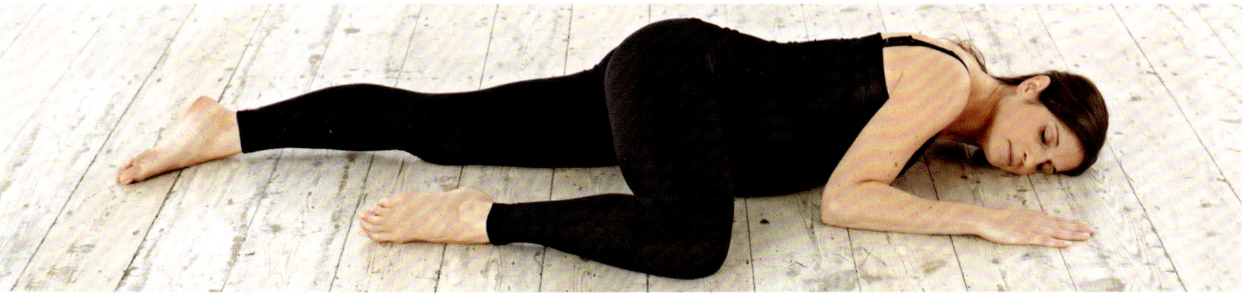

妊娠中の生徒がシャヴァーサナ（屍のポーズ）をするときは、左側を下に横にならせましょう。横向きで寝るポーズはすべて、静脈への圧迫を避けるために左側を下にすること。

高齢者のヨーガ実践

とくに50〜60歳以上向けのクラスもありますが、
年齢制限のないクラスで高齢者を見ても驚かないでください。
健康増進のために来る人もいれば、骨粗しょう症や硬直など
老化に伴う問題を回避したいと思って来る人もいます。

中年に近づくにつれ、体は柔軟性を失い始め、背骨が圧迫されるので硬直が生じます。関節の動きとバランスが失われ、筋肉と骨の量が減ります。ほとんどの人が50歳までに、座ってばかりの生活様式と長年にわたる悪い姿勢のせいで、首と背中に問題を抱えることになります。よく運動する人でも、体に対する歳月の攻撃を逃れられるとはかぎりません。

年を取るにつれて体に積もっていく硬直を、ヨーガは解決してくれます。ゆっくり動く穏やかなアーサナは高齢の生徒に理想的で、心身を若く活動的に保つのに役立ち、呼吸法は脳への酸素供給量を増やします。イスに座って、あるいはベッドで実践できるアーサナもあります。背骨を長く伸ばし、姿勢を改善し、各関節を可動範囲いっぱいに動かすことによって、重力の影響を打ち消すアーサナもあります。若い生徒のためには体を鍛えて刺激することに重点を置きますが、その重点は中年までに、ヨーガ式ライフスタイルによるけがの防止など、最も望ましい健康を保つことに変ります。たとえば心の動き、体や安全なアーサナの生体力学、呼吸法、正しい食事、休息とリラクゼーションを突き詰めるのです。

人が50歳を過ぎてヨーガを始める場合、硬直、腰痛、関節炎、骨粗しょう症、膝と股関節の脱臼、心臓病、高血圧など、一般的に老化に伴うさまざまな病気に悩まされていることは、決して珍しくありません。白髪のある人はみな腰を痛めているとか、膝が関節炎になっていると思い込んではだめですが、生徒全員が高齢者のクラスを教えているにせよ、数人の高齢者を若い人のクラスに溶け込ませようとしているにせよ、指導者にとって年齢に関係する疾病を理解することが重要です。典型的な変化と健康問題、それが動きと力にどう影響するかを把握していると、指導者は生徒をどれくらい奮起させるべきか、何を修正するべきか、ヨーガから最大の恩恵を得るのを助けるにはどうすればいいか、判断することができます。

老化した体が深くポーズに入るのは本来難しいことかもしれませんが、ゆっくり穏やかに動くことで、それができるのです。クラスにいる若くてうまい人がやっていることに、ついていこうとする高齢者が、とくに男性に多いです。若い生徒の場合、外面的な利益のため、つまり体格を改善するためにヨーガに来る人が大勢います。しかし高齢の生徒の場合、焦点を内面に向けるべきです。動きのなめらかさと関節内に空間をつくることのほうが、ヨーガの外面的な特徴よりも重要なのです。そうは言っても、いつペースを落とすかの境界は人それぞれです。一般に、ヨーガをいつ始めたか、どんな健康状態にあるかによります。ヨーガを実践したことのない30代の人より、力も柔軟性もある60代の人もいるのです。

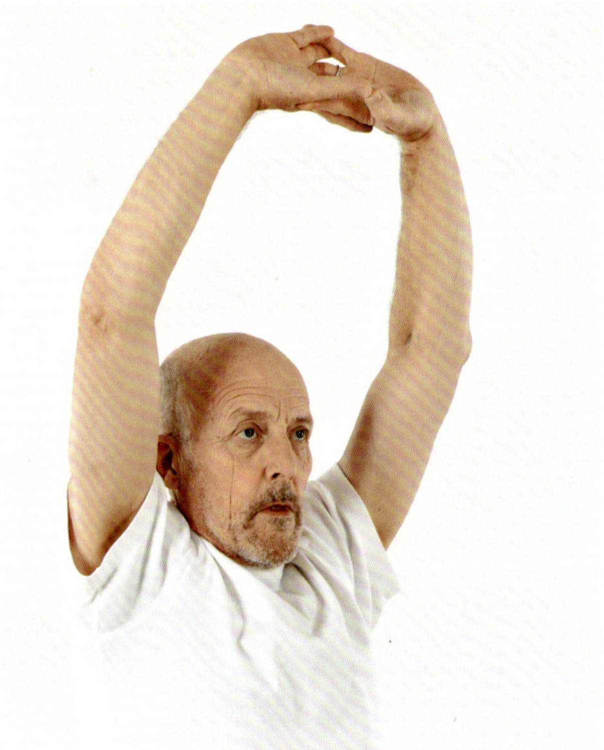

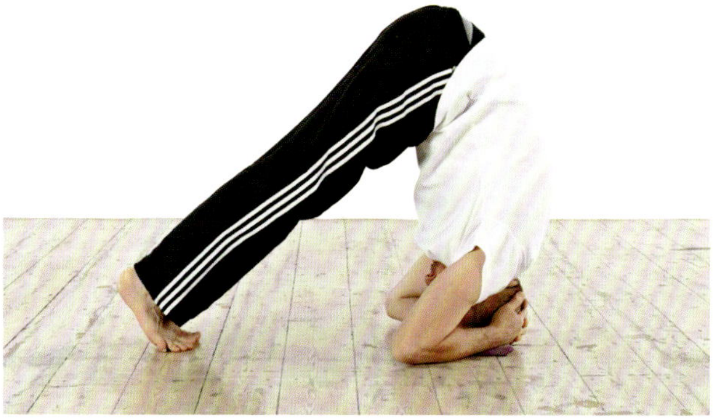

半分の頭立ちをすると、内臓が逆転してマッサージされ、脳に新たな血液が供給されます。

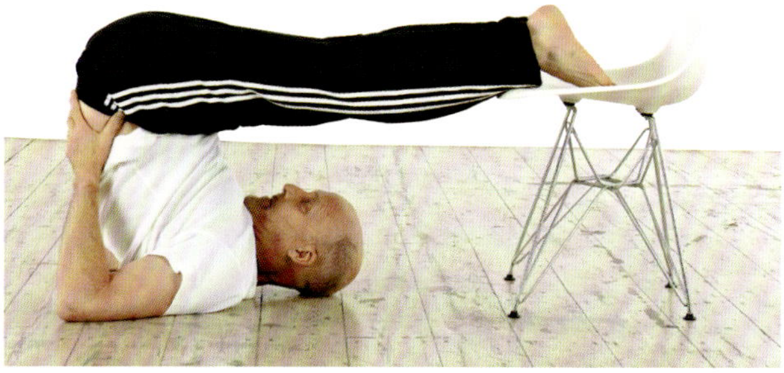

このバージョンの肩立ちでは、首や肩に負担がかからないように、脚をイスの上に置きます。

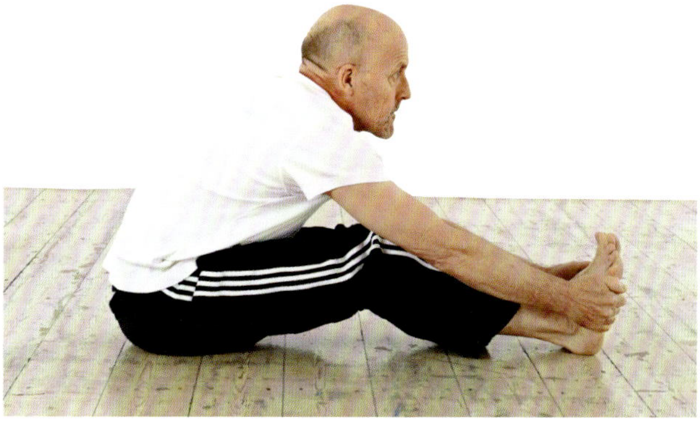

この軽い前屈では、足の側面をつかんで前に押すので、背中と脚が伸びます。

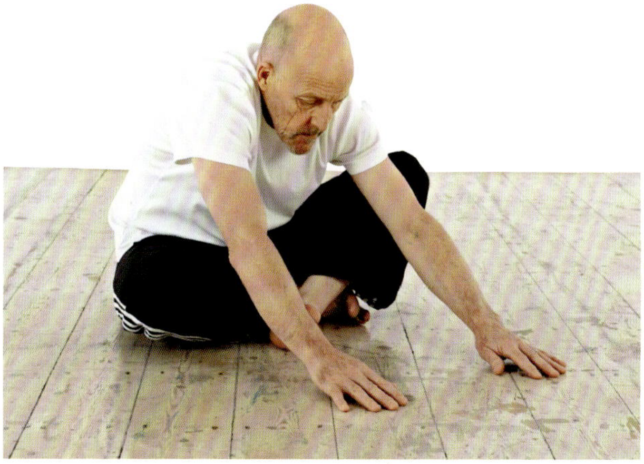

このポーズは股関節を開き、腹部臓器をマッサージし、さらに腰痛を和らげます。

高齢の生徒に教えるとき考慮すべき点

- 老化の進んでいる体に逆転のポーズは不可欠なので、頭を心臓より下に持ってきます。逆転を実践するように生徒に勧めましょう。頭立ちと肩立ちは能力に合わせて修正できます。
- 癒し効果のある適切な方法で実践しましょう。辛抱強く、決して無理強いしないこと。
- 体重を首と頭に直接かけるポーズを教えないこと。脊柱後湾症や骨粗しょう症の患者は、下向きと上向きの犬や板のポーズのような、上半身を強化するポーズで力をつけるまで、逆転のポーズは監督の下でのみ行うべきです。
- きついアーサナにはつねに修正を加えましょう。難しめのポーズを教えるときは、通常きついポーズに先行する基本ポーズを生徒が繰り返せることを確認し、助けになる道具を使っても何の問題もないことをはっきり説明しましょう。
- 前屈、ねじり、後屈を含めたあらゆる部類のポーズで、背骨を長く伸ばして胸を開くことに重点を置きましょう。
- 上半身を1つのユニットにして、背骨を長く伸ばしたまま、股関節から動くよう、生徒を励ましましょう。ハムストリングが硬い場合、背骨を丸めて短くしないと、側屈や前屈を行うのは困難です。壁やイスを使うと、背骨を長く保ちながら、股関節から体を曲げられる可能性があります。
- 高齢の生徒には、プラーナーヤーマと瞑想を毎日実践するよう勧めましょう。年を重ねると適切な呼吸が重要になり、瞑想は不安や孤独感を晴らすことができます。

子どものためのヨーガ

幼少期のヨーガは、子どもにとって素晴らしい土台になります。
競争ではない運動を通じて、自尊心と身体意識が高まります。

体の健康を増進し、リラックスするのに役立ち、自信を高めるテクニックを学ぶよう仕向けることによって、子どもたちは人生の難題に効果的に対処できるようになります。ヨーガを通じて協調と思いやりを養うことは、若者にとって素晴らしい贈り物です。

身体について言うと、ヨーガは子どもの柔軟性、力、そして筋肉運動の協調を向上させるだけでなく、集中力も高めます。当然ながら子どもは大人より柔軟で、私たちよりはるかにやすやすと、多くのポーズをやってのけます。

ヨーガのクラスで、子どもたちは運動しながら遊ぶことができます。ポーズの名前をとおして、彼らは環境とのより緊密な関係を築くことができます。古代のヨーギがアーサナを考案したとき、彼らは今よりもっと自然界と密につながって生きていて、コブラ、木、魚など、動物や自然をポーズの着想に使っていました。自然の動きや音を真似するとき、子どもたちは別の存在に入り込み、その特徴を体現するチャンスを与えられるのです。たとえばライオンのポーズ（シンハーサナ）を取ると、ライオンの力を経験するだけでなく、自分自身の力も感じます。体の動きが子どもたちにヨーガの意味、すなわち結合と自分の本質の理解を、手ほどきします。

子どもたちとのヨーガでは、知恵をやり取りし、楽しい時間をともに過ごし、生涯の実践の基礎を築ける可能性がおおいにあります。つねに楽しく、あれこれ試せる場であるべきです。ポーズは他のさまざまな分野、たとえば動物の適応と行動、楽器の演奏、物語づくりなどを、探るための踏み台になりえます。

子どもの場合、アライメントや呼吸に関する身体的な問題よりも、遊び心のある表現に重きを置いたほうが、影響し合ってヨーガのクラスを楽しむでしょう。

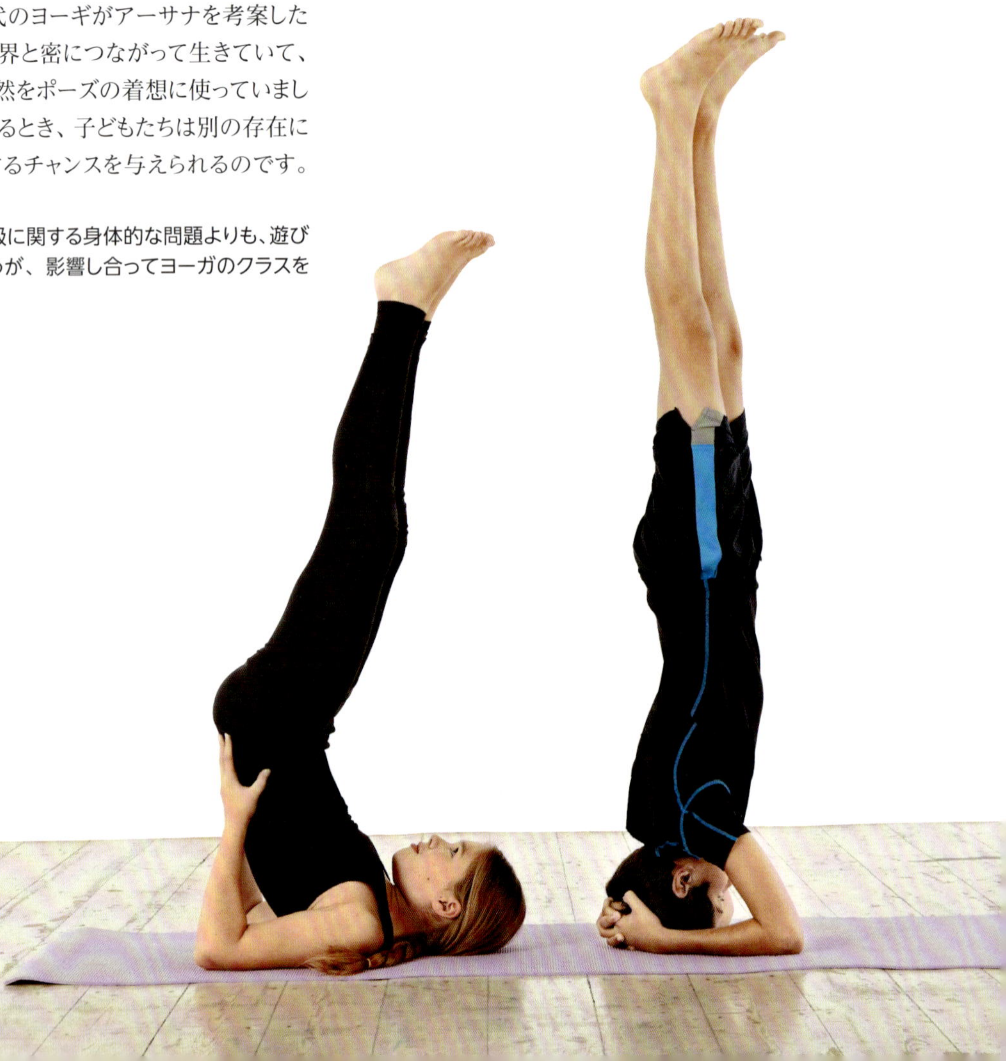

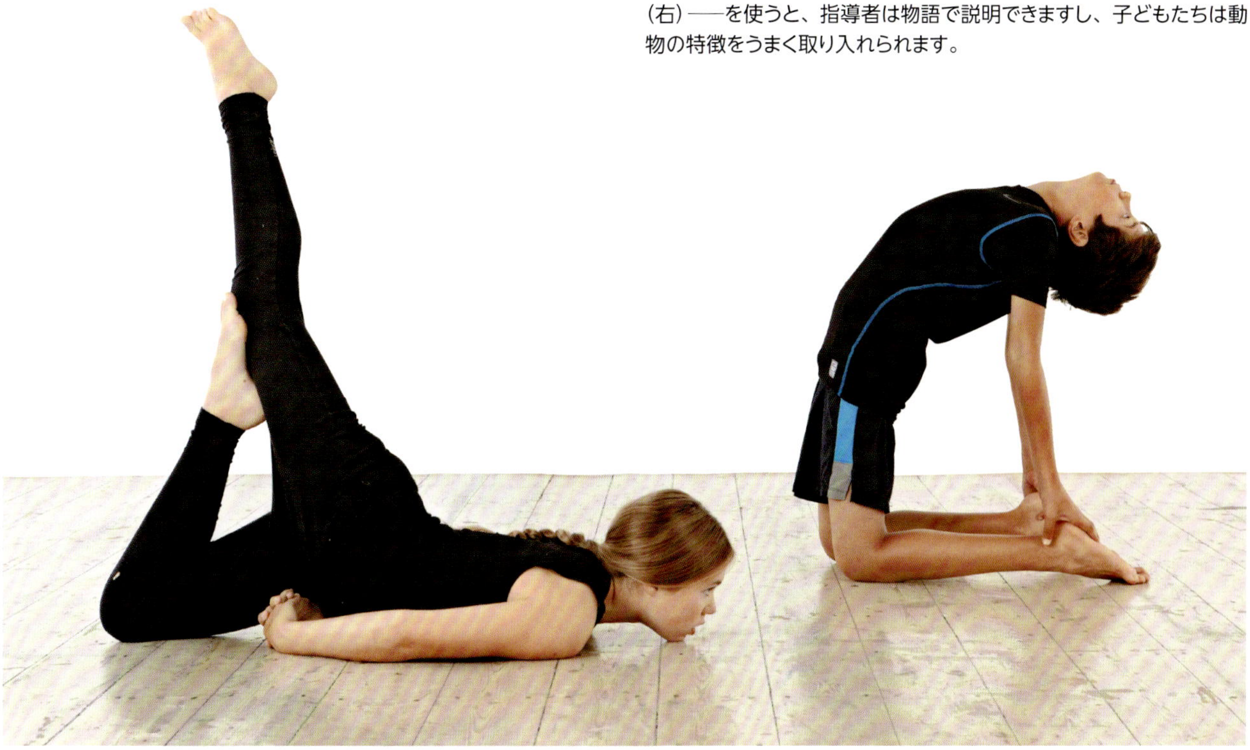

ポーズを表現するのに動物の名前——この場合はバッタ（左）とラクダ（右）——を使うと、指導者は物語で説明できますし、子どもたちは動物の特徴をうまく取り入れられます。

子どもに教えるとき考慮すべき点

- 子どもは、動物、木、花、戦士の役を演じるチャンスに飛びつくでしょう。一歩ゆずって、彼らが犬のポーズで吠えたり、コブラのようにシューと音を立てたり、ライオンのようにうなるのを許しましょう。ポーズを保っている間、アルファベットや数字を唱えてもかまいません。音は子どもにとって素晴らしい発散であり、ヨーガの身体的経験に聴覚の次元を加えます。
- 子どもは、自分自身の世界を見つける必要があります。よかれと思って、もっと一生懸命考えろ、もっとうまくやれ、こんなふうになれ、と命令するのは、彼らの自分観を弱めるおそれがあります。そうではなく、彼らが真の自分を発見できるような、愛に満ちた、敏感な、創造的な環境を与えてください。さまざまな動物や自然のアーサナを行うとき、彼らの認識を深めるように、彼らの心をとらえましょう。あなた自身の想像力を駆使して、子どもの学習を促進します。たとえば、子どものグループに頭立ちを教えるとき、まるでそれぞれが超高層ビルで、みんな一緒に都市の景観をつくっていることにしましょう。
- 正しい呼吸は大人と同じように子どもにとっても大切です。仰向けに横になっているとき、腹式呼吸を教えるようにします。子どものおなかにゴムのアヒルかオモチャの舟を置いて、息を吸ったり吐いたりしながら、それが水に浮かんでいる様子を観察するように指示します。
- 瞑想も子どもの集中力を高められます。瞑想を教える学校では、クラスの成果やグループ交流の向上が認められています。
- 子どもにまつわる最大の難題は、ヨーガのメリットである落ち着き、バランス、柔軟性、集中、平和、品位、つながり、健康、幸福を教えられるくらい長い時間、注意を引きつけておくことです。さいわい、ほとんどの子どもはお話や運動が大好きで、どちらもヨーガの要素です。
- 猫のように伸びをしたり、カラスのようにバランスをとったり、木のように強く高く立つとき、子どもたちは周囲の環境という大宇宙と自分の心身という小宇宙をつなげているのです。これで、すべての命に敬意を表し、相互依存の原則を尊重することの重要性が、明らかになります。私たちはみな同じだけれど、異なるかたちで存在しているのだということを、子どもたちはすぐに理解するようになります。

ポーズの修正

生徒のポーズの修正となると、万能の解決策はありません。
セルフプラクティス(自主練習)は、体だけでなく
あらゆる限界に対する認識を高めますから、
力を使わずに人のポーズを助ける効果的な手段になりえます。

生徒のポーズを安全かつ正しく修正し、手伝うやり方は、現在、多くのヨーガ指導者研修プログラムのカリキュラムに入っています。しかしこれは比較的最近加えられたもので、とくにアシュタンガ・ヨーガのような人気の高いスタイルや、その他の比較的ダイナミックな実践法で、修正の際に力を入れ過ぎたせいで起こったとされる、けがの報告数が増えたことと関係がありそうです。

指導者としてだけでなく実践者としても、私は日ごろから、ポーズを手助けする（または手助けされる）ことは、柔軟性を高め、自分自身や生徒のポーズに対する意識を探るうえで、非常に有効な手段だと感じてきました。

人のポーズを手助けする方法はいろいろあります。体に触れて実地で行う方法を取る流派もあれば、自分の体が持っているポーズの潜在能力を生徒自身が探れるよう、言葉で手がかりを与える流派もあります。生徒のポーズの進歩に役立つ道具やブロックの使用を提案する流派もあります。

修正するときは、心身に最善の効果をもたらしてポーズを十分に表現できるよう、生徒の体位を正しく合わせることを目指すべきです。私は経験から、手助けは必要と思えるときだけ、生徒の安全を第一に考えて行うべきだと学びました。ほとんどの修正は、手や足の位置を変えるように言うなど、口頭ではっきり正確な指示を与えることによって行うことができます。生徒がすでに身体の限界に達しているため、身体的な修正は必要ないだけでなく、生徒のためにもならないことがよくあります。とはいえ、あなたが体に触れて手助けしないと、生徒がポーズを試したり経験したりできない場合もあります。これは逆転のポーズに多いケースです。

ポーズの修正のときほど、指導者としてのあなたと生徒との相互関係が明らかになることはありません。ですから、あなたの目的をはっきりさせることが大切です。それは生徒のためになるでしょうか？　あなたが助けになると考えることを、生徒は批判と解釈するかもしれないので、どんなときも最初から目的を明確にするのが大切です。

ボディーランゲージを読み取ることを覚えると、心理エネルギーレベルで起こっていることを理解できます。生徒の顔の表情はたいてい、本人がポーズを取っていてどう感じているかを示しています。苦しそうに見えたら、おそらく苦しく感じていて、ポーズに力を使いすぎているのでしょう。顔の造作をリラックスさせるように、口頭で指示してください。口頭で修正するときは、励まし促すような声と口調を使いましょう。決して生徒に大声で命令しないこと、そして弱点を指摘することで生徒を傷つけないこと。つねに本人の力にもとづいて、事を進めるようにしましょう。

どういうふうに修正するかは、受け手に直接伝わります。生徒が安心し、自分は支えられていると感じなくてはなりません。あなたの側の疑念はたいてい生徒に察知されてしまい、生徒がポーズに対してさらに緊張してしまうおそれがあります。その場合、生徒のポーズを改善しようというあなたの努力は無駄に終ります。したがって、生徒には自信をもって接すること。ただし、決して横柄にはならず、力を使いすぎないこと。たいていの場合、生徒のポーズを深めるには、軽く触れるだけで十分なのです。

生徒を安心させるには、あなた自身の呼吸が穏やかで、スムーズで、安定していなくてはなりません。そうなっていれば、より深い意識と気くばりをもって、ポーズの修正に取り組むことができます。修正するとき、あなたの呼吸が整っていて動きと同調していれば、生徒はそれに反応して、自分の呼吸をあなたの呼吸と同調させ、それがポーズを深め、さらにポーズへの意識を高めることになります。

修正がうまくいくかはどうかは、生徒が触れられることをどれだけ受け入れ、心地よく感じるかどうかに左右されます。忘れないでください。修正は生徒のためであり、ポーズそのものやあなたの自負に反してでも、つねに生徒の望みを尊重しなくてはなりません。

さらに用心すべきは、自分でポーズをなし遂げようと努力するのではなく、修正に頼るようになってしまう生徒がいることです。どれだけ手助けするかに注意してください。生徒があなたを頼りすぎることになるおそれがあり、誤解を生む場合もあります。

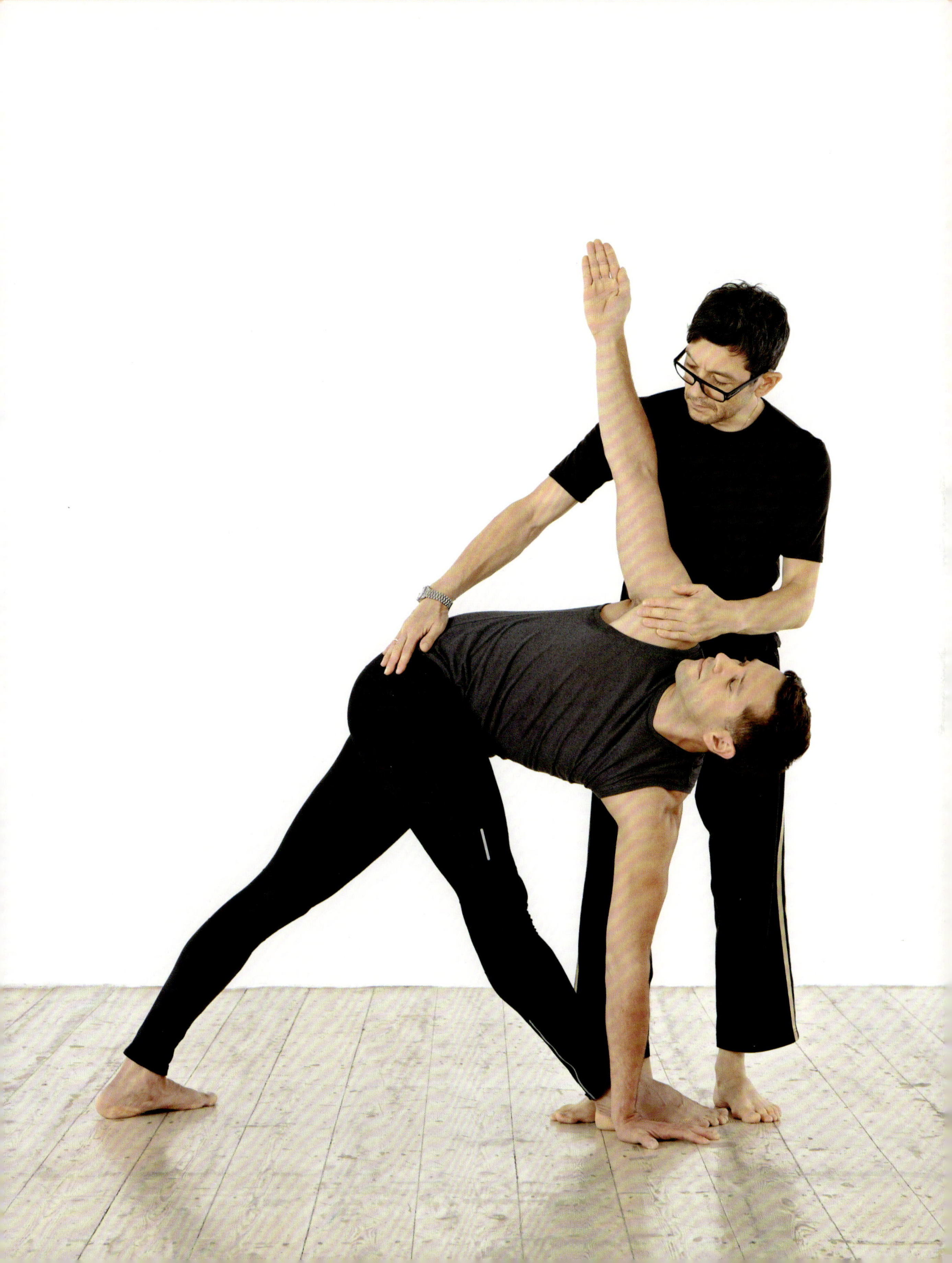

索引

さ

た

な

は

ま

Picture Credits

Main photography: Octopus Publishing Group/Russell Sadur

Other Photography:
akg-images/Nimatallah 13; R. u. S. Michaud 14, 15, 22, 59.
Alamy/Art Directors & TRIP 73; Francois Werli 23; World History Archive 18.
Bridgeman Art Library/© British Library Board. All Rights Reserved 17.
Fotolia/surabhi25 64.
Getty Images/Anshu 77; Hulton Archive 44; Ingram Publishing 47 left, 47 right; Jasmina 74; Juergen Sack 229, 232; James L. Stanfield 12.
Thinkstock/Hemera 231; iStockphoto 65.
TopFoto/ullsteinbild 21.
Wellcome Library, London 63.

Acknowledgements

Executive Editor: Liz Dean
Editor: Alex Stetter
Copy Editor: Caroline Taggart
Picture Researcher: Jen Veall
Deputy Art Director: Yasia Williams-Leedham
Design: Mark Kan
Photography: Russell Sadur
Production Controller: Sarah Kramer

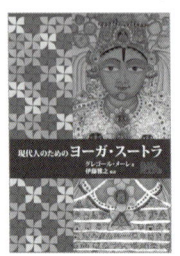

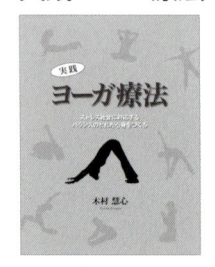

The Complete Yoga Tutor
プロフェッショナル ヨーガ

発　　行　2014年9月15日
発 行 者　平野　陽三
発 行 所　株式会社ガイアブックス
〒169-0074 東京都新宿区北新宿 3-14-8
TEL.03(3366)1411　FAX.03(3366)3503
http://www.gaiajapan.co.jp

ISBN978-4-88282-919-5 C2077

Printed in China

著 者：マーク・カン (Mark Kan)

正統のハタ・ラジャ・ヨーガの組織であるダーマ・ヨーガ・ロンドンの創立者であり指導者。インド、ニューヨーク、ロンドンで経験を積み、シヴァナンダ・ヨーガ協会のヨーガ・アチャルヤとしてヨーガ・アライアンスに認定されている。ニューヨークのダーマ・ヨーガ指導者養成機関の良き指導者。

翻訳者：大田 直子 (おおた なおこ)

東京大学文学部社会心理学科卒業。訳書に『ヨーガの哲学』『アシュタンガ・ヨーガ　インターミディエート・シリーズ』『ヨーガ　イン　ベッド』(いずれもガイアブックス)など多数。